Fundamentos de Acupuntura y Moxibustión de China

Recopilado por
Instituto de la Medicina Tradicional China de Beijing,
Instituto de la Medicina Tradicional China de Shanghai,
Instituto de la Medicina Tradicional China de Nanjing
e Instituto de Investigación de Acupuntura y Moxibustión
de la Academia de la Medicina Tradicional China

EDICIONES EN LENGUAS EXTRANJERAS BEIJING

Traducido por Zhang Jun y Zheng Jing

Primera edición 1984
2ª impresión 1997
ISBN 7-119-01981-3

Publicación:
Ediciones en Lenguas Extranjeras
Baiwanzhuang Dajie N.° 24, Beijing
Zona postal 100037
Distribuidor:
Corporación China de Comercio
Internacional del Libro
Chegongzhuang Xilu N.° 35
Apartado postal 399, Beijing
Zona postal 100044
Impreso en la República Popular China

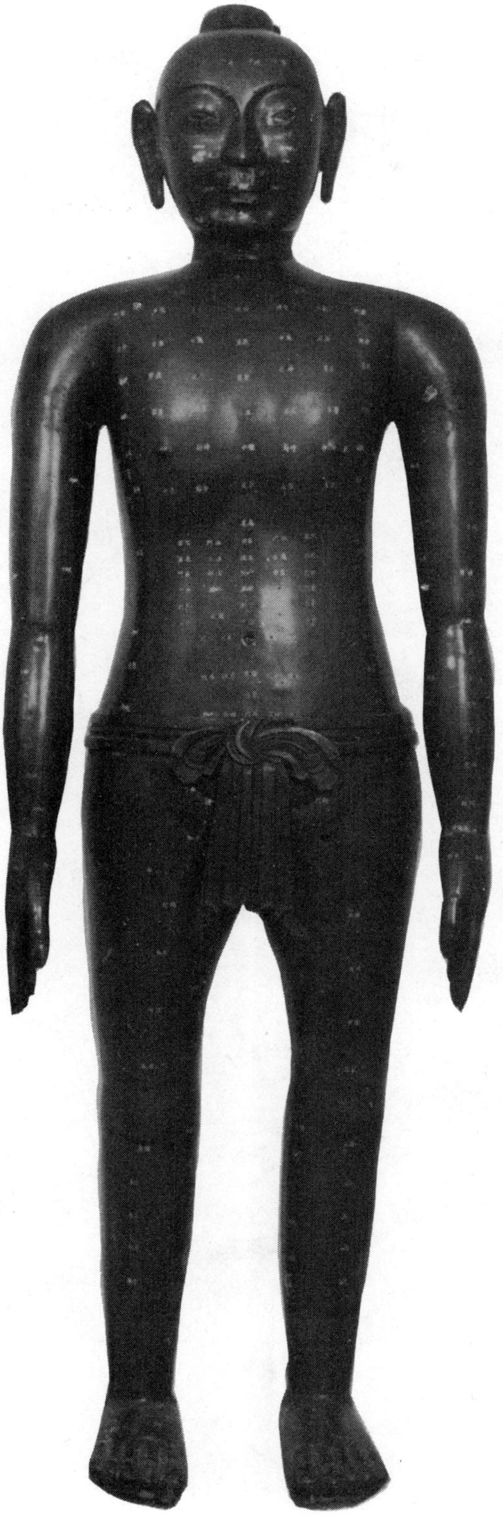

Esta figura de bronce con los puntos acupunturales es una reproducción de la fundida en 1443, durante la dinastía Ming

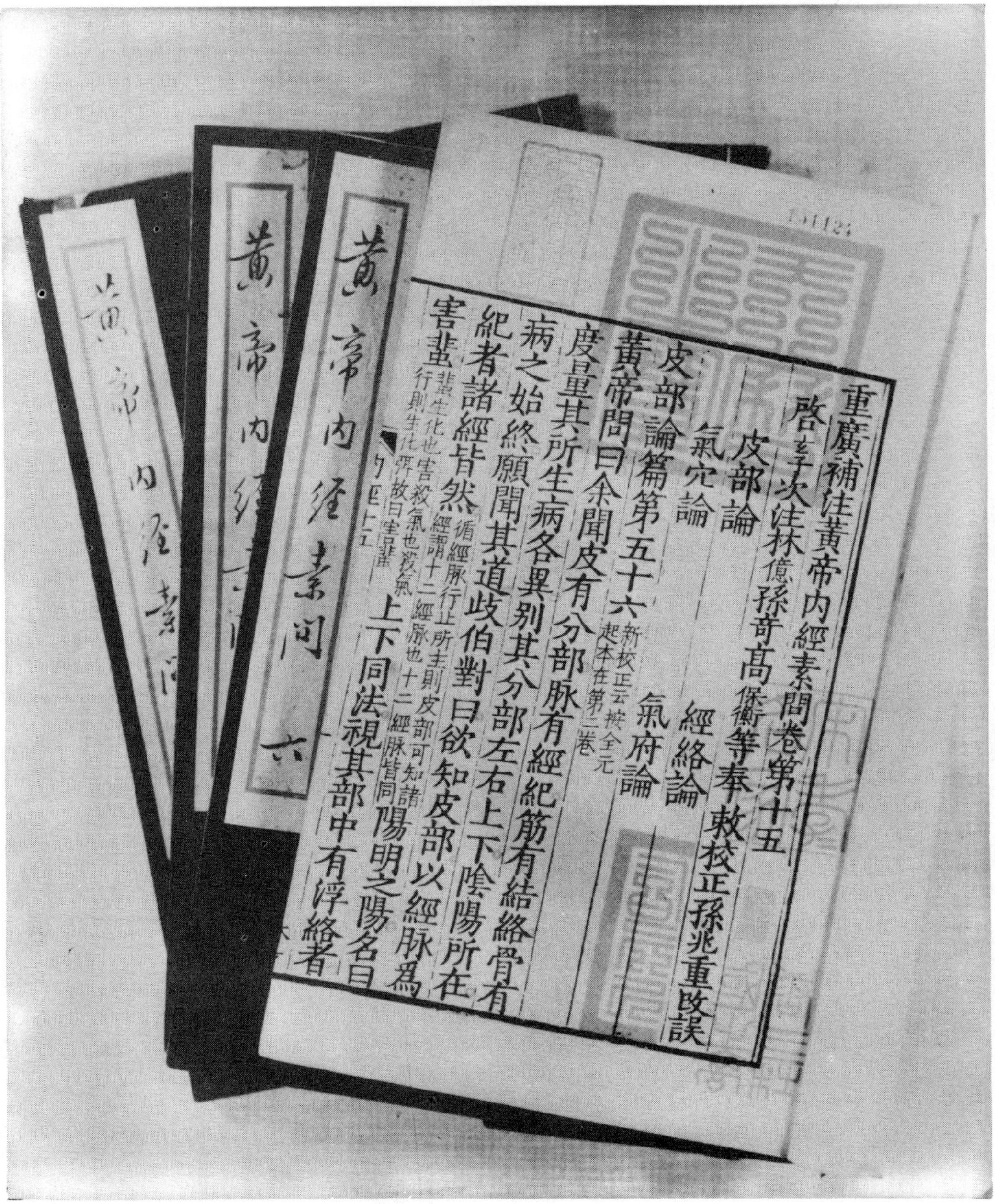

Huangdi Neijing (Canon de Medicina), recopilación hecha entre 500-300 a.n.e., es el tratado médico más antiguo existente en China que describe la acupuntura

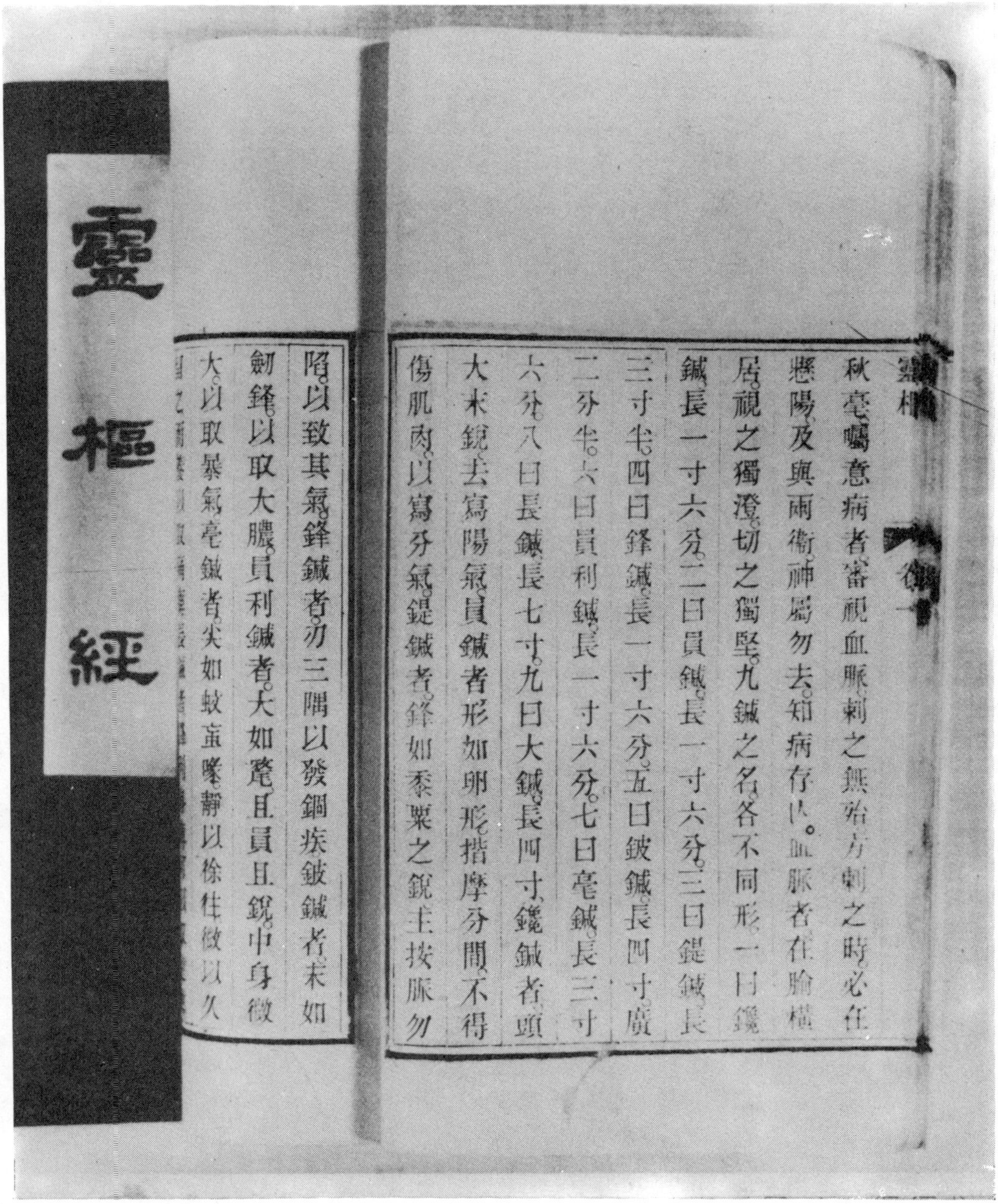

Lingshu, conocido también como Canon de Acupuntura, es una parte de **Huangdi Neijing.** Este libro contiene las más antiguas notas sobre los nueve diferentes instrumentos usados en la acupuntura, las "Nueve Agujas"

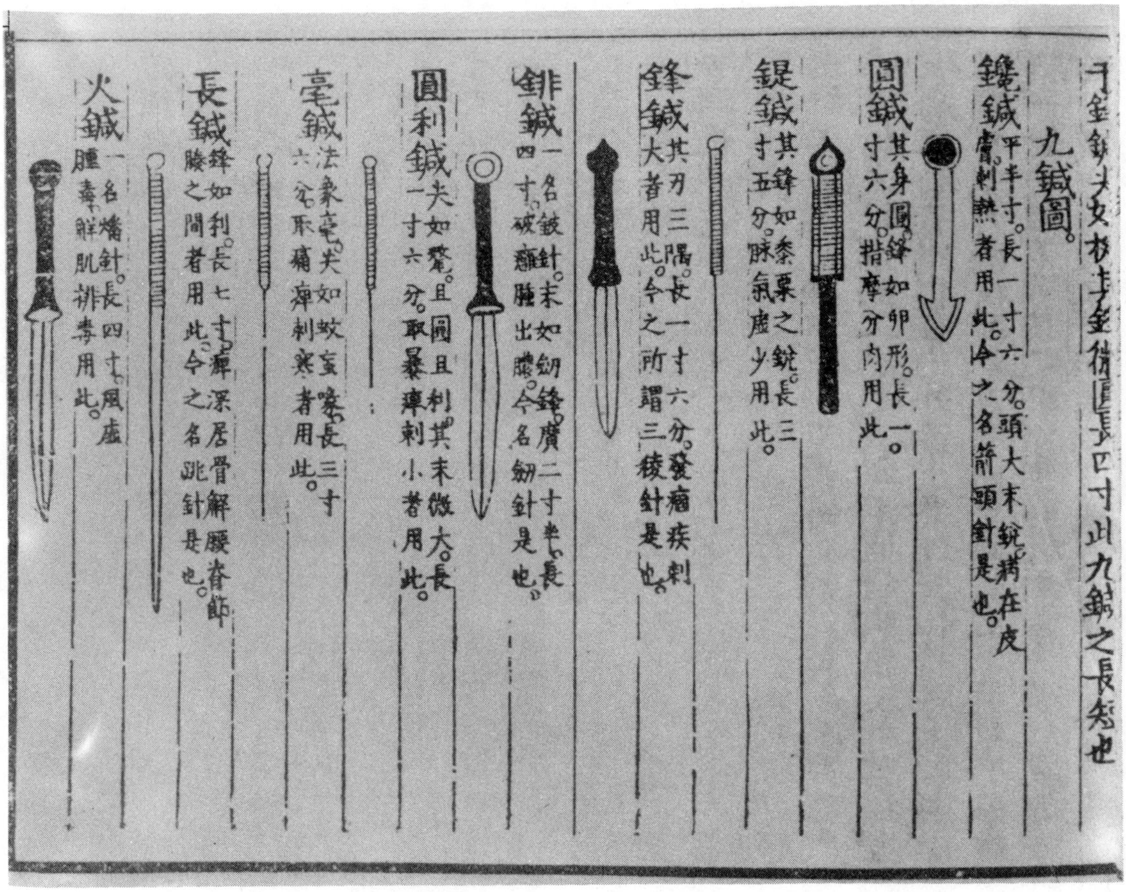

En **Zhenjiu Dacheng** (Compendio de Acupuntura y Moxibustión) recopilado en 1601, se anotan nueve clases de agujas y sus aplicaciones clínicas

NOTA DEL EDITOR

1. *El presente libro se compone de tres partes. La Primera Parte con siete capítulos presenta la teoría básica de la medicina tradicional china: los principios de* yin-yang, *los cinco elementos,* zang-fu *(órganos), los canales y colaterales,* qi *(energía vital),* xue *(sangre), fluidos corporales, etiología, diagnosis y diferenciación de síndromes. El libro empieza haciendo énfasis en la teoría con la finalidad de sentar una buena base para el estudio de la acupuntura y la moxibustión — parte integral de la medicina tradicional china — y para que esta teoría sirva de guía en la práctica clínica.*

2. *La Segunda Parte consta de tres capítulos. En el primer capítulo se hace un bosquejo general sobre los canales y colaterales y los puntos acupunturales; en el segundo se explica con detalles los doce canales regulares y sus puntos; y en el tercero, los ocho canales extraordinarios y sus puntos y los puntos extraordinarios.*

Fuente del material acerca de los doce canales regulares es Lingshu Jingmaipian *(* 灵枢经脉篇 *Disertación sobre los Canales de* Lingshu*), el material de los ocho canales extraordinarios proviene principalmente de* Nanjing *(* 难经 *Obra Clásica sobre Problemas Difíciles). Para la localización de los puntos se ha consultado* Zhenjiu Jiayijing *(* 针灸甲乙经 *Obra Clásica sobre la Acupuntura y Moxibustión) y tomado como obras de referencia* Tongren Shuxue Zhenjiu Tujing *(* 铜人腧穴针灸图经 *Manual Ilustrado sobre los Puntos de Acupuntura y Moxibustión Mostrados en la Figura de Bronce),* Zhenjiu Dacheng *(* 针灸大成 *Compendio de Acupuntura y Moxibustión), etc. Se explica la localización de los puntos con las marcas anatómicas en la superficie del cuerpo y los métodos usados en la larga práctica clínica. Se indica los vasos y nervios que están en la región de cada punto para que sirvan de referencia a los lectores.*

3. La Tercera Parte trata de la terapéutica con acupuntura y moxibustión. En el primer capítulo se explica principalmente los métodos de inserción de agujas filiformes y de otras clases, y la técnica de la moxibustión. Los métodos de la manipulación en acupuntura y moxibustión que se presentan en este libro son fáciles de dominar y usuales en la práctica clínica, en tanto los difíciles y raros no han tenido cabida en él. El segundo capítulo hace una descripción general sobre la terapia con acupuntura, mientras el tercero nos habla del tratamiento de 52 enfermedades (o desórdenes) comunes por medio de acupuntura y moxibustión. En cada caso se trata minuciosamente la etiología, la patología, diferenciación, los principios y métodos de tratamiento y la prescripción de puntos, lo que permite apreciar la estrecha relación de la teoría con la práctica.

Como en este libro los hombres y descripciones de las enfermedades (o desórdenes) se dan en términos de la medicina tradicional china, se han insertado notas que explican su significado en términos de la medicina moderna.

4. Al compilar este libro citamos el menor número posible de obras clásicas. En los casos en que fue indispensable se hizo una interpretación en lenguaje moderno, y se indica su origen.

Los nombres de algunos puntos se diferencian en caracteres chinos, pero tienen casi las mismas sílabas al ser latinizados. En este caso, ponemos notas para la distinción. Por ejemplo: futu (nuca) y futu (fémur); juliao (nariz) y juliao (fémur); heliao (oreja) y heliao (nariz), etc.

5. Los puntos de cada canal están numerados según su localización. Por ejemplo: el primer punto del canal del pulmón está escrito como zhongfu (P. 1), el decimocuarto punto del canal del hígado, qimen (H. 14), etc.

6. Este libro concluye con un apéndice que se divide en A y B. A se dedica al tratamiento con auriculopuntura. En ella se explica las relaciones entre las orejas, los canales y colaterales, los zang-fu (órganos), la estructura anatómica de la superficie de la oreja, los puntos en la oreja y sus usos en la práctica clínica. En B se da una breve explicación sobre la anestesia acupuntural, sus rasgos característicos y la técnica, y se incluyen algunos ejemplos de selección de puntos para la analgesia.

NOTA DE LAS TRADUCTORAS

Fundamentos de Acupuntura y Moxibustión de China *es la versión al castellano de* Zhongguo Zhenjiuxue Gaiyao *(中国针灸学概要) publicado en 1964 y reeditado en 1979. Este libro presenta a los lectores la teoría básica de la medicina tradicional china y los conocimientos fundamentales de acupuntura y moxibustión.*

La medicina tradicional china es totalmente diferente a la medicina occidental y tiene un sistema propio. Algunos de sus términos son muy difíciles de explicar en otras lenguas y no es fácil encontrar palabras que viertan en forma exacta el significado original. Sin embargo, no hemos escatimado esfeurzos para que la traducción sea lo más clara y correcta posible.

Para no perder el sentido y las características de la medicina tradicional china, usamos en este libro la transcripción fonética de algunos caracteres chinos que tienen sus propias significaciones particulares, por ejemplo, yin, yang, xu, shi, zang-fu, qi, xue, sanjiao, *etc. Además, otras palabras se han traducido empleando términos de la medicina occidental tales como líquidos corporales, flema, pericardio, corazón, hígado, bazo, pulmón y riñón. A éstas se las debe entender tanto desde el punto de vista estrictamente anatómico como a la vez funcional. Por ejemplo, debilidad del bazo, es como una condición patológica del tracto digestivo o como un factor etiológico de edema; hiperactividad del hígado puede referirse a la enfermedad funcional, etc.*

Finalmente, deseamos agradecer a nuestros amigos mexicanos, colombianos, uruguayos y venezolanos la ayuda que nos han prestado en la traducción de este libro.

Enero de 1982

INTRODUCCION

La acupuntura y la moxibustión constituyen una parte importante de la medicina tradicional china. Previenen y tratan enfermedades mediante la punción en algunos puntos del cuerpo humano con agujas o con el calor generado de la moxa. La acupuntura y la moxibustión tienen una eficacia amplia y evidente y requieren equipos simples. Es por esto que gozan de gran popularidad en China desde hace miles de años.

La formación y el desarrollo de la acupuntura y la moxibustión cuentan con un largo proceso histórico. Ellas condensan las experiencias obtenidas por el pueblo trabajador durante varias centurias en su lucha contra las enfermedades. Ya en la Edad de Piedra la gente usaba las *bian* (砭), o agujas de piedra, con propósitos curativos. Esto constituye la base más rudimentaria de la acupuntura. Cuando la humanidad entró en la Edad de Bronce y en la Edad de Hierro, empezó a usar agujas metálicas en lugar de las *bian* (de piedra). A medida de la evolución de la técnica productiva social, los instrumentos para la punción se mejoraban creando condiciones para un mayor desarrollo de la acupuntura. La moxibustión tuvo su origen después que el fuego entró en la vida del hombre. Es muy probable que cuando los hombres calentaban sus cuerpos al fuego, ellos descubrieran accidentalmente alivio o desaparición de ciertos dolores o enfermedades al ser sometidos al calor en determinadas zonas de la piel. La moxa fue elegida más tarde como material principal para la moxibustión por su naturaleza (fácil de encender), su poder calorífico moderado y su efectividad en la remoción de obstrucciones de canales y colaterales. Se dieron así los fundamentos incipientes de la moxibustión.

La más antigua obra clásica de la medicina que apareció en China es *Huangdi Neijing* (黄帝内经 Canon de Medicina Interna), compilada entre 500-300 a.n.e. Es un compendio de las experiencias médicas y los conocimientos teóricos anteriores al Período de los Reinos Combatientes. Esta obra, en dos partes, *Lingshu* (灵枢) y *Suwen* (素问), describe las teorías básicas de la medicina tradicional china tales como *yin-yang*, los cinco elementos, *zang-fu* (órganos), los canales y colaterales, *qi* (energía vital) y *xue* (sangre), etiología, patología, métodos de diagnóstico y diferenciación de síndromes, así como los conocimientos fundamentales sobre puntos de acupuntura y métodos de inserción de agujas. Tras la aparición de *Neijing* (内经) se compilaron numerosos tratados sobre acupuntura y moxibustión en diferentes dinastías, de los cuales los siguientes son representativos:

Zhenjiu Jiayijing (针灸甲乙经 Obra Clásica sobre la Acupuntura y Moxibustión, año 265), compilado por Huangfu Mi de la dinastía Jin, sintetizó la teoría y los conocimientos básicos de acupuntura y moxibustión sobre la base de *Neijing*, *Nanjing* (Obra Clásica sobre Problemas Difíciles) y otros libros. Por lo tanto, echó las bases para que la acupuntura y la moxibustión se desarrollaran como una disciplina de la medicina tradicional china.

Tongren Shuxue Zhenjiu Tujing (铜人腧穴针灸图经 Manual Ilustrado sobre los Puntos de Acupuntura y Moxibustión Mostrados en la Figura de Bronce, año 1026), fue compilado por Wang Weiyi, un acupunturista de la dinastía Song, después de verificar los puntos de los catorce canales. Al año siguiente (1027) Wang Weiyi hizo fundir dos figuras de bronce con los puntos de acupuntura, lo cual significó un gran evento en la historia del desarrollo de la acupuntura y la moxibustión.

Zhenjiu Zishengjing (针灸资生经 Obra Clásica de Terapéutica con Acupuntura y Moxibustión), publicado en 1220, fue recopilado por Wang Zhizhong de la dinastía Song. Ese libro lo escribió el autor en base a los materiales existentes en su época sobre acupuntura y moxibustión, los que combinó con sus propias experiencias clínicas.

Shisijing Fahui (十四经发挥 Desarrollo de los Catorce Canales, 1341), escrito por Hua Boren de la dinastía Yuan, explica sistemáticamente el trayecto y la distribución de los doce canales regulares, y los canales *Ren* y *Du*, así como sus puntos relativos de acupuntura. Es una obra de valor consultivo para el estudio de la teoría de los canales y colaterales.

Zhenjiu Dacheng (针灸大成 Compendio de Acupuntura y Moxibustión, 1601) fue compilado por Yang Jizhou, un acupunturista de la dinastía Ming. En él, más que una colección de textos, documentos y materiales relativos a la acupuntura y la moxibustión de tiempos pasados, el autor expone los métodos terapéuticos transmitidos secretamente a él por sus antecesores, razón por la cual, desde su publicación hasta el presente, esta obra ha sido y aún es un libro de consulta de inestimable valor para el estudio de la acupuntura y la moxibustión.

Según documentos históricos, la acupuntura y moxibustión de China se transmitieron al extranjero hace muchos años. Su práctica llegó a Corea en el siglo VI, y fue a Japón en el mismo período por mano del monje Zhi Cong quien atravesó el mar llevándose consigo *Mingtangtu* (明堂图 Manual Ilustrado de los Canales, Colaterales y Puntos Acupunturales), *Zhenjiu Jiayijing* y otros libros de medicina, con el fin de difundir esta ciencia clínica en aquel país. A finales del siglo XVII, los métodos de acupuntura y moxibustión llegaron a Europa. Todas estas actividades han promovido el intercambio médico y cultural entre nuestro país y otros países del mundo.

Desde el año 1840 hasta 1949, nuestro país estuvo bajo la férula de una dominación reaccionaria semifeudal y semicolonial. Su ciencia y su cultura fueron devastadas y la medicina tradicional china — con ella la acupuntura y la moxibustión — se vio al borde de la extinción. Después de la fundación de la República Popular China, la acupuntura y la moxibustión se han popularizado en todo el país, y sobre la base de la experiencia de la analgesia acupuntural se ha desarrollado creativamente una nueva técnica anestésica — la anestesia acupuntural. Eso es un nuevo éxito en esta esfera.

En los últimos tiempos los contactos amistosos e intercambios académicos entre el pueblo chino y los pueblos de otros países del mundo han aumentado día tras día. Muchos amigos han venido a nuestro país a investigar y estudiar la acupuntura y la moxibustión. Bajo la dirección del Ministerio de Salud Pública y combinando las experiencias de la práctica docente obtenidas en los cursos de acupuntura y moxibustión para médicos extranjeros durante los años recientes, hemos corregido y adaptado el presente libro *Fundamentos de Acupuntura y Moxibustión de China* y lo presentamos como un libro de texto a los lectores para el estudio elemental de esta materia. Con este trabajo deseamos facilitar el intercambio de técnicas y promover la amistad internacional.

El libro consta de tres partes. La Primera Parte se dedica a la descripción general de los conocimientos básicos de la medicina tradicional china; la Segunda Parte expone los canales y colaterales y los puntos acupunturales; la Tercera explica la terapia con acupuntura y moxibustión. Y en el apéndice se presenta brevemente el tratamiento por auriculopuntura y la anestesia acupuntural.

Como material didáctico el libro es sencillo en su estilo, claro y conciso en su contenido. Está escrito con la intención de mantener en él, el sistema integral de la teoría de la acupuntura y la moxibustión de China con el fin de ofrecer a los lectores una guía en su estudio. Al igual que todas las otras ramas de la ciencia, el estudio de la acupuntura y moxibustión alcanzará nuevos estadios sólo con la integración de la teoría y la práctica, con el estudio intenso luego de adquiridos los conocimientos básicos.

Finalmente, deseamos sinceramente que los lectores nos ofrezcan sus opiniones y sugerencias para que la próxima edición sea mejor aún.

PRIMERA PARTE

DESCRIPCION GENERAL SOBRE LOS CONOCIMIENTOS FUNDAMENTALES DE LA MEDICINA TRADICIONAL CHINA

LA medicina y la farmacología tradicionales chinas son un gran tesoro y constituyen el resumen de las experiencias del pueblo en su lucha contra la enfermedad durante milenios. Ella es de inestimable valor por sus conocimientos prácticos y su sistema teórico relativamente coherente y especial formado desde tiempos muy lejanos.

Los conocimientos básicos de la medicina tradicional china incluyen principalmente las teorías del *yin-yang*, los cinco elementos, *zang-fu* (órganos), canales y colaterales, *qi* (energía), *xue* (sangre)* y líquidos corporales, etiología, métodos de diagnóstico y diferenciación de los síndromes.

La acupuntura y la moxibustión constituyen una parte importante de la medicina tradicional china y se han desarrollado basándose en los principios de ésta del mismo modo que otras ramas. Por esta razón, es necesario dar una breve descripción de dichos conocimientos básicos en la Primera Parte.

---

* *Yin-yang*, *zang-fu*, *qi* y *xue* son transcripciones fonéticas de los caracteres chinos cuyas significaciones el lector encontrará en los Cap. I, II y IV.

CAPITULO I

YIN-YANG Y LOS CINCO ELEMENTOS

Las teorías del *yin-yang* y de los cinco elementos son dos puntos de vista naturales que datan de la antigua China. Estos reflejan un materialismo y una dialéctica simples y han desempeñado un papel activo en el desarrollo de las ciencias naturales de nuestro país. Los antiguos médicos aplicaron estas dos teorías en su campo, lo cual ejerció una importante influencia sobre la formación y el desarrollo del sistema teórico de la medicina tradicional china guiando hasta la fecha la práctica clínica.

I. *YIN-YANG*

La teoría del *yin-yang* sostiene que todo fenómeno o cosa en el universo conlleva dos aspectos opuestos: *yin* y *yang*, los cuales se hallan a la vez en contradicción y en interdependencia. La relación entre *yin* y *yang* es la ley universal del mundo material, principio y razón de la existencia de millones de cosas y causa primera de la aparición y desaparición de toda cosa.

La teoría del *yin-yang* se compone principalmente de los principios de oposición, interdependencia, crecimiento y decrecimiento e intertransformación del *yin* y *yang*. Estas relaciones entre *yin* y *yang* son ampliamente usadas en la medicina tradicional china para explicar la fisiología y patología del cuerpo humano y sirven de guía para el diagnóstico y tratamiento en el trabajo clínico.

1. OPOSICION E INTERDEPENDENCIA DEL *YIN* Y *YANG*

La oposición entre *yin* y *yang* generaliza la contradicción y lucha entre dos fuerzas opuestas dentro de una cosa o de un fenómeno para mantener el equilibrio de éste. Los antiguos usaban el agua y el fuego para simbolizar las propiedades básicas del *yin* y el *yang*. Es decir, las propiedades básicas del *yin* son similares a las del agua (frialdad, obscuridad, tendencia a fluir hacia abajo, etc.); mientras que las propiedades básicas del *yang* son similares a las del fuego (calor, brillo, tendencia hacia arriba, etc.). De esto se puede inferir por analogía que cualquier cosa que tenga las características de quietud, frialdad, inferioridad (dirección hacia abajo), interioridad (dirección hacia adentro), obscuridad, astenia, inhibición, lentitud, substancia, etc., pertenece al *yin*; mientras que toda cosa que tenga las características de movimiento, calor, superioridad (dirección hacia arriba), exterioridad (dirección hacia afuera), brillo, vitalidad, excitación, rapidez, insubstancialidad, etc., pertenece al *yang*.

Ya que la naturaleza de una cosa existe sólo por comparación de su naturaleza *yin-yang* y además esa cosa puede dividirse infinitamente, de ningún modo es absoluta, sino relativa. Bajo ciertas circunstancias las dos fuerzas opuestas de una cosa pueden cambiar, de modo que la naturaleza *yin-yang* de una cosa también cambia. Así pues existen estados en que *yin* está dentro de *yin*, *yang* dentro de *yang*, *yin* dentro de *yang* y *yang* dentro de *yin*. Este concepto concuerda con la realidad objetiva.

Los tejidos y órganos del cuerpo humano pueden pertenecer ya sea a *yin*, ya sea a *yang*, de acuerdo a su posición o función relativa. Tomando el cuerpo como un todo, la superficie corporal y las cuatro extremidades, por hallarse en el exterior del cuerpo, pertenecen a *yang*, mientras que los órganos *zang-fu**, por hallarse en el interior, pertenecen a *yin*. Considerando la superficie corporal y las extremidades de modo particular, la espalda pertenece a *yang*, el tórax y el abdomen** pertenecen a *yin*, la parte superior a la cintura pertenece a *yang* y la parte inferior pertenece a *yin*, la cara externa de las cuatro extremidades es de *yang* y la interna es de *yin*, los canales que corren por la cara interna de las extremidades son de *yin* y los que corren por la cara externa son de *yang*. Cuando se habla de los órganos *zang-fu*, los órganos *fu* cuya función principal es transportar y digerir los alimentos son de naturaleza *yang*, mientras que los órganos *zang* cuya función es almacenar la esencia y la energía vital son de naturaleza *yin*. Cada uno de los órganos *zang-fu* puede, a su vez, contener *yin* y *yang*, así que se habla del *yin* y *yang* del riñón, *yin* y *yang* del estómago, etc. En resumen, no importa cuán com-

* Los órganos *zang-fu* son aquellos que se hallan en la cavidad esplácnica, es decir, las vísceras. Véase Cap. II.

** El presente tratado divide el abdomen en abdomen superior y abdomen inferior y utiliza la acepción vientre como sinónimo de abdomen inferior.

plicados sean los tejidos o estructuras del cuerpo humano así como sus actividades funcionales, lo cierto es que todos pueden ser generalizados y explicados por la relación de *yin* y *yang*.

La relación de interdependencia entre *yin* y *yang* significa que cada uno de los dos aspectos es una condición para la existencia del otro y que ninguno de ellos puede existir aisladamente. Por ejemplo, sin día no habría noche, sin excitación no habría inhibición. De esto se puede ver que *yin* y *yang* se encuentran a la vez en oposición, en intergeneración y en interdependencia. La existencia del uno depende de la del otro, y al mismo tiempo se opone el uno al otro en una entidad única. El cambio y movimiento de una cosa se deben no solamente a la oposición y el conflicto entre *yin* y *yang* sino también a su relación de interdependencia (coexistencia) y apoyo mutuo.

En las actividades fisiológicas, la transformación de las substancias en función o viceversa, verifica la teoría de la relación de interdependencia entre *yin* y *yang*. La substancia pertenece a *yin* y la función, a *yang*. La substancia es el fundamento de la función, y ésta refleja la existencia de la substancia y es también la fuerza motriz que produce las substancias. Sólo cuando hay suficientes nutrientes se encuentran en equilibrio las actividades funcionales de los órganos *zang-fu*, y únicamente en este caso éstas son capaces de promover la producción de substancias nutrientes. La coordinación y el equilibrio entre substancia y función son la garantía vital de las actividades fisiológicas. El *Neijing* dice: "*Yin* se instala en el interior como la base material de *yang*, mientras que *yang* permanece en el exterior como manifestación de la función de *yin*".

2. RELACION DE CRECIMIENTO-DECRECIMIENTO Y DE INTERTRANSFORMACION ENTRE EL *YIN* Y EL *YANG*

Decrecer implica perder o debilitar y crecer implica ganar o reforzar. Estos dos aspectos del *yin* y el *yang* dentro de una cosa no son estáticos sino dinámicos permanentes. El decrecimiento o crecimiento del *yin* o *yang* afecta inevitablemente el cambio del *yang* o *yin* por la relación de interoposición e interdependencia de ambos. Por ejemplo, el decrecimiento del *yin* conduce al crecimiento del *yang* y el decrecimiento del *yang* conduce al crecimiento del *yin*, y a la inversa. Las actividades funcionales del cuerpo humano requieren una cierta cantidad de nutrientes, ejemplificando así el proceso de decrecimiento del *yin* y crecimiento del *yang*, mientras que la formación y el almacenamiento de substancias nutritivas dependen de las actividades funcionales y debilitan la energía funcional produciendo un aumento del *yin* y un decrecimiento del *yang*. Pero este mutuo decrecimiento-crecimiento es imposible que se mantenga en una posición de equilibrio absoluto. En condiciones normales se mantiene un balance relativo, en condiciones anormales predominará o el *yin* o el *yang*.

En el proceso de crecimiento y decrecimiento mutuos, cuando hay una manifestación de pérdida del balance relativo entre *yin* y *yang* y además existe una incapacidad para corregir dicho desequilibrio, surgirá predominio del *yin* o del *yang*. Este es el factor causante de la enfermedad. Por ejemplo, la preponderancia del *yin* consume el *yang*; una debilidad del *yang* conduce a un predominio del *yin*, y en cualquiera de estos dos casos se origina un síndrome de frío. Por otro lado, la preponderancia del *yang* consume el *yin*; la debilidad del *yin* propicia el predominio del *yang*, y en ambos casos se originará un síndrome de calor. Sin embargo, los síndromes de calor o frío debidos a preponderancia de factores nocivos pertenecen al tipo *shi* (实 por exceso), mientras que los síndromes de frío o de calor debidos a disminución de la resistencia corporal general pertenecen al tipo *xu* (虚 por deficiencia)*. Estos dos tipos de síndromes son diferentes en naturaleza, en consecuencia, los principios para tratamientos también son diferentes, por ejemplo, para los síndromes de *shi* (exceso), se usa el método de dispersión(泻 *xie*), y para los síndromes de *xu* (deficiencia), el método de tonificación (补 *bu*). (Fig. 1)

Ya que la enfermedad se debe al desequilibrio entre *yin* y *yang*, todos los métodos de tratamiento deberán ir dirigidos a corregir dicho desequilibrio. En el tratamiento acupuntural existen métodos de selección de puntos del lado derecho para tratar trastornos del lado izquierdo y viceversa; o de selección de puntos de la parte inferior del cuerpo para tratar trastornos de la parte superior y viceversa. Todos estos métodos se basan en un concepto: el cuerpo es un todo, y su propósito es reajustar la relación entre *yin* y *yang* y promover la circulación de *qi* (energía) y *xue* (sangre).

La intertransformación del *yin* y *yang* significa que bajo ciertas circunstancias cada uno de los dos aspectos *yin* y *yang* dentro de una cosa

---

* *Xu* (deficiencia) y *shi* (exceso) son dos principios en diferenciación de síndromes. *Xu* (deficiencia) implica la debilidad de resistencia del cuerpo debido a la hipofunción o insuficiencia de ciertas materias. *Shi* (exceso) indica la condición patológica en que el factor exógeno etiológico es violento mientras que la resistencia general del cuerpo está todavía intacta.

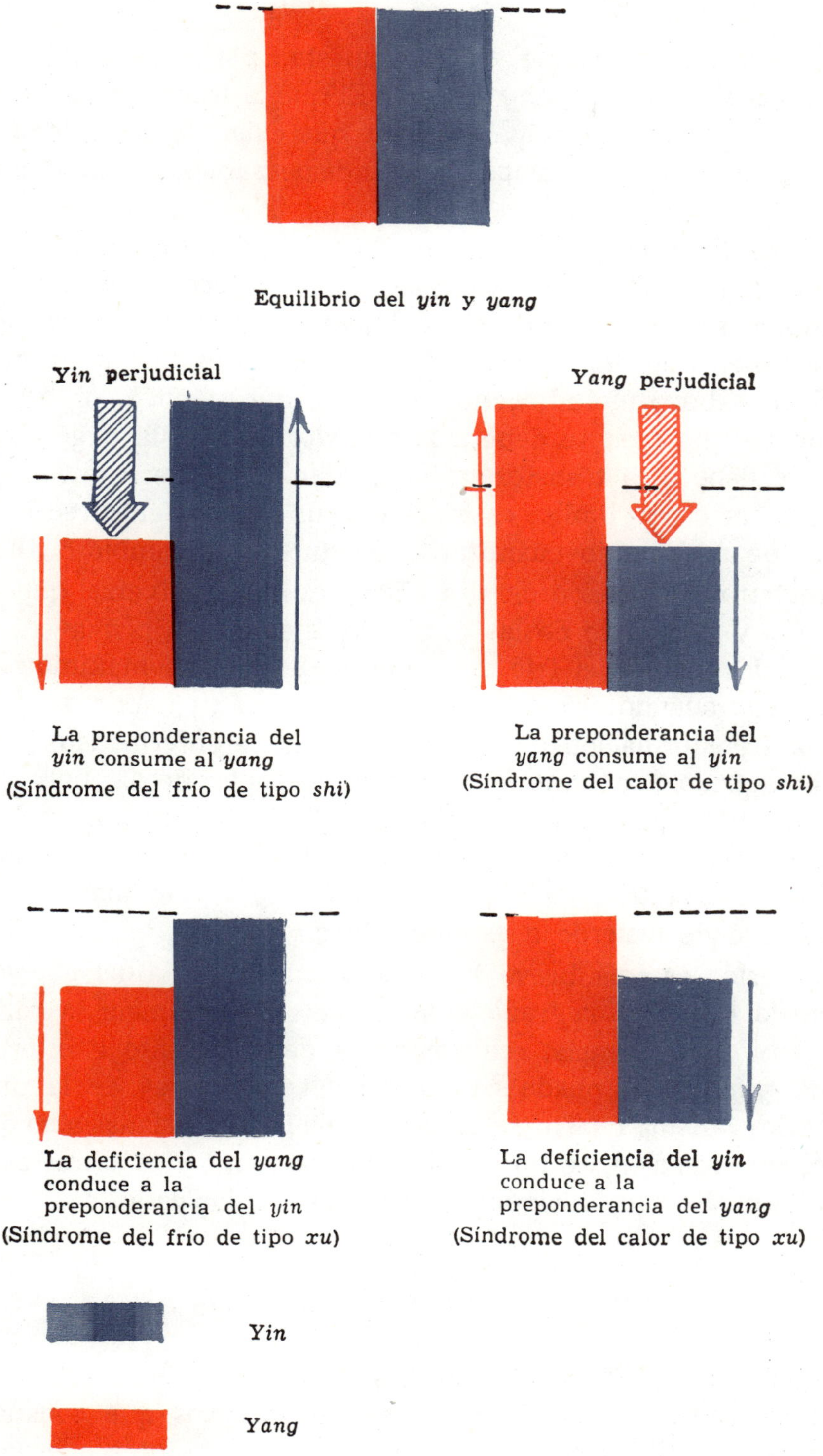

Fig. I. Exceso y deficiencia del *yin* y *yang*

se transforma por sí mismo en su opuesto, por ejemplo, *yin* puede transformarse en *yang*, y *yang* en *yin*. El que la transformación se pueda llevar a cabo depende principalmente de que exista la posibilidad de cambio en la cosa misma, y además, son indispensables las condiciones externas.

El desarrollo y el cambio de una cosa necesitan un proceso, un lapso de tiempo, y las condiciones externas para la intertransformación de las cosas también se perfeccionan gradualmente. Lo mismo ocurre en la intertransformación del *yin* y *yang*. El *Neijing* dice: "Después del movimiento debe haber quietud; *yang* se transforma en *yin*". Y, agrega: "La generación de una cosa se debe a la transformación; la degeneración de una cosa se debe a la transformación". Esto quiere decir que cuando una cosa llega a un cierto límite, es inevitable un cambio en dirección opuesta, o sea que un cambio cuantitativo conduce a un cambio cualitativo.

La intertransformación del *yin* y *yang* es la ley universal que gobierna el desarrollo y el cambio de las cosas. Por ejemplo, la primavera comienza con su calor cuando el frío del invierno llega a su máximo; el fresco del otoño llega cuando el calor del verano toca a su máximo. Lo mismo pasa en la transformación de la naturaleza de la enfermedad. Un enfermo que ha sufrido una crisis febril aguda, después de la fiebre elevada continua presenta un descenso de la temperatura corporal, palidez, extremidades frías y pulso débil y filiforme. Esto indica que la enfermedad del paciente se ha transformado del *yang* a *yin* y el método de tratamiento variará de acuerdo a estos cambios.

Lo anterior es una breve introducción a la teoría del *yin-yang* y su aplicación en la medicina tradicional china. En resumen, la relación de oposición, interdependencia, crecimiento y decrecimiento e intertransformación del *yin* y *yang* puede ser resumida como la ley de la unidad de los contrarios. Estas cuatro relaciones no se hallan aisladas sino que están en estrecha correlación, se influencian mutuamente, y cada uno es la causa o efecto del otro en el desarrollo y el cambio de las cosas.

II. LOS CINCO ELEMENTOS

La teoría de los cinco elementos sostiene que la madera, el fuego, la tierra, el metal y el agua son los elementos básicos que constituyen el mundo material. Entre ellos, existe una relación de intergeneración e interinhibición, lo cual determina su estado de constante cambio y movimiento.

Mediante la teoría de los cinco elementos se explica principalmente la relación de intergeneración, interdominancia, exceso en dominancia y contra-dominancia entre ellos. La medicina tradicional china usa esta teoría para clasificar en diversas categorías los fenómenos naturales, la mayoría de órganos, tejidos, y emociones humanas; e interpreta las relaciones entre la fisiopatología del cuerpo humano y el medio ambiente natural, aplicando a cada una de estas clasificaciones las leyes de intergeneración, interdominancia, exceso en dominancia y contra-dominancia de los cinco elementos; esto constituye la guía de la práctica médica.

1. ATRIBUCION DE LAS COSAS A LOS CINCO ELEMENTOS

El hombre vive en la naturaleza. El medio ambiente natural — los cambios climáticos y de las condiciones geográficas — influye considerablemente en sus actividades fisiológicas. Este hecho es manifestación de la dependencia del hombre del medio ambiente así como su adaptabilidad a él. En otras palabras, existe una interdependencia entre el hombre y la naturaleza. Partiendo de esta consideración, la medicina tradicional china relaciona lógicamente la fisiología y patología de los órganos *zangfu* y los tejidos con los factores del medio ambiente. Estos factores son clasificados en cinco categorías tomando los cinco elementos como base. Similitudes y alegorías son usadas para explicar las complicadas relaciones entre la patología y la fisiología y la correlación entre el hombre y el medio ambiente natural. La Tabla 1 muestra las cinco categorías de las cosas clasificadas de acuerdo a los cinco elementos.

2. RELACION DE INTERGENERACION, INTERDOMINANCIA, EXCESO EN DOMINANCIA Y CONTRA-DOMINANCIA DE LOS CINCO ELEMENTOS

La intergeneración implica promover el crecimiento. El orden de la generación es: la madera genera el fuego, el fuego genera la tierra, la tierra genera el metal, el metal genera el agua y el agua genera la madera, estableciendo un círculo que continúa repitiéndose en forma indefinida; bajo estas circunstancias cada elemento es siempre generado (hijo) y generador (madre); esto es conocido como la relación "madre-hijo" de los cinco elementos. Por ejemplo, la madera (hijo) es generada por el agua (madre), en tanto que el fuego (hijo) es generado por la madera (madre). Así la madera es a la vez generada (hijo del agua) y generador (madre del fuego).

TABLA 1

LAS CINCO CATEGORIAS DE LAS COSAS CLASIFICADAS DE ACUERDO A LOS CINCO ELEMENTOS

Cinco elementos	Cuerpo humano					Naturaleza					
	Zang	*Fu*	Organos de los cinco sentidos	Los cinco tejidos	Emociones	Estaciones	Factores ambientales	Crecimiento y desarrollo	Colores	Sabores	Orientación
Madera	Hígado	Vesícula	Ojos	Tendón	Ira	Primavera	Viento	Germinación	Verde	Agrio	Este
Fuego	Corazón	Intestino delgado	Lengua	Vasos	Alegría	Verano	Calor	Crecimiento	Rojo	Amargo	Sur
Tierra	Bazo	Estómago	Boca	Músculos	Ansiedad	Verano tardío	Humedad	Transformación	Amarillo	Dulce	Centro
Metal	Pulmón	Intestino grueso	Nariz	Piel y pelo	Melancolía	Otoño	Sequedad	Cosecha	Blanco	Picante	Oeste
Agua	Riñón	Vejiga	Orejas	Huesos	Pánico y miedo	Invierno	Frío	Almacenamiento	Negro	Salado	Norte

La interdominancia implica control mutuo e inhibición mutua. La interdominancia significa que cada elemento puede ser a la vez dominante y dominado siguiendo el mismo orden de la intergeneración, por ejemplo, la madera domina la tierra, la tierra domina el agua, el agua domina el fuego, el fuego domina el metal y el metal domina la madera, estableciéndose el círculo repetitivo anteriormente mencionado. Ejemplo: la madera es a la vez dominada por el metal y dominante de la tierra.

En la complicada correlación de las cosas la generación y el control son indispensables. Sin promoción del crecimiento no hay nacimiento ni desarrollo; sin control no habrá crecimiento o éste sería excesivo de tal forma que resultaría perjudicial. Por ejemplo, la madera genera el fuego y domina también la tierra mientras la tierra a su vez genera el metal y domina el agua. En el proceso de promoción del crecimiento reside el control mientras en el proceso de control existe la promoción del crecimiento. Ellos se oponen y también cooperan entre sí. Y por tanto un equilibrio relativo es mantenido entre la intergeneración e interdominancia, lo cual asegura el normal crecimiento y desarrollo de las cosas. En caso de exceso o deficiencia en los cinco elementos aparece el fenómeno de interdominancia anormal que es conocido como exceso en dominancia o contra-dominancia.

El exceso en dominancia es como el lanzamiento de un ataque cuando la contraparte está débil. Clínicamente se denomina a este fenómeno interdominancia. Por ejemplo, se puede decir "exceso en dominancia de la madera sobre la tierra" o "la dominancia de la madera sobre la tierra". El orden del exceso en dominancia es el mismo de la interdominancia. Pero no es una interdominancia normal sino un daño que ocurre bajo ciertas condiciones. Contra-dominancia implica atropello. El orden es justamente opuesto al de la interdominancia. (Fig. 2)

Los fenómenos del exceso en dominancia y de contradominancia causados por exceso o insuficiencia de cualquiera de los cinco elementos por lo general se manifiestan simultáneamente. Por ejemplo, la madera no sólo puede dominar en exceso a la tierra sino que también contra-domina el metal. Otro ejemplo: cuando la madera está en deficiencia es dominada en exceso por el metal, y al mismo tiempo contra-dominada por la tierra. (Fig. 3)

La aplicación de la teoría de los cinco elementos en el terreno médico significa interpretar la relación de interdependencia e intercontrol en-

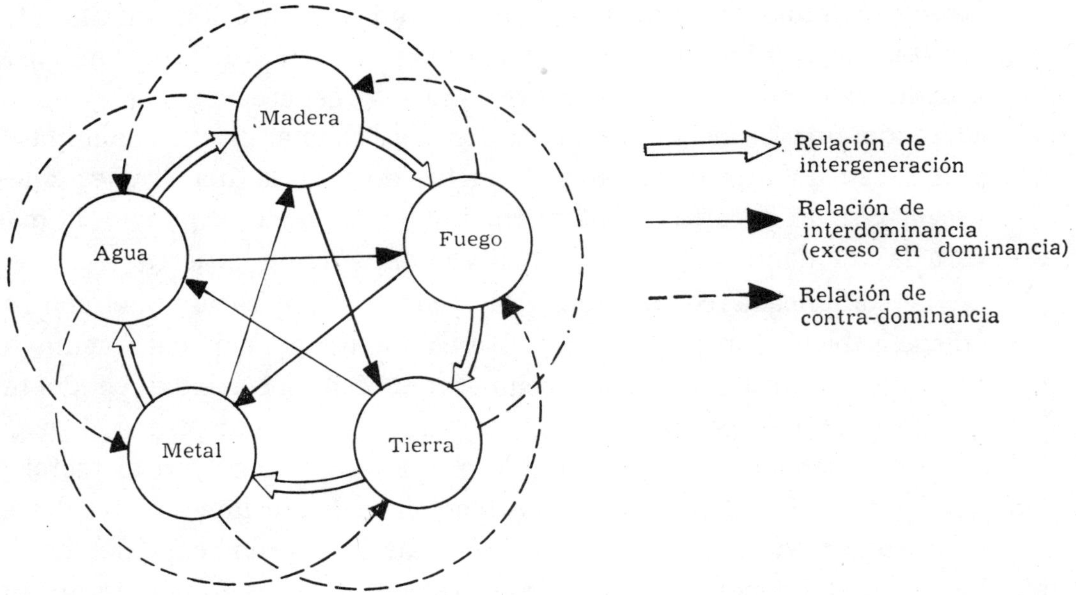

Fig. 2. La relación de intergeneración, interdominancia, exceso en dominancia y contra-dominancia entre los cinco elementos: Madera, Fuego, Tierra, Metal y Agua

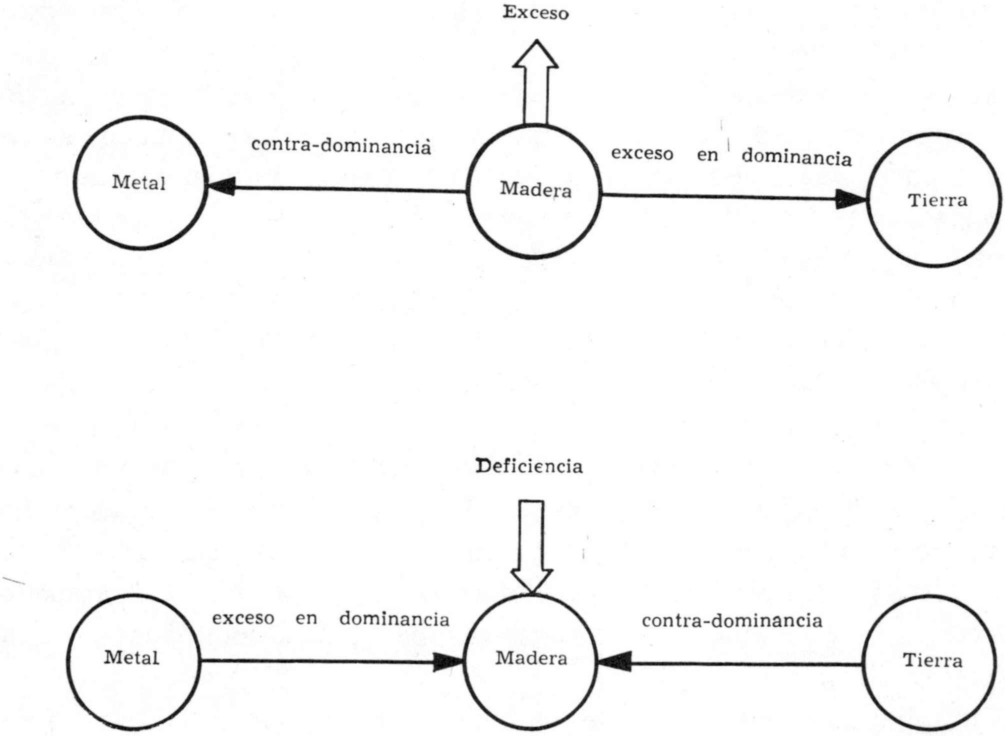

Fig. 3. Exceso en dominancia y contra-dominancia entre los cinco elementos

tre los órganos *zang-fu* y los tejidos y la correlación entre el hombre y la naturaleza aprovechando la relación de intergeneración, interdominancia, exceso en dominancia y contra-dominancia de los cinco elementos; interpretar los cambios etiológicos y el mecanismo de la enfermedad.

Cuando el funcionamiento de uno de los órganos internos no es óptimo puede afectar o contagiar a los demás órganos. De acuerdo a la teoría de los cinco elementos, los complejos cambios que se dan en una enfermedad se presentan bajo las siguientes condiciones: exceso en dominancia, contra-dominancia, desórdenes de la "madre que afectan al hijo", y viceversa. Las enfermedades del pulmón, por ejemplo, pueden tener origen en los cambios patológicos del pulmón mismo, pero si se deben a un desorden del bazo, se lo explica como "el desorden de la madre afecta al hijo". Si la causa radica en desórdenes de los riñones, se la explica como "el desorden del hijo afecta a la madre". A veces la enfermedad del pulmón es causada por el desorden del corazón, entonces se dice que "el fuego está en exceso-dominancia sobre el metal". Y si la enfermedad del pulmón es causada por el desorden del hígado, se la denomina como "la madera está en contra-dominancia sobre el metal".

Los cinco elementos y sus relaciones de intergeneración, interdominancia, exceso en dominancia y contra-dominancia son usados como un método de orientación en el diagnóstico de la enfermedad. Por ejemplo, si notamos un color verduzco en la cara acompañado de una preferencia por los alimentos agrios, podríamos pensar que se trata de desórdenes del hígado; si vemos a un paciente con un color rojizo de la cara y nos refiere que tiene boca amarga podríamos pensar que existen desórdenes del corazón. El desorden del bazo acompañado de un aspecto facial verduzco implica que la madre (hígado, madera) está en exceso-dominancia sobre el hijo (bazo, tierra). Si un paciente tiene desórdenes del corazón, y su aspecto facial es oscuro, eso implica que el agua (riñón) está dominando al fuego (corazón). Comprendiendo bien las correlaciones arriba mencionadas se puede controlar la evolución de la enfermedad, acortando y curando la enfermedad en el período inicial.

Las teorías del *yin* y el *yang* y de los cinco elementos son dos puntos de vista sobre la naturaleza que datan de la China antigua, conceptos materialistas y dialécticos rudimentarios que reflejan en diferente grado la ley objetiva de las cosas. Estas tienen una significación práctica en la explicación de las actividades fisiológicas y los cambios patológicos, y sirven de guía para la práctica clínica. Las teorías del *yin* y el *yang* y de los cinco elementos se vinculan y se complementan recíprocamente. Debemos redoblar esfuerzos para sintetizar y mejorar constantemente los puntos débiles que existen todavía en estas teorías con el fin de promover el desarrollo de la medicina tradicional china, en una actitud científica y adhiriéndonos al materialismo dialéctico y el materialismo histórico.

CAPITULO II

ZANG-FU (ORGANOS INTERNOS)

Los órganos *zang-fu* en la medicina tradicional china se refieren a las entidades anatómicas gruesas de los órganos internos que se pueden ver a simple vista, y a la vez, son una generalización de las funciones fisiológicas del cuerpo humano. El corazón, hígado, bazo, pulmón, riñón y el pericardio son conocidos como los seis órganos *zang*. Sus principales funciones fisiológicas son formar y almacenar las substancias nutritivas fundamentales, en ellos, están incluidas las esencias vitales *qi* (energía vital), *xue* (sangre) y los líquidos corporales. El intestino delgado, vesícula biliar, estómago, intestino grueso, vejiga y *sanjiao** son conocidos como los seis órganos *fu*. Sus funciones principales son recibir y digerir los alimentos, absorber las materias nutritivas, transformar y excretar los desechos. Además de los *zang-fu* existen otros órganos que se denominan "*fu* extraordinarios" entre ellos están el útero y el cerebro.

Los órganos *zang* son diferentes de los *fu* en cuanto a la función. Pero la diferencia es relativa. Existe una relación de coordinación muy estrecha en las diversas actividades fisiológicas y en la estructura tanto entre los mismos órganos *zang* y los *fu*, y los cinco sentidos y los tejidos**. La teoría de los *zang-fu* que toma los cinco órganos *zang* (excepto el sexto, el pericardio) como los principales muestra plenamente la característica de la medicina tradicional china, o sea es el concepto de considerar el cuerpo como un todo fisiopatológico.

---

* Véase: II. Organos *Fu* de este capítulo, 6. *Sanjiao*.

** Véase: Tabla 2.

I. ORGANOS *ZANG*

1. CORAZON

El corazón está situado en el tórax. El canal del corazón se comunica con el intestino delgado. Esta es su relación exterior-interior. (Cada órgano *zang* se comunica con un órgano *fu* mediante los canales y colaterales) El corazón también se refleja en la lengua. (Cada órgano *zang* toma un órgano de los sentidos como su salida, lo que indica una relación estrecha en la estructura fisiológica y patológica entre los órganos internos y los sentidos.) Las principales funciones fisiológicas del corazón son controlar la sangre y los vasos sanguíneos y atesorar la mente.

(1) Controlar la sangre y los vasos sanguíneos. Los vasos son los conductos por donde circula la sangre. El corazón tiene la función de promover la circulación de la sangre en los vasos sanguíneos para nutrir todo el cuerpo. Cuando la sangre es suficiente y la circulación es normal, el aspecto facial aparece sonrosado, brillante, lleno de ánimo, y todos los órganos y tejidos están bien nutridos y desempeñan normalmente sus funciones.

(2) Atesorar la mente. La mente significa aquí, el espíritu, incluye la conciencia y la actividad del pensamiento. El corazón es considerado el órgano de mayor influencia sobre las actividades mentales y generaliza la función fisiológica del cerebro. Por eso el espíritu, la conciencia, la memoria, el pensamiento, el sueño están relacionados con la función del corazón de atesorar la mente.

Las dos funciones del corazón tienen efecto y correlación mutuas. El *Neijing* refiere: "El corazón es el órgano que controla los vasos y los vasos son la residencia de la mente".

(3) El corazón se refleja en la lengua. Las funciones del corazón arriba mencionadas tienen una relación estrecha con el color, la forma, el movimiento y el sentido del gusto de la lengua. Se puede decir también que la lengua es "un brote del corazón".

2. HIGADO

El hígado está situado en la región derecha del hipocondrio y su canal lo comunica con la vesícula biliar. Esta es su relación exterior-interior. El hígado se refleja en los ojos. Las funciones fisiológicas del hígado son almacenar la sangre, controlar la dispersión y drenaje y dominar el *jin* (tendones y ligamentos).

(1) El hígado almacena y regula la cantidad de sangre. Cuando la actividad del ser humano es ligera, una parte de la sangre es almacenada

en el hígado; cuando la actividad es intensa, la sangre es expulsada del hígado para aumentar la cantidad en circulación manteniendo así las actividades normales. El aporte adecuado de sangre a los diversos órganos depende tanto de la función normal del corazón como del hígado. Esta función tiene también influencia sobre la menstruación.

(2) El hígado controla el drenaje y la dispersión. Tiene la función de comunicar sin obstáculos las actividades funcionales del cuerpo humano. Esta función se divide en las siguientes partes:

a) El hígado se relaciona con las actividades emocionales sobre todo con la depresión y la ira. La depresión prolongada o la ira puede debilitar al hígado afectando su función de drenaje y dispersión. Y también la falta de función del hígado viene acompañada frecuentemente de los cambios emocionales tales como depresión e irritabilidad.

b) La actividad funcional de drenaje y dispersión del hígado estimula el equilibrio de los órganos *zang-fu,* y la libre circulación de los canales y colaterales, sobre todo del bazo y estómago. Puede activar la función digestiva y de absorción de estos dos órganos.

c) La bilis es secretada por el hígado y almacenada en la vesícula biliar, y finalmente es excretada a la cavidad abdominal (tracto digestivo). Este proceso se relaciona con la función de dispersión y drenaje del hígado.

(3) El hígado controla el *jin. Jin* significa tendones y ligamentos. Esta función fisiológica es la de mantener la relajación y contracción normal haciendo que las articulaciones puedan moverse libremente. El *yin* y la sangre del hígado tienen la función de nutrir los *jin.* Si son suficientes el *yin* y la sangre, son fuertes y flexibles los *jin* y sus movimientos normales.

(4) El hígado se refleja en los ojos. Los ojos están relacionados con todos los órganos internos, especialmente con el hígado. Estructuralmente el canal del hígado se comunica con los ojos, y fisiológicamente los materiales nutrientes del ojo se relacionan con la función del hígado (se refiere principalmente a la función de almacenamiento de la sangre). Por eso se afirma que el hígado tiene una relación estrecha con la visión y con los movimientos del globo ocular.

3. BAZO

El canal del bazo tiene comunicación y conexión con el estómago. Esta es su relación exterior-interior. El bazo se refleja en la boca. Las funciones fisiológicas del bazo son: controlar el transporte y la transformación de nutrientes, controlar la sangre y controlar los músculos.

(1) Controlar el transporte y la transformación. El transporte significa transmisión, y la transformación implica digestión y absorción. El bazo tiene la función de digerir los alimentos, asimilar las substancias nutritivas y parte del agua, y transportarlas a todo el cuerpo a través del corazón y de los pulmones. Un funcionamiento normal del bazo es reflejado cuando se tiene buen apetito, digestión y absorción, buena nutrición y transformación normal del agua.

(2) Controlar la sangre. El bazo tiene la función de controlar la circulación de la sangre dentro de los vasos impidiendo la extravasación.

(3) Controlar los músculos. Sólo cuando los músculos obtienen agua y nutrición suficientes, bajo la función normal de transporte y transformación del bazo, pueden mantenerse fuertes y resistentes.

(4) Reflejarse en la boca. El bazo y la boca entran en coordinación funcional para recibir, transportar y transformar los alimentos. Cuando la función de transporte y transformación del bazo es normal, el apetito y el sentido del gusto es bueno, los labios son sonrosados y húmedos.

Además, el bazo tiene la función de elevar el *qi* manteniendo así la posición normal de los órganos internos.

4. PULMON

Los pulmones están situados en el tórax. Su canal se comunica con el intestino grueso. Esta es su relación exterior-interior y se refleja en la nariz. Sus principales funciones son: controlar el *qi* (energía) y la respiración, comunicar y regular las vías de los líquidos, controlar la piel y el vello.

(1) Controlar el *qi* y la respiración. El pulmón es un órgano respiratorio. A través de su función de dispersión y descenso*, el pulmón

* La medicina tradicional china sostiene que, debido a su naturaleza de dispersión, los pulmones pueden promover la difusión de *qi* (energía vital, aire), sangre y fluido corporal de todas las partes del cuerpo, tanto internas como externas. La disfunción del pulmón en la dispersión puede causar la tensión del pecho, obstrucción nasal, tos y expectoración.

Los pulmones tienen también naturaleza de descenso por su posición en la parte superior del cuerpo. Dicho en otras palabras, en general, todos los órganos internos que están en la parte superior del cuerpo tienen naturaleza de descenso, mientras que los que están en la parte inferior del cuerpo tienen naturaleza de ascenso. La función de descenso del pulmón promueve la respiración regular y la circulación suave del fluido corporal transmite *qi* (inclusive el aliento) descendente y, por lo tanto, proporciona al pulmón condiciones para el cabal cumplimiento de su función. La falla de la naturaleza de descenso puede causar tos, asma, etc.

inhala el *qi* puro de la naturaleza para mantener las actividades funcionales del cuerpo humano y expulsa el *qi* turbio a través de la espiración. A esto se le denomina "deshechar lo viejo y asimilar lo nuevo". Como el pulmón dirige la respiración y es sumamente importante para las actividades de todo el cuerpo, se afirma que es él el que controla el *qi* de todo el cuerpo.

(2) Comunicar y regular las vías de los líquidos. El pulmón tiene la función de regular la circulación y expulsión de los líquidos y mantener accesibles las vías de los líquidos por medio de su función de dispersión y descenso. Una parte de los líquidos después de pasar por la acción dispersora del pulmón es expulsada al exterior en forma de sudor y la otra parte, después de pasar por la acción de descenso de él baja al riñón donde es transformada en orina que es depositada en la vejiga y finalmente expulsada del cuerpo por medio del tracto urinario.

(3) Controlar la piel y el vello. La piel y el vello implican toda la superficie corporal. El pulmón puede dispersar las esencias de alimento a la superficie del cuerpo y dar el brillo y humedad a la piel. De esta función del pulmón depende también que el pelo sea abundante y saludable y que la apertura y cierre de los poros sea normal.

(4) Reflejarse en la nariz. La nariz es la puerta de entrada y salida del aire. La cavidad nasal permeable y un olfato sensible dependen de una función normal del pulmón.

5. RIÑON

Los riñones están situados a cada lado de la región lumbar. Su canal se conecta con la vejiga. Esta es su relación exterior-interior. Se refleja en el oído. Sus funciones fisiológicas principales son: almacenar el *jing* (esencia vital) y controlar la reproducción, crecimiento y desarrollo humanos, generar la médula, llenar el cerebro, controlar los huesos y transformar la sangre, controlar los líquidos y recibir el *qi*.

(1) Almacenar el *jing* y controlar la reproducción, crecimiento y desarrollo humanos: El *jing* es la materia fundamental de la cual está constituido el cuerpo humano. También es la materia fundamental necesaria para efectuar las diversas actividades funcionales del cuerpo. Al *jing* del riñón se le denomina también *yin* del riñón. El *jing* está dividido en dos partes: *jing* congénito y *jing* adquirido. El *jing* congénito proviene de los padres y el adquirido proviene de las materias esenciales de los alimentos. El *jing* (esencia vital) del riñón es una parte importante del *qi* (función vital) del riñón que tiene una importante influencia en la función de reproducción, crecimiento y desarrollo humanos. El *Neijing* da

una descripción precisa sobre la función fisiológica del riñón en el proceso de nacimiento, crecimiento, desarrollo total y senilidad: A la edad de los 14 años para la mujer y 16 para el hombre, aproximadamente, el *qi* del riñón se acrecienta. Las mujeres empiezan a tener la menstruación y los hombres, emisión seminal que indican la capacidad de reproducción. Cuando las mujeres llegan a los 28 años y los hombres, a los 32, el *qi* del riñón es abundante, el crecimiento y desarrollo del cuerpo llegan a su período de prosperidad. Cuando las mujeres llegan a los 49 años y los hombres, a los 64, el *qi* del riñón declina, el cuerpo empieza a envejecer y la función de la reproducción se debilita progresivamente.

(2) Generar la médula, llenar el cerebro, controlar los huesos y transformar la sangre: El riñón almacena el *jing* que se transforma después en médula (incluidas la médula ósea y la espinal), la médula espinal sube a la cabeza y se reúne formando así el cerebro. La médula ósea nutre los huesos y transforma la sangre. Por lo tanto, que el cerebro sea bien abastecido o no, los huesos fuertes o débiles y la sangre suficiente o insuficiente depende de sí el *jing* del riñón es o no suficiente.

(3) Controlar los líquidos: Una parte de los líquidos transportados por la función del descenso del pulmón entran al riñón, por el cual se separan los líquidos limpios de los turbios. A través de la función del *yang* del riñón (se le denomina también fuego de la puerta de la vida) se conservan los puros y se transportan los turbios a la vejiga, y son excretados del cuerpo en forma de orina.

(4) Captar el *qi*: esto significa recibir y captar el *qi*. La respiración es dominada por el pulmón, pero el riñón contribuye a través de su función de controlar la recepción del *qi*. La distribución del *qi* puro inhalado por el pulmón en todo el cuerpo no sólo depende de la función de descenso del pulmón, sino también de las funciones de recepción y control del riñón.

(5) Reflejarse en el oído: La función de la audición depende principalmente de la función normal del riñón. En los ancianos generalmente se observa sordera, debido a la insuficiencia del *qi* del riñón.

6. PERICARDIO

El pericardio es una membrana que protege al corazón. Su canal se comunica con *sanjiao*, lo que constituye su relación externa-interna. El pericardio tiene la función de proteger al corazón, pero no constituye un órgano aislado sino que es parte del corazón (tiene la misma función que éste).

II. ORGANOS *FU*

1. INTESTINO DELGADO

El intestino delgado está situado en el abdomen, su extremo superior está ligado con el estómago por el píloro y su extremo inferior con el intestino grueso por el ileon. Su canal se conecta con el corazón. Esta es su relación exterior-interior. Sus funciones principales son digerir y absorber, o sea, recibir y almacenar temporalmente los alimentos digeridos en forma parcial por el estómago y acabar de digerirlos, absorber las substancias esenciales y una parte de los líquidos, y transportar los restos alimenticios, con parte considerable de los líquidos hasta el intestino grueso.

2. VESICULA BILIAR

La vesícula biliar está ligada con el hígado. Su canal se comunica con el hígado. Esta es su relación exterior-interior. Su función principal es almacenar y excretar continuamente la bilis a los intestinos para ayudar en la digestión. Esta función se relaciona estrechamente con la función de drenaje y dispersión del hígado. Por eso la medicina tradicional china considera que la función de drenaje y dispersión es cumplida por asociación del hígado y la vesícula biliar.

3. ESTOMAGO

El estómago está situado en la región epigástrica, su extremo superior está en contacto con el esófago por medio del cardias y su salida inferior, con el intestino delgado por el píloro. Su canal se comunica con el bazo, ésta es su relación exterior-interior. La función principal del estómago es recibir los alimentos y realizar el primer paso de la digestión, o sea, recibir los alimentos y líquidos que vienen de la boca a través del esófago, almacenarlos temporalmente, descomponerlos hasta formar el bolo alimenticio, y después pasarlo al intestino delgado. Por eso la función del estómago se debe dirigir hacia abajo y no hacia arriba. El estómago asociado con el bazo es el órgano más importante para la digestión y absorción de los alimentos. Según la medicina tradicional china el estómago y el bazo son la fuente que mantiene la vida después del nacimiento.

4. INTESTINO GRUESO

El intestino grueso está situado en el abdomen, su extremo superior está en contacto con el intestino delgado por el ileon y su extremo inferior, con el exterior del cuerpo por el ano (salida). Su canal se comunica con el pulmón. Esta es su relación exterior-interior. Su función principal es recibir los desechos provenientes del intestino delgado, absorber los líquidos restantes y transformar los desechos en materia fecal para luego excretarlos.

5. VEJIGA

La vejiga está situada en el vientre. Su canal se comunica con el riñón, ésta es su relación exterior-interior. Su función principal es acumular temporalmente la orina bajo la acción del *qi* del riñón y excretarla cuando ésta alcanza un volumen determinado.

6. *SANJIAO*

Su canal se comunica con el pericardio. Esta es su relación exterior-interior. *Sanjiao* no es un órgano, sino una generalización de las diferentes funciones de los órganos *zang-fu* de acuerdo a la ubicación de éstos en el interior del cuerpo.

El *sanjiao* se divide en tres partes:

(1) El *jiao* superior (tórax) es una generalización de la función del transporte del *qi* (energía) y *xue* (sangre) para nutrir todo el cuerpo por medio del corazón y del pulmón. El *jiao* superior es como la niebla, se esparce por todo el cuerpo.

(2) El *jiao* medio (región epigástrica) es una generalización de las funciones de digestión y absorción del bazo y del estómago. El *jiao* medio es como empapar las cosas con agua para causar su descomposición y disolución.

(3) El *jiao* inferior (abdomen inferior) es una generalización de las funciones de regulación del metabolismo del agua y del almacenamiento y excreción de la orina del riñón y de la vejiga. El *jiao* inferior es como un acueducto, como un conducto del agua que fluye.

III. ORGANOS EXTRAORDINARIOS

A continuación se da una introducción breve sobre cerebro y útero.

1. CEREBRO

Ya en el libro *Neijing* se encuentran descripciones del cerebro, una de las cuales dice: "El cerebro es un mar de la médula. Su parte superior empieza por debajo del cuero cabelludo en el vértex, punto *baihui* (*Du.* 20) y su parte inferior alcanza al punto *fengfu* (*Du.* 16)". Posteriormente se logró una mayor comprensión del cerebro; así, en el libro *Yixue Yuanshi* (医学原始 Origen de las Ciencias Médicas) se reconoce que: "los órganos de los sentidos p.e. oídos, ojos, boca y nariz están en la cabeza cercanos al cerebro. Debido a su posición más elevada y evidente pueden percibir los objetos, los cuales impresionan directamente el cerebro y permanecen en él". Además en el libro *Yilin Gaicuo* (医林改错 Correcciones Médicas) se sugiere que el pensamiento y la memorización son las funciones principales del cerebro. Como se ha dicho anteriormente, la esencia del riñón produce la medula, la cual forma el cerebro. Llamándole "el mar de la medula" depende de la esencia del riñón. Además, el corazón, que atesora la mente, y el hígado, que domina las funciones de drenaje y dispersión de las funciones vitales, también están relacionados con las actividades mentales. Por lo tanto, un principio de la medicina tradicional china es: la actividad mental está gobernada por varios órganos, siendo el corazón el más importante.

2. UTERO

La función del útero es controlar la menstruación y nutrir al feto. Los órganos internos y canales relacionados con la función del útero son los siguientes:

(1) Riñón: El útero está conectado con el riñón y sólo cuando la esencia del riñón es suficiente el período menstrual puede ser periódico, y la fecundación y el crecimiento del feto, factible.

(2) Hígado: El hígado almacena la sangre y regula el volumen de la circulación sanguínea, de ahí su papel en la menstruación normal.

(3) Canales *Ren* y *Chong*: Ambos se originan en el útero. El Canal *Ren* regula las funciones de todos los canales *yin* y nutre el feto. El Canal *Chong* tiene la función de regular el *qi* (energía) y *xue* (sangre) de los doce canales regulares. El *qi* y *xue* de los doce canales regulares entran en el útero a través de estos dos canales, afectando la cantidad del flujo menstrual y sus ciclos.

CAPITULO III

JING Y *LUO* (CANALES Y COLATERALES)

Los *jing-luo* (canales y colaterales) se distribuyen por todo el cuerpo, que relacionan internamente los *zang-fu* (órganos y vísceras) y externamente los diversos tejidos y órganos formando así un todo integral. Los *jing* son troncos principales que pertenecen a los órganos *zang-fu* respectivos mientras los *luo* son ramas de *jing* y se distribuyen por todo el cuerpo.

I. NOMENCLATURA Y CLASIFICACION

El sistema de canales está compuesto por doce canales regulares, ocho extraordinarios y quince colaterales. Los doce regulares junto con el Canal *Ren* y el Canal *Du* de los ocho extraordinarios forman "los catorce canales", a lo largo de los cuales se hallan los puntos de acupuntura y moxibustión.

El nombre completo de cada uno de los doce canales regulares está formado por tres partes: 1) Mano o pie (el canal termina o se inicia en la mano o en el pie); 2) *Yin* o *yang* (el canal que corre en la cara interna pertenece a *yin*, y en la cara externa, a *yang*). *Yin* puede dividirse en *taiyin*, *shaoyin* y *jueyin*; a su vez *yang*, se divide en *taiyang*, *yangming* y *shaoyang*, y 3) *zang* o *fu* (órgano a que pertenece el canal). Por ejemplo, el canal que termina en la mano, corre por la cara interior de las extremidades superiores y pertenece a los pulmones, se le denomina el Canal del Pulmón *Taiyin* de la Mano.

Los ocho canales extraordinarios son *du, ren, chong, dai, yangqiao, yinqiao, yangwei* y *yinwei*. Estos no pertenecen ni conectan directamente con los órganos *zang-fu*, y sus trayectos son diferentes de los de los doce canales regulares.

El nombre de cada uno de estos ocho canales implica un sentido especial: *Du* significa gobernar, porque el Canal *Du* gobierna todos los canales *yang*. *Ren* significa "estar encargado de", porque el Canal *Ren* es responsable de todos los canales *yin*. *Chong* significa "vital", porque el Canal *Chong* es el canal vital que comunica con todos los demás canales. El Canal *Dai* es el cinturón que ata a todos los canales. *Qiao* significa talón,

TABLA 2

CLASIFICACION DE LOS CANALES Y COLATERALES

- El sistema de los canales y colaterales
  - Los doce canales regulares
    - Canal del Pulmón *Taiyin* de la Mano
    - Canal del Intestino Grueso *Yangming* de la Mano
    - Canal del Estómago *Yangming* del Pie
    - Canal del Bazo *Taiyin* del Pie
    - Canal del Corazón *Shaoyin* de la Mano
    - Canal del Intestino Delgado *Taiyang* de la Mano
    - Canal de la Vejiga *Taiyang* del Pie
    - Canal del Riñón *Shaoyin* del Pie
    - Canal del Pericardio *Jueyin* de la Mano
    - Canal del *Sanjiao Shaoyang* de la Mano
    - Canal de la Vesícula Biliar *Shaoyang* del Pie
    - Canal del Hígado *Jueyin* del Pie
  - Los ocho canales extraordinarios
    - Canal *Du*
    - Canal *Ren*
    - Canal *Chong*
    - Canal *Dai*
    - Canal *Yangqiao*
    - Canal *Yinqiao*
    - Canal *Yangwei*
    - Canal *Yinwei*
  - Los quince colaterales — Los colaterales de los 14 canales más el colateral mayor del bazo.

quiere decir que los Canales *Yinqiao* y *Yangqiao* se originan en el pie y le dan la agilidad. *Wei* denota conexión. Esto implica que los Canales *Yinwei* y *Yangwei* conectan respectivamente con todos los canales *yin* y *yang*.

Cada uno de los doce canales regulares tiene una rama colateral, además, existen otras tres ramas colaterales dadas por los canales *Du*, *Ren* y bazo (éste tiene dos colaterales). Al conjunto de estas ramas colaterales se les denomina "los quince colaterales". En la Tabla 2 se clasifican los canales y colaterales.

Los doce canales regulares se distribuyen tanto por el interior como por el exterior de todo el cuerpo. *Qi* (energía) y *xue* (sangre) circulan en los canales según un orden definido, empezando por el Canal del Pulmón *Taiyin* de la Mano y corriendo hacia los otros canales hasta llegar al Canal del Hígado *Jueyin* del Pie, donde completa un ciclo, entonces vuelve al Canal del Pulmón *Taiyin* de la Mano para comenzar otro ciclo. La Tabla 3 enseña el orden de circulación.

TABLA 3

ORDEN DE CIRCULACION DE *QI* Y *XUE* EN LOS 12 CANALES REGULARES

→Canal del Pulmón *Taiyin* de la Mano→Canal del Intestino Grueso *Yangming* de la Mano

→Canal del Bazo *Taiyin* del Pie←Canal del Estómago *Yangming* del Pie←

→Canal del Corazón *Shaoyin* de la Mano→Canal del Intestino Delgado *Taiyang* de la Mano

→Canal del Riñón *Shaoyin* del Pie←Canal de la Vejiga *Taiyang* del Pie ←

→Canal del Pericardio *Jueyin* de la Mano→Canal del *Sanjiao* *Shaoyang* de la Mano

Canal del Hígado *Jueyin* del Pie ←Canal de la Vesícula Biliar *Shaoyang* del Pie←

II. FUNCIONES DE LOS CANALES Y COLATERALES

Es función de los canales y colaterales transportar *qi* y *xue*, calentar y nutrir los tejidos y conectar a todo el cuerpo de manera que se mantenga completa la estructura y se coordinen los diversos órganos *zang-fu*, las extremidades, huesos, etc., haciendo que el cuerpo humano sea una unidad orgánica integral. Estas funciones desempeñan un papel muy importante en el trabajo clínico.

Patológicamente, los canales y colaterales son responsables de la ocurrencia y transmisión de las enfermedades. Cuando la función de los canales y colaterales es anormal, el cuerpo está expuesto al ataque de los factores patógenos exógenos. Una vez afectado el organismo, estos factores se transmiten del exterior al interior del cuerpo de lo superficial a lo profundo por medio de los canales y colaterales. Cuando los factores patógenos exógenos invaden la superficie del cuerpo, puede presentarse aversión al frío, fiebre, dolor de cabeza. Si estos factores son transmitidos al pulmón, se producen síntomas y signos pulmonares, tales como tos, respiración asmatiforme, dolor en el pecho, etc.

Los canales y colaterales no solamente son entradas para los factores patógenos exógenos, sino también son conductos importantes de influencia patógena entre los propios órganos *zang-fu*, y entre los tejidos y órganos superficiales del cuerpo. Por ejemplo, la disfunción del hígado en la dispersión y drenaje produce la disfunción de descenso del estómago que provoca náusea y vómito; la ulceración y el dolor quemante de la lengua son causados por el ascenso del fuego del corazón.

En la práctica clínica, las enfermedades pueden ser determinadas según sus síntomas y signos, su localización y trayecto de los canales y colaterales y según los órganos *zang-fu* a que pertenecen. Por ejemplo, la función de dispersión y drenaje del hígado facilita la secreción y la excreción de bilis. El canal del hígado está distribuido en la región del hipocondrio. Por eso, la piel amarilla y el dolor del hipocondrio son síntomas de enfermedades del hígado; tos y dolor del pecho indican desórdenes del pulmón que tiene la función respiratoria y su canal se origina en el tórax. También se determinan las enfermedades de acuerdo a los puntos dolorosos o reacciones anormales a lo largo de la región por donde circulan los canales, o en ciertos puntos. Por ejemplo, en el caso de apendicitis, se puede encontrar un punto doloroso al presionar en el punto *lanwei* (apéndice, Extra); y en caso de enfermedad del pulmón se puede encontrar un punto doloroso al presionar en el punto *feishu* (V.B. 13).

La teoría de canales y colaterales es una guía de amplio uso en el tratamiento de las enfermedades en diversas especialidades médicas, sobre todo, en la acupuntura y moxibustión. Al tratar las enfermedades con acupuntura y moxibustión hay que descubrir ante todo el cambio patológico de cierto canal o de ciertos órganos *zang-fu* afectados; después, seleccionar los puntos en la región cercana o lejana, en el canal concerniente para proceder a regular la circulación de *qi*, *xue* y de los canales y colaterales.

CAPITULO IV

QI (ENERGIA), *XUE* (SANGRE) Y *JIN-YE* (LIQUIDOS CORPORALES)

Qi, *xue* y *jin-ye* (líquidos corporales) son las substancias fundamentales del cuerpo humano en el mantenimiento de las actividades corporales normales. La presencia y la acción de éstas se reflejan en la función de los demás órganos y tejidos. *Qi*, *xue* y *jin-ye* junto con los órganos *zang-fu*, los canales y colaterales constituyen la teoría básica de la fisiología humana en la medicina tradicional china.

I. *Qi* (ENERGIA)

Qi tiene relación con los procesos fisiológicos, patológicos y con el tratamiento clínico. La palabra *qi* tiene el sentido de materia y de función. Por ejemplo, el *qi* puro, el *qi* turbio y el *qi* de las sustancias nutritivas son materiales mientras que el *qi* del corazón, pulmón, bazo, riñón, estómago o de los canales y colaterales son funcionales. La materia y la función son dos conceptos diferentes pero complementarios e indivisibles, porque la función debe basarse en la composición material y ésta se refleja en la actividad funcional.

La calificación del *qi* del cuerpo humano varía de acuerdo a su origen, distribución y función.

Al *qi* original (原气 *yuanqi*) se le llama *qi* del riñón o *qi* congénito debido a que es heredado de los padres y está relacionado con la función reproductiva. (Ver el Cap. II.)

Al *qi* puro (清气 *qingqi*) y al *qi* de los alimentos se les denomina también *qi* adquirido debido a que se obtienen de la atmósfera y de los alimentos respectivamente, después del nacimiento.

El *qi* esencial (精气 *jingqi*) está formado por la unión del *qi* puro y el *qi* de los alimentos que se reúnen en el tórax. Su función es nutrir el corazón y los pulmones y promover sus funciones. El *qi* nutritivo (营气 *yingqi*) y el *qi* defensivo (卫气 *weiqi*) provienen del *qi* de las sustancias nutritivas. El *qi* nutritivo circula en los vasos sanguíneos y se distribuye en los *zang-fu* y demás órganos con el fin de nutrirlos. Pero el *qi* defensivo circula fuera de los vasos sanguíneos y se distribuye en la piel y en los músculos para calentarlos y nutrirlos y regular el cierre y la apertura de los poros de la piel con el fin de proteger al cuerpo de la invasión de los factores patógenos exógenos. Por eso se le llama *qi* defensivo.

Bajo la acción del *qi* heredado y del *qi* adquirido, los *zang-fu* desarrollan sus funciones y generan a su vez el *qi* de los *zang-fu* y de los canales y colaterales. Así tenemos los *qi* del corazón, pulmón, bazo, riñón, estómago y el *qi* de los canales y colaterales. La expresión *deqi* ("llegar el *qi*") de la terapéutica acupuntural significa precisamente la aparición de la sensación cuando la punción ha cumplido su propósito de activar la función de los canales y colaterales.

II. *XUE* (SANGRE)

La esencia obtenida de los alimentos después de la digestión y la absorción por parte del estómago y el bazo pasa al corazón y pulmón; se convierte en sangre (*xue*) roja mediante la acción de transformación. El riñón almacena el *jing* (esencia) y de éste se genera la medula que a su vez genera sangre. El *qi* del riñón al promover la función del bazo, del pulmón y del corazón, estimula la formación de la sangre. En conclusión el *qi* nutritivo, los líquidos y el *jing* (esencia) del riñón que constituyen la sangre son la base material de la actividad de la sangre, ésta circula en los vasos sanguíneos nutriendo todo el cuerpo promoviendo la actividad funcional de los órganos y tejidos.

Xue y *qi* tienen estrecha relación. La formación y la circulación de *xue* (sangre) dependen del *qi* (energía), mientras que la formación y distribución del *qi* están relacionadas con *xue*. Clínicamente, *xu* (deficiencia) del *qi* conduce a *xu* (deficiencia) de *xue* y a la inversa; el estancamiento del *qi* conduce a la éstasis de *xue* y a la inversa. Este es el origen de la expresión "*Qi* es comandante de *xue*; *xue*, madre de *qi*" en la medicina tradicional china.

III. *JIN-YE* (LIQUIDOS CORPORALES)

Los alimentos, especialmente las bebidas al ser absorbidos son transformados en líquidos corporales, los cuales se distribuyen en la sangre, los tejidos e intersticios del cuerpo. Los líquidos se dividen en dos clases: *jin* y *ye*.

Los de mayor fluidez y transparencia y poco densos que nutren los músculos y humedecen la piel se llaman *jin*; y los turbios, espesos y de menor fluidez que llenan y lubrican las cavidades de las articulaciones, el cerebro, la medula y los intersticios corporales se llaman *ye*.

El sudor, la orina y la saliva provienen del *jin-ye*. La sangre contiene también una gran cantidad de líquidos corporales. Siendo esto así, la fisiología y patología del sudor, orina, saliva y sangre están relacionadas estrechamente con el metabolismo normal de *jin-ye*.

CAPITULO V

ETIOLOGIA

El cuerpo humano tiene la capacidad de resistir a diversos factores patógenos así como para mantener el equilibrio relativo en el interior del cuerpo y entre éste y el mundo exterior. A esta capacidad de resistencia se le llama *zhengqi* (正气 factor antipatógeno). A los factores que tienden a romper cualquiera de estos equilibrios relativos se les llama *xieqi* (邪气 factores patógenos). La aparición de la enfermedad se debe pues a que en la lucha entre estos dos factores, el *zhengqi* no puede resistir a *xieqi*, y se pierde el equilibrio normal entre *yin* y *yang* del cuerpo.

La medicina tradicional china considera que la aparición de la enfermedad depende de los factores *zhengqi* y *xieqi*, sobre todo de la acción del *zhengqi*. Toma el *zhengqi* como la causa interna y principal de la enfermedad, y el *xieqi* como la causa externa y secundaria. La causa interna es el factor básico y la causa externa es el factor condicional en la aparición de la enfermedad. La causa externa actúa a través de la causa interna. Cuando el *zhengqi* está normal, el *xieqi* no puede penetrar; si el *xieqi* vence es porque el *zhengqi* está débil. Por eso en el tratamiento de la enfermedad la medicina tradicional china pone especial atención en regular y proteger el *zhengqi*. El hecho de que la acupuntura puede curar la enfermedad se debe a que regula y fortalece el *zhengqi* y facilita el reestablecimiento del equilibrio en el interior del cuerpo así como entre éste y el mundo exterior.

La etiología de la medicina tradicional china posee sus propias características. Primero, relaciona directamente las enfermedades con los cambios climáticos tales como viento, frío, calor de verano, humedad, sequedad y calor en general que van más allá de la adaptabilidad del individuo, considerándolos como factores patógenos de diversas enfermedades. Esto quiere decir que los factores ambientales no sólo son considerados como factores inductivos sino también factores causantes que pueden afectar directamente al cuerpo humano y causar enfermedades.

Los cambios climáticos anormales son considerados también factores patógenos: viento patógeno, frío patógeno, etc. A veces se denomina una enfermedad de acuerdo con el factor patógeno que la produce. Por ejemplo, el viento patógeno puede causar *shangfeng* (resfriado), o sea lesionado (*shang*) por el viento (*feng*); el calor patógeno de verano puede causar *zhongshu* (insolación), o sea atacado (*zhong*) por el calor de verano (*shu*).

Los factores patógenos generalizan las características de las manifestaciones clínicas incluso síntomas y signos reflejando la anormalidad o la incompatibilidad entre los factores *zhengqi* y *xieqi*. Por lo tanto, los factores patógenos implican también la patología en la medicina tradicional china.

La patología de la enfermedad tiene una gran importancia para sustentar el tratamiento y el método a seguir. Los factores patógenos no se deben investigar aisladamente sino en relación con su naturaleza y su significación real, estudiando las relaciones entre estos factores y las disfunciones del cuerpo humano. Tal es el método que analiza los factores patógenos basándose en las manifestaciones clínicas y que tiene gran importancia para orientar el tratamiento clínico.

Los factores patógenos de diferente naturaleza que actúan en diferentes partes del cuerpo humano pueden causar distintas disfunciones y por consiguiente las enfermedades de distinta naturaleza tienen diferentes síntomas y signos clínicos. Eso demuestra que existe una relación interna entre el factor patógeno, síntomas y signos causados por él. Por lo tanto diferenciar concienzudamente los síntomas y signos no sólo facilita la identificación del factor patógeno, sino también (y es lo más importante) puede conocer la preponderancia o decaimiento de *zhengqi* y *xieqi* en su lucha. Por la función normal o anormal de los órganos *zang-fu* y la suficiencia o deficiencia de *qi* y *xue*, se puede saber la causa y conocer los cambios que ocasiona la enfermedad, y basándose en la sintomatología se determinan los principios del tratamiento. Este es el método que en la medicina tradicional china se conoce como "buscar la causa de una enfermedad mediante la diferenciación de los síntomas y signos" y "dar el tratamiento basándose en la investigación de la causa de la enfermedad", o en otras palabras, "determinar el tratamiento en base a la diferenciación de los síntomas y signos".

Los factores patógenos se dividen en tres grupos: 1) seis factores exógenos; 2) siete factores emocionales, y 3) otros factores coadyuvantes.

La flema y el estancamiento de *xue* (sangre) son síntomas patológicos que conducen a cambios patológicos posteriores, por lo tanto se les denomina factores patógenos secundarios.

A continuación, una explicación de los síntomas y signos causados por diferentes factores patógenos.

I. SEIS FACTORES EXOGENOS

Las variaciones normales del clima durante las cuatro estaciones pueden ser generalizadas en viento, frío, calor del verano, humedad, sequedad y calor (fuego, calor) que son denominados "los seis factores climáticos". La actividad vital del ser humano se relaciona estrechamente con el cambio del clima. El cuerpo ajusta su función constantemente para adaptarse al cambio de estos seis factores climáticos. Cuando éstos cambian anormalmente o van más allá de la adaptabilidad del cuerpo humano o cuando el *zhengqi* del cuerpo está débil y la función vital está anormal, disminuida y no puede adaptarse a los cambios climáticos, aparece la enfermedad. Uno puede padecer de enfermedades causadas por factores climáticos tales como el viento, el frío, etc., por lo tanto éstos son considerados como factores patógenos y se les denomina "los seis factores exógenos".

Estos factores exógenos penetran en el cuerpo por la boca, la nariz y la piel. Por esta razón las enfermedades causadas por dichos factores se denominan enfermedades exógenas.

1. VIENTO

En la primavera hace mucho viento, por eso predominan las enfermedades motivadas por él. Recibir el viento después de transpirar o recibir el viento cuando se duerme desabrigado, son factores inductivos de enfermedades causadas por el viento patógeno.

(1) El viento, que se dirige hacia la parte superior del cuerpo, es un factor patógeno *yang*. Cuando invade el cuerpo desde afuera, afecta la cara, la cabeza y la parte superior del cuerpo debilitando la capacidad defensiva y causando un desajuste en la apertura y cierre de los poros de toda la superficie del cuerpo. Origina enfermedades con síntomas clínicos como dolor de cabeza, obstrucción nasal, dolor y picazón de garganta, edema facial, aversión al viento y transpiración anormal.

(2) El ataque del viento es variado y rápido, razón por la cual el viento origina enfermedades con síntomas migratorios y de cambios cons-

tantes. En general, estas enfermedades son agudas y pasajeras. Por ejemplo, *bi* (dolor) migratorio, urticaria, etc.

(3) El viento tiene carácter móvil, por eso causa a menudo enfermedades con síntomas de rigidez y movimiento anormal de las extremidades tales como convulsión, espasmo y temblor de las extremidades y rigidez de nuca, epistótonos y desviación de los ojos y de la boca (parálisis facial).

(4) El viento patógeno se asocia a menudo con el frío, la humedad, la sequedad y el calor, formando así factores patógenos complejos de viento-frío, viento-humedad, viento-sequedad o viento-calor. El viento puede asociarse también con la flema produciendo así viento-flema.

2. FRIO

En invierno predominan las enfermedades causadas por el frío. Si con clima frío se lleva poca ropa, o si después de sudar se expone el cuerpo a un enfriamiento, o si se expone al viento o a la lluvia, fácilmente es atacado por el frío.

(1) El frío es un factor patógeno *yin* que debilita el *yang*.

El síndrome de frío es una manifestación causada por exceso del *yin* y por lo tanto es un factor patógeno *yin*. Cuando el *yang* del cuerpo es consumido por el frío, pierde su función normal de promover el calor del cuerpo, y aparecen las manifestaciones del frío en el enfermo, tales como escalofrío, aversión al frío, extremidades frías, palidez, diarrea con alimentos no digeridos y orina clara y abundante.

(2) El frío se caracteriza por la contracción y el estancamiento.

Por la invasión del frío patógeno se contraen los canales y colaterales y se retarda la circulación de *qi* y *xue*, lo que origina enfermedades con síntomas de dolor de tipo frío y entumecimiento de extremidades. El frío también puede producir el cierre de los poros con manifestación de aversión al frío, sin sudoración.

3. CALOR DE VERANO

Las enfermedades provocadas por el calor de verano sólo se ven en esta estación o en climas muy cálidos. Cuando la temperatura es elevada, si se trabaja bajo el sol ardiente o en una habitación mal ventilada con calor sofocante, fácilmente es atacado por el calor.

(1) El calor de verano consume *qi* y *yin* y puede perturbar la mente.

El calor de verano es un factor patógeno *yang* que se eleva y se dispersa fácilmente. La invasión del calor de verano puede causar sudoración excesiva, sed, respiración corta, lasitud y poca orina, concentrada. En casos graves puede presentar también fiebre alta, inquietud, piel roja y seca, o algunos síntomas de delirio o coma.

(2) El calor de verano se acompaña frecuentemente de humedad. Ya que en verano el clima es húmedo y hay lluvia, lo que aumenta la humedad, entonces el cuerpo humano es fácilmente atacado por dichos factores, con síntomas de mareo, sensación de pesadez en la cabeza, opresión torácica, náuseas, poco apetito, diarrea, pesadez de las extremidades y astenia.

4. HUMEDAD

La humedad se presenta en el período de transición entre el verano y el otoño, cuando llueve constantemente. Al ser calado por la lluvia, al sentarse en sitios húmedos, dormir en una habitación húmeda, trabajar dentro del agua, o sudar en exceso empapándose la ropa, fácilmente es atacado por la humedad.

(1) La humedad es pesada y turbia.

La humedad es un factor patógeno substancial y es pesada por naturaleza. Su invasión al cuerpo humano da a menudo síntomas como sensación de opresión y pesadez en la cabeza (cual si fuera cubierta por algo), pesadez de las extremidades, sensación de hartazgo en la región epigástrica y opresión torácica, náuseas, vómito, gusto dulce o sensación pegajosa en la boca.

La humedad patógena es turbia por naturaleza, su invasión al cuerpo causa a menudo enfermedades dérmicas, abscesos y úlceras, leucorrea masiva de tipo purulento con olor fétido, orina turbia, etc.

(2) La humedad es viscosa y provoca estancamiento lo cual hace que la enfermedad dure mucho, y se haga crónica y difícil de curar. Origina enfermedades tales como síndrome *bi* (dolor) fijo (incluyendo artritis reumatoide) o encefalitis epidémica.

5. SEQUEDAD

Las enfermedades producto de la sequedad patógena suelen presentarse en otoño, cuando no llueve y el clima es seco.

La sequedad patógena consume líquidos *yin*, sobre todo, *yin* de pulmón. Las manifestaciones clínicas son: piel seca y agrietada, sequedad de boca y nariz, dolor y sequedad de garganta, tos seca con poco esputo, etc.

6. CALOR (FUEGO, CALOR MODERADO)

Calor, fuego y calor moderado son factores patógenos *yang*, similares en naturaleza pero diferentes en intensidad. Entre ellos, el fuego es más fuerte y el calor moderado es más suave.

El calor, como el de verano, se caracteriza también por dispersión y perjudica al *yin* con una tendencia de irse hacia dentro para perturbar la mente. Las siguientes son características especiales relacionadas con el calor patógeno:

(1) Con la invasión del calor se producen viento y perturbación de sangre.

El exceso del calor patógeno agota el *yin* del hígado y causa malnutrición de tendones y canales. Se manifiesta con fiebre alta acompañada de coma y delirio, convulsión, rigidez de nuca, opistotonos, ojos fijos hacia arriba. Esto es lo que se conoce como "el calor extremo causa viento". El calor patógeno puede causar extravasación de la sangre; pueden aparecer manifestaciones hemorrágicas, tales como hematemesis, epistaxis y erupciones dérmicas. A esto se le llama "el calor excesivo perturba la sangre".

(2) Con la invasión del calor se produce infección de la piel.

Casos en cirugía, tales como carbunco, furúnculo, úlcera con enrojecimiento, edema, calor y prurito locales, son causados principalmente por el calor patógeno.

Además de los seis factores arriba mencionados, hay otro factor pestífero que causa enfermedades epidémicas. Es muy similar en naturaleza al calor patógeno, pero más pernicioso y fiero, porque este factor es generalmente acompañado de humedad patógena tóxica y contagiosa. Por lo tanto las enfermedades epidémicas son frecuentemente mortales con cambio rápido y drástico como se ve en la viruela, peste y cólera.

Además, hay enfermedades que no son causadas por viento, frío, humedad, sequedad y calor (fuego) patógenos exógenos, pero sus manifestaciones clínicas son similares a las de las enfermedades causadas por ellos. Para que no se confundan las enfermedades de etiología diferente, las causas de estos síndromes son denominadas como viento, frío, humedad, sequedad y calor (fuego) endógenos. Como éstas no pertenecen a los factores patógenos exógenos, se les va a tratar en la sección de "Diferenciación de síndromes de acuerdo a la teoría de *zang-fu*" en el capítulo VII.

II. SIETE FACTORES EMOCIONALES

Las actividades mentales relacionadas con emociones se clasifican en la medicina tradicional china en: alegría, ira, ansiedad, meditación, tristeza, miedo y terror — los siete factores emocionales. Estos son los factores principales de las enfermedades endógenas.

Los siete factores son la respuesta fisiológica del individuo a los estímulos ambientales, que en circunstancias normales no causan enfermedades. Pero si el estímulo es excesivo o persistente o el individuo es hipersensible a esos estímulos emocionales, pueden ocurrir cambios drásticos y persistentes que conducen a la enfermedad.

Las enfermedades causadas por los siete factores emocionales pueden trastornar la función de los órganos *zang-fu* y perturbar la circulación de *qi* y *xue*. Diferentes cambios emocionales lesionan diferentes órganos *zang-fu*. Por ejemplo, la ira perjudica al hígado, el terror y alegría excesivos dañan al corazón, la tristeza y ansiedad excesivas dañan a los pulmones, la meditación excesiva lesiona al bazo, y el miedo al riñón. Clínicamente los desórdenes causados por los siete factores emocionales se observan frecuentemente en tres órganos *zang*: el corazón, el hígado y el bazo.

La alegría, el miedo o el terror excesivos pueden causar trastornos de la mente con síntomas de palpitación, insomnio, irritabilidad y ansiedad.

La ira excesiva puede causar disfunción del hígado en la dispersión y drenaje dando síntomas de dolor y distensión de la región del hipocondrio, menstruación alterada, depresión espiritual e irritabilidad. Si se afecta la función de almacenamiento de sangre se produce hemorragia.

La tristeza, la angustia y la meditación excesivas pueden causar disfunción del bazo y estómago en su función de transporte y digestión dando síntomas de anorexia, sensación de hartazgo y distensión abdominal después de la comida.

III. FACTORES PATOGENOS COADYUVANTES

Los factores coadyuvantes son los siguientes: la alimentación inapropiada, trabajo o descanso excesivos, traumatismos, éstasis sanguínea y *tanyin* (flema-humor).

1. ALIMENTACION INAPROPIADA

(1) La glotonería de alimentos y bebidas, o el exceso de comidas crudas y frías dañan la función del bazo y del estómago en transporte, recepción y digestión de alimentos, con síntomas: náusea, vómito, dolor y distensión abdominal, eructos, regurgitación ácida, borborigmos y diarrea.

(2) El tomar bebidas alcohólicas o comidas excesivamente grasas o picantes.

Esto puede producir humedad-calor o flema-calor que perjudican ante todo al bazo y estómago. Cuando se agrava la situación pueden causar la disfunción de órganos vitales.

(3) El ayuno y una mala nutrición.

La subalimentación — o la limitación de variedades de alimentos debido a la preferencia personal — provoca la debilidad del bazo y del estómago que dificultan la toma de alimentos, la digestión y la absorción. Una prolongada subalimentación o ayuno causa malnutrición e insuficiencia de *qi* y *xue*, lo que genera extenuación, lasitud, vértigo, visión borrosa, palpitación o aún pérdida del conocimiento.

(4) La alimentación antihigiénica.

Con alimentos rancios o contaminados por materias venenosas se puede dañar a la función del bazo y del estómago o causar parasitosis intestinal.

2. TRABAJO O DESCANSO EXCESIVOS

Hay un dicho antiguo en China: "El agua corriente no se corrompe, a los goznes de la puerta no los carcome la polilla." En otras palabras, el movimiento constante puede prevenir la putrefacción, el movimiento físico es importante para la vida. Pero el trabajo excesivo de modo constante consume el *zhengqi* y causa enfermedades con síntomas de extenuación, lasitud, transpiración espontánea, palpitaciones y vértigo.

Por falta de ejercicio físico y de trabajo físico necesario se retarda la circulación de *qi* y *xue*, originando una debilidad general, lasitud, obesidad y disnea al hacer ejercicio. Se baja la resistencia contra las enfermedades.

La excesiva actividad sexual perjudica el *qi* del riñón motivando dolor en la región lumbar, debilidad de los miembros, mareo, tinnitus, impotencia, eyaculación precoz, lasitud y languidez, etc.

3. TRAUMATISMOS

Incluidas las incisiones, heridas de armas de fuego, contusiones, esguinces, escaldaduras, quemaduras, mordeduras o picaduras de animales.

4. ESTANCAMIENTO DE SANGRE Y FLEMA

El estancamiento de sangre y flema se divide en substancial e insubstancial.

Substancial: se refiere a productos patológicos, tales como coágulo sanguíneo y esputo que son factores patológicos secundarios. Estos pueden conducir a posteriores cambios patológicos si no se los elimina a tiempo.

Insubstancial: el estancamiento de sangre y flema son a veces conceptos patológicos que se refieren a la naturaleza de los síntomas y signos clínicos. Por ejemplo, por las manifestaciones clínicas de un caso de epilepsia con coma y ruido en la garganta, se puede diagnosticar como "el corazón es obstruido por la flema".

(1) Estancamiento de sangre.

El estancamiento sanguíneo local se debe a retardos circulatorios por diferentes motivos y la extravasación sanguínea que se detiene en espacios entre tejidos o en cavidades. Esto puede acumularse en diversas partes del cuerpo y causar diferentes disturbios funcionales. Los desórdenes causados por estancamiento de sangre se caracterizan por:

a) Dolor: el sitio de dolor es fijo, y el dolor es como una punzada, a veces es como cólico grave.

b) Hemorragia: la sangre es a menudo densa y de color púrpura oscuro o presenta coágulos de color púrpura oscuro.

c) Equimosis o petequias: se observan puntos purpúreos en la piel o en la lengua.

d) Masas: tumor o ensanchamiento de órganos internos abdominales.

(2) Flema.

El desorden funcional del pulmón, bazo y riñón puede causar el desorden del metabolismo de los líquidos y la distribución anormal de líquidos corporales, parte de los cuales se transforma en flema. La flema puede hallarse en diferentes partes del cuerpo de lo que resultan los diferentes síndromes:

a) Flema-humedad afecta los pulmones: causa tos, asma y expectoración abundante.

b) La flema obstruye el corazón: causa coma y ruido en la garganta.

c) La flema bloquea los canales y colaterales: causa hemiplejía, parálisis facial y entumecimiento de los miembros.

d) Flema retenida subcutánea: causa nódulos suaves y movibles.

CAPITULO VI

METODOS DE DIAGNOSIS

En la medicina tradicional china hay cuatro métodos básicos de diagnóstico: inspección ocular, auscultación y olfacción, interrogación y palpación. La historia clínica y síntomas y signos clínicos logrados mediante los cuatro métodos diagnósticos son la base para la diferenciación de los síndromes.

Cada uno de los cuatro métodos diagnósticos juega un papel especial en el diagnóstico de la enfermedad. Sólo combinando los cuatro métodos se puede obtener un conocimiento cabal y sistemático de la situación de la enfermedad y hacer un diagnóstico correcto.

I. INSPECCION OCULAR

La inspección ocular es el método de diagnosis al paciente por medio de los ojos. Implica la observación de la expresión, el color, la apariencia y la lengua del paciente.

1. OBSERVACION DE LA EXPRESION

La expresión es una manifestación externa de la actividad vital del cuerpo humano. Generalmente, si el paciente está en buen estado de ánimo, con gesto normal, ojos vivos y reacción ágil, y coopera con el médico en el examen, su enfermedad es ligera y superficial. Si un paciente está deprimido, indiferente, tiene ojos apagados, reacción tardía e incluso disturbios mentales, y no coopera en el examen, su enfermedad es grave y profunda.

2. OBSERVACION DEL COLOR

El color de la piel varía según la raza, e incluso varía dentro de una misma raza. Sin embargo, la piel lustrosa con color natural se considera normal. Por ejemplo, en China la cara normal es de un color amarillo-rosado y lustrosa. Las enfermedades afectan el brillo y el color de la cara de diversos modos. Una cara roja lustrosa indica que la enfermedad es de tipo caliente; una cara pálida sin lustre indica que la enfermedad es de tipo frío o deficiencia de sangre (*xue*); una cara amarilla brillante indica ictericia; una cara purpúrea-azul indica éstasis de *xue* o dolor agudo.

Respecto a los colores de las excreciones, tales como mucosidad, esputo, heces, orina y leucorrea, lo claro y blanco indica *xu* (deficiencia) y frío; lo turbio y amarillo indica *shi* (exceso) y calor.

Es conveniente observar el color bajo la luz natural porque el color verdadero no se nota bajo la luz artificial, sobre todo bajo lámparas de colores.

3. OBSERVACION DE LA APARIENCIA

Se observa al paciente para ver si sus movimientos son normales al sentarse, acostarse, levantarse, tenderse, si hay anormalidad en los movimientos del tronco y los miembros, y si el paciente es delgado u obeso. Si el paciente es obeso, por lo general existe *xu* (deficiencia) de *qi* y mucha flema-humedad; si el paciente es delgado, hiperactividad de fuego de tipo *xu* (deficiencia). La parálisis de los miembros, por lo general indica insuficiencia de *qi* y *xue* y obstrucción de los canales. Las convulsiones, los epistotonos, la desviación de los ojos y la boca y las contracciones nerviosas de los músculos se deben generalmente a *xu* (deficiencia) de *yin* y *xue* (sangre) y a la malnutrición de los tendones y vasos. Estos síntomas pueden ser también provocados por la invasión del viento patógeno en los canales y colaterales.

4. OBSERVACION DE LA LENGUA

La observación de la lengua, de la lengua propiamente dicha y su saburra, es un importante procedimiento en el diagnóstico por inspección. La lengua se relaciona estrechamente con los órganos *zang-fu*, los canales y colaterales, *qi*, *xue* (sangre) y los líquidos corporales. Cualquier desorden de éstos se refleja en la lengua. Se puede diagnosticar por la observación del color, forma y condición de sequedad o humedad tanto de la lengua como de su saburra, y su movilidad.

Una lengua normal tiene tamaño propio, color rosado pálido, libre movimiento y una capa delgada de saburra blanca sobre la superficie que no es seca, ni demasiado húmeda.

He aquí una descripción de las manifestaciones principales de lengua anormal y de su saburra, y su significación clínica:

(1) Características de la lengua.

a) Lengua pálida: Una lengua un poco menos roja que lo normal indica síndromes de *xu* (deficiencia) o frío causados por la debilidad de *yang* y la insuficiencia de *qi* y *xue* o por la invasión del frío patógeno exógeno.

b) Lengua roja: Una lengua roja y brillante indica síndromes de calor de tipo *shi* debido a la invasión del calor patógeno y enfermedades de calor del tipo *xu* causados por el consumo interior de fluido *yin*.

c) Lengua roja oscura: Una lengua de color rojo oscuro indica la etapa grave de una enfermedad febril en que el calor patógeno ya penetra del exterior al interior del cuerpo. Se observa también en los pacientes que sufren de enfermedades crónicas cuando el fluido *yin* ha sido consumido y el fuego endógeno es excesivo.

d) Lengua de color purpúrea: Una lengua purpúrea, o con puntos purpúreos, indica el estancamiento de *qi* y *xue*. Indica también la preponderancia del frío endógeno debido a la deficiencia de *yang*.

e) Lengua obesa (glositis): Una lengua más grande y gorda que la normal, blanda y pálida a veces con marca dejada por los dientes en el borde de la lengua, indica deficiencia de *qi* (energía) y *yang* y retención de flema-humedad en el interior. Una lengua obesa de color rojo oscuro indica la preponderancia de calor patógeno en el interior e hiperactividad del fuego de corazón.

f) Lengua agrietada (geográfica): Una lengua con surcos o fisuras irregulares indica consumo de líquido corporal por calor excesivo, pérdida de las esencias del riñón e hiperactividad de fuego debido a la deficiencia del *yin*.

La lengua agrietada congénita y la lengua agrietada sin signos mórbidos son normales.

g) Lengua espinosa: Brotes papilares rojos sobre la superficie de la lengua, levantados como espinas, indican hiperactividad de calor patógeno.

h) Lengua rígida y temblorosa: Una lengua que es rígida y difícil de sacar, y que obstaculiza el habla, indica la invasión del calor exógeno y disturbio de la mente por flema-calor. Indica también daños al *yin* del hígado por parte del calor excesivo que agita el viento u obstrucción de canales y colaterales por viento-flema. El temblor de la lengua en enfermedades prolongadas indica frecuentemente *xu* (deficiencia) de *qi* y *yin*.

i) Lengua desviada: Indica la obstrucción de los canales y colaterales por viento-flema.

(2) Saburra de la lengua.

a) Saburra blanca: La saburra blanca de la lengua puede ser delgada o gruesa, pegajosa o seca. Una saburra blanca y delgada es normal, pero en una enfermedad exógena, ella indica generalmente la invasión a los pulmones por el viento-frío. Una saburra blanca y espesa indica frecuentemente la retención de alimentos. Una saburra blanca y pegajosa indica la invasión por el frío-humedad exógeno o la retención de flema-humedad en el interior. Una saburra blanca y seca indica la invasión por el factor pestífero.

b) Saburra amarilla: Una saburra amarilla en la lengua puede ser delgada o gruesa, pegajosa o seca. Una saburra amarilla y delgada indica la invasión a los pulmones por el viento-calor, mientras una saburra amarilla y gruesa indica la acumulación persistente de alimentos en el estómago y en los intestinos. Una saburra amarilla y pegajosa denota la acumulación de humedad-calor en el interior o bloqueo de los pulmones por flema-calor. Una saburra amarilla y seca indica la acumulación del calor en el estómago y en los intestinos que perjudica el *yin* (fluidos).

c) Saburra negro grisácea: Una saburra negro grisácea puede ser húmeda o seca. Una saburra negro grisácea húmeda indica frecuentemente retención de frío-humedad en el interior o frío endógeno excesivo debido a la deficiencia de *yang*. Una saburra negro grisácea seca denota el consumo de líquidos corporales por calor excesivo o hiperactividad del fuego debido a la deficiencia de *yin*.

d) Saburra pelada: La lengua con su saburra pelada es llamada "lengua mapeada". Si la saburra entera se pierde de la superficie de la lengua quedando lisa como un espejo, se le denomina "lengua-espejo". Las dos manifestaciones indican la crisis de una enfermedad prolongada en que el factor antipatógeno es gravemente lesionado y el *yin* es totalmente consumido.

El cambio anormal de la lengua y su saburra sugiere la naturaleza y cambio de la enfermedad desde diferentes aspectos. Generalmente, la observación de los cambios en la lengua es principalmente para saber si los órganos *zang-fu*, *qi*, *xue* y líquidos corporales están en un estado *xu* (deficiencia) o *shi* (exceso), mientras la observación de la saburra de la lengua sirve para saber el estado de los factores patógenos. Por lo tanto, al diagnosticar mediante la observación de la lengua es necesario hacer un análisis sobre el cambio de la lengua propia y su saburra.

Hay que prestar atención a los fenómenos falsos. Uno tiene la lengua más roja y su saburra más delgada después de comer o tomar bebidas calientes. Algunos alimentos y medicamentos dan color a la saburra de la lengua, por ejemplo, la oliva, la mora y la ciruela pueden colorear la lengua haciéndola negro grisácea; el níspero del Japón, naranja, mandarina, riboflavina y la vitamina B_2 pueden colorear de amarillo la lengua. El que fuma o toma alcohol, té o café tiene por lo general una saburra gruesa y de color amarillo o amarillo grisáceo. Como la observación del color de la lengua y de su saburra es un método importante en diagnosis, es preferible hacerla bajo la luz del día.

II. AUSCULTACION Y OLFACCION

1. AUSCULTACION

(1) El habla. Generalmente, la voz baja y débil indica síndrome de tipo *xu*, mientras la voz alta indica síndrome de tipo *shi*. El delirio implica la nebulosidad del corazón por flema-calor. El murmullo para sí mismo o habla prolija indica desorden de la mente. Dificultad en hablar sugiere la obstrucción de los canales y colaterales por el viento-flema.

(2) La respiración. La respiración débil acompañada por transpiración y disnea después de un esfuerzo ligero por lo general indica debilidad de *qi* del corazón y los pulmones; la respiración ruidosa acompañada por asma y flemas indica síndrome de flema-calor o flema-humedad en los pulmones y pertenece al tipo *shi*.

(3) La tos. La tos con ronquera indica la invasión a los pulmones por el viento-frío o acumulación del frío-flema en los pulmones; una tos con voz clara y fuerte indica la invasión a los pulmones por el viento-calor o la acumulación de flema-calor en los pulmones. Una tos seca con poco esputo es frecuentemente causada por pulmones invadidos por sequedad patógena o *xu* (deficiencia) prolongada del *yin* del pulmón.

2. OLFACCION

Se trata de oler los diversos tipos de secreciones y excreciones corporales. El olor fétido denota síndromes de calor del tipo *shi*, mientras el olor insípido denota síndromes de frío del tipo *xu*. Por ejemplo:

El esputo espeso con olor nauseabundo indica flema-calor en los pulmones mientras el esputo diluido, claro e inodoro indica flema-frío en los pulmones.

La orina amarilla oscura y escasa con olor nauseabundo indica humedad-calor en la vejiga mientras la orina clara y profusa inodora indica frío en la vejiga y pertenece al tipo *xu*.

El aliento fétido indica calor en el estómago.

III. INTERROGACION

La interrogación implica preguntar al paciente o al acompañante de éste sobre la enfermedad con el propósito de conocer el proceso patológico.

Ante todo, hay que escuchar la queja principal del paciente y luego preguntar sobre el tiempo del inicio y la duración de la enfermedad y la historia pasada. Basándose en eso se hace una interrogación sistemática desde el punto de vista de que el cuerpo humano es un todo integral y de acuerdo a la necesidad en la diferenciación de síndromes. Hay que preguntar también sobre el efecto del tratamiento y del medicamento a los que han sido tratados anteriormente.

La interrogación es un medio importante para conocer la situación de una enfermedad. Su contenido se resume en los siguientes aspectos:

1. SOBRE EL FRIO Y EL CALOR

Se debe indagar si el paciente tiene fiebre o escalofríos. La fiebre y escalofríos ocurren al mismo tiempo cuando la parte superficial del cuerpo es invadida por factores patógenos exógenos. Si es invadida por el viento-frío, el paciente muestra aversión al frío; si es invadida por viento-calor, el paciente siente excesivo calor.

Si el paciente sólo tiene escalofríos y no fiebre, eso se debe a la deficiencia y debilidad de *yang* y el frío proviene del interior del cuerpo. Y esto ocurre también cuando el frío patógeno exógeno afecta directamente a ciertos órganos internos. En estos casos, la manifestación de frío se ve en el área afectada, tales como la sensación de frío o dolor en la región epigástrica y diarrea con alimento sin digerir.

A veces, el paciente tiene fiebre sin escalofríos. Una fiebre elevada y constante indica el exceso de calor en el interior, debido a la invasión por el calor patógeno exógeno o la llegada de los factores patógenos exógenos del exterior al interior. Si la fiebre se eleva y se baja a horas determinadas como la marea, y en general si sube por la tarde se la llama fiebre vespertina, se debe por el calor endógeno causado por *xu* (deficiencia) de *yin*. El paciente puede tener una sensación febril que se transmite del interior del cuerpo a la superficie, en tal caso se la llama "febrícula de origen óseo".

Si la fiebre y los escalofríos se alternan, una vez por día o por dos o tres días, posiblemente se trata de malaria (paludismo).

2. SOBRE LA TRANSPIRACION

Cuando la parte superficial del cuerpo es invadida por factores patógenos exógenos, el sudor significa la invasión por el vieto-calor, la ausencia de sudor indica invasión por el viento-frío.

La transpiración frecuente y exacerbada por ligeros ejercicios físicos se llama transpiración espontánea. Se debe por lo general a la debilidad de *yang* y falta de firmeza de los factores defensivos.

Se llama transpiración nocturna al fenómeno que sucede cuando se duerme mas no al despertar. Esto ocurre por deficiencia de *yin* e hiperactividad de *yang* y exceso de calor.

El sudor frío y profuso durante una enfermedad grave es un síntoma crítico de colapso de *yang*.

3. SOBRE EL ALIMENTO Y LAS BEBIDAS, EL APETITO Y EL GUSTO

Tener sed y deseo de tomar líquidos es síndrome de calor interior, mientras no tener sed o tenerla pero sin deseo de tomar líquidos indica frío-humedad. El gusto por alimentos y bebidas calientes implica síndrome frío y al contrario, calor. Mal apetito, sin gusto en la boca y saciedad en la región epigástrica y abdominal indican debilidad del bazo y del estómago. Eructo fétido, regurgitación ácida y repugnancia a los alimentos después de una comida voraz indica retención de alimento. El gusto dulce y pegajoso en la boca es síntoma de humedad-calor en el bazo, mientras la boca amarga implica hiperactividad del fuego del hígado y de la vesícula biliar.

4. SOBRE LA ORINA Y HECES

La constipación indica calor en los intestinos lo cual tiene relación con un síndrome del tipo *shi*. Si la constipación ocurre en personas de edad avanzada, o durante el puerperio o después de una enfermedad prolongada, esto indica un síndrome del tipo *xu* debido a *xu* (deficiencia) de *qi* e insuficiencia de líquidos corporales. Las heces con sangre y pus, el tenesmo, son causados principalmente por humedad-calor en los intestinos. Heces blandas con alimentos sin digerir indica debilidad *xu* y frío del bazo y del estómago. La diarrea constante en la madrugada se debe a *xu* (deficiencia) de *yang* del bazo y del riñón.

Una orina amarilla oscura por lo general indica calor del tipo *shi*, mientras una orina clara y profusa indica frío del tipo *xu*. La orina frecuente (poliuria), escasa en cantidad y de color amarillo intenso, denota acumulación de humedad-calor en el riñón y la vejiga; una orina frecuente y clara indica *xu* y frío del riñón y de la vejiga. La retención urinaria o el orinar con dificultad (disuria) se deben a menudo a la acumulación de humedad-calor en la vejiga, a la insuficiencia de *yang* del riñón, la existencia de cálculos o al estancamiento de sangre. Una orina escasa se debe frecuentemente a *xu* (debilidad) del bazo y del riñón y a la retención de líquidos en el cuerpo.

5. SOBRE EL DOLOR

El dolor que se agrava por la presión pertenece al tipo *shi* y es causado por la invasión de factores patógenos exógenos, o por la obstrucción de canales y colaterales, el estancamiento de *qi* y *xue* (sangre), parásitos intestinales, la retención de alimentos o la obstrucción por la flema. El dolor que se alivia por la presión pertenece al tipo *xu*. En general se debe a malnutrición de los tendones y canales por insuficiencia de *qi* y *xue* y pérdida de la esencia del *yin*. El dolor que se alivia con calor indica que es causado por el frío y el que se alivia con frío indica que lo origina el calor. Un dolor migratorio se debe a la invasión de los canales y colaterales por el viento patógeno; un dolor fijo se debe a la obstrucción de canales y colaterales por frío-humedad.

El dolor de cabeza en una enfermedad aguda (que comienza recientemente) es causado por factores patógenos exógenos. La cefalea persistente y recurrente en una enfermedad crónica se debe al estancamiento de *xue* (sangre) o a la perturbación de la flema que sube. Una sensación de tener la cabeza vacía, sin dolor, acompañada por obscuridad paroxismal ante los ojos y visión borrosa, se debe a la insuficiencia de *qi* y *xue* y a la pérdida de la esencia del *yin*.

Las cefalalgias se pueden determinar de acuerdo a la distribución de los canales sobre la cabeza. Por ejemplo, el dolor en el occipucio pertenece al canal *taiyang*, la jaqueca, al canal *shaoyang*, el dolor frontal y supraorbital, al canal *yangming* y la cefalea de vértex pertenece al canal *jueyin*.

El dolor por encima del diafragma indica frecuentemente desorden del corazón y los pulmones; el dolor en la región epigástrica indica desorden del bazo y del estómago; el dolor en la región lumbar o alrededor del ombligo significa desorden del riñón y el Canal *Chong*; el dolor por debajo del ombligo y en el vientre, desorden del riñón, de la vejiga o del intestino grueso o delgado; el dolor en la región del hipocondrio indica desorden del hígado y de la vesícula biliar.

6. SOBRE EL SUEÑO

El insomnio significa dificultad para entrar en sueño, no dormir profundamente, despertar con facilidad y dificultad para volver a conciliar el sueño. El insomnio acompañado de mareo y palpitaciones del corazón indica generalmente falta de *xue* (sangre) para nutrir el corazón por *xu* (debilidad) del corazón y el bazo. El insomnio acompañado de trastorno de la mente y sueños angustiosos (pesadillas) indica hiperactividad del fuego del corazón. Dificultad para conciliar el sueño debido al eructo o después de una comida excesiva indica desarmonía del *qi* del estómago y trastorno de la mente.

Se conoce como letargo a la somnolencia incontrolada. Si éste es acompañado de vértigo indica acumulación de flema-humedad en el interior. El adormecimiento con lasitud general indica deficiencia del *yang* del corazón y el riñón. El estupor letárgico con manifestaciones de calor señala el comienzo de un estado de coma causado por perturbación de la mente debida a un trastorno interno del calor patógeno; el estupor letárgico sin manifestaciones de calor pero con esputo abundante en el pecho, la lengua con saburra gruesa y pegajosa indica obstrucción de flema-humedad en el corazón.

7. SOBRE LA MENSTRUACION Y LA LEUCORREA

A las pacientes se debe preguntar sobre la menstruación y la leucorrea y sobre su historia obstétrica.

La menstruación de ciclo corto en gran cantidad y de color rojo oscuro pertenece principalmente a síndrome de calor del tipo *shi*; una menstruación de ciclo largo en poca cantidad y de color rojo fresco pertenece a síndrome de frío del tipo *xu*. El dolor pre-menstrual y distensión en el vientre que no tolera la presión y una menstruación de color purpúreo oscuro con coágulos indica estancamiento de *qi* y *xue* (sangre). El dolor postmenstrual en el vientre que se alivia con la presión y la menstruación en poca cantidad y de color rojo fresco es causado por *xu* de *xue*.

Una leucorrea acuosa y blanca sin olor fétido y acompañada de dolor lumbar indica *xu* (deficiencia) del *yang* del bazo y del riñón y la acumulación de frío endógeno; una leucorrea pegajosa del color amarillo o olor fétido indica el descenso de humedad-calor.

El sangrado uterino irregular después de la menopausia, o la leucorrea amarilla y blanca mezclada con pus y sangre sugieren una enfermedad severa de humedad tóxica en el útero.

IV. PALPACION

La palpación es un método de diagnóstico por el cual se detectan las condiciones patológicas mediante la palpación, el tacto y la presión en ciertas áreas del cuerpo. He aquí una reseña breve sobre la palpación de pulsos, canales y puntos.

1. TOMAR EL PULSO

El sitio para palpar el pulso se ubica en la parte de la arteria radial de la muñeca. Se puede dividir en tres regiones: *cun*, *guan* y *chi*. La región opuesta a la apófisis estiloides del radio se conoce con el nombre de *guan*, delante de éste está *cun* y detrás de *guan* está *chi*. (Fig. 4) Las tres regiones *cun*, *guan* y *chi* de la mano izquierda reflejan respectivamente la condición del corazón, hígado y riñón y las de la mano derecha, la condición del pulmón, bazo y riñón.

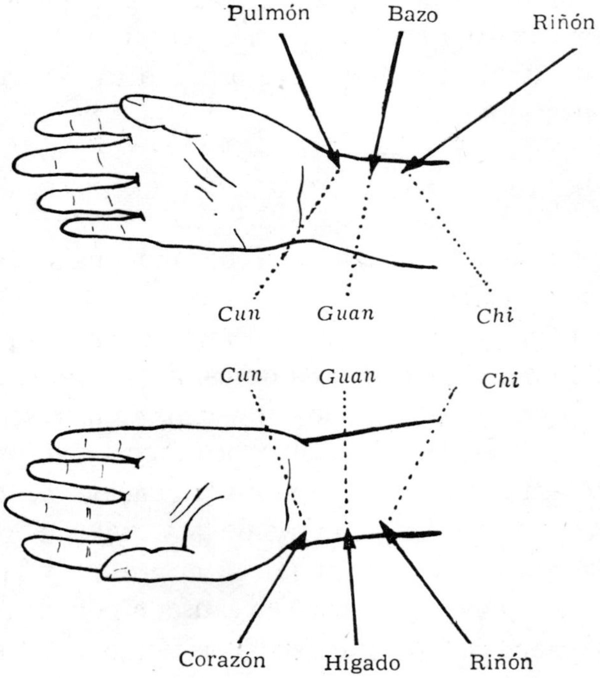

Fig. 4. Las tres regiones para tomar el pulso

Al palpar el pulso, el paciente debe poner su mano con la palma hacia arriba sobre una almohadilla. Primero, hay que localizar *guan* con el dedo medio, luego, poner naturalmente los dedos índice y anular, para ubicar *cun* y *chi*. La fuerza de los dedos debe ser ligera primero, moderada luego y por último fuerte para obtener una idea general sobre la profundidad, frecuencia, ritmo, fuerza y forma del pulso. Cualquier cambio anormal en cualquier región del pulso podrá ser determinado ejerciendo una presión uniforme en las tres regiones, y luego palpando las tres regiones separadamente se hace una comparación con el fin de obtener una impresión correcta del pulso como un todo.

La frecuencia normal del pulso es de 4-5 pulsaciones por cada respiración, el pulso debe ser rítmico y vigoroso.

Los pulsos anormales que más frecuentemente se ven y su significación clínica son los siguientes:

(1) Pulso superficial.

Pulso que se percibe con una ligera presión de los dedos pero se debilita al aumentar la presión. Este tipo de pulso se observa frecuentemente en el período inicial de síndromes superficiales, originados por factores patógenos exógenos. Se ve también en pacientes que tienen enfermedades crónicas y en los que se hallan en un estado de debilidad general. En este caso, sin embargo, el pulso es más frecuentemente superficial y débil.

(2) Pulso profundo.

Pulso que sólo se puede percibir presionando fuertemente. Se ve en síndromes internos.

(3) Pulso lento.

Pulso cuya frecuencia es menor de cuatro veces por cada respiración. Se observa generalmente en síndromes causados por el frío.

(4) Pulso rápido.

Pulso cuya frecuencia es mayor de cinco veces por cada respiración. Se presenta por lo general en síndromes causados por el calor.

(5) Pulso débil.

Pulso débil y sin fuerza que desaparece al aumentar la presión. Se presenta frecuentemente en síndromes del tipo *xu* (deficiencia).

(6) Pulso fuerte.

Pulso fuerte que no desaparece al aumentar la presión. Se lo observa en síndromes del tipo *shi* (exceso).

(7) Pulso de cuerda.

Pulso tenso y fuerte como si se presionara sobre la cuerda de un arco. Se halla en enfermedades por insuficiencia de *yin* e hiperactividad de *yang* del hígado.

(8) Pulso resbaladizo.

Pulso que se percibe como el deslizamiento de pequeñas bolas en un plato. Se ve en casos de acumulación de flemas o de indigestión. También se halla en las personas sanas y en las embarazadas.

(9) Pulso filiforme.

Pulso pequeño y apenas perceptible, que da la sensación de un hilo. Se ve en su mayor parte en síndromes de *xu* (deficiencia) de *qi* y *xue* (sangre).

(10) Pulso corto.

Pulso rápido con pausas irregulares. El pulso corto y fuerte se halla en síndromes de hiperactividad de calor, flema excesiva, estancamiento de *qi* y *xue* (sangre) y retención de alimentos. Un pulso corto y débil es signo de colapso.

(11) Pulso áspero.

Pulso lento y gradual con pausas irregulares. Indica frío endógeno o retención de frío-flema y el estancamiento de *xue* (sangre) en el interior.

(12) Pulso intermitente.

Pulso lento con pausas regulares. Se ve en pacientes con pérdida de *qi* y *xue* y debilidad de *yangqi* (*qi* del *yang*).

Los pulsos corto, áspero e intermitente se llaman también pulsos de latido-perdido.

El pulso puede variar de acuerdo a factores tales como la estructura corporal, la actividad, la constitución general del paciente y el clima, los cuales deben considerarse al hacer el diagnóstico.

Para poder distinguir correctamente los diferentes tipos de pulsos se requiere una práctica clínica larga. Si se palpan dos o más de dos tipos de pulso en un mismo paciente, por ejemplo, un pulso rápido y filiforme, profundo y filiforme, o filiforme y de cuerda, se debe hacer un análisis de la significación clínica de tal combinación de pulsos tomando en consideración la situación general del paciente.

2. PALPAR LOS CANALES Y SUS PUNTOS

La práctica clínica demuestra que en algunas enfermedades se puede encontrar un punto doloroso u otra reacción anormal a lo largo del trayecto de los canales implicados o en ciertos puntos. Por ejemplo, si se trata de un desorden en los pulmones se puede encontrar dolor al presionar en el punto *zhongfu* (P. 1) o un nódulo resistente en el punto *feishu* (V. 13); si del hígado, se puede localizar dolor en el punto *ganshu* (V. 18) y *qimen* (H. 14); en gastralgias se puede encontrar dolor en los puntos *weishu* (V. 21) y *zusanli* (E. 36), mientras que en apendicitis el dolor puede ocurrir en el punto *lanwei* (apéndice) (Extra.). Estos signos tienen una gran significación para el diagnóstico por palpación, y especialmente para el tratamiento acupuntural.

La palpación abdominal es también un método importante. La distensión abdominal con una nota timpánica como respuesta a la percusión y orina normal indica estancamiento de *qi*. Si al palparse la región abdominal se advierte distensión y se tiene la sensación de una bolsa de agua, seguramente habrá acumulación de líquidos. Masas duras e inmovibles en el abdomen suelen ser síntomas de un estancamiento de la sangre. Si las masas son móviles y suaves suelen ser síntomas de un estancamiento de *qi*. Si el paciente tiene un grupo de masas en el abdomen izquierdo y al mismo tiempo constipación posiblemente habrá retención de heces secas. Un dolor que no tolera la presión en el vientre derecho sugiere apendicitis provocada por el estancamiento de *qi* y *xue* (sangre).

CAPITULO VII

DIFERENCIACION DE SINDROMES

La diferenciación de un síndrome implica un análisis y una síntesis — lo externo a lo interno, de uno y otro aspecto — de los datos clínicos obtenidos por los cuatro métodos de diagnóstico a fin de determinar la naturaleza, la localización de la enfermedad, el estado entre la resistencia del cuerpo y los factores patógenos. Así se ve que la diferenciación no es el resultado de una enumeración simple de síntomas y signos sino de una reflexión patológica. Un diagnóstico correcto es requisito indispensable para la aplicación de un método terapéutico correcto y la obtención de un resultado clínico ideal.

Hay muchos métodos para la diferenciación de síndromes. Aquí se presentan sólo tres: 1) La diferenciación de síndromes de acuerdo a los ocho principios; 2) La diferenciación de síndromes de acuerdo a la teoría de *zang-fu* y 3) la diferenciación de síndromes de acuerdo a la teoría de *jing-luo* (canales y colaterales). Cada uno de estos tres métodos pone énfasis en un aspecto particular, pero a la vez, se unen y se complementan mutuamente. En la práctica clínica hay que considerar también la diferenciación de síndromes anteriormente mencionada en los dos capítulos anteriores: Etiología y Métodos de Diagnosis.

I. DIFERENCIACION DE SINDROMES DE ACUERDO A LOS OCHO PRINCIPIOS

Los ocho principios en la diferenciación de síndromes son: externo e interno, frío y calor, *xu* (deficiencia) y *shi* (exceso), *yin* y *yang*. Este método tiene amplia aplicación clínica. La aplicación de este método permite aprovechar la diversidad y complejidad de las manifestaciones clínicas y los cambios patológicos para descubrir la clave y resolver los complicados problemas sistemáticamente. Lo externo e interno se relaciona con la profundidad de la enfermedad; el frío y el calor con su naturaleza; *xu* y *shi* con el grado de conflicto entre los factores anti-patógenos y los factores patógenos; *yin* y *yang* son los principios rectores entre los ocho principios, indican la naturaleza de la enfermedad. Todos los síndromes externos, de calor y de tipo *shi* caen dentro de la categoría *yang*, mientras todos los síndromes internos, de frío y de tipo *xu* dentro de la categoría *yin*. Se ve frecuentemente en la clínica síndromes externos y de frío o internos y de calor que pertenecen a síndromes *yin-yang* complejos. A continuación se hace una descripción breve de los principales síntomas y signos clínicos que establecen la diferenciación de síndromes por medio de los ocho principios.

1. EXTERNO E INTERNO

Lo externo y lo interno forman dos principios relacionados con la profundidad de la enfermedad y generalizan la dirección del desarrollo de ésta. El síndrome externo se presenta cuando los factores patógenos exógenos invaden la parte superficial del cuerpo, con un ataque súbito y de duración corta. Los síntomas principales son: aversión al frío (o el viento), fiebre, cefalea, obstrucción nasal y pulso superficial. El síndrome interno ocurre por la transmición de factores patógenos exógenos al interior si éstos no son eliminados a tiempo, o debido a un ataque directo a los *zang-fu* (órganos) por esos factores patógenos exógenos. La disfunción de los órganos *zang-fu* es también una de las causas de síndrome interno. Generalmente, el signo principal para distinguir el síndrome externo del interno consiste en que el primero tiene fiebre acompañada de aversión al frío (o el viento), mientras que en el segundo la fiebre se presenta sola. Hay que dar mucha importancia a la diferenciación del frío, calor, *xu* o *shi* de los síndromes externos e internos. (Tab. 4)

El síndrome externo es por lo general leve y superficial, la localización de la enfermedad está en la parte superficial del cuerpo y es el período inicial de una enfermedad de causa exógena. El síndrome interno es severo y profundo porque el factor patógeno penetra al interior del cuerpo, perjudicando así a los órganos *zang-fu*.

2. FRIO Y CALOR

Frío y calor implican dos naturalezas diferentes de la enfermedad. La mayoría de las enfermedades causadas por fuego, calor de verano o sequedad patógenos pertenecen a síndromes de calor, y las enfermedades causa-

TABLA 4

DIFERENCIACION DE FRIO, CALOR, *XU* Y *SHI* EN SINDROMES EXTERNOS E INTERNOS

	Síndrome externo	Síndrome interno
Frío	Fiebre, aversión al frío, ausencia de sudor, pulso superficial y fuerte, lengua con saburra delgada y blanca, etc.	Aversión al frío, mimbros fríos, palidez, ausencia de sed, heces blandas, orina clara y profusa, pulso lento y profundo, lengua pálida, etc.
Calor	Fiebre, aversión al viento, sudoración, poca sed, pulso rápido y superficial, lengua con saburra delgada y amarilla, etc.	Fiebre elevada, sed, irritabilidad, rubor facial, ojos rojos, constipación, orina escasa y de color amarillo intenso, pulso rápido y fuerte, lengua roja con saburra amarilla, etc.
Xu (deficiencia)	Sudor, aversión al viento, pulso superficial y lento, etc.	Respiración débil, apatía, lasitud general, palpitaciones, mareo, pulso profundo y débil, lengua pálida y blanda, con saburra blanca, etc.
Shi (exceso)	No sudoración, dolor general, pulso superficial y fuerte, lengua con saburra blanca, etc.	Respiración superficial, voz fuerte, irritabilidad, opresión en el pecho, distensión abdominal, constipación, pulso profundo y fuerte, lengua áspera con saburra gruesa, etc.

das por frío patógeno, pertenecen a síndromes de frío. Pero el último puede transformarse en el primero. Además, *xu* (deficiencia) de *yin* o *yang* se puede convertir, respectivamente, en síndrome de calor o de frío del tipo *xu.* Estos son distintos, y habrá que distinguirlos de los del tipo *shi.* Las manifestaciones clínicas de los síndromes de calor y de frío se explican posteriormente.

Distinguir un síndrome de frío de un síndrome de calor no es difícil, pues los dos son opuestos por naturaleza y tienen manifestaciones notablemente diferentes. (Tab. 5)

3. *XU* (DEFICIENCIA) Y *SHI* (EXCESO)

Xu y *shi* son dos principios que se usan para analizar y generalizar el grado de conflicto entre la resistencia antipatógena y los factores pató-

TABLA 5

DIFERENCIACION DE SINDROMES DE FRIO Y DE CALOR DEL TIPO *SHI*

Síndrome de frío del tipo *shi*	Síndrome de calor del tipo *shi*
Aversión al frío, extremidades frías, ausencia de sed, palidez, esputo excesivo, disnea, dolor abdominal que se agrava con presión, heces flojas, orina clara y profusa, etc.	Fiebre elevada y continua, sed, rubor facial, ojos rojos, distensión abdominal con dolor que no tolera la presión, coma, delirio, constipación, orina escasa y de color amarillo intenso, etc.
Pulso lento, profundo y fuerte	Pulso rápido y fuerte
Lengua pálida con saburra blanca o gruesa y grasosa	Lengua roja o roja oscura con saburra seca y amarilla

genos exógenos en el proceso de la enfermedad. Los síndromes del tipo *xu* (deficiencia) se refieren a las enfermedades en las que la función del cuerpo humano es débil, el factor antipatógeno es insuficiente, y la coordinación de *yin* y *yang* está en desequilibrio mientras la influencia del factor patógeno ya no es evidente; los síndromes del tipo *shi* (exceso) se refieren a las enfermedades en las que la función corporal no es muy débil y el factor antipatógeno es todavía fuerte, mientras el factor patógeno es hiperactivo y existe una lucha aguda entre los factores antipatógenos y patógenos. Si el factor antipatógeno es débil y fracasa al oponerse al factor patógeno, se produce una enfermedad complicada entre *xu* y *shi*. Los síndromes del tipo *xu* deben ser tratados con el método tonificante, y los síndromes del tipo *shi* deben ser tratados con el método dispersante. Cuando *xu* y *shi* coexisten se debe aplicar los dos métodos en forma combinada.

Un síndrome del tipo *shi* es acompañado frecuentemente de un síndrome de naturaleza caliente mientras un síndrome de tipo *xu*, de un síndrome de naturaleza fría. (Tab. 6)

La tabla 7 demuestra las diferencias entre los síndromes del tipo *xu* de *yang* (deficiencia de *yang*) y los síndromes del tipo *xu* de *yin* (deficiencia de *yin*).

4. *YIN Y YANG*

Como arriba se ha mencionado, *yin* y *yang* son dos principios generales usados para indicar la categoría a que pertenece la enfermedad y sir-

TABLA 6

DIFERENCIACION DE SINDROMES DE LOS TIPOS *XU*(DEFICIENCIA) Y *SHI*(EXCESO)

Síndromes del tipo *xu*	Síndromes del tipo *shi*
Enfermedad crónica, depresión, palidez, apatía, acostarse encogido, respiración débil y corta, palpitación, tinnitus, vértigo, insomnio, amnesia, sudor espontáneo, sudor nocturno, espermatorrea, enuresis, dolor que se alivia con la presión, heces blandas, orina clara y profusa, etc.	Enfermedad aguda, exaltación, cara roja, irritabilidad, voz sonora, respiración ruda, distensión torácica y abdominal, dolor que no tolera la presión, constipación, tenesmo, disuria, etc.
Pulso filiforme y débil	Pulso fuerte
Lengua pálida con saburra delgada	Lengua roja con saburra gruesa

TABLA 7

DIFERENCIACION DE SINDROMES DEL TIPO *XU* DE *YANG* Y DEL TIPO *XU* DE *YIN*

Síndromes del tipo *xu* de *yang* (Síndromes de frío del tipo *xu*)	Síndromes del tipo *xu* de *yin* (Síndromes de calor del tipo *xu*)
Aversión al frío, extremidades frías, cara oscura, ausencia de sed, depresión, astenia, sudor espontáneo, heces flojas, orina clara y profusa, etc.	Fiebre vespertina, rubor malar, boca y garganta secas, insomnio, irritabilidad, calor en palmas y plantas, sudor nocturno, constipación, orina escasa y de color amarillo intenso, etc.
Pulso profundo, lento y débil	Pulso filiforme, rápido y débil
Lengua pálida con saburra blanca	Lengua roja con poca saburra

ven también para explicar algunos cambios patológicos de los órganos *zang-fu* y los tejidos, tales como: síndromes de *xu* de *yin*, síndromes de colapso de *yin*, síndromes de *xu* de *yang*, síndromes de colapso de *yang*, etc.

Por las manifestaciones clínicas concernientes se puede decir que todos los que se caracterizan por hiperactividad, excitación, inquietud y brillantez o color rojo pertenecen al síndrome de *yang*, mientras los que se caracterizan por hipoactividad, inhibición, quietud, color oscuro y pálido pertenecen al síndrome de *yin*. Esto ya ha sido mencionado en las descripciones de los seis principios anteriores. A continuación, un esquema sobre la diferenciación de síndromes de colapso de *yin* y colapso de *yang*. (Tab. 8).

TABLA 8

DIFERENCIACION DE SINDROMES DE COLAPSO DE *YIN* Y COLAPSO DE *YANG*

Síndrome de colapso de *yin*	Síndrome de colapso de *yang*
Sudor pegajoso, disnea, cara rosada, sed y preferencia por las bebidas frías, piel caliente, manos y pies calientes, aversión al calor, inquietud	Sudor frío y profuso, respiración débil, palidez, preferencia por las bebidas calientes, piel fresca, manos y pies fríos, aversión al frío, depresión
Pulso filiforme y rápido	Pulso filiforme, débil que casi se corta y desaparece
Lengua roja y seca	Lengua pálida y húmeda

II. DIFERENCIACION DE SINDROMES DE ACUERDO A LA TEORIA DE *ZANG-FU*

Diferenciar las enfermedades de acuerdo a la teoría de *zang-fu* significa distinguir las enfermedades de los órganos tomando sus condiciones fisiológicas como la base, porque cada uno de ellos tiene diferentes funciones fisiológicas. Cuando un órgano *zang* o *fu* no funciona normalmente, su desorden funcional puede afectar al mismo órgano, puede afectar o ser afectado por otros órganos. A continuación se da una breve descripción sobre los síndromes principales de cada uno de los órganos *zang-fu*.

1. SINDROMES DEL CORAZON

(1) Deficiencia del *qi* (energía vital) del corazón y deficiencia del *yang* del corazón.

Manifestaciones clínicas. (Tab. 9)

Etiología y patología: este síndrome se debe a deficiencia de *qi* del corazón o a la influencia patológica de otros órganos enfermos, o a sudoración profusa u otras causas que lesionan el *qi* (energía) y *xue* (sangre).

TABLA 9

DEFICIENCIA DEL *QI* DEL CORAZON Y DEFICIENCIA DEL *YANG* DEL CORAZON

	Síntomas específicos	Síntomas comunes
Deficiencia del *qi* del corazón	Palidez, lasitud, suspiros, lengua pálida y blanca con saburra blanca, pulso débil	Palpitación, disnea que aumenta con la actividad
Deficiencia del *yang* del corazón	Extremidades frías, opresión torácica, cara pálida, pulso débil, sudoración profusa, inconsciencia. pulso muy débil	

El corazón controla la sangre y el sistema vascular, su deficiencia conduce a la deficiencia del *qi* (energía vital) y de la circulación sanguínea, lo cual origina disnea y palpitación. La deficiencia de *yang* y de la energía *wei* (*weiqi*) conduce a la sudoración espontánea. La lengua, que refleja el estado del corazón, se encuentra pálida y flácida en los casos arriba mencionados, y el pulso es débil. La deficiencia de *qi* resulta en opresión torácica que se alivia al suspirar. La deficiencia de *yang* del corazón provoca éstasis de la sangre (*xue*) y la energía (*qi*) en el tórax, lo cual ocasiona sensación de opresión torácica y pulso intermitente. El frío es un síntoma de deficiencia de *yang*, que se manifiesta por escalofríos y con extremidades frías. La deficiencia de *yang* del corazón induce a sudoración profusa, obnubilación mental o pérdida de conciencia y pulso débil.

(2) Deficiencia de *xue* (sangre) y deficiencia del *yin* del corazón.

Manifestaciones clínicas. (Tab. 10)

Etiología y patología: este síndrome se debe a una deficiencia en la producción de sangre o a una pérdida severa por hemorragia puerperal, metrorragia y traumatismos. El cansancio excesivo también perjudica al *yin* y a la sangre del corazón. Sus síntomas son astenia, neurosis, anemia.

El miedo, el insomnio y la mala memoria se deben a deficiencia de sangre y *yin*. El vértigo y el mareo se deben a que la sangre no puede subir. La deficiencia de sangre produce un pulso filiforme y débil. Dañado el *yin*, se aumenta el *yang* y como consecuencia produce fiebre, sudoración nocturna, sensación de calor en palmas y plantas y en el pecho, la lengua se pone roja y el pulso, rápido.

(3) Estasis de sangre en el corazón.

TABLA 10

DEFICIENCIA DE *XUE*(SANGRE) Y DEFICIENCIA DEL *YIN* DEL CORAZON

	Síntomas específicos	Síntomas comunes
Deficiencia de *xue* del corazón	Mareo, vértigo, cara pálida, labios y lengua pálidos, pulso filiforme y débil	Palpitación, irritabilidad, miedo, insomnio, memoria pobre
Deficiencia del *yin* del corazón	Febrícula, sudor nocturno, calor en palmas y plantas, boca seca, lengua roja y seca, pulso filiforme y rápido	

Manifestaciones clínicas: dolor intenso en la región precordial y sensación de sofocación, dolor a lo largo del brazo izquierdo, palpitación e inquietud. En casos severos, cianosis de la cara, los labios y las uñas, extremidades frías, lengua de color purpúreo o con manchas purpúreas, pulso filiforme y débil.

Etiología y patología: este síndrome es motivado por la deficiencia de *yang* del corazón que no dirige bien la circulación de la sangre. También a factores emocionales, cansancio excesivo, invasión de frío, o acumulación de flema que obstruyen la circulación sanguínea (angina de pecho, infarto de miocardio). La palpitación se debe a la obstrucción del *yang* en el tórax que detiene el flujo de sangre y de *qi* (energía). Como su canal corre a lo largo del brazo, esto explica el dolor en esta región. La cianosis se debe a la éstasis sanguínea.

(4) Hiperactividad del fuego del corazón.

Manifestaciones clínicas: dolor en la punta de la lengua, úlcera bucal, boca amarga, irritabilidad, insomnio, sed, rubor facial, hematemesis, epistaxis, lengua roja, pulso rápido, sensación de ardor al orinar o hematuria.

Etiología y patología: este síndrome se debe a factores emocionales o a los factores patógenos exógenos que se transforman en fuego, o a una sobreingestión de alimentos picantes o condimentados. Si el fuego del corazón llega al intestino delgado, hay sensación de ardor al orinar o hematuria. La úlcera en la lengua, la sed y el insomnio se deben al ascenso del fuego del corazón.

(5) Flema-fuego en el corazón.

Manifestaciones clínicas: en los casos de flema-fuego por estancamiento de la humedad: trastorno mental, histeria, epilepsia, esquizofrenia o coma debido a accidente cerebrovascular. En los casos de flema en el corazón: Trastorno mental, obnubilación, apatía, catatonia (en casos severos se pierde la conciencia), pulso resbaladizo, lengua con saburra blanca. Los síntomas de flemas-fuego que invaden al corazón son: Irritabilidad, palpitación, sabor amargo en la boca, insomnio, pesadillas, habla incoherente, llanto o risa inmotivados, intentos de pelear y maldecir, pulso resbaladizo y rápido, lengua amarilla.

Etiología y patología: las flemas-fuego se originan de la humedad y resultan del estancamiento de *qi* debido a la excitación mental, depresión mental y a obsesión. También pueden ser originadas por hiperactividad del hígado, o por el estancamiento de la humedad.

El corazón controla el espíritu y la mente, y si está alterado se trastornan sus funciones. El fuego excesivo del hígado origina flemas-fuego; cuando éstas ascienden, afectan la mente y provocan trastornos mentales, lengua amarilla, y pulso rápido. Una lengua con saburra pegajosa y un pulso resbaladizo son síntomas de obstrucción por flemas en el corazón. Si el calor invade el pericardio aparece fiebre alta, coma y delirio.

2. SINDROMES DEL HIGADO

(1) Acumulación (éstasis) del *qi* del hígado.

Manifestaciones clínicas: dolor y distensión de hipocòndrio e hipogastrio, distensión mamaria, sensación de opresión en el pecho, suspiro, eructo o la sensación de cuerpo extraño en la garganta, y menstruación irregular.

Etiología y patología: este síndrome se debe por lo general a la irritación mental que causa la éstasis del *qi* del hígado y el estancamiento del *qi* en el canal del hígado provocando dolor y distensión en la región de hipocondrio e hipogastrio, distensión mamaria, sensación de plenitud torácica y suspiro. La acumulación del *qi* del hígado puede afectar al estómago, causando así un ascenso del *qi* del estómago, provocando eructo. La sensación de cuerpo extraño en la garganta se debe al estancamiento de *qi* en el canal del hígado que, junto con la flema, forma un bulto en la garganta. La acumulación (éstasis) del *qi* del hígado y su disfunción en dispersión y drenaje del hígado pueden afectar la función de almacenamiento de la sangre del hígado. Además, el estancamiento de *qi* conduce al estancamiento de *xue* (sangre) — causando la menstruación irregular.

(2) Ascenso del fuego del hígado.

Manifestaciones clínicas: mareo, sensación de distensión en la cabeza, cefalea, conjuntivitis aguda, boca amarga, rubor facial, irritabilidad, y se ven en casos severos, hematemesis, epistaxis, lengua roja con saburra amarilla, pulso rápido y de cuerda.

Etiología y patología: este síndrome se debe a la acumulación (éstasis) de *qi* por mucho tiempo, que se transforma en fuego después. O es motivado por el exceso en bebidas alcohólicas y fumar en exceso, causando así una acumulación de calor que se transforma en fuego. El ascenso del fuego del hígado es la causa del mareo, la sensación de distensión en la cabeza, cefalea, conjuntivitis aguda, sabor amargo en la boca y rubor facial. El fuego lesiona el hígado causando disfunción en la dispersión y el drenaje del *qi* del hígado de modo que aparece la irritabilidad. Cuando el fuego del hígado daña los vasos sanguíneos y causa extravasación, entonces se presenta hematemesis y epistaxis.

(3) Acumulación del frío en el canal del hígado.

Manifestaciones clínicas: dolor del vientre, sensación de distensión y peso en los testículos con dolor bajo insoportable. El escroto puede estar frío y contraído, pero puede aliviarse con calor moderado. La lengua es pálida con saburra blanca, pulso profundo y de cuerda o lento.

Etiología y patología: el canal del hígado da una vuelta por los órganos genitales externos y pasa por la región del vientre. Cuando el frío que se caracteriza por contracción y estancamiento se detiene en el canal del hígado, ocurre estancamiento de *qi* y *xue* causando así dolor del vientre, y sensación de distensión y aumento en los testículos con dolor bajo insoportable. Este mismo carácter del frío patógeno motiva el frío y la contracción del escroto.

(4) Insuficiencia de la sangre del hígado.

Manifestaciones clínicas: mareo, visión borrosa, sequedad de los ojos, palidez, espasmo de tendones y músculos, entumecimiento de miembros, menstruación escasa y retardada de color pálido.

Etiología y patología: este síndrome ocurre por lo general después de una hemorragia u otras enfermedades crónicas en las que la sangre es consumida y la sangre almacenada en el hígado se ve disminuida continuamente produciéndose así la desnutrición de los canales. Además, *xu* (deficiencia) de *xue* (sangre) causa ascenso del viento, de suerte que aparecen espasmos de los tendones y músculos y entumecimiento de los miembros. El viento tiende a subir (que pertenece al tipo *xu*) causando mareo y visión borrosa. La insuficiencia de sangre del hígado y los trastornos en la función del almacenamiento de la sangre vacían el Canal *Chong*, causa de la menstruación anormal arriba mencionada.

(5) Viento interno del hígado por el calor.

Manifestaciones clínicas: fiebre elevada, convulsión, rigidez de nuca.

En casos severos, opistotonos, coma, vista fija hacia arriba, lengua de un rojo intenso, pulso rápido y de cuerda.

Etiología y patología: este síndrome se debe a la transmisión de calor patógeno del exterior al interior, que consume el *yin* del hígado e impide la nutrición de los tendones y vasos. Al mismo tiempo el calor patógeno en el interior suscita el viento endógeno (que es del tipo *xu*), de modo que ocurren convulsión, rigidez de nuca, incluso opistotonos además de fiebre elevada. El estado de coma se debe a que el calor patógeno afecta el pericardio y trastorna la mente.

3. SINDROMES DEL BAZO

(1) Deficiencia del *qi* (energía) del bazo.

Manifestaciones clínicas: palidez, anorexia, diarrea, edema, lasitud, sensación de distensión y peso en el vientre, prolapso rectal y uterino o hemorragia crónica tales como púrpura, heces con sangre (melena), hematuria. Lengua pálida, pulso filiforme y débil. Si hay *xu* (deficiencia) de *yang* del bazo se suman a los síntomas ya enumerados manifestaciones frías tales como aversión al frío y extremidades frías.

Etiología y patología: este síndrome es causado por una dieta irregular, fatiga mental o enfermedad crónica que resultan en deficiencia del *qi* del bazo y perjudican su función de transporte y transformación, con síntomas de mal apetito y diarrea. La acumulación de líquidos en el interior causa el edema. Palidez y lasitud se deben a la falta de esencias alimenticias, que no proveen la fuente para la formación de la sangre. Cuando el *qi* del bazo es débil, pierde su capacidad de levantar los órganos, por lo tanto se siente distensión y pesadez en el abdomen, y ocurren prolapso rectal y uterino. La deficiencia del *qi* del bazo, que no controla la sangre, es también causa de hemorragia crónica. *Xu* de *yang* del bazo es la causa de aversión al frío y extremidades frías.

(2) Frío-humedad en el bazo.

Manifestaciones clínicas: opresión y distensión en el pecho y epigastrio, mal apetito, pesadez en la cabeza, lasitud general, borborigmo, dolor abdominal, heces blandas, saburra blanca y pegajosa, pulso filiforme.

Etiología y patología: este síndrome se debe a la sobreingestatión de alimentos y bebidas frías, al frío causado por la lluvia o por llevar ropa mojada, así como por permanecer en lugares húmedos. En cualquiera de estos casos, el frío-humedad patógeno perjudica el bazo, afecta su función de transporte y transformación causando así mal apetito, borborigmo, dolor abdominal y heces blandas. Como la humedad patógena es pegajosa por su naturaleza, es fácil que bloquee los pasajes de *qi* produciendo opresión y distensión epigástrica, pesadez de la cabeza y lasitud.

4. SINDROMES DEL PULMON

(1) Viento patógeno que invade al pulmón.

Manifestaciones clínicas: picazón en la garganta y tos, o fiebre y aversión al frío. Si el viento es acompañado de frío (el viento-frío invade el pulmón), el escalofrío se acentúa con obstrucción nasal, rinorrea acuosa, esputo claro y blanco y saburra blanca y delgada. Si el viento es acompañado de calor (el viento-calor invade el pulmón), la fiebre es notable, con dolor, enrojecimiento e inflamación de la garganta, rinorrea purulenta, esputo purulento y con saburra amarilla.

Etiología y patología: el viento patógeno exógeno que invade el pulmón trastorna su función de dispersión y descenso y afecta la respiración normal del pulmón produciendo tos y obstrucción nasal. El frío, como un factor *yin* patógeno, perjudica el *yangqi*. Por eso, cuando el viento es acompañado de frío, el escalofrío es más grave que la fiebre, y produce rinorrea acuosa y esputo blanco. El calor, como un factor *yang* patógeno, consume los líquidos de *yin*. En el caso de viento acompañado de calor, la fiebre es el principal síntoma con rinorrea turbia y esputo purulento.

(2) Humedad-flema en el pulmón.

Manifestaciones clínicas: tos, respiración corta, expectoración diluida con espuma blanca, esputo abundante. Es un ataque causado en lo general por el frío. Lengua con saburra blanca o a la vez pegajosa.

Etiología y patología: este síndrome se debe al disturbio de la circulación normal de líquidos corporales, cuya acumulación causa la formación de humedad-flema. Si la humedad-flema se estanca en el pulmón, bloquea los pasajes de *qi* y perjudica la función de dispersión y descenso. Como consecuencia ocurren los síntomas arriba mencionados.

(3) Retención de flema-calor en el pulmón.

Manifestaciones clínicas: tos, disnea o respiración asmatiforme, expectoración con esputo abundante, espeso, purulento y de color amarillo-verdoso. O incluso esputo con sangre y pus fétido. Puede presentarse aversión al frío y fiebre, lengua roja con saburra amarilla y pulso rápido.

Etiología y patología: este síndrome se debe a la invasión de viento-calor exógeno o al viento-frío exógeno que posteriormente se transforma en calor. El calor mezclado con flema en el pulmón provoca el bloqueo de los pasajes de *qi* lesionando la función de dispersión y descenso del pulmón, causando así tos, disnea o respiración asmatiforme. El calor consume el líquido corporal causando expectoración purulenta. Cuando la flema-calor bloquea los vasos del pulmón puede aparecer un estancamiento de la sangre, causando así esputo fétido-purulento con sangre.

(4) Insuficiencia del *yin* del pulmón.

Manifestaciones clínicas: tos seca sin esputo, o con esputo mucoso y escaso o mezclado de sangre, fiebre vespertina, rubor malar, sensación de calor en palmas y plantas, sequedad de la boca, sudor nocturno, lengua roja, pulso rápido y filiforme.

Etiología y patología: se debe a enfermedades crónicas del pulmón que agotan el *yin* del pulmón y se traducen en insuficiencia de líquidos corporales. Como al pulmón le falta nutrición aparece disfunción de la función de dispersión y descenso produciendo tos seca sin esputos, o con esputos mucosos y escasos, sequedad de la boca. *Xu* de *yin* causa calor endógeno, lo que consume líquidos corporales y lesiona los vasos, por lo que hay fiebre vespertina, rubor malar, sensación de calor en palmas y plantas, sudoración nocturna, y esputos con sangre.

5. SINDROMES DEL RIÑON

(1) Deficiencia del *qi* del riñón.

Manifestaciones clínicas: dolor y debilidad en la región lumbar y en las articulaciones de las rodillas; poliuria, orina frecuente, goteo después de orinar, enuresis, incontinencia de orina, eyaculación nocturna (espermatorrea), infertilidad, eyaculación prematura, respiración superficial, respiración asmatiforme y pulso filiforme.

Etiología y patología: este síndrome se debe a la astenia después de una enfermedad prolongada, debilidad senil o deficiencia congénita. La debilidad de *qi* del riñón causa incapacidad de la vejiga para retener la orina produciendo así enuresis, incontinencia de orina y orina frecuente y urgente. El riñón almacena esencias. Pero cuando el *qi* del riñón es débil, falla en su función y produce incontinencia de orina, enuresis, eyaculación prematura, espermatorrea, azoospermia e incluso infertilidad. Cuando el *qi* del riñón, que tiene la función de controlar la recepción de *qi*, es débil, se produce insuficiencia de ayuda al pulmón en la función de descenso y sube el *qi* de pulmón causando respiración superficial y disnea asmatiforme.

(2) Insuficiencia del *yang* del riñón.

Manifestaciones clínicas: son posibles también las mismas manifestaciones clínicas aparecidas en el síndrome de insuficiencia del *qi* del riñón, empero son más típicos los síntomas de dolor y frío en la región lumbar y en las articulaciones de las rodillas, malestar con el frío, palidez, impotencia, oliguria, edema de los miembros inferiores, lengua pálida, pulso profundo y filiforme.

Etiología y patología: este síndrome se da en las enfermedades crónicas en las que el *yang* del riñón es perjudicado. O se debe a la excesiva actividad sexual, lo que en uno y otro caso perjudica el *yang* del riñón provocando incapacidad de calentar el cuerpo; como consecuencia, se presenta la aversión al frío, cara pálida, dolor y frío en la región lumbar y en las articulaciones de las rodillas e impotencia. El riñón domina el metabolismo de los líquidos. La insuficiencia de *yang* del riñón se traduce en incapacidad para separar los líquidos claros de los turbios, de ahí se ve entonces la oliguria. El líquido excesivo retenido en el cuerpo forma edema.

(3) Insuficiencia de *yin* del riñón.

Manifestaciones clínicas: son posibles las manifestaciones clínicas que aparecen en el síndrome de deficiencia de *qi* del riñón, pero se observa principalmente mareo, vértigo, visión borrosa, tinnitus, mala memoria, sensación de calor en palmas y plantas, rubor malar, sudoración nocturna, orina caliente de color amarillo intenso, constipación, lengua roja y pulso filiforme y rápido.

Etiología y patología: este síndrome se presenta generalmente en las enfermedades crónicas en las que el *yin* del riñón es perjudicado, o se debe a la excesiva actividad sexual con lo que se consume la esencia del riñón provocando la incapacidad de *yin* del riñón en su función de producir médula por lo que se tiene una sensación de vacío en el cerebro que se traduce en mareo, vértigo, visión borrosa, mala memoria y zumbido de oídos. *Xu* de *yin* causa calor endógeno que consume líquidos corporales y por lo tanto se siente calor en palmas y plantas, rubor malar, sudor nocturno, orina caliente de color amarillo intenso y constipación.

6. SINDROMES DEL PERICARDIO

Los síndromes del pericardio son considerados clínicamente como una invasión calórica al pericardio. Sus manifestaciones principales son: fiebre elevada, coma y delirio debidos a que la penetración profunda del calor patógeno en el interior causa disturbios en la mente. Para mayores detalles véase en esta misma sección: 1. Síndromes del corazón, (5) (flema-fuego en el corazón).

7. SINDROMES DEL INTESTINO DELGADO

Los trastornos de la función del intestino delgado en la digestión y absorción son incluidos por lo general en la disfunción del bazo de transportar y transformar. Además, hay un síndrome conocido como "el calor del corazón se mueve hacia el intestino delgado". Sus manifestaciones clínicas son las mismas del síndrome de hiperactividad del fuego del corazón.

8. SINDROMES DE LA VESICULA BILIAR

Humedad-calor en la vesícula biliar.

Manifestaciones clínicas: la esclerótica y la piel son de color amarillo, dolor y distensión en la región del hipocondrio, fuerte dolor en la parte derecha del abdomen superior, sabor amargo en la boca, regurgitación ácida o de líquido amargo, lengua con saburra amarilla y grasosa.

Etiología y patología: la función de la vesícula biliar en el almacenamiento y excreción de bilis depende de la función normal del hígado, en el drenaje y dispersión del *qi*. La humedad-calor patógena exógena y el fuego patógeno exógeno son causados por la depresión del hígado, la humedad-calor endógena es debida a la prolongada acumulación en el hígado y en la vesícula biliar de alimentos grasosos y alcohol, lo que provoca la disfunción del hígado y de la vesícula biliar en el drenaje y la dispersión, de modo que la bilis no puede ser secretada y excretada normalmente y se extravasa. Se ve entonces en el enfermo ictericia, sabor amargo en la boca, regurgitación ácida o líquido amargo. El estancamiento del *qi* del hígado y la vesícula biliar conduce al estancamiento de *xue* (sangre) causando así dolor en el hipocondrio tipo cólico o a la derecha del abdomen superior. Como este síndrome está relacionado estrechamente con el hígado, se le denomina también como síndrome de humedad-calor en el hígado y la vesícula biliar.

9. SINDROMES DEL ESTOMAGO

(1) Retención de alimento en el estómago.

Manifestaciones clínicas: distensión y dolor en la región epigástrica, anorexia, eructo y regurgitación ácida, o vómito, lengua con saburra gruesa y pegajosa.

Etiología y patología: este síndrome es causado por exceso en las comidas lo que conduce a la retención de alimentos no digeridos en el estómago. El *qi* del estómago asciende en vez de descender.

(2) Retención de líquidos en el estómago debido al frío.

Manifestaciones clínicas: una sensación de opresión y dolor sordo en la región epigástrica que aumenta con el frío y disminuye con el calor moderado, con ruido de sacudimiento en la misma región, vómito de líquido claro, saburra blanca y pegajosa, pulso lento y filiforme.

Etiología y patología: este síndrome sigue generalmente al escalofrío de un resfriado por lluvia, o se presenta por exceso en comer alimentos fríos o crudos. En ambos casos se provoca acumulación del frío en el estómago lo que genera estancamiento del *qi* causando dolor. Una enfermedad prolongada lesiona el *yangqi* del bazo y el estómago provocando la retención de líquidos en el estómago en vez de ser transportados y transformados, por lo tanto se produce vómito de líquidos claros y ruido de sacudimiento en la región epigástrica.

(3) Hiperfunción del fuego del estómago.

Manifestaciones clínicas: dolor ardiente en la región epigástrica, sed, avidez por bebidas frías, vómito de alimentos sin digerir o regurgitación ácida; dolor, inflamación, ulceración o hemorragia gingival, olor fétido en la boca, lengua roja con saburra seca y amarilla, pulso rápido y resbaladizo.

Etiología y patología: este síndrome se debe al exceso en comer picantes y grasas con lo que se provoca la acumulación de calor en el estómago. El calor consume el líquido corporal y causa el ascenso del *qi* del estómago. Por eso aparece dolor ardiente en la región epigástrica, sed, avidez por bebidas frías y vómito. El olor fétido en la boca, la ulceración gingival se deben al fuego excesivo en el estómago.

10. SINDROMES DEL INTESTINO GRUESO

(1) Humedad-calor en el intestino grueso.

Manifestaciones clínicas: fiebre, dolor abdominal, heces blandas de color oscuro con olor fétido, aumento en la frecuencia del peristaltismo intestinal o heces con mucosidad blanca o roja, ardor anal, y tenesmo. La lengua es roja con saburra amarilla y el pulso es rápido y resbaladizo.

Etiología y patología: este síndrome es causado por comer demasiados alimentos crudos o fríos, o por alimentos descompuestos o por la invasión del calor de verano y la humedad patógenos. La humedad-calor se acumula en el intestino grueso y bloquea los pasajes del *qi* causando así la disfunción de transporte y transformación, por lo que se produce diarrea, dolor abdominal con heces fétidas y obscuras. La humedad-calor lesiona los vasos sanguíneos del intestino grueso, causando así heces con moco sanguinolento. Si la humedad-calor se baja, causa una sensación de ardor anal y tenesmo.

(2) Estasis del intestino grueso.

Manifestaciones clínicas: distensión abdominal, dolor abdominal que no tolera la presión, constipación, náusea y vómito, saburra blanca y pegajosa, pulso profundo y fuerte.

Etiología y patología: este síndrome es generalmente causado por la obstrucción y disfunción del *qi* del intestino grueso provocados por la retención de alimentos, parásitos o estancamiento de *xue* (sangre) causando así constipación, distensión y dolor del abdomen. Náuseas y vómito son resultado de éstasis del intestino grueso que impide el descenso del *qi* del estómago.

(3) Estancamiento de *xue* (sangre) y calor en el intestino grueso.

Manifestaciones clínicas: dolor fijo agudo o lancinante en el vientre que no tolera la presión, constipación o diarrea ligera, con fiebre y vómito, lengua roja con saburra amarilla y pegajosa.

Etiología y patología: este síndrome se debe a la inadaptabilidad del individuo a los cambios de clima, el exceso en la comida o al trabajo intenso, que causan estancamiento de calor y *xue* y retardo de *qi*. El calor perjudica a los vasos de intestino grueso provocando inflamación local o abscesos, causa del dolor lancinante en el vientre. Si el *qi* del estómago no desciende aparecen náusea y vómito.

11. SINDROMES DE LA VEJIGA

(1) Humedad-calor en la vejiga.

Manifestaciones clínicas: orina frecuente y urgente, orina escasa y dificultad para orinar, orina de color amarillo intenso, ardor en la uretra, orina con sangre o cálculos; lengua roja con saburra amarilla y pulso rápido.

Etiología y patología: la humedad-calor lesiona la vejiga, lo cual causa disfunción del almacenamiento y excreción que provoca orina frecuente y urgente. La humedad-calor perjudica los vasos sanguíneos de la vejiga, aparecen entonces estancamiento de sangre y calor lo que conduce a hematuria o coágulos sanguíneos en la orina. La retención prolongada de humedad-calor en la vejiga es causa de la formación de cálculos.

(2) Disturbios de la función de la vejiga.

Manifestaciones clínicas: goteo espontáneo y terminal de orina, con excreción débil de la misma, disuria, incluso acompañada de debilidad en la región lumbar y en las articulaciones de las rodillas, intolerancia al frío, palidez, lengua pálida con saburra blanca y pulso profundo y filiforme de tipo *xu*.

Etiología y patología: este síndrome se debe a la insuficiencia de *yang* del riñón y a su disfunción en la selección de los líquidos claros de los turbios, causando así el trastorno de la vejiga en cuanto a la excreción de la orina y los síntomas arriba mencionados. La intolerancia al frío, extremidades frías, debilidad en la región lumbar y en las articulaciones de las rodillas y palidez de la cara son causados también por la insuficiencia del *yang* del riñón.

Los síndromes de *sanjiao* están incluidos en los síndromes de los órganos *zang-fu* relacionados con *jiao* superior, medio e inferior. Por ejemplo, la obstrucción del *jiao* superior se refiere a la obstrucción de *qi* en el pulmón; la insuficiencia del *qi* del *jiao* medio se refiere a la debilidad del bazo y estómago, y la humedad-calor en el *jiao* inferior significa humedad-calor en la vejiga.

III. DIFERENCIACION DE SINDROMES DE ACUERDO A LA TEORIA DE CANALES Y COLATERALES

La diferenciación de síndromes de acuerdo a la teoría de canales y colaterales significa diferenciar las enfermedades basándose en la fisiología de canales y colaterales. Esta teoría tiene una gran influencia en la elaboración del diagnóstico y tratamiento en la clínica para la acupuntura y moxibustión.

Cada uno de los canales tiene su trayecto específico. El que haya libre flujo del *qi* del canal y suficiente, el *qi* y *xue* o no lo haya, se refleja en las zonas por donde pasan los canales. Los doce canales regulares conectan respectivamente con los órganos *zang-fu* y pertenecen a éstos. Desórdenes de los canales pueden afectar a los órganos *zang-fu* correspondientes, y los desórdenes de los órganos *zang-fu* pueden reflejarse en los canales correspondientes. Entonces, es posible saber cuál canal está afectado después de estudiar la localización y las características de los síntomas y signos.

Las principales manifestaciones patológicas de los doce canales regulares y los ocho extraordinarios se describen a continuación.

1. MANIFESTACIONES PATOLOGICAS DE LOS DOCE CANALES REGULARES

(1) Canal del Pulmón *Taiyin* de la Mano: Tos, disnea, hemoptisis, inflamación y dolor de garganta, distensión y opresión del pecho, dolor en la fosa supraclavicular, en el hombro, espalda y en el borde anterior y parte media del brazo.

(2) Canal del Intestino Grueso *Yangming* de la Mano: Epistaxis, rinorrea acuosa, dolor de dientes, inflamación y dolor de garganta, dolor en

la nuca, en la parte anterior del hombro y el borde anterior del brazo, borborigmo, dolor abdominal, diarrea y disentería.

(3) Canal del Estómago *Yangming* del Pie: Borborigmo, distensión abdominal, edema, dolor epigástrico, vómito, sensación de hambre, epistaxis, desviación de ojos y boca, inflamación y dolor de garganta, dolor en el pecho, en el abdomen, y borde lateral de los miembros inferiores, fiebre, trastornos mentales.

(4) Canal del Bazo *Taiyin* del Pie: Eructo, vómito, dolor epigástrico, distensión abdominal, heces blandas, ictericia, pesadez del cuerpo y astenia, rigidez y dolor en la raíz de la lengua, hinchazón y frío en la parte anterior media del muslo y las rodillas.

(5) Canal del Corazón *Shaoyin* de la Mano: Dolor precordial, palpitación, dolor en el hipocondrio, insomnio, sudor nocturno, sequedad en la garganta, sed, dolor en la parte media del brazo, calor en las palmas.

(6) Canal del Intestino Delgado *Taiyang* de la Mano: Sordera, esclerótica amarilla, dolor de garganta, hinchazón de las mejillas, distensión y dolor en el vientre, orina frecuente, dolor a lo largo del borde posterior y lateral del hombro y brazo.

(7) Canal de la Vejiga *Taiyang* del Pie: Retención urinaria, enuresis, trastorno mental, malaria, dolor de ojos, lagrimeo al recibir el viento, obstrucción nasal, rinitis, epistaxis, cefalea, dolor en la nuca, espalda, nalga y en la parte posterior de los miembros inferiores.

(8) Canal del Riñón *Shaoyin* del Pie: Enuresis, orina frecuente, eyaculación nocturna (espermatorrea), impotencia, menstruación irregular, asma, hemoptisis, sequedad en la lengua, inflamación y dolor de garganta, edema, lumbago, dolor a lo largo de la columna vertebral y en la parte media del muslo, debilidad de los miembros inferiores, calor en las plantas.

(9) Canal del Pericardio *Jueyin* de la Mano: Cardialgia, palpitación, inquietud, opresión en el pecho, rubor facial, edema en región axilar, manía, contracción de los brazos, calor en las palmas.

(10) Canal de *Sanjiao Shaoyang* de la Mano: Distensión abdominal, edema, enuresis, disuria, sordera, tinnitus, dolor en el ángulo externo de los ojos, edema de mejillas, inflamación y dolor de garganta, dolor en la región retroauricular, en el hombro y en la parte lateral de brazos y codos.

(11) Canal de la Vesícula Biliar *Shaoyang* del Pie: Dolor de cabeza, dolor en el ángulo externo de los ojos, dolor en la región mandibular, visión borrosa, boca amarga, dolor e hinchazón en la fosa supraclavicular, dolor en la región axilar, dolor a lo largo de la parte lateral del pecho, hipocondrio, muslo y miembros inferiores.

(12) Canal del Hígado *Jueyin* del Pie: Lumbago, sensación de plenitud en el pecho, dolor en el vientre, hernia, cefalea del vértex, sequedad de garganta, hipo, enuresis, disuria, trastorno mental.

2. MANIFESTACIONES PATOLOGICAS DE LOS OCHO CANALES EXTRAORDINARIOS

(1) Canal *Du*: Rigidez y dolor de la columna vertebral, opistotonos, cefalea.

(2) Canal *Ren*: Leucorrea, menstruación irregular, hernia, enuresis, retención urinaria, dolor en la región epigástrica y en el vientre.

(3) Canal *Chong*: Espasmo y dolor en el abdomen.

(4) Canal *Dai*: Dolor abdominal, debilidad y dolor en la región lumbar, leucorrea.

(5) Canal *Yangqiao*: Epilepsia, insomnio.

(6) Canal *Yinqiao*: Hipersomnio.

(7) Canal *Yangwei*: Fiebre y escalofrío.

(8) Canal *Yinwei*: Cardialgia.

SEGUNDA PARTE

CANALES, COLATERALES Y PUNTOS

CAPITULO I

INTRODUCCION A LOS CANALES, COLATERALES Y PUNTOS ACUPUNTURALES

Los canales y colaterales son los pasajes por donde el *qi* y *xue* (sangre) circulan. Internamente éstos se comunican con los órganos *zang-fu* y externamente con la superficie del cuerpo donde están distribuidos todos los puntos acupunturales. Los puntos son sitios específicos por donde el *qi* de los canales y de los órganos *zang-fu* se transporta hacia la superficie del cuerpo. Cuando el cuerpo humano es afectado por alguna enfermedad, se puede tratar ésta insertando la aguja en los puntos correspondientes que se hallan en la superficie corporal para así regular el *qi* y *xue* (sangre) en los canales. En este capítulo se dan a conocer principalmente los canales y los puntos.

I. DISTRIBUCION DE LOS CATORCE CANALES EN LA SUPERFICIE DEL CUERPO

Cada uno de los catorce canales en la superficie del cuerpo tiene un trayecto propio. Los doce canales regulares están distribuidos simétricamente en los lados izquierdo y derecho del cuerpo. Estos canales son pares. Los tres canales *yin* de la mano circulan del tórax a la mano; los tres canales *yang* de la mano circulan de la mano hacia la cabeza; los tres canales *yang* del pie, circulan de la cabeza hacia el pie, y los tres canales *yin* del pie, circulan del pie al abdomen y tórax. Los Canales *Ren* y *Du* son canales impares y se originan en la región perineal y ascienden a lo largo de la parte anterior y posterior de la línea media del cuerpo respectivamente. La distribución de los canales será explicada en tres regiones del cuerpo: 1) En las extremidades; 2) En el tronco, y 3) En la cabeza, la cara y el cuello.

1. EN LAS EXTREMIDADES

Tanto los miembros superiores como los inferiores pueden dividirse en dos partes: la media o interna y la lateral o externa. En los miembros superiores, el lado flexor (palmar) es la parte media y el lado extensor (dorsal) es la parte lateral; en los miembros inferiores, el lado tibial corresponde al medio y el lado peroneal al lateral. Los canales *yang* están localizados en la parte lateral de los miembros, y los canales *yin*, en la parte media. El orden de los tres canales *yang* de la mano y del pie es el siguiente: Los canales *yangming* están situados en la parte anterior, los canales *shaoyang*, en la parte media, los canales *taiyang*, en la parte posterior. Respecto a la distribución de los tres canales *yin* de la mano y del pie, los canales *taiyin* están situados en la parte anterior, los canales *jueyin*, en la parte media y los canales *shaoyin*, en la parte posterior.

2. EN EL TRONCO

La distribución de los catorce canales situados en el tronco es la siguiente:

Canales	Zona de distribución
Canal del Pulmón *Taiyin* de la Mano	En la parte superior-lateral del tórax
Canal del Pericardio *Jueyin* de la Mano	En la parte lateral de los pezones (línea media clavicular)
Canal del Corazón *Shaoyin* de la Mano	En la axila
Canal del Intestino Grueso *Yangming* de la Mano	En la parte anterior del hombro
Canal de *Sanjiao Shaoyang* de la Mano	En la parte superior del hombro
Canal del Intestino Delgado *Taiyang* de la Mano	En la región escapular
Canal del Estómago *Yangming* del Pie	En la segunda línea lateral del tórax y del abdomen
Canal de la Vesícula Biliar *Shaoyang* del Pie	En la parte lateral de la región lumbar y del hipocondrio
Canal de la Vejiga *Taiyang* del Pie	En la primera y segunda línea lateral de la espalda
Canal del Bazo *Taiyin* del Pie	En la tercera línea lateral del tórax y del abdomen
Canal del Hígado *Jueyin* del Pie	En la región genital externa y del hipocondrio
Canal del Riñón *Shaoyin* del Pie	En la primera línea lateral del tórax y del abdomen
Canal *Du*	En la línea media posterior
Canal *Ren*	En la línea media anterior

3. EN LA CABEZA, CARA Y CUELLO

Canal	Zona de distribución
Canal del Intestino Grueso *Yangming* de la Mano	En el cuello, los dientes inferiores y la parte lateral del ala nasal
Canal de *Sanjiao Shaoyang* de la Mano	En el cuello, la región postauricular y el extremo de la ceja
Canal del Intestino Delgado *Taiyang* de la Mano	En el cuello, la región digomática e interior del oído
Canal del Estómago *Yangming* del Pie	En la región infraorbital, los dientes superiores, la cara y la parte anterior del cuello
Canal de la Vesícula Biliar *Shaoyang* del Pie	En el ángulo externo del ojo, la región temporal, la segunda línea lateral de la cabeza y la parte posterior del cuello
Canal de la Vejiga *Taiyang* del Pie	En el ángulo interno del ojo, la primera línea lateral de la cabeza y la parte posterior del cuello
Canal *Du*	En la línea media de la cabeza y de la nuca, filtrum y encías de los dientes superiores
Canal *Ren*	En la línea media anterior del cuello y el surco mentolabial

(Véase Tab. 11 y Fig. 5)

II. CLASIFICACION DE LOS PUNTOS

Los puntos se clasifican en tres categorías: puntos de los 14 canales, puntos extraordinarios y puntos *ashi*.

1. PUNTOS DE LOS 14 CANALES

Los 14 canales tienen en total 361 puntos que constituyen la mayoría de los puntos en el cuerpo humano. Los puntos de los 12 canales regulares están distribuidos simétricamente en la superficie del cuerpo, en tanto que los de los Canales *Ren* y *Du*, que son impares, están distribuidos en la línea media anterior y línea media posterior respectivamente.

Algunos puntos de los 14 canales tienen funciones específicas. A éstos se les denomina de acuerdo a sus diferentes funciones, localizaciones e indicaciones. Estos son: los cinco puntos *shu*, los puntos *yuan* (fuente), los puntos *luo* (enlace), los puntos *xi* (hendidura), los puntos *shu*-espalda, los puntos *mu*-delante y los puntos de cruce. Ellos son específicos e importantes; su función se explica en el siguiente apartado (III. puntos específicos).

TABLA 11

DISTRIBUCION DE LOS CATORCE CANALES EN LA SUPERFICIE DEL CUERPO

Canal		Distribución		
		Extremidades	Tronco	Cabeza, cara y cuello
Los tres canales *yin* de la mano	*Taiyin*	Línea anterior de parte media de los miembros superiores	Parte superior-lateral del tórax	
	Jueyin	Línea media de la parte interna de los miembros superiores	Parte lateral de los pezones	
	Shaoyin	Línea posterior de la parte media de los miembros superiores	Axila	
Los tres canales *yang* de la mano	*Yangming*	Línea anterior de la parte lateral de los miembros superiores	Parte anterior del hombro	Cuello, dientes inferiores, parte lateral de la nariz
	Shaoyang	Línea media de la parte lateral de los miembros superiores	Parte superior del hombro	Cuello, región postauricular, extremo de la ceja
	Taiyang	Línea posterior de la parte lateral de los miembros superiores	Región escapular	Cuello, región cigomática, oído interno
Los tres canales *yang* del pie	*Yangming*	Línea anterior de la parte lateral de los miembros inferiores	Segunda línea lateral de tórax y el abdomen	Región infraorbital, dientes superiores, cara, parte anterior del cuello

Canal		Distribución		
		Extremidades	Tronco	Cabeza, cara y cuello
	Shaoyang	Línea media de la parte lateral de los miembros inferiores	Parte lateral del hipocondrio y la región lumbar	Angulo externo del ojo, región temporal, segunda línea lateral de la cabeza, parte posterior del cuello
	Taiyang	Parte posterior de los miembros inferiores	Primera y segunda línea lateral de la espalda	Angulo interno del ojo, primera línea lateral de la cabeza, parte posterior del cuello
Los tres canales *yin* del pie	*Taiyin*	Línea media y anterior de la parte interna de los miembros inferiores	Tercera línea lateral del tórax y el abdomen	
	Jueyin	Línea media y anterior de la parte interna de los miembros inferiores	Genitales externos, región del hipocondrio	
	Shaoyin	Línea posterior de la parte interna de los miembros inferiores	Primera línea lateral del tórax y el abdomen	
Canal *Du* (C. *Du*)			Línea media posterior	Línea media de la cabeza y de la nuca, filtrum, encías de dientes superiores
Canal *Ren* (C. *Ren*)			Línea media anterior	Línea media anterior del cuello, surco mentolabial

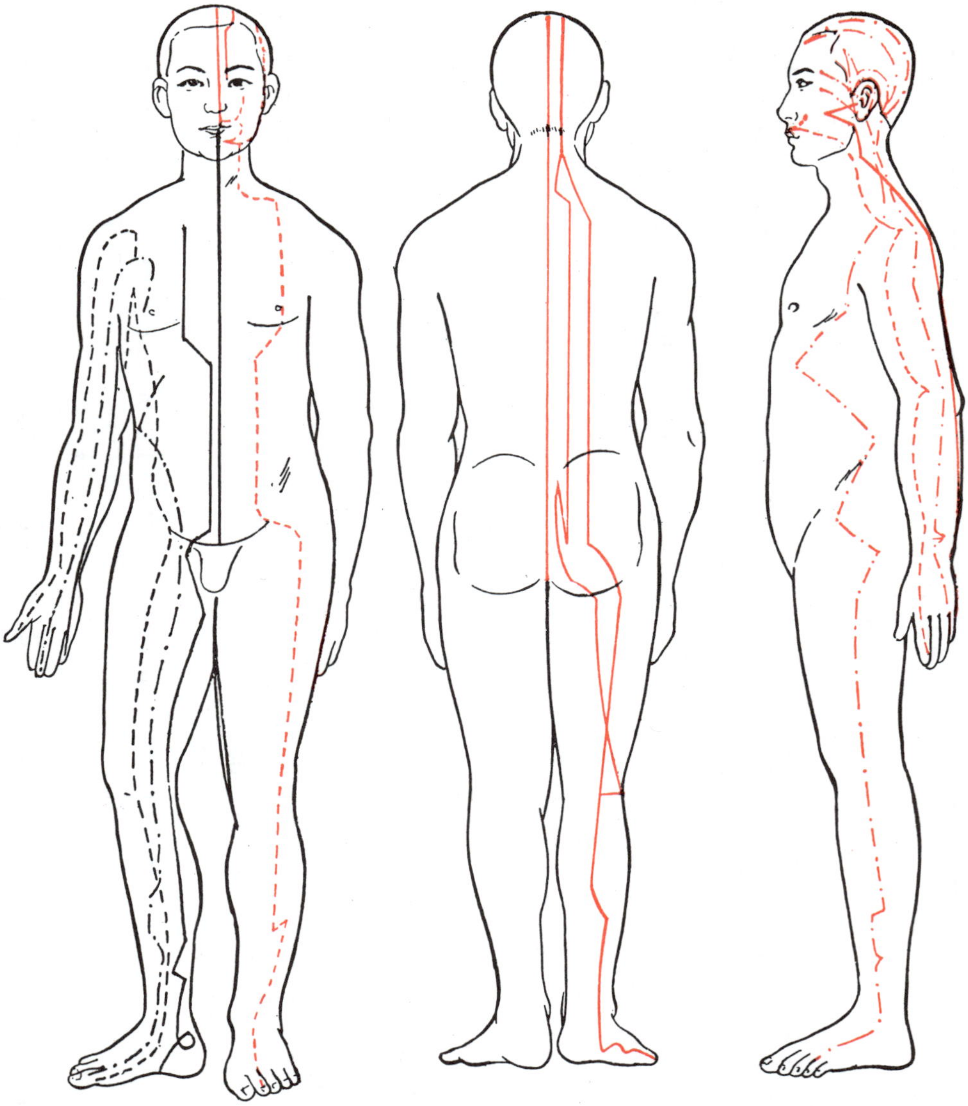

1. Las líneas rojas indican trayecto de los canales *yang*
   Las líneas negras indican trayecto de los canales *yin*

2. ———— Canales *taiyang* y *shaoyin* de la mano y del pie, los Canales *Ren* y *Du*
   —·—·— Canales *shaoyang* y *jueyin* de la mano y del pie
   ---------- Canales *yangming* y *taiyin* de la mano y del pie

Fig. 5. Distribución de los 14 canales

2. PUNTOS EXTRAORDINARIOS

Estos puntos son usuales y eficaces en la terapia, y poseen localizaciones precisas, pero no pertenecen a ninguno de los 14 canales.

3. PUNTOS *ASHI*

Los puntos *ashi* son puntos dolorosos o sensibles que aparecen cuando alguna enfermedad ataca el cuerpo y que no tienen localización precisa ni nombre fijo. En *Neijing* se dice: "Donde hay puntos dolorosos, hay puntos acupunturales".

III. PUNTOS ESPECIFICOS

Estos puntos tienen denominación específica debido a su función especial.

1. CINCO PUNTOS *SHU*

A lo largo de cada uno de los 12 canales regulares, en las extremidades superiores por debajo del codo y en las extremidades inferiores por debajo de la rodilla, se hallan cinco puntos específicos que se denominan *jing*-pozo, *ying*-manantial, *shu*-arroyo, *jing*-río y *he*-mar. Estos nombres representan el flujo del *qi* a lo largo de los canales como si fluyese agua. Los puntos *jing*-pozo están situados donde el *qi* surge como "el agua brota desde lo profundo de la tierra". Los puntos *ying*-manantial se hallan donde el *qi* del canal es parecido a "una corriente no muy grande que empieza a fluir". Los puntos *shu*-arroyo se encuentran donde el *qi* del canal es parecido a "una corriente que puede irrigar y transportar". Los puntos *jing*-río están donde el *qi* del canal es parecido a una corriente caudalosa que fluye libremente y los puntos *he*-mar corresponden a la desembocadura del río en el mar. Estas apreciaciones nos dan una idea más clara del significado de estos puntos y también nos indican el estado del *qi* (energía) del canal en diferentes puntos específicos.

Las propiedades terapéuticas de los cinco puntos *shu* son las siguientes: los puntos *jing*-pozo se usan para tratar los trastornos mentales y sensación de sofocación en el pecho; se usan los puntos *ying*-manantial para curar las enfermedades febriles; los puntos *shu*-arroyo para el tratamiento de síndromes *bi* (dolor de las articulaciones) causados por viento y humedad patógenos; los puntos *jing*-río para tratar asma, tos y trastornos de garganta, y los puntos *he*-mar para tratar trastornos de intestino, estómago y de otros órganos *fu* (cada uno de los seis órganos *fu* tiene un punto *he*-mar respectivo en los tres canales *yang* del pie, puntos conocidos como puntos *he*-mar inferiores).

2. PUNTOS *YUAN* (FUENTE)

Cada uno de los 12 canales regulares tiene un punto *yuan* (fuente) en las extremidades donde se retiene el *qi* original. Los puntos *yuan* (fuente) de los canales *yin* coinciden con los puntos *shu*-arroyo de los cinco puntos *shu*. Los puntos *yuan* (fuente) tienen una gran significación para el diagnóstico y tratamiento de las enfermedades de los canales y de los órganos *zang-fu*.

3. PUNTOS *LUO* (ENLACE)

Cada uno de los 12 canales regulares tiene una rama colateral en las extremidades comunicando así en par definido los canales *yin* y *yang* para que estén relacionados externa-internamente. En el tronco se hallan los colaterales de los Canales *Ren* y *Du* y el colateral mayor del bazo que se extienden respectivamente en la parte posterior, anterior y lateral del cuerpo. Cada uno de los colaterales posee un punto *luo* (enlace), resultando en total 15 puntos. Son usados para tratar las enfermedades de los canales que tienen relación exterior e interior y las enfermedades de las zonas por donde pasan los canales.

4. PUNTOS *XI* (HENDIDURA)

Xi significa hendidura, grieta, es el sitio profundo donde converge el *qi* (energía) de los canales. Cada uno de los 12 canales regulares tiene un punto *xi* en las extremidades y cada uno de los 4 canales extraordinarios (*yinwei, yangwei, yinqiao, yangqiao*) también posee un punto *xi*, en total son 16 puntos. Los puntos *xi* (hendidura) son usados para tratar el dolor y enfermedades agudas de los órganos *zang-fu* a que pertenecen, y enfermedades de las zonas por donde pasan los canales.

5. PUNTOS *SHU*-ESPALDA

Estos puntos están situados en la espalda donde el *qi* de los órganos *zang-fu* es transportado y dispersado. Se hallan en la espalda y en la región lumbar a los lados de la columna vertebral. Estos puntos se relacionan con los órganos *zang-fu*. Cuando cualquiera de los órganos *zang-fu* sufre alguna disfunción, aparecen puntos dolorosos a la presión u otras reacciones anormales en la espalda. Ellos desempeñan un papel muy importante en el diagnóstico y el tratamiento de las enfermedades de los órganos *zang-fu* correspondientes.

6. PUNTOS *MU*-DELANTE

Estos puntos están ubicados en el tórax y en el abdomen donde se concentra el *qi* de los órganos *zang-fu* y están cerca de los órganos *zang-fu* correspondientes. Cuando los *zang-fu* se alteran, también aparecen puntos dolorosos a la presión y otras reacciones anormales en estos puntos. Estos puntos tienen una gran significación en el diagnóstico y el tratamiento de las enfermedades de los órganos *zang-fu* correspondientes.

7. PUNTOS DE CRUCE

Estos son puntos de intercepción de dos o más canales. La mayoría de ellos están distribuidos en la cabeza, la cara y en el tronco. Están indicados para tratar las enfermedades que involucran dichos canales. Los más importantes puntos de cruce corresponden a los Canales *Ren* y *Du*, ya que tienen indicaciones más amplias.

Existen también los ocho puntos de influencia que dominan los órganos *zang* y los órganos *fu* respectivamente, el *qi*, la *xue* (sangre), los tendones, los vasos, los huesos y la médula. Además, existen los ocho puntos de confluencia localizados en las extremidades (éstos pertenecen a los ocho canales extraordinarios), puntos donde se cruzan y comunican los 12 canales regulares con los ocho canales extraordinarios. La mayoría de estos puntos coinciden con otros puntos específicos, o sea, cada punto tiene diversos nombres específicos al mismo tiempo, lo que indica su importancia en la práctica clínica.

IV. METODO DE LOCALIZACION DE LOS PUNTOS

Cada punto tiene localización definida. Si se quiere obtener resultados terapéuticos efectivos es preciso ubicarlos con exactitud. Los métodos más usados para la localización de los puntos son los siguientes:

1. LOCALIZAR LOS PUNTOS DE ACUERDO A LAS MARCAS ANATOMICAS

Las referencias o marcas anatómicas que están en la superficie del cuerpo tienen una gran importancia para la localización de los puntos.

Estos son prominencias o depresiones de los huesos, articulaciones, tendones, músculos, pliegues de la piel, línea del pelo en el cuero cabelludo, borde de las uñas, pezones, ombligo, ojos, labios, etc. Se pueden localizar los puntos directamente cuando éstos se hallan en áreas cercanas a dichas referencias o marcas anatómicas.

2. LOCALIZAR LOS PUNTOS DE ACUERDO A LA DIVISION PROPORCIONAL

Para localizar los puntos que están lejos de las referencias anatómicas, se usa el método de división proporcional basándose en dichas referencias. Este método consiste en dividir las distintas partes del cuerpo humano en partes iguales, y cada parte o cada división equivale a un *cun* (véase pág. 88)-medida estándar para la localización de los puntos. La longitud de cada *cun* depende de la constitución física del paciente.

Las divisiones proporcionales más usadas son las siguientes. (Ver la Tab. 12)

TABLA 12 DIVISIONES PROPORCIONALES DE LAS DISTINTAS PARTES DEL CUERPO HUMANO

<table>
<tr><th>Parte</th><th></th><th>Distancia</th><th>División (cun)</th><th>Interpretación</th></tr>
<tr><td rowspan="4">Cabeza</td><td rowspan="3">Longitudinales</td><td>Del borde anterior al borde posterior de la línea del pelo en el cuero cabelludo</td><td>12</td><td rowspan="4">Si los bordes anterior y posterior de los cabellos no están claros, se puede tomar la distancia del centro de las cejas a la apófisis espinosa de la séptima vértebra cervical que son 18 cun (del centro de las cejas al borde anterior del cabello son 3 cun; del borde posterior del cabello a la apófisis espinosa de la séptima vértebra cervical también son 3 cun) (Fig. 6)</td></tr>
<tr><td>Del centro de las cejas al borde anterior del cabello</td><td>3</td></tr>
<tr><td>Del borde posterior del cabello a la apófisis espinosa de la séptima vértebra cervical —o punto dazhui (Du. 14)</td><td>3</td></tr>
<tr><td>Transversal</td><td>Entre las dos apófisis mastoideas, entre los dos puntos touwei (E. 8)</td><td>9</td></tr>
</table>

Parte		Distancia	División (*cun*)	Interpretación
Tórax y abdomen	Longitudinales	Del extremo del pliegue axilar al extremo de la undécima costilla	12	Las mediciones del tórax se basan en los espacios intercostales (Fig. 6)
		Del ángulo esternocostal al centro del ombligo	8	
		Del centro del ombligo al borde superior de la sínfisis púbica	5	
	Transversal	Entre los dos pezones o las dos líneas medioclaviculares	8	
Espalda	Transversal	Del borde interno de la escápula a la línea media de la columna (apófisis espinosas)	3	
Miembros superiores	Brazo	De la extremidad axilar al pliegue transversal cubital del codo	9	La medición longitudinal se basa en procesos espinosos de la columna vertebral (Fig. 6)
	Antebrazo	Del pliegue transversal del codo a la muñeca	12	
Miembros inferiores	Muslo	Del borde superior de la sínfisis del pubis al epicóndilo medial del fémur	18	(Fig. 6)
		Del trocánter mayor al centro de la rótula	19	
	Pierna	Del borde inferior del cóndilo interno tibial a la punta del maléolo interno	13	
		Del centro de la rótula a la punta del maléolo externo	16	

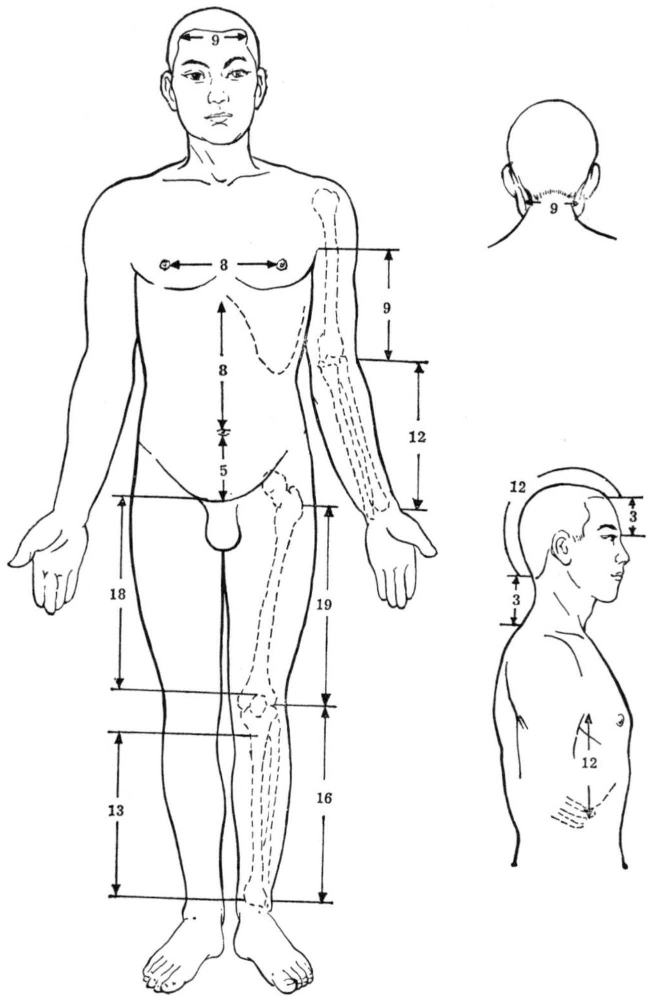

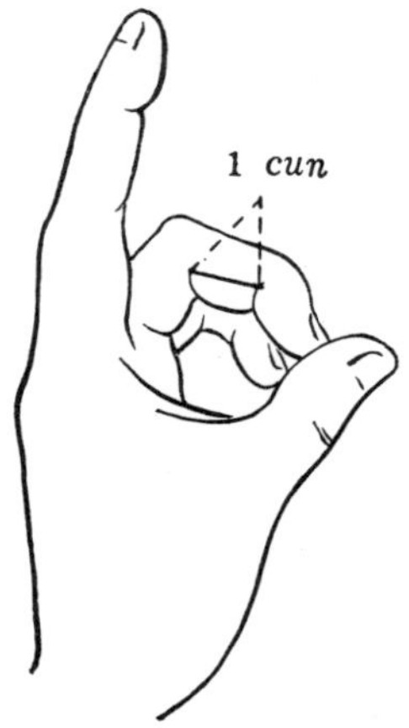

Fig. 7. Determinación de la unidad *cun* con el dedo medio

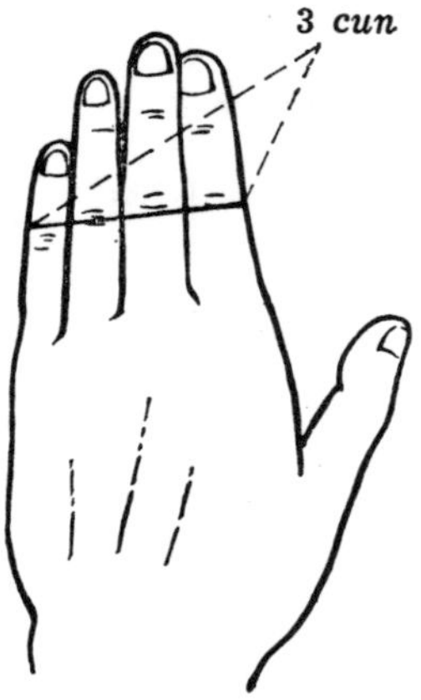

Fig. 8. .Determinación de la unidad *cun* con los cuatro dedos

Fig. 6. Sistema proporcional de la unidad *cun*

3. MEDIR CON LOS DEDOS DE LA MANO

Este método significa tomar el ancho y el largo de los dedos del paciente como una unidad de medida. Los métodos más usados son:

(1) Tomar la distancia entre los dos extremos de los pliegues de la articulación de la falange del dedo medio flexionado como un *cun*. (Fig. 7)

(2) Al unir los dedos de la mano, se toma el ancho de los dedos índice, medio, anular y meñique juntos a nivel del pliegue de la primera y la segunda articulación del dedo medio, lo cual equivale a 3 *cun*. (Se le denomina también como método de tres divisiones) (Fig. 8)

V. LINEAS GENERALES DE LAS PROPIEDADES TERAPEUTICAS DE LOS PUNTOS DE LOS CATORCE CANALES

Las propiedades terapéuticas de los puntos de los 14 canales se sintetizan de acuerdo al principio: "el punto de los canales puede tratar la enfermedad de las zonas por donde pasan dichos canales". Los puntos que se hallan en el mismo canal tienen propiedades similares. Por ejemplo, todos los puntos del Canal del Pulmón *Taiyin* de la Mano pueden servir al tratamiento de los trastornos del pulmón y de la garganta; todos los puntos del Canal del Estómago *Yangming* del Pie pueden servir para tratar los trastornos del sistema gastrointestinal, de la cara y la cabeza.

Las propiedades terapéuticas de los puntos se basan en su localización. Los puntos ubicados en las extremidades pueden tratar los trastornos de los miembros superiores e inferiores y también de las zonas distales por donde pasan los canales a que pertenecen dichos puntos. Los puntos que están en la cabeza, la cara y el tronco pueden tratar trastornos de estas zonas incluidos los trastornos de los órganos *zang-fu*. Por ejemplo, el punto *hegu* (I.G. 4) del Canal del Intestino Grueso *Yangming* de la Mano, localizado en la mano, se emplea para el tratamiento de trastornos de la mano y del brazo, y también los trastornos de la cara y la cabeza por donde pasa el canal al cual pertenece, mientras el punto *yingxiang* (I.G. 20) del mismo canal, localizado en la cara, está principalmente indicado para trastornos de la cara y de la nariz. El punto *zusanli* (E. 36) del Canal del Estómago *Yangming* del Pie que está en la pierna, no sólo puede tratar los trastornos de las extremidades inferiores sino también las enfermedades del sistema gastrointestinal, de la cara y la cabeza, sitios por donde va el trayecto del canal. El punto *tianshu* (E. 25) del mismo canal ubicado en el abdomen es usado principalmente para tratar los trastornos del abdomen, como por ejemplo dolor abdominal y diarrea.

No sólo los puntos del mismo canal tienen indicaciones comunes, también los puntos de los tres canales *yin* o los de los tres canales *yang* tienen propiedades terapéuticas similares. Por ejemplo, los puntos de los tres canales *yin* son indicados para los trastornos del tórax mientras los puntos de los tres canales *yang* son usados para las enfermedades de la cabeza.

Las propiedades terapéuticas de los puntos que están en la cabeza, cara y tronco pueden ser conocidas por su localización y por los órganos cercanos a tales puntos. Acupunturalmente hablando, el cuerpo humano se divide en tres partes: superior, media e inferior. Los puntos que están en el tórax y en la espalda (la parte superior del cuerpo) son usados en las

TABLA 13 INDICACIONES DE LOS PUNTOS QUE ESTAN SOBRE LOS CANALES *YIN* Y *YANG* DE LA MANO Y DEL PIE

Canales		Indicaciones de los canales individuales	Indicaciones comunes de los tres canales
Los tres canales *yin* de la mano	Canal del Pulmón *Taiyin* de la Mano (P.)	Trastornos del pulmón y la garganta	Enfermedades del tórax y trastornos mentales
	Canal del Pericardio *Jueyin* de la Mano (PC.)	Trastornos del corazón y el estómago	
	Canal del Corazón *Shaoyin* de la Mano (C.)	Trastornos del corazón	
Los tres canales *yang* de la mano	Canal del Intestino Grueso *Yangming* de la Mano (I.G.)	Trastornos de la cara, la nariz, la boca y los dientes	Enfermedades de la cabeza, los ojos y la garganta, enfermedades febriles y trastornos mentales
	Canal de *Sanjiao Shaoyang* de la Mano (S.J.)	Trastornos de los oídos, la región temporal y el hipocondrio	
	Canal del Intestino Delgado *Taiyang* de la Mano (I.D.)	Trastornos del cuello, los oídos y la región escapular	

Canales		Indicaciones de los canales individuales	Indicaciones comunes de los tres canales
Los tres canales *yang* del pie	Canal del Estómago *Yangming* del Pie (E.)	Trastornos de la cara, la boca, los dientes, la garganta, el estómago y el intestino	Enfermedades de la cabeza y febriles y trastornos mentales
	Canal de la Vesícula Biliar *Shaoyang* del Pie (V.B.)	Trastornos de los ojos, los oídos, el hipocondrio y de la región temporal	
	Canal de la Vejiga *Taiyang* del Pie (V.)	Trastornos del cuello, los ojos y la región dorsolumbar	
Los tres canales *yin* del pie	Canal del Bazo *Taiyin* del Pie (B.)	Trastornos del bazo, el estómago y el intestino	Enfermedades del abdomen y los órganos urogenitales
	Canal del Hígado *Jueyin* del Pie (H.)	Trastornos del hígado y los genitales externos	
	Canal del Riñón *Shaoyin* del Pie (R.)	Trastornos de los riñones, el intestino, el pulmón y la garganta	

enfermedades del corazón y el pulmón; los que se hallan en la parte superior del abdomen y en la parte inferior de la espalda (la parte media del cuerpo) son indicados en las enfermedades del hígado, la vesícula biliar, el bazo y el estómago; los puntos que están situados en el abdomen inferior y en la región lumbo-sacra (la parte inferior del cuerpo) son usados para tratar los trastornos de los riñones, los intestinos y la vejiga. Con los puntos que se hallan en la cabeza, la cara y el cuello, así como los que se encuentran en los Canales *Ren* y *Du*, debido a sus localizaciones específicas, no sólo se tratan las enfermedades de los órganos cercanos a esos puntos sino también los trastornos de todo el cuerpo.

Para mayores detalles, véase las Tabs. 13, 14 y las Figs. 9-13.

TABLA 14

INDICACIONES DE LOS PUNTOS QUE ESTAN EN LA CABEZA, CARA Y TRONCO

Localización	Indicaciones
Cabeza, cara y cuello	Trastornos del cerebro, ojos, oídos, nariz, boca, dientes y garganta
Tórax, la región dorsal superior (de la primera a la séptima vértebra torácica)	Trastornos del pulmón y el corazón
Abdomen superior, la región dorsal inferior (de la octava torácica a la primera lumbar)	Trastornos del hígado, vesícula biliar, bazo y estómago
Abdomen inferior, la región lumbo-sacra (de la segunda lumbar a la cuarta sacra)	Trastornos del riñón, intestino y vejiga

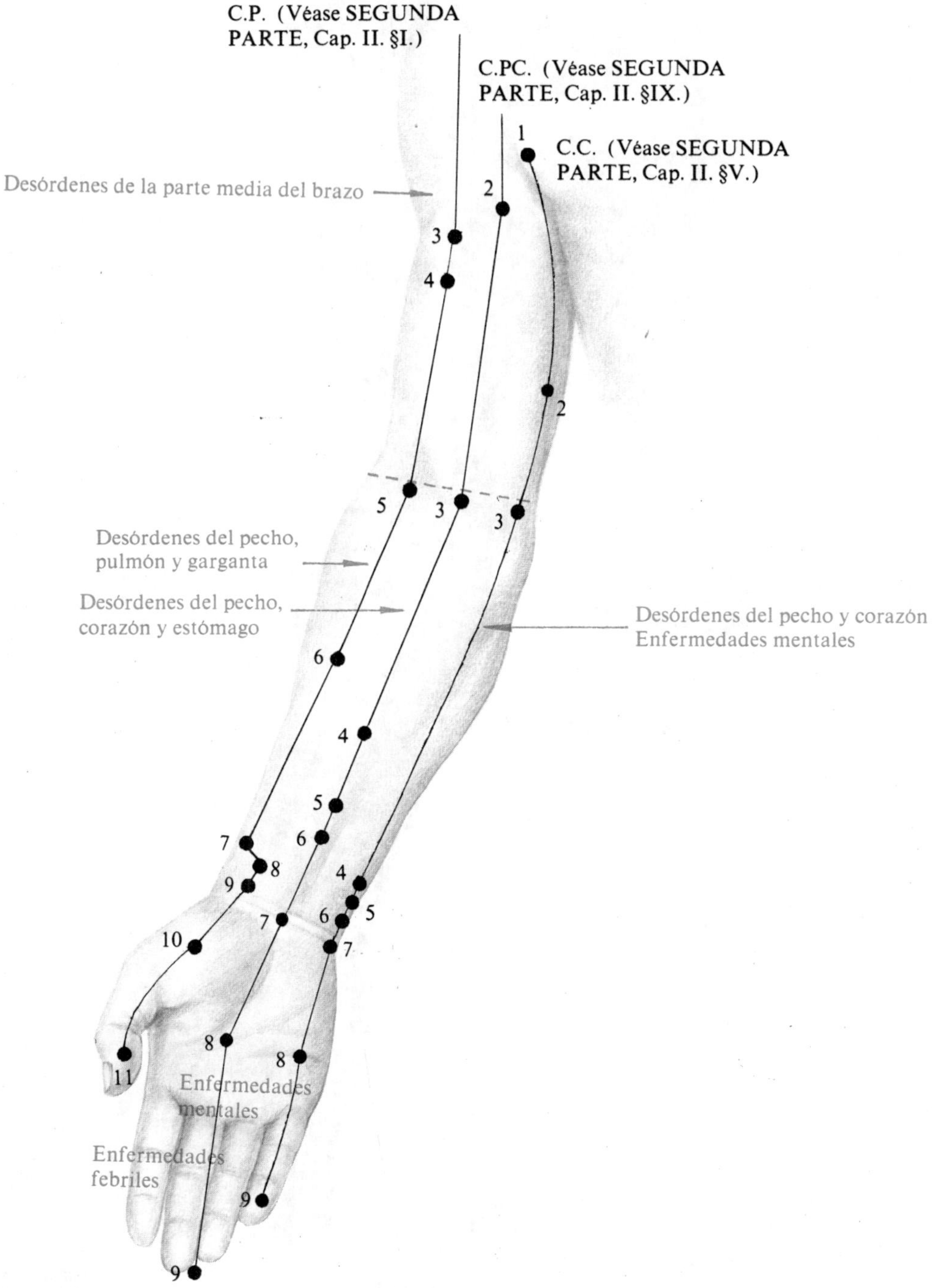

Fig. 9a. Propiedades terapéuticas de los puntos en las extremidades superiores

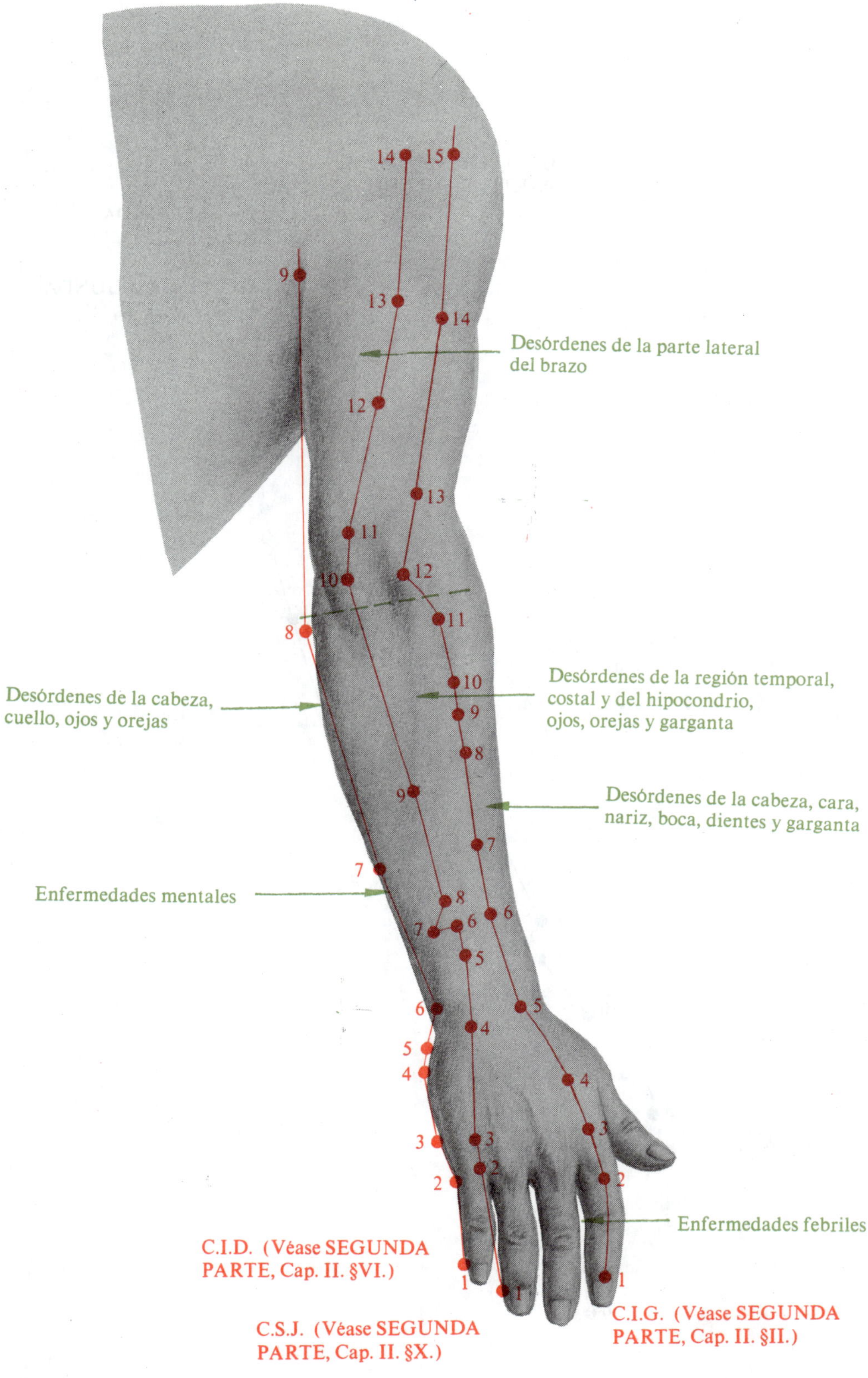

Fig. 9b. Propiedades terapéuticas de los puntos en las extremidades superiores

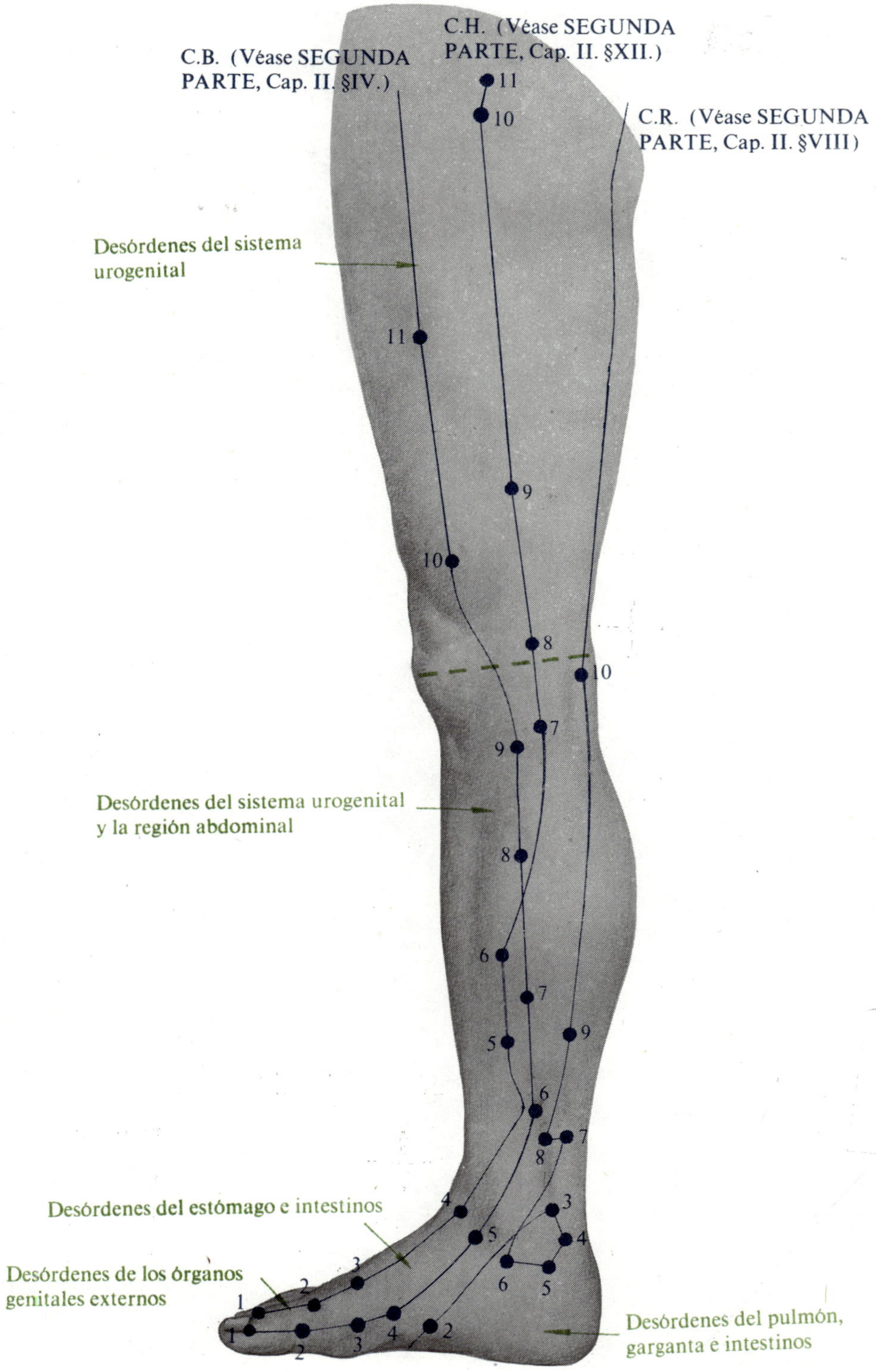

Fig. 10a. Propiedades terapéuticas de los puntos en las extremidades inferiores

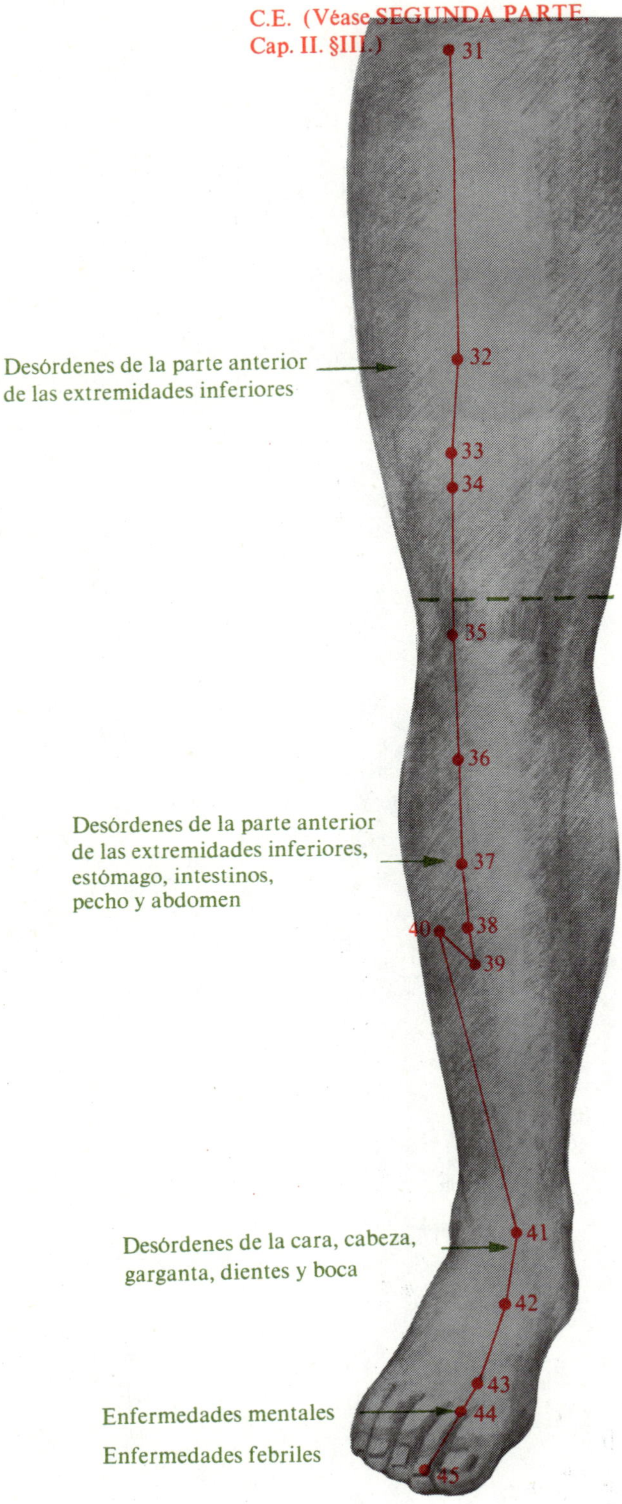

Fig. 10b. Propiedades terapéuticas de los puntos en las extremidades inferiores

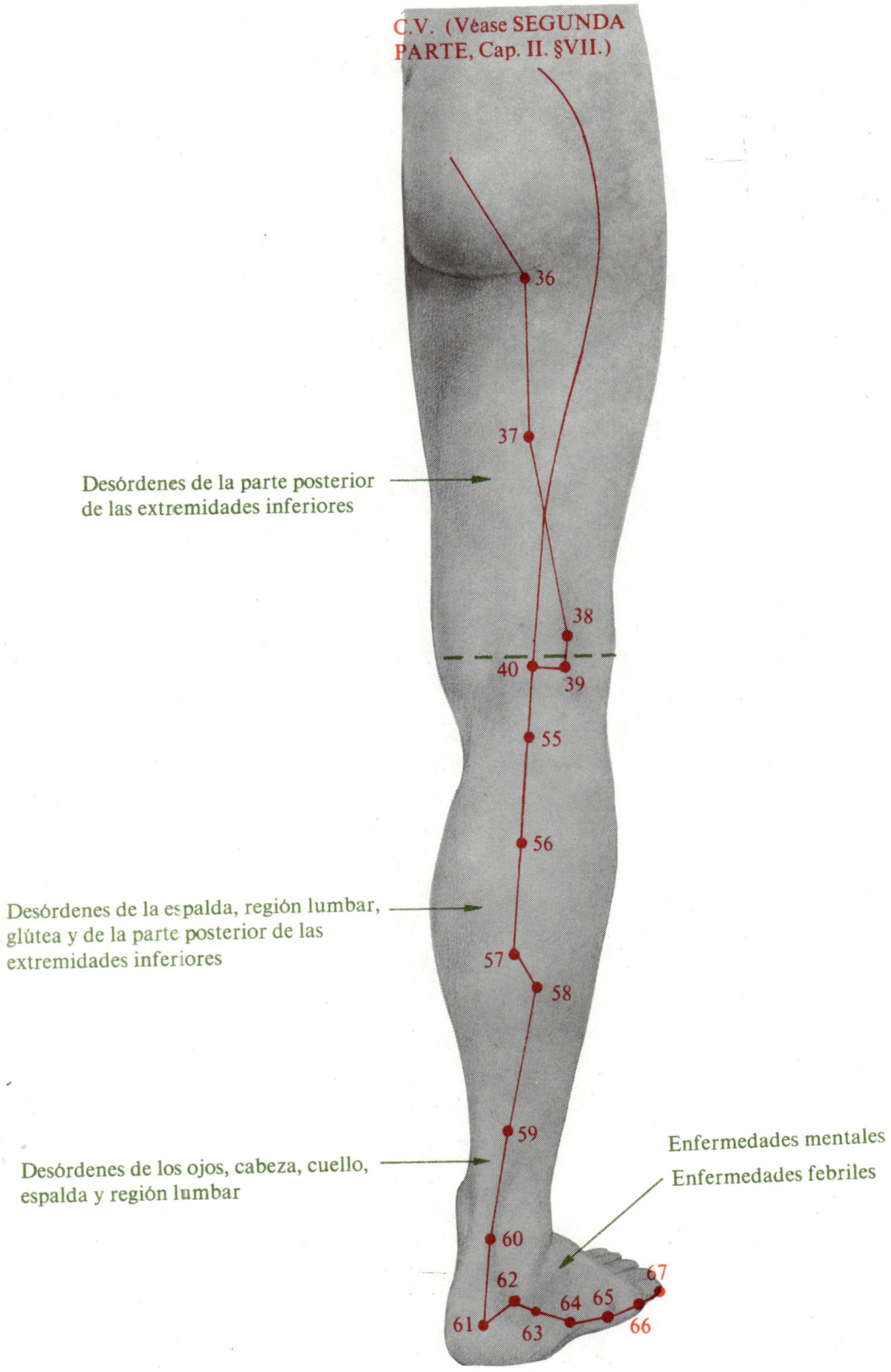

Fig. 10c. Propiedades terapéuticas de los puntos en las extremidades inferiores

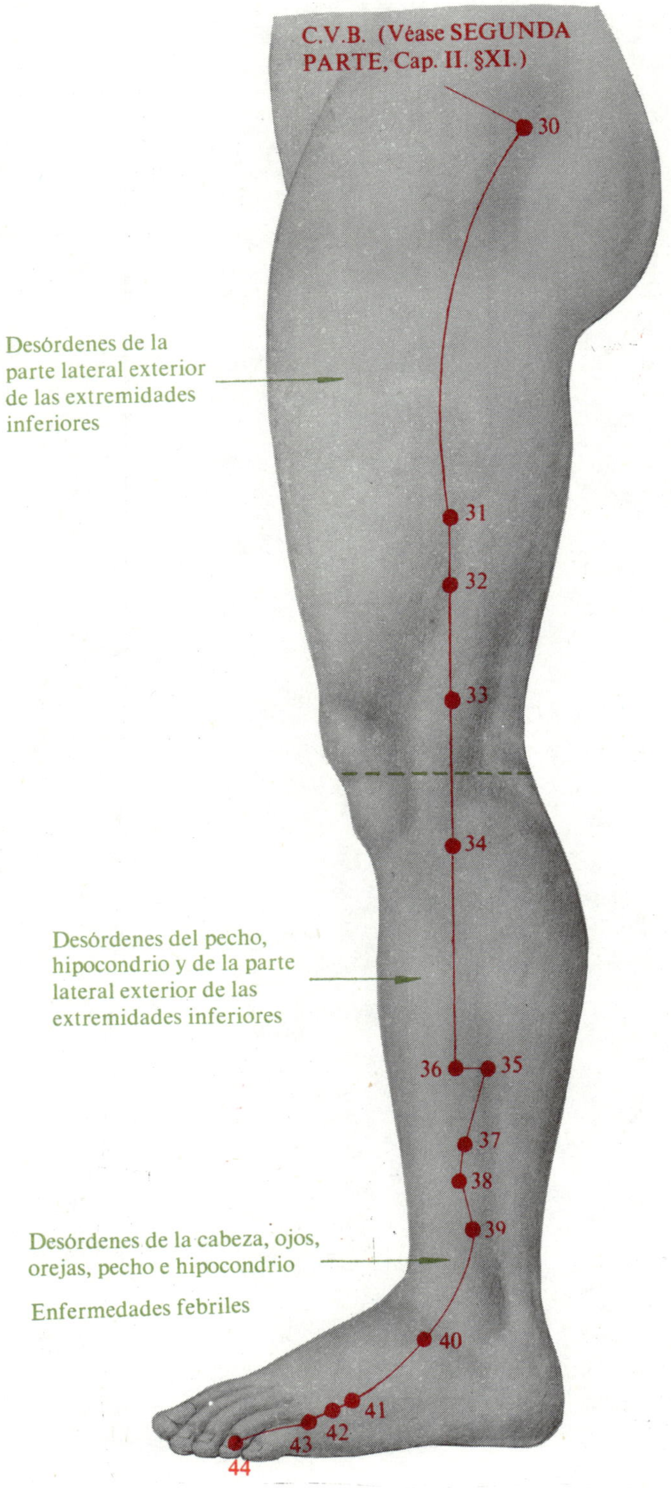

Fig. 10d. Propiedades terapéuticas de los puntos en las extremidades inferiores

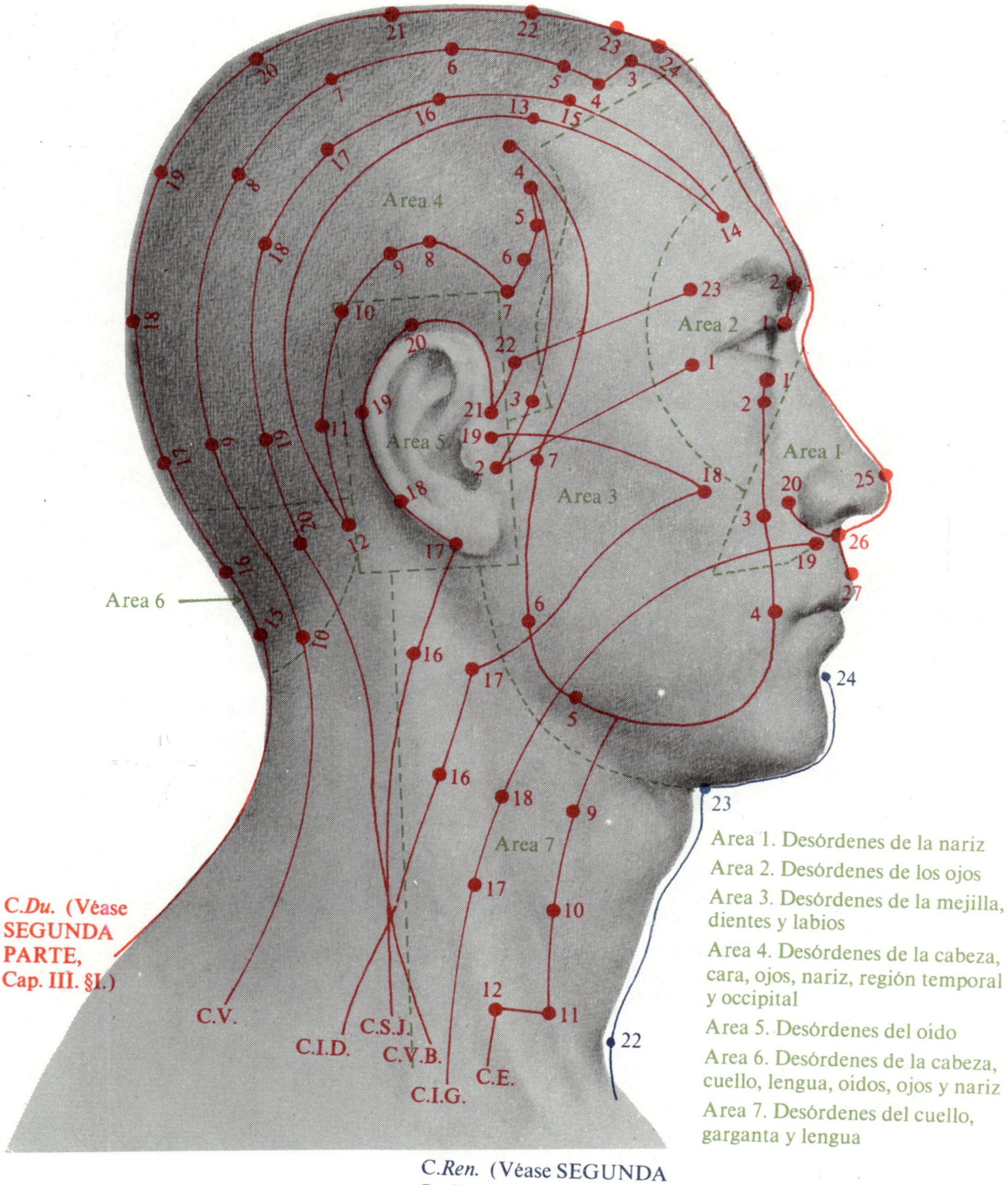

Fig. 11. Propiedades terapéuticas de los puntos en la cabeza y el cuello

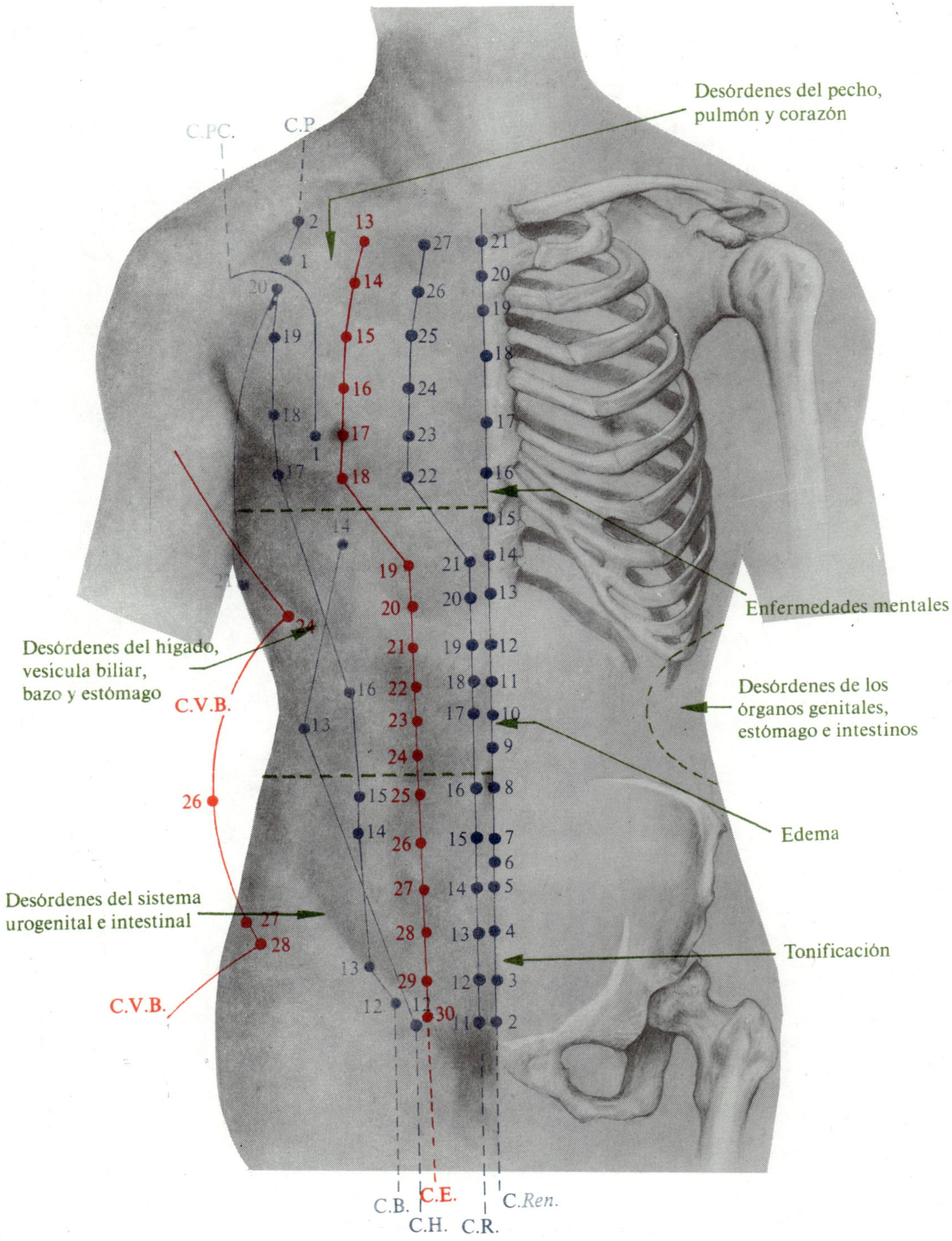

Fig. 12. Propiedades terapéuticas de los puntos en la región pectoral y abdominal

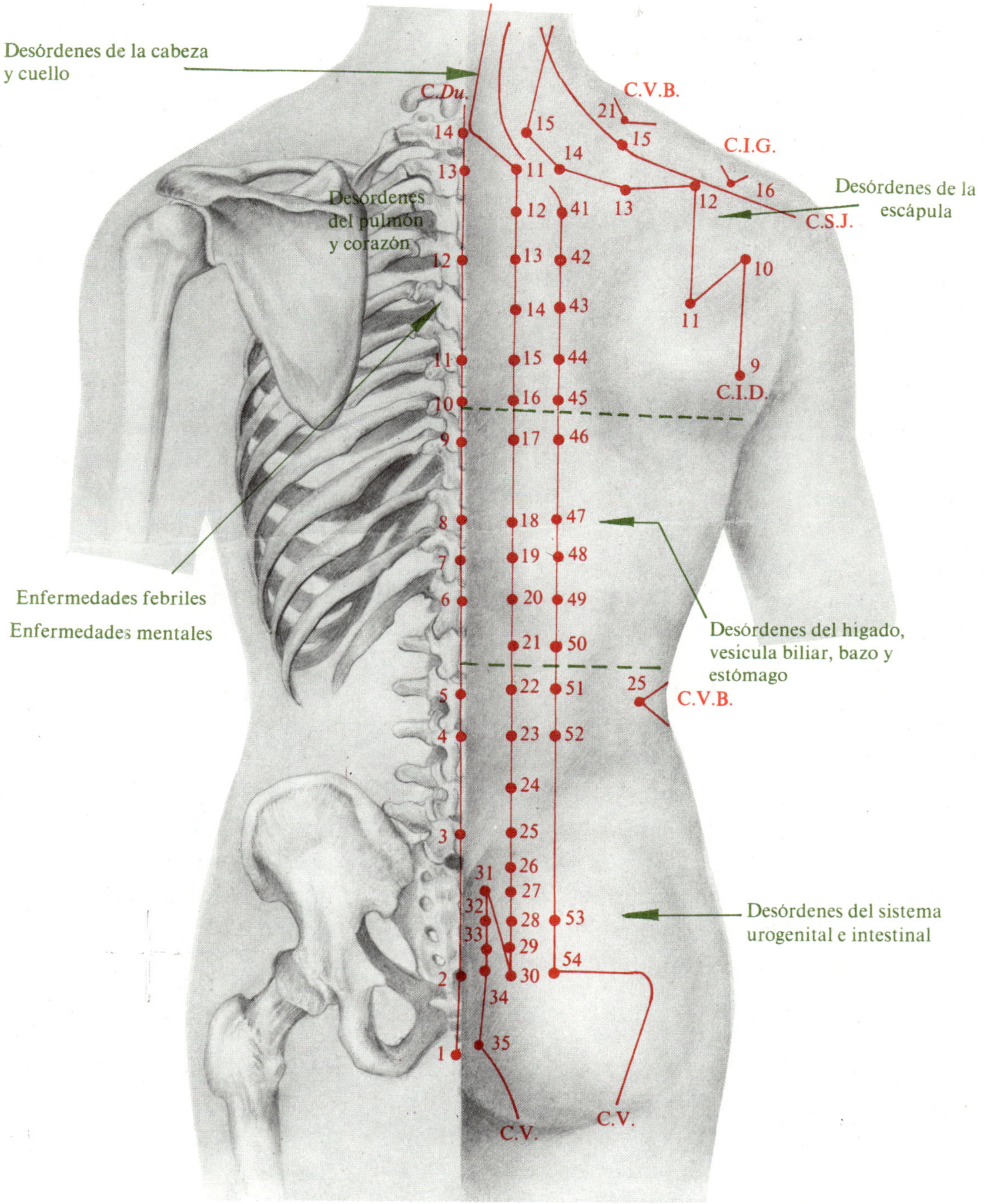

Fig. 13. Propiedades terapéuticas de los puntos que se encuentran al dorso del tronco

CAPITULO II

LOS DOCE CANALES REGULARES Y SUS PUNTOS

I. EL CANAL DEL PULMON *TAIYIN* DE LA MANO

El Canal del Pulmón *Taiyin* de la Mano se origina en *zhongjiao* (el *jiao* medio), corre hacia abajo para unirse con el intestino grueso (1). Regresa, pasando por el cardias (orificio-superior del estómago) (2), atraviesa el diafragma (3), y entra en el pulmón (4), órgano al cual pertenece. De aquí asciende al cuello y después corre transversalmente hasta el punto *zhongfu* (P. 1) (5), desciende por la cara interna del brazo y circula por delante del Canal del Corazón *Shaoyin* de la Mano y del Canal del Pericardio *Jueyin* de la Mano (6) y llega a la fosa cubital (7). Después baja a lo largo de la cara interna del antebrazo (8) y llega al borde interno de la apófisis estiloide radial posterior y luego hasta la muñeca, donde el canal entra en *cunkou* (9). Pasa el punto *yuji* (P. 10) (10), y siguiendo por su borde radial (11) alcanza el ángulo ungueal externo del pulgar (*shaoshang*, P. 11) (12).

(13) Tiene una rama que sale del punto *lieque* (apófisis, estiloides del radio) (P. 7), y sigue a lo largo de la parte lateral de la mano por el borde radial del dedo índice hasta *shangyang* (I.G. 1) donde se comunica con el Canal del Intestino Grueso *Yangming* de la Mano. (Fig. 14)

El canal del pulmón tiene en total 11 puntos:

1. *ZHONGFU* (PUNTO *MU*-DELANTE DEL PULMON, P. 1)

Localización: A 6 *cun* lateral del Canal *Ren* y un *cun* directamente debajo del punto *yunmen* (P. 2). (Fig. 15)

Indicaciones: Tos, disnea, asma, dolor en el pecho, hombro y espalda, sensación de opresión en el pecho.

Método: Se inserta la aguja perpendicularmente 0,3-0,5 *cun* con la punta en la dirección hacia la parte lateral del tórax. La moxibustión es indicada.

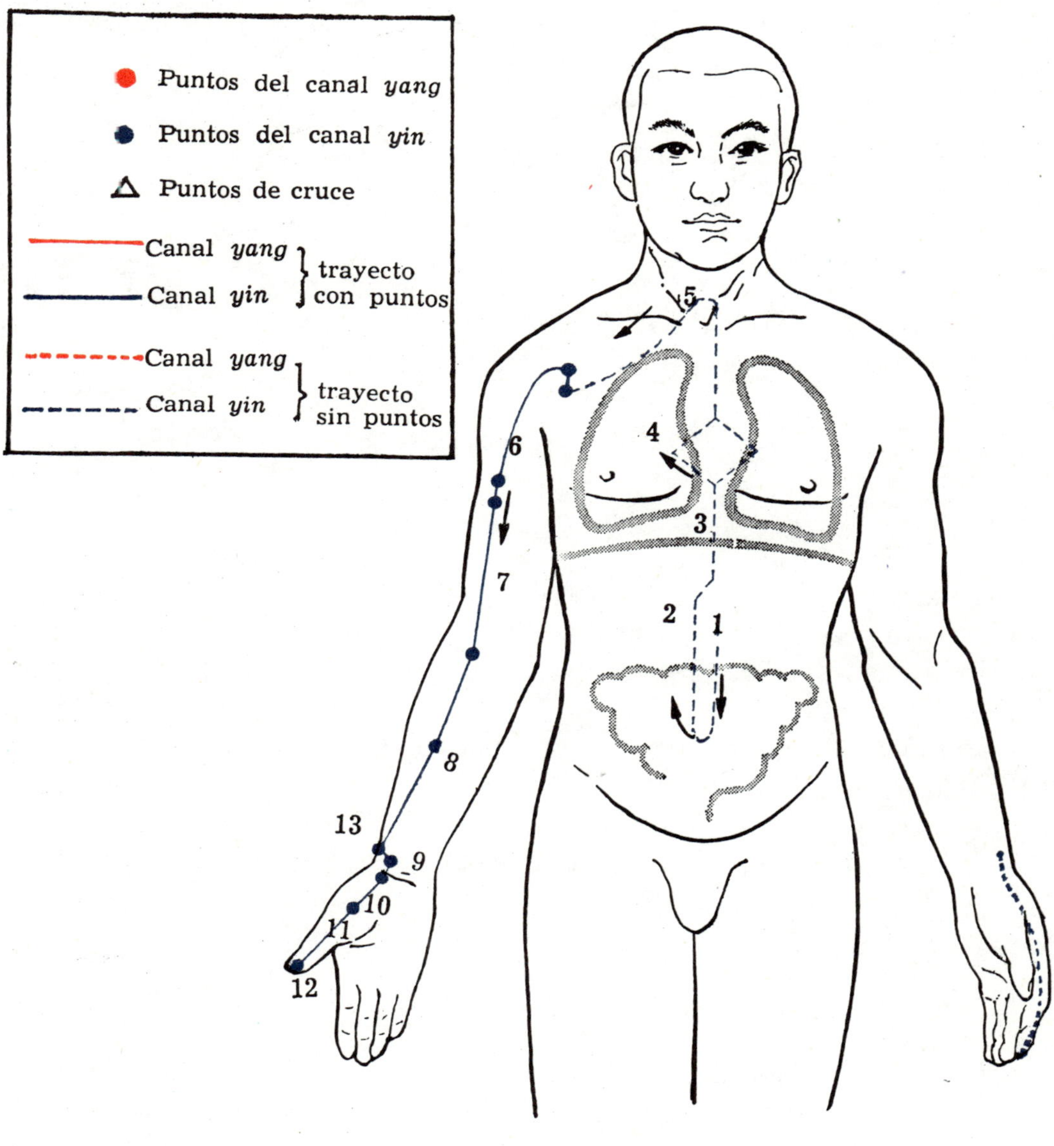

Fig. 14. El Canal del Pulmón *Taiyin* de la Mano

Anatomía regional: En la parte superolateral se hallan la arteria y la vena axilar, la arteria y la vena acromiales; están distribuidos los nervios siguientes: nervio intermedio supraclavicular, la rama del nervio torácico anterior y la rama cutánea lateral del nervio del 1.° espacio intercostal.

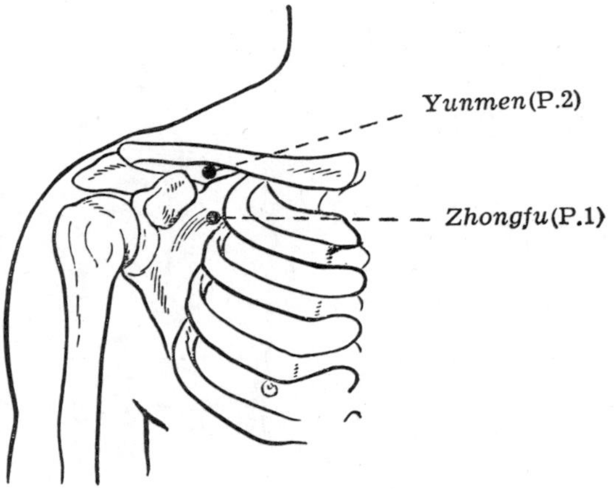

Fig. 15. *Zhongfu* (P. 1) y *yunmen* (P. 2)

2. *YUNMEN* (P. 2)

Localización: En la depresión por debajo de la extremidad acromioclavicular, a 6 *cun* lateral (por fuera) del Canal *Ren*. (Fig. 15)

Indicaciones: Tos, disnea, dolor y opresión en el pecho, dolor del hombro y el brazo.

Método: Se inserta la aguja perpendicularmente 0,5-1,0 *cun*. La moxibustión es indicada.

Anatomía regional: Aquí están situadas la vena cefálica, la arteria y la vena acromiales, y en la parte inferior la arteria axilar. Se hallan el nervio intermedio y lateral supraclavicular, la rama del nervio anterior torácico, y la rama lateral del plexo braquial.

3. *TIANFU* (P. 3)

Localización: Sobre la parte interna del brazo, a 3 *cun* por debajo de la extremidad del pliegue axilar, en el lado radial del m. bíceps braquial, a 6 *cun* arriba del punto *chize* (P. 5).

Indicaciones: Disnea, epistaxis y dolor en la parte interna del brazo.

Método: Se inserta la aguja perpendicularmente 0,3-0,5 *cun*.

Anatomía regional: Aquí están la vena cefálica y la rama muscular de la arteria y la vena braquial. Se encuentran también el nervio cutáneo y la parte externa braquial por donde pasa el nervio musculocutáneo.

Nota: La distancia de la extremidad del pliegue axilar al punto *chize* (P. 5) es de 9 *cun.*

4. *XIABAI* (P. 4)

Localización: En la parte interna del brazo, a un *cun* por debajo del punto *tianfu* (P. 3), en el lado radial del m. bíceps braquial.

Indicaciones: Tos, sensación de opresión en el pecho, dolor en la parte interna del brazo.

Método: Se inserta la aguja perpendicularmente 0,3-0,5 *cun.* La moxibustión es indicada.

Anatomía regional: Igual a las del punto *tianfu* (P. 3).

5. *CHIZE* (PUNTO *HE*-MAR, P. 5)

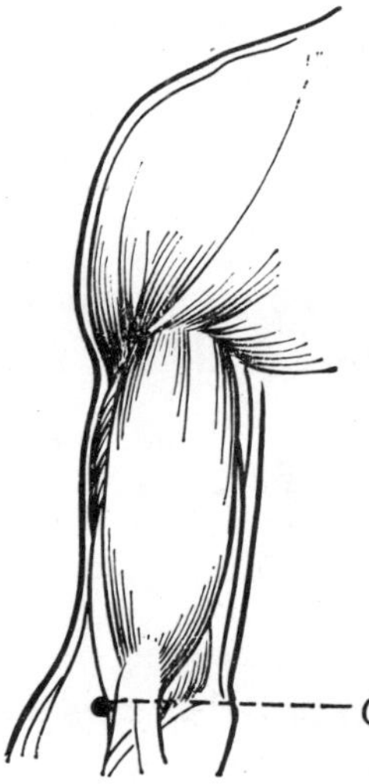

Fig. 16. *Chize* (P. 5)

Localización: En el pliegue del codo, hacia el lado radial del tendón del m. bíceps braquial. Hay que flexionar el codo ligeramente para localizar el punto. (Fig. 16)

Indicaciones: Tos, hemoptisis, fiebre vespertina, disnea, opresión de pecho, dolor e inflamación de la garganta, dolor del codo y el brazo.

Método: Se inserta la aguja perpendicularmente 0,3-0,5 *cun.*

Anatomía regional: Se encuentran aquí las ramas de la arteria y la vena recurrente radial y la vena cefálica. El nervio cutáneo lateral del antebrazo y el nervio radial.

6. *KONGZUI* (PUNTO *XI*-HENDIDURA, P. 6)

Localización: En el borde anteroexterno del antebrazo, a 7 *cun* arriba de *taiyuan* (P. 9), en la línea que une *taiyuan* (P. 9) y *chize* (P. 5). (Fig. 17)

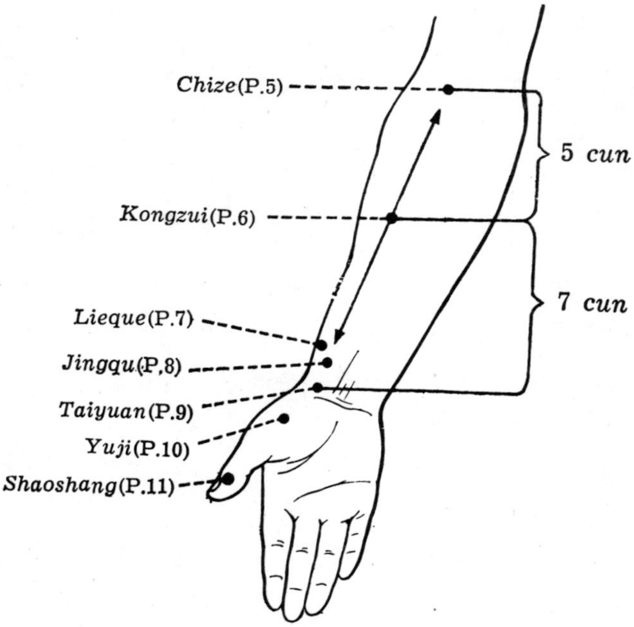

Fig. 17.

Indicaciones: Tos, disnea, hemoptisis, dolor e inflamación de la garganta, dolor y trastornos motores del codo y el brazo.

Método: Se inserta la aguja perpendicularmente 0,5-0,7 *cun*. La moxibustión es indicada.

Anatomía regional: La vena cefálica, la arteria y la vena radial así como el nervio cutáneo lateral del antebrazo y la rama superficial del nervio radial.

Nota: La distancia entre *chize* (P. 5) y *taiyuan* (P. 9) es de 12 *cun*.

7. *LIEQUE* (PUNTO *LUO*-ENLACE, P. 7)

Localización: Por encima de la apófisis estiloide del radio, 1,5 *cun* por encima del primer pliegue de la muñeca. Al cruzar los dedos índices y pulgares de las dos manos y colocar el índice de una mano en la apófisis estiloide del radio de la otra mano, el punto *lieque* está en la depresión justamente por debajo de la punta del dedo índice. (Figs. 17 y 18)

Indicaciones: Cefalea, rigidez de la nuca, tos, disnea, dolor e inflamación de garganta, parálisis facial, trismus y debilidad de la muñeca.

Método: Se inserta la aguja oblicuamente 0,3-0,5 *cun*. La moxibustión es indicada.

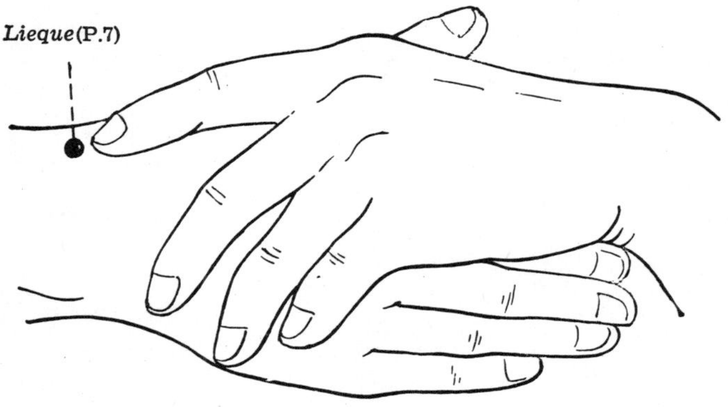

Fig. 18. *Lieque* (F. 7)

Anatomía regional: La vena cefálica, las ramas de la arteria y la vena radial, los nervios cutáneos laterales del antebrazo y la rama superficial del nervio radial.

Nota: Este punto es uno de los ocho puntos de confluencia que comunica con el Canal *Ren*.

8. *JINGQU* (PUNTO *JING*-RIO, P. 8)

Localización: Un *cun* por arriba del pliegue transversal de la muñeca, en la depresión sobre el lado radial de la arteria radial. (Fig. 17)

Indicaciones: Tos, disnea, dolor e inflamación de garganta, dolor en la muñeca y en el pecho.

Método: Se inserta la aguja perpendicularmente 0,1-0,2 *cun*.

Anatomía regional: Aquí se hallan la arteria y vena radial, el nervio cutáneo lateral del antebrazo y la rama superficial del nervio radial.

9. *TAIYUAN* (PUNTO *SHU*-ARROYO Y PUNTO *YUAN*-FUENTE, P. 9)

Localización: En el pliegue transversal de la muñeca, en la depresión del lado radial de la arteria radial.

Indicaciones: Disnea, tos, hemoptisis, dolor e inflamación de garganta, dolor en el pecho y en la parte interna del antebrazo y palpitación.

Método: Se inserta la aguja perpendicularmente 0,2-0,3 *cun*. La moxibustión es indicada.

Anatomía regional: Aquí están la arteria y vena radial, el nervio cutáneo lateral del antebrazo y la rama superficial del nervio radial.

Nota: Este es uno de los ocho puntos de influencia que comunica con los vasos.

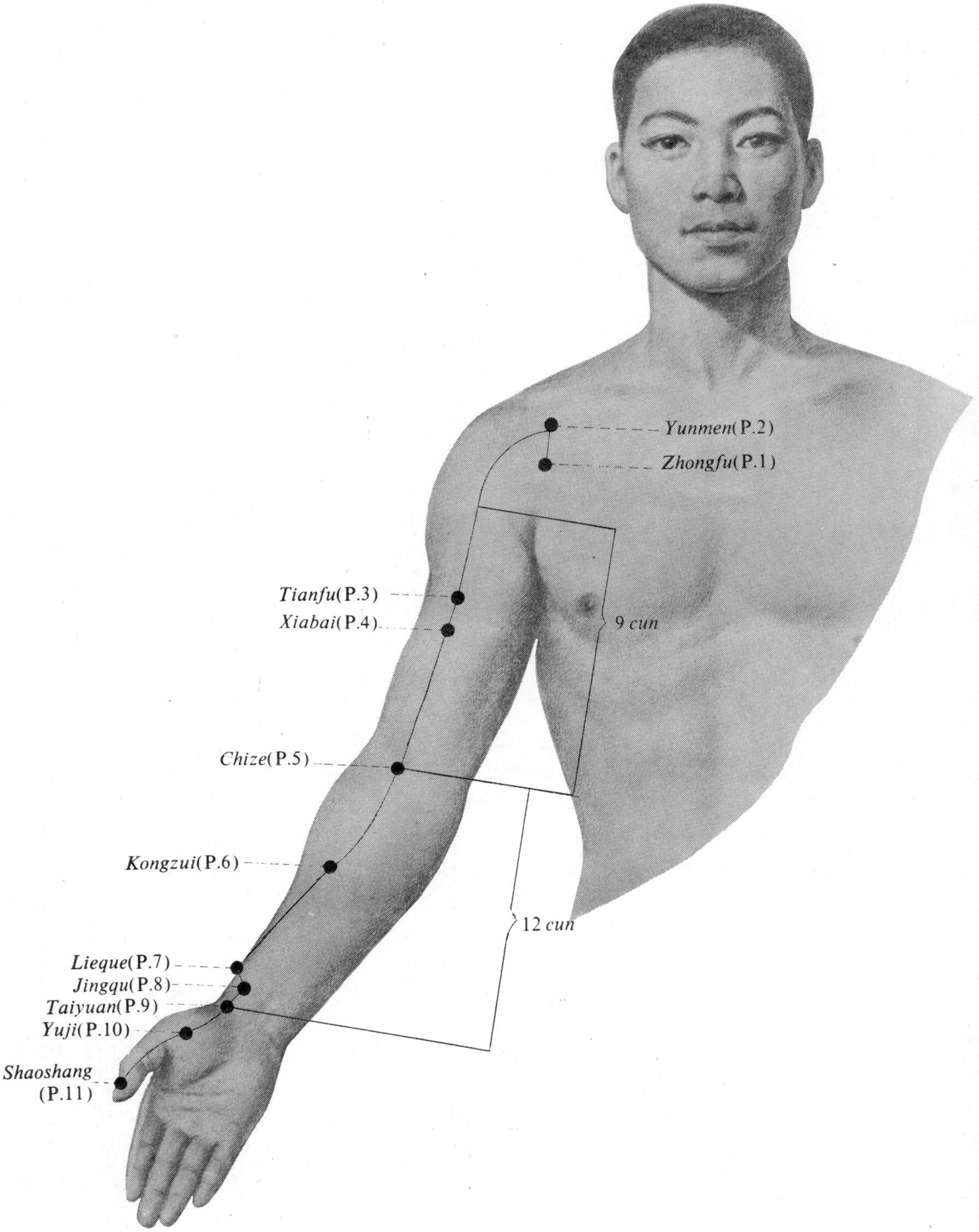

Fig. 19. El Canal del Pulmón *Taiyin* de la Mano

10. *YUJI* (PUNTO *YING*-MANANTIAL, P. 10)

Localización: Está a la mitad del primer metacarpiano, donde se une la piel roja de la palma con la piel blanca dorsal de la mano. (Fig. 17)

Indicaciones: Tos, hemoptisis, dolor e inflamación de garganta y fiebre.

Método: Se inserta la aguja perpendicularmente 0,5-0,7 *cun*. La moxibustión es indicada.

Anatomía regional: Aquí está la vénula que va desde el dedo pulgar hacia la vena cefálica, y la rama superficial del nervio radial.

11. *SHAOSHANG* (PUNTO *JING*-POZO, P. 11)

Localización: Sobre el borde radial del pulgar, a 0,1 *cun* del ángulo ungueal externo. (Fig. 17)

Indicaciones: Tos, disnea, dolor e inflamación de garganta, epistaxis, contractura y dolor de los dedos, enfermedades febriles, pérdida del conocimiento y trastornos mentales.

Método: Se inserta la aguja oblicuamente con la punta hacia arriba 0,1 *cun*, o se hace sangría con la aguja de tres filos.

Anatomía regional: La red arterial y venosa formada por la arteria y las venas propias de la palma de la mano y los dedos. La red de nervios terminales formada por la rama del nervio cutáneo lateral del antebrazo y la rama superficial del nervio radial así como el nervio digital y palmar del nervio medio.

Nota: Para tratar los trastornos mentales o epistaxis, se usa de 3-5 conos pequeños de moxa.

II. EL CANAL DEL INTESTINO GRUESO *YANGMING* DE LA MANO

El Canal del Intestino Grueso *Yangming* de la Mano (Fig. 20) empieza en el ángulo ungueal externo del dedo índice, *shangyang* (I.G. 1) (1), circula hacia arriba por el lado radial del dedo índice pasando entre el primero y segundo metacarpiano (*hegu*, I.G. 4), y entra en la depresión que está entre los tendones del m. extensor largo y corto palmar (2). Asciende luego por el borde anterior del lado externo del antebrazo (3) pasando la parte externa del codo (4) y, más adelante, por el borde anterior del lado externo del brazo (5) hasta llegar al hombro (*jianyu*, I.G. 15) (6). De allí sigue por el borde anterior del acromión (7) hacia el punto *dazhui* (*Du.* 14) (8) y después, hacia la fosa supraclavicular (*quepen*, E. 12) (9), para comunicar con

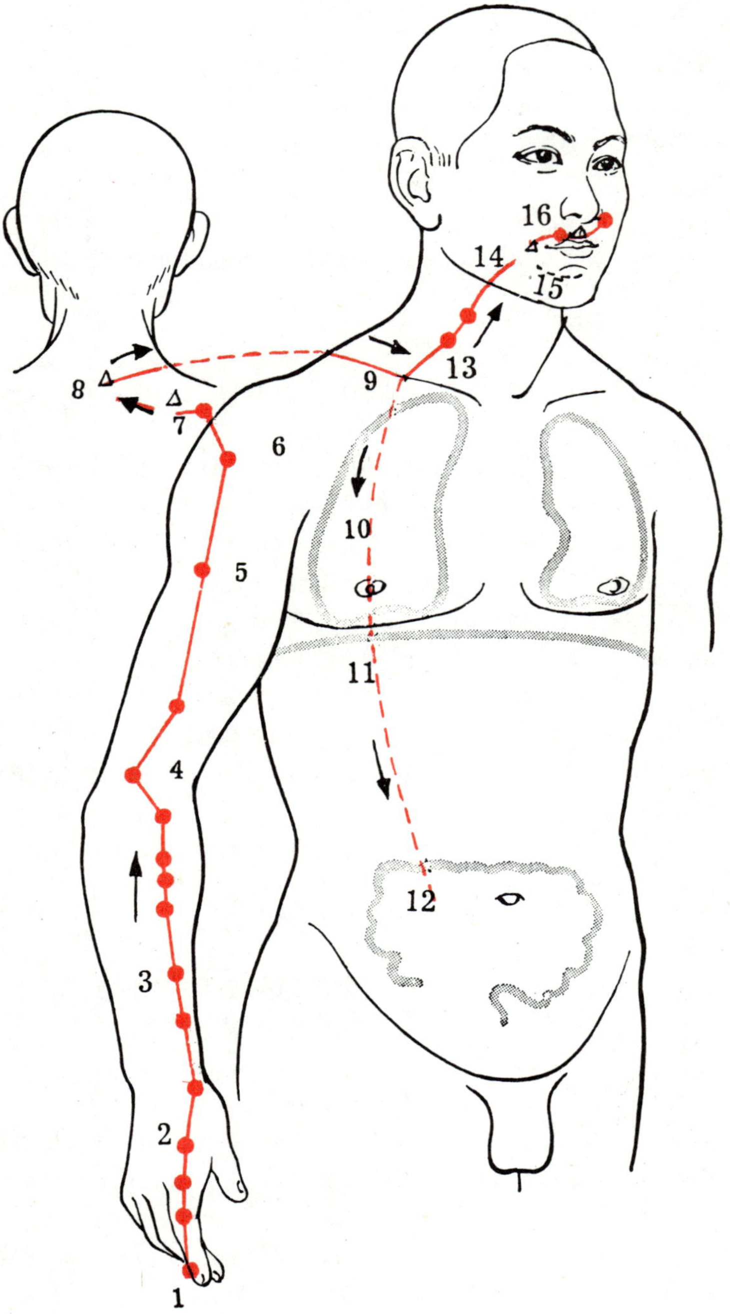

Fig. 20. El Canal del Intestino Grueso *Yangming* de la Mano

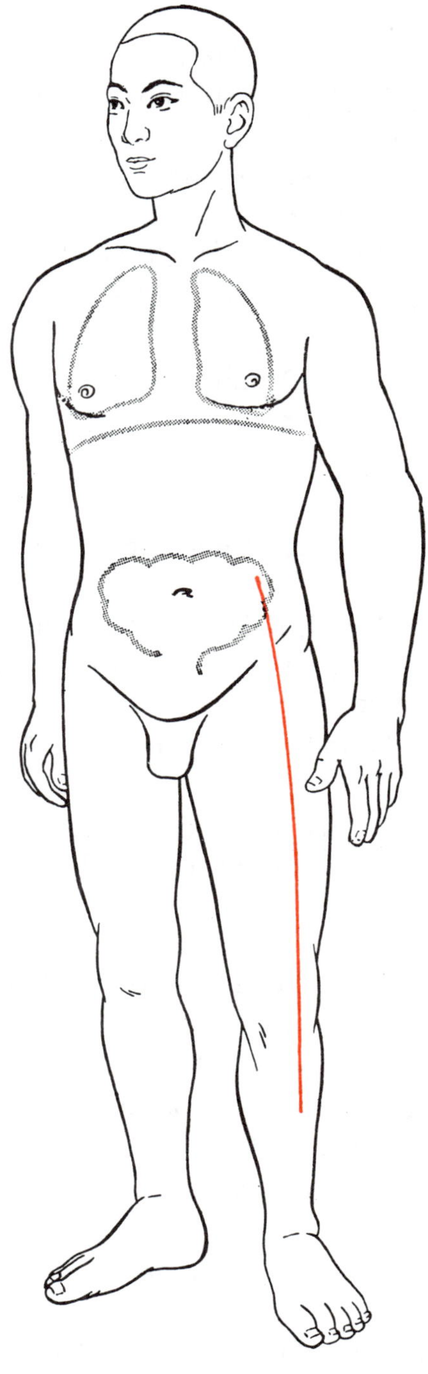

Fig. 21. Punto *he*-mar inferior del canal del intestino grueso *Shangjuxu*(E. 37)

el pulmón (10). Del pulmón atraviesa el diafragma (11) y entra en su órgano, el intestino grueso (12).

El canal tiene una rama: Desde la fosa supraclavicular asciende por el cuello (13) hasta la mejilla (14) y entra en la encía de los dientes inferiores (15), pasa dando vuelta por el labio superior y se cruza con su mismo canal simétrico en el punto *renzhong* (*Du.* 26). Y de allí asciende separadamente hacia los lados opuestos de la nariz (*yingxiang*, I.G. 20) y se comunica con el Canal del Estómago *Yangming* del Pie (16). (Fig. 20)

Nota: El punto *he*-mar inferior del intestino grueso es *shangjuxu* (E. 37). (Fig. 21)

Este canal tiene en total 20 puntos:

1. *SHANGYANG* (PUNTO *JING*-POZO, I.G. 1)

Localización: En el lado radial del dedo índice, 0,1 *cun* posterior al ángulo ungueal. (Fig. 22)

Indicaciones: Dolor dental, dolor e inflamación de garganta, hinchazón de la región submaxilar, entumecimiento de los dedos, enfermedades febriles y pérdida del conocimiento.

Método: Se inserta la aguja oblicuamente 0,1 *cun* o sangrar con la aguja de tres filos.

Anatomía regional: La red arterial y venosa formada por las arterias y venas dorso-digitales. El nervio propio del lado palma — digital del nervio medio.

2. *ERJIAN* (PUNTO *YING*-MANANTIAL, I.G. 2)

Localización: Con la mano cerrada ligeramente, el punto se localiza en el lado radial de la segunda articulación metacarpo-falange, donde se une la piel blanca con la roja. (Fig. 22)

Indicaciones: Visión borrosa, epistaxis, dolor dental, dolor de garganta y enfermedades febriles.

Método: Se inserta la aguja perpendicularmente 0,2-0,3 *cun*. La moxibustión es indicada.

Anatomía regional: Están las arterias y las venas dorso-digitales y palma-digital que provienen de la arteria y la vena radial. También el nervio dorso-digital provinente del nervio radial y el nervio propio palmo-digital del nervio medio.

3. *SANJIAN* (PUNTO *SHU*-ARROYO, I.G. 3)

Localización: Cuando se cierra ligeramente la mano, el punto se localiza al lado radial del dedo índice, en una depresión próxima a la cabeza del segundo hueso metacarpiano. (Fig. 22)

Indicaciones: Dolor oftálmico, dolor dental, dolor de garganta, inflamación e hinchazón de los dedos y del dorso de la mano.

Método: Se inserta la aguja perpendicularmente 0,5-1,0 *cun* hacia el lado cubital. La moxibustión es indicada.

Anatomía regional: Está la red de las venas dorsales de la mano y la rama de la primera arteria dorso-metacarpiana. También la rama superficial del nervio radial.

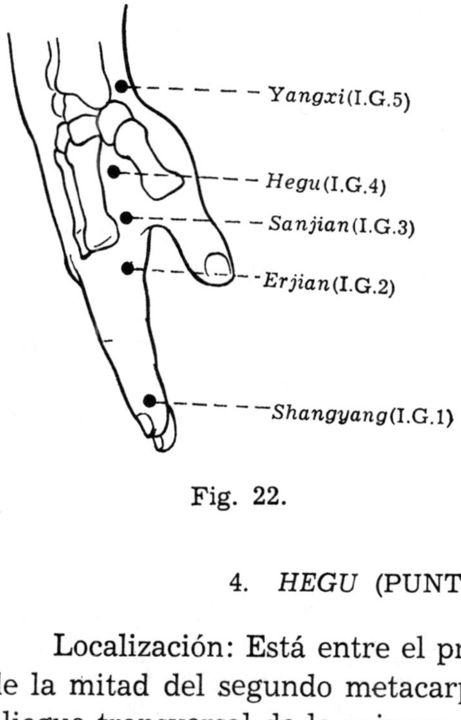

Fig. 22.

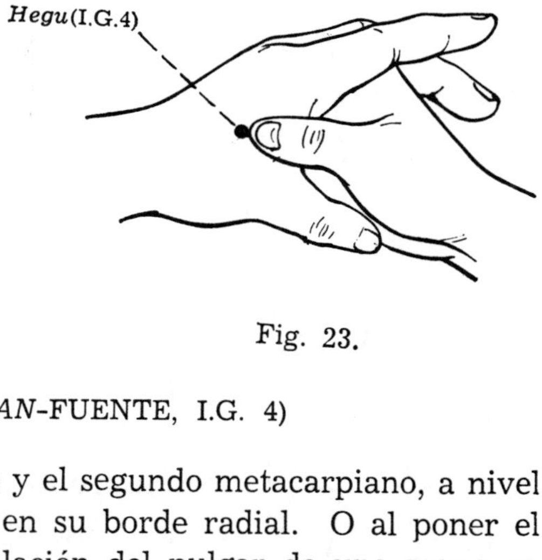

Fig. 23.

4. *HEGU* (PUNTO *YUAN*-FUENTE, I.G. 4)

Localización: Está entre el primero y el segundo metacarpiano, a nivel de la mitad del segundo metacarpiano en su borde radial. O al poner el pliegue transversal de la primera articulación del pulgar de una mano en el borde de la membrana entre el pulgar e índice de la otra mano con una posición coincidente, la punta del índice llega donde está el punto. (Fig. 23)

Indicaciones: Cefalea, dolor e inflamación de garganta y de los ojos, epistaxis, dolor dental, edema facial, contractura de los dedos, dolor del brazo, desviación de la boca y de los ojos, enfermedades febriles, sudoración, amenorrea, parto retardado, dolor abdominal, constipación y disentería.

Método: Se inserta la aguja perpendicularmente 0,5-0,8 *cun*. La moxibustión es indicada.

Anatomía regional: Aquí se halla una red de las venas del dorso de la mano, y también la rama superficial del nervio radial.

Son contraindicadas la acupuntura y la moxibustión en este punto para las embarazadas.

5. *YANGXI* (PUNTO *JING*-RIO, I.G. 5)

Localización: Está en la tabaquera anatómica. (Fig. 24)

Indicaciones: Cefalea, dolor e inflamación de ojos y garganta, dolor dental y de la muñeca.

Método: Se inserta la aguja perpendicularmente 0,3-0,5 *cun*. La moxibustión es indicada.

Anatomía regional: Están la vena cefálica, la arteria radial y su rama carpo-dorsal. También la rama superficial del nervio radial.

6. *PIANLI* (PUNTO *LUO*-ENLACE, I.G. 6)

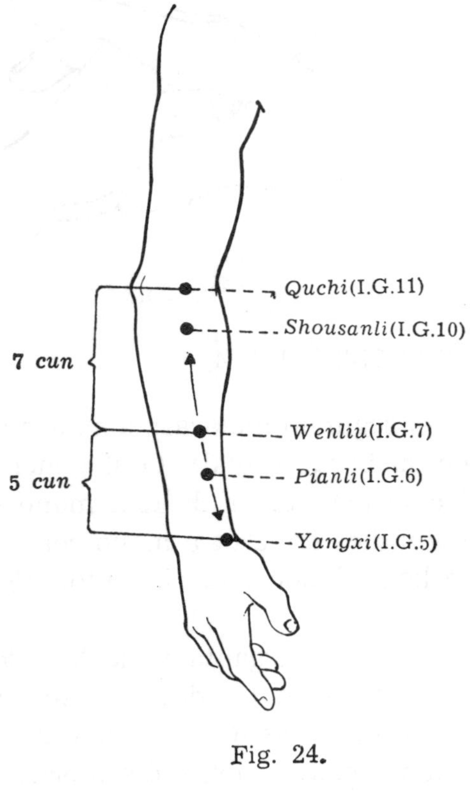

Fig. 24.

Localización: A 3 *cun* por arriba del punto *yangxi* (I.G. 5), en la línea que une el punto *yangxi* (I.G. 5) y el punto *quchi* (I.G. 11). (Fig. 24)

La distancia de *yangxi* (I.G. 5) a *quchi* (I.G. 11) es de 12 *cun*.

Indicaciones: Epistaxis, sordera, dolor de la mano y el brazo, edema.

Método: Se inserta la aguja perpendicularmente 0,5-0,7 *cun*. La moxibustión es indicada.

Anatomía regional: La vena cefálica; y en el lado radial, el nervio cutáneo del lado lateral del antebrazo y las ramas superficiales del nervio radial, y en el lado cubital, el nervio cutáneo del lado posterior antebraquial y el nervio interóseo del lado posterior antebraquial.

7. *WENLIU* (PUNTO *XI*-HENDIDURA, I.G. 7)

Localización: Al doblar el codo se ubica el punto a 5 *cun* por arriba del punto *yangxi* (I.G. 5). (Fig. 24)

Indicaciones: Dolor en la cabeza, edema facial, dolor e inflamación de garganta, borborigmos, dolor abdominal, dolor del hombro y el brazo.

Método: Se inserta la aguja perpendicularmente 0,5-0,8 *cun*. La moxibustión es indicada.

Anatomía regional: Se hallan aquí la rama muscular de la arteria radial y la vena cefálica. Así mismo el nervio cutáneo del lado posterior antebraquial y las ramas profundas del nervio radial.

8. *XIALIAN* (I.G. 8)

Localización: A 4 *cun* por debajo del punto *quchi* (I.G. 11).

Indicaciones: Dolor del codo y el brazo y dolor abdominal.

Método: Se inserta la aguja perpendicularmente 0,5-0,7 *cun*. La moxibustión es indicada.

Anatomía regional: Ver el punto *wenliu* (I.G. 7).

9. *SHANGLIAN* (I.G. 9)

Localización: A 3 *cun* por debajo del punto *quchi* (I.G. 11).

Indicaciones: Dolor de las articulaciones del hombro y el brazo, trastorno motor de los miembros superiores, entumecimiento del brazo y de la mano, borborigmos y dolor abdominal.

Método: Se inserta la aguja perpendicularmente 0,7-1,0 *cun*, se usa también la moxibustión.

Anatomía regional: Ver *wenliu* (I.G. 7).

10. *SHOUSANLI* (I.G. 10)

Localización: A 2 *cun* por debajo del punto *quchi* (I.G. 11). (Fig. 24)

Indicaciones: Dolor abdominal, vómito y diarrea, dolor en la región del hombro, trastornos motores de los miembros superiores.

Método: Se inserta la aguja perpendicularmente 1,0-1,2 *cun*. La moxibustión es indicada.

Anatomía regional: Se hallan las ramas de la arteria y la vena recurrentes del lado radial. La distribución de los nervios es igual que en el punto *wenliu* (I.G. 7).

11. *QUCHI* (PUNTO *HE*-MAR, I.G. 11)

Localización: Con el codo flexionado se halla en la depresión del pliegue del codo, a la mitad de la línea que une el punto *chize* (P. 5) y el epicóndilo del húmero. (Fig. 25)

Indicaciones: Dolor del brazo y el codo, trastornos motores de los miembros superiores, escrófula, urticaria, dolor abdominal, vómito, diarrea, disentería, enfermedades febriles, dolor e inflamación de garganta.

Método: Se inserta la aguja perpendicularmente 1,0-1,5 *cun*. Se puede usar la moxibustión.

Anatomía regional: Están las ramas de la arteria y vena recurrentes del lado radial. Están distribuidos el nervio cutáneo del lado posterior antebraquial y el nervio radial de la parte media.

Nota: El punto *he*-mar inferior del intestino grueso es *shangjuxu* (E. 37), indicado para tratar trastornos del intestino grueso.

12. *ZHOULIAO* (I.G. 12)

Localización: Con el codo flexionado, el punto se halla en el epicóndilo externo del húmero, a un *cun* superolateral de *quchi* (I.G. 11), en el borde interno del húmero.

Indicaciones: Dolor, entumecimiento y contracción del codo y el brazo.

Método: Se inserta la aguja perpendicularmente 0,3-0,5 *cun*. La moxibustión es indicada.

Anatomía regional: Están la arteria colateral y la vena colateral radial. También el nervio cutáneo de la parte posterior del antebrazo y el nervio radial en el lado interno.

13. *WULI* DE LA MANO (I.G. 13)

Localización: Superior al epicóndilo externo del húmero, 3 *cun* por arriba de *quchi* (I.G. 11), en la línea que une *quchi* (I.G. 11) y *jianyu* (I.G. 15).

Indicaciones: Contracción y dolor del codo y el brazo, escrófula.

Método: Se usa la moxibustión (con cigarro de moxa), de cinco a diez minutos.

Anatomía regional: Están la arteria colateral y la vena colateral radial. También el nervio cutáneo (de la parte posterior del antebrazo) y el nervio radial, profundamente.

14. *BINAO* (I.G. 14)

Localización: Se halla en el lado radial del húmero, superior al extremo inferior del m. deltoide, en la línea que une el punto *quchi* (I.G. 11) y el punto *jianyu* (I.G. 15).

Indicaciones: Dolor en el brazo y en el hombro, escrófula.

Método: Se inserta la aguja perpendicularmente u oblicuamente hacia arriba 0,5-0,7 *cun*; la moxibustión es útil.

Anatomía regional: Aquí se hallan las ramas de la arteria y la vena humerales y circunflejas de la parte posterior, la arteria y la vena profunda del brazo, y el nervio cutáneo de la parte posterior del brazo y profundamente el nervio radial.

15. *JIANYU* (I.G. 15)

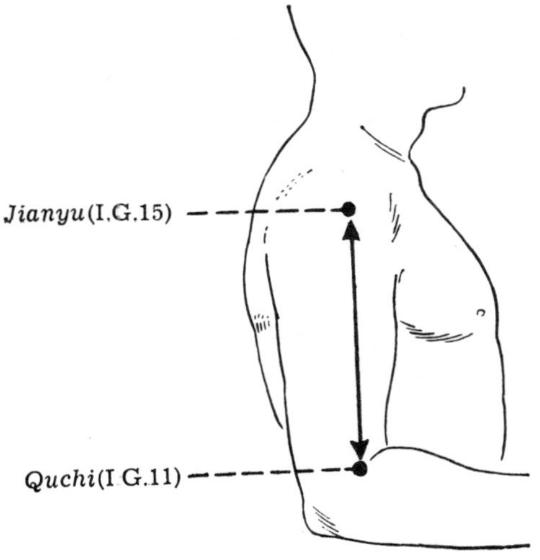

Fig. 25.

Localización: En la parte superior del hombro, en una depresión entre el acromión y la prominencia mayor del hombro, o cuando el brazo está en una posición horizontal, en total abducción, el punto se halla en la depresión por debajo del acromión. (Fig. 25)

Indicaciones: Dolor del hombro y el brazo, trastornos motores de los miembros superiores, rubéola y escrófula.

Método: Se inserta la aguja oblicuamente, con la punta en dirección hacia abajo 0,6-1,2 *cun*. La moxibustión es indicada.

Anatomía regional: La arteria y la vena circunflejas de la parte posterior. El nervio superclavicular de la parte lateral y el nervio axilar.

16. *JUGU* (I.G. 16)

Localización: En la parte superior del hombro, en una depresión entre el extremo acromial de la clavícula y la espina escapular.

Indicaciones: Dolor del hombro, dolor y trastornos motores de los miembros superiores.

Método: Se inserta la aguja perpendicularmente 0,5-0,7 *cun*. La moxibustión es indicada.

Anatomía regional: Profundamente están la arteria y la vena supraclavicular. Superficialmente, el nervio supraclavicular lateral y la rama del nervio accesorio, y profundamente, el nervio supraclavicular.

17. *TIANDING* (I.G. 17)

Localización: Sobre el lado lateral del cuello, superior al punto medio de la fosa supraclavicular (*quepen*, E. 12) a un *cun* por debajo del punto *futu* del cuello (I.G. 18) en el borde posterior del m. esternocleidomastoideo.

Indicaciones: Inflamación y dolor de garganta, ronquera, escrófula y bocio.

Método: Se inserta la aguja perpendicularmente 0,3-0,5 *cun*. La moxibustión es indicada.

Anatomía regional: Superficialmente, la vena yugular externa; y el nervio supraclavicular en el borde posterior del m. esternocleidomastoideo justamente por donde sale el nervio cutáneo cervical. Y profundamente, el nervio frénico.

18. *FUTU* DEL CUELLO (I.G. 18)

Localización: En la parte lateral del cuello, a nivel de la manzana de Adán, entre la cabeza del esternón y la cabeza clavicular del tendón del m. esternocleidomastoideo.

Indicaciones: Tos, asma, inflamación y dolor de garganta, ronquera, escrófula y bocio.

Método: Se inserta la aguja perpendicularmente 0,3-0,5 *cun*. La moxibustión es indicada.

Anatomía regional: Profundamente, en el lado interno, la arteria y la vena ascendente cervical. Están distribuidos el gran nervio auricular, el nervio cutáneo cervical, el nervio occipital menor y el nervio accesorio.

19. *HELIAO* DE LA NARIZ (I.G. 19)

Localización: Directamente por debajo del borde de la fosa nasal, a nivel del punto *renzhong* (*Du.* 26).

Indicaciones: Epistaxis, obstrucción nasal, desviación de la boca.

Método: Se inserta la aguja oblicuamente 0,2-0,3 *cun*.

Anatomía regional: Las ramas de la arteria y de la vena facial del labio superior y la rama anastomótica del nervio facial y del nervio infraorbital.

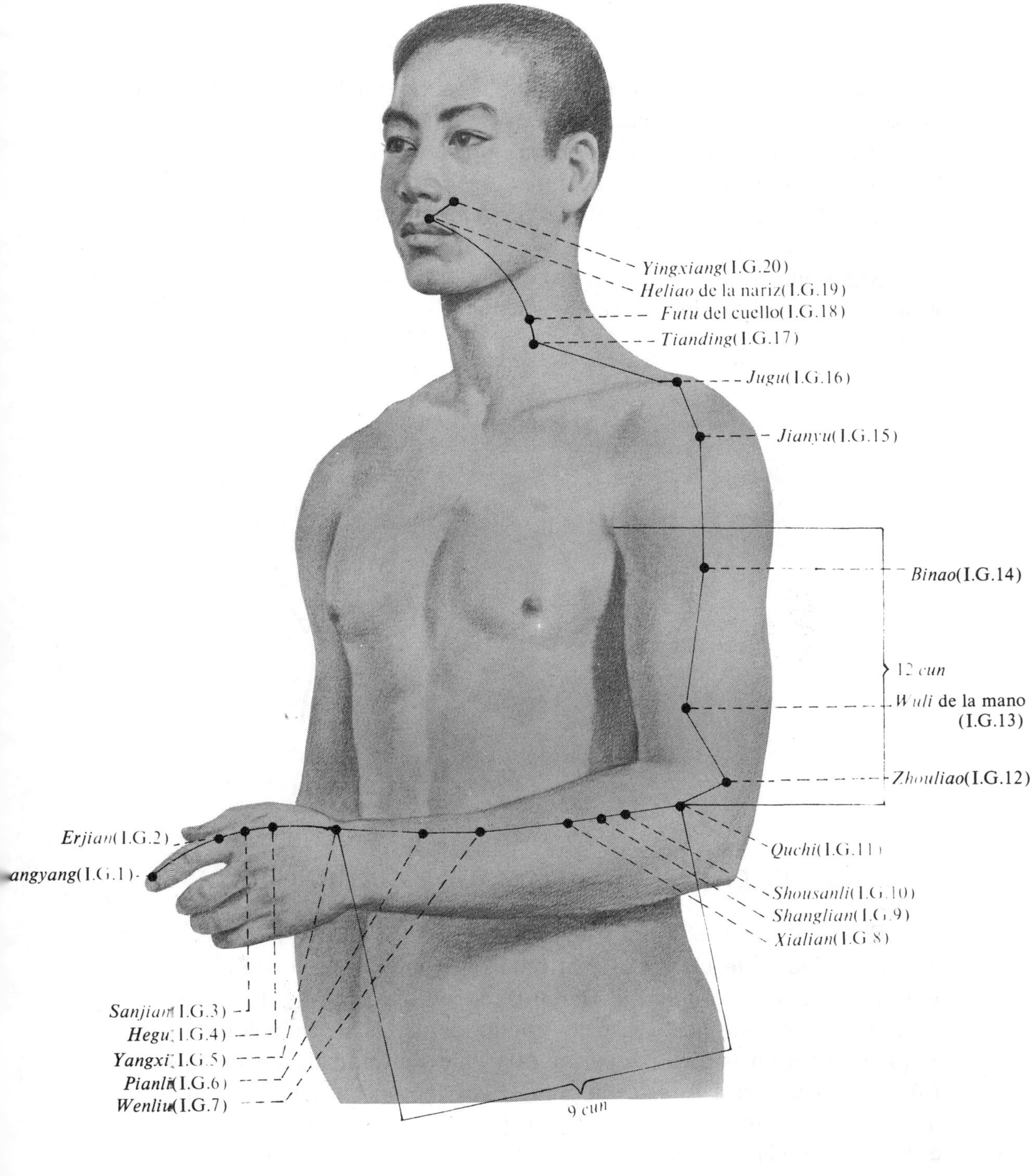

Fig. 27. El Canal del Intestino Grueso *Yangming* de la Mano

20. *YINGXIANG* (I.G. 20)

Localización: En el surco nasolabial, a nivel del punto medio del borde externo de las alas de la nariz. (Figs. 26 y 27)

Indicaciones: Obstrucción nasal, epistaxis, rinorrea, desviación de la boca, edema y prurito de la cara.

Método: Se inserta la aguja oblicuamente con la punta en dirección hacia abajo 0,3 *cun*.

Anatomía regional: La arteria y la vena facial, las ramas de la arteria y la vena infraorbitales, la rama anastomótica del nervio facial e infraorbital.

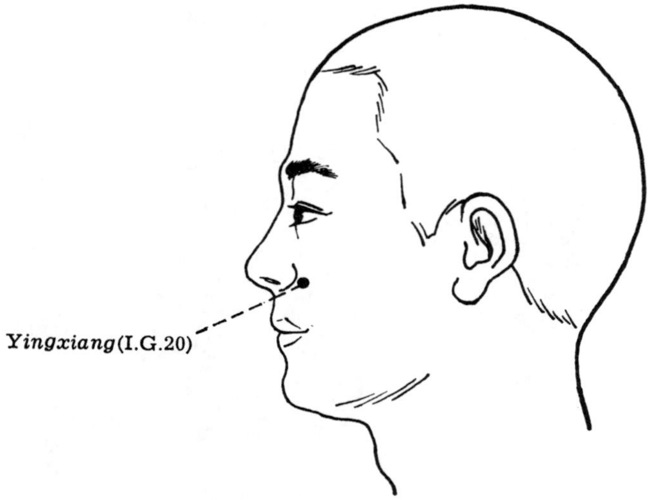

Fig. 26.

III. EL CANAL DEL ESTOMAGO *YANGMING* DEL PIE

El Canal del Estómago *Yangming* del Pie se origina en *yingxiang* (I.G. 20), a los lados de las alas de la nariz (1), de aquí asciende al dorso de la nariz, donde se reúne con el Canal de la Vejiga *Taiyang* del Pie (*jingming* V. 1) (2), desciende hasta la parte media del borde infraorbital (*chengqi*, E. 1) (3) y entra en la encía superior (4). Sale y circula alrededor de los labios (5) y se encuentra con el canal simétrico del mismo nombre en el surco mentoniano (*chengjiang, Ren.* 24) (6). Después, pasando por el punto *daying* (E. 5) (7) sigue a lo largo del borde anteroinferior del ángulo de la mandíbula (*jiache*, E. 6) (8), sube hacia la región anteroauricular, pasando el punto *shangguan* (V.B. 3) (9), y circula a lo largo del borde del nacimiento del pelo (10) hasta el ángulo frontal (11).

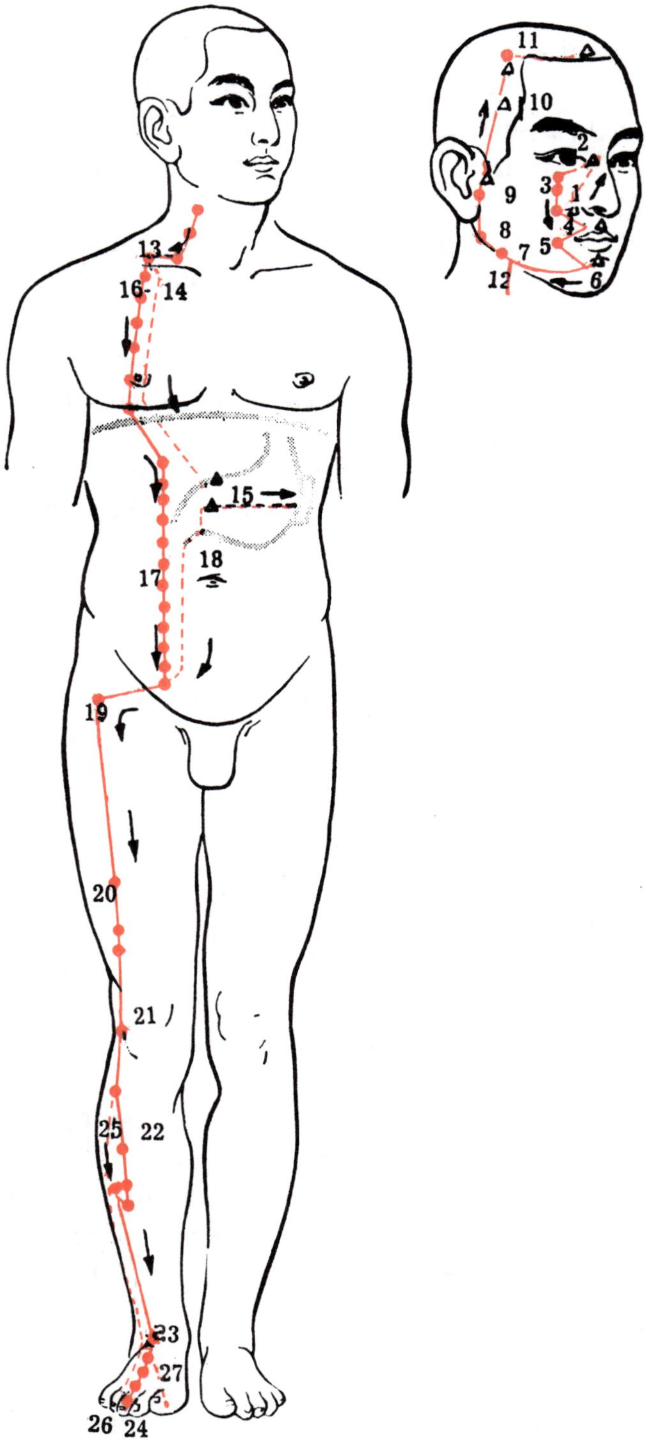

Fig. 28. El Canal del Estómago *Yangming* del Pie

La rama facial comienza en el punto medio del borde inferior de la mandíbula (*daying*, E. 5) circulando hacia abajo por el cuello (*renying*, E. 9) (12), y entra en la fosa supraclavicular (13). Desciende atravesando el diafragma (14) y entra en el estómago, órgano al cual pertenece, y se comunica con el bazo (15).

La rama de la fosa supraclavicular circula hacia abajo (16) pasando a nivel de la tetilla, y continúa hacia los dos lados del ombligo y entra en el punto *qichong* (E. 30) que está en la parte lateral del hipogastrio (17).

La rama del orificio inferior del estómago (18) desciende y entra en el abdomen, y después se une con otra rama del canal en el punto *qichong* (E. 30). Corre hacia abajo pasando el punto *biguan* (E. 31) (19), el punto *futu* del fémur (E. 32) (20), hasta la rodilla (21), de donde continúa circulando hacia abajo a lo largo del borde anterolateral de la tibia (22), pasando por el dorso del pie (23), hasta llegar al lado lateral del extremo del segundo dedo del pie (*lidui*, E. 45) (24).

La rama tibial comienza desde *zusanli* (E. 36), 3 *cun* por debajo de la rótula (25) y termina en la parte lateral del dedo medio del pie (26).

La rama del dorso del pie sale de *chongyang* (E. 42) (27), y llega hasta la punta del primer dedo donde se comunica con *yinbai* (B. 1), del canal del bazo. (Fig. 28)

Este canal tiene en total 45 puntos:

1. *CHENGQI* (E. 1)

Localización: En el punto medio entre el borde infraorbitario y el globo ocular. (Fig. 29)

Indicaciones: Conjuntivitis, lagrimeo al recibir el viento, ceguera nocturna, parálisis facial, tic del párpado.

Método: Se inserta la aguja perpendicularmente 0,3-0,7 *cun* a lo largo del borde infraorbitario, sin rotar la aguja.

Anatomía regional: Las ramas de las arterias y las venas infraorbitales y oculares; la rama del nervio infraorbital, la rama inferior del nervio oculomotor y la rama muscular del nervio facial.

2. *SIBAI* (E. 2)

Localización: Debajo del punto anterior (*chengqi*, E. 1), en la depresión donde se halla el agujero infraorbitario. (Fig. 29)

Indicaciones: Inflamación y dolor de los ojos, parálisis facial, dolor facial y tic de los párpados.

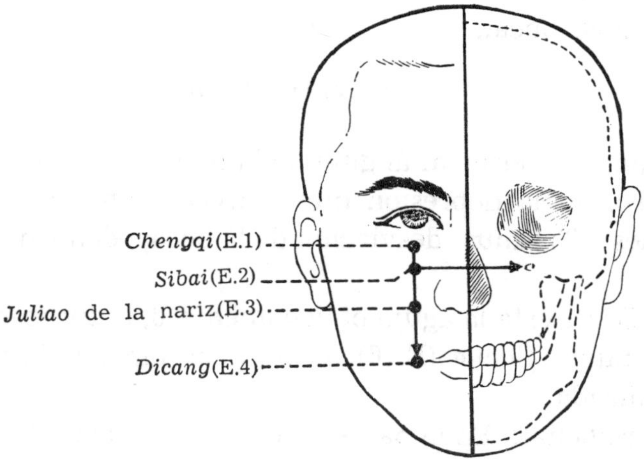

Fig. 29.

Método: Se inserta la aguja perpendicularmente 0,2-0,3 *cun*. Totalmente contraindicada la inserción profunda.

Anatomía regional: Las ramas de la arteria y la vena faciales, la arteria y la vena infraorbitarias; las ramas del nervio facial. El punto está precisamente sobre el trayecto del nervio infraorbitario.

3. *JULIAO* DE LA NARIZ (E. 3)

Localización: Directamente debajo del punto *sibai* (E. 2), a nivel del borde inferior de las alas de la nariz en el lado lateral del surco nasolabial. (Fig. 29)

Indicaciones: Parálisis facial, tic de los párpados, epistaxis, dolor dental, edema de los labios y la mejilla.

Método: Se inserta la aguja perpendicularmente 0,3-0,4 *cun*. La moxibustión es indicada.

Anatomía regional: La rama de la arteria y la vena faciales e infraorbitarias y las ramas de los nervios faciales e infraorbitarios.

4. *DICANG* (E. 4)

Localización: Lateral al ángulo de la boca, exactamente debajo del punto anterior (*juliao* de la nariz, E. 3). (Fig. 29)

Indicaciones: Desviación de la boca, salivación, tic de los párpados.

Método: Se inserta la aguja oblicuamente 0,5-1,0 *cun* con la punta de la aguja hacia *jiache* (E. 6). La moxibustión es indicada.

Anatomía regional: Están la arteria y vena faciales; superficialmente, las ramas de los nervios faciales e infraorbitarios; profundamente, la rama terminal del nervio bucal.

5. *DAYING* (E. 5)

Localización: Anterior al ángulo de la mandíbula, en el borde anterior del m. masetero, en la depresión que aparece cuando se sopla. (Fig. 30)

Indicaciones: Trismus, desviación de la boca, edema de la mejilla, dolor dental.

Método: Se inserta la aguja oblicuamente 0,3 *cun*, con la punta de la aguja hacia el punto *jiache* (E. 6), no se debe pinchar la arteria. La moxibustión es indicada.

Anatomía regional: En la parte anterior la arteria y la vena facial y los nervios facial y bucal.

6. *JIACHE* (E. 6)

Localización: Desde el ángulo inferior de la mandíbula, por encima y hacia delante de éste, la distancia del ancho de un dedo, donde se forma la prominencia del m. masetero cuando se aprietan los dientes. (Fig. 30)

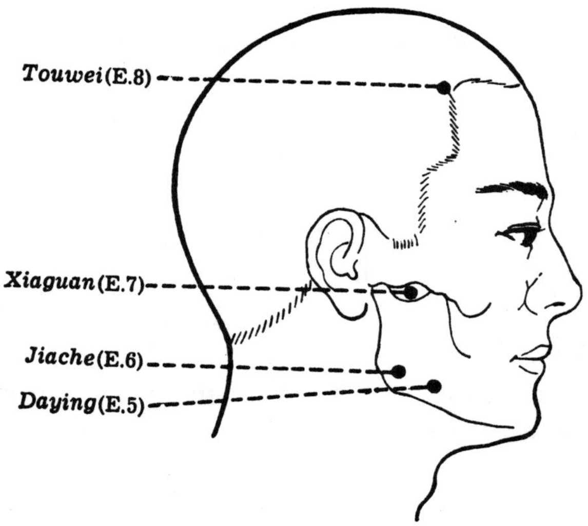

Fig. 30.

Indicaciones: Parálisis facial, edema de la mejilla, dolor dental, trismus, dolor y rigidez de la nuca, parotiditis.

Método: Se inserta la aguja perpendicularmente 0,3-0,5 *cun* u oblicuamente hacia el punto *dicang* (E. 4). Se usa la moxibustión.

Anatomía regional: La arteria masetérica. El gran nervio auricular y los nervios facial y masetero.

7. *XIAGUAN* (E. 7)

Localización: En la depresión inferior al borde del arco cigomático y anterior al cóndilo de la mandíbula. Se debe localizar el punto cuando el paciente tiene la boca cerrada. (Fig.30)

Indicaciones: Sordera, tinnitos, otitis, otorrea, parálisis facial, dolor dental, trastornos motores de la mandíbula.

Método: Se inserta la aguja perpendicularmente 0,3-0,5 *cun*. La moxibustión es indicada.

Anatomía regional: Superficialmente, la arteria y la vena transversales de la cara; profundamente, la arteria y la vena maxilares. La rama cigomática del nervio facial y las ramas del nervio auriculotemporal.

8. *TOUWEI* (E. 8)

Localización: A 0,5 *cun* arriba del ángulo frontal a nivel del borde del nacimiento del pelo; a 4,5 *cun* lateral del Canal *Du*. (Fig. 30)

Indicaciones: Cefalea, vértigo, dolor oftálmico, lagrimeo al recibir el viento.

Método: Se inserta la aguja horizontalmente 0,5-1,0 *cun* a lo largo del cuero cabelludo con la punta de la aguja en dirección hacia abajo.

Anatomía regional: Las ramas frontales de la arteria y vena temporosuperficiales; la rama del nervio auriculotemporal y la rama temporal del nervio facial.

Nota: La distancia entre los dos puntos *touwei* (E. 8) es de 9 *cun*, igual que la distancia entre las dos apófisis mastoideas.

9. *RENYING* (E. 9)

Localización: A nivel de la manzana de Adán, justamente o un lado de la arteria carótida, en el borde anterior del m. esternocleidomastoideo. (Fig. 31)

Indicaciones: Dolor e inflamación de garganta, asma, mareo, rubor facial.

Método: Se inserta la aguja perpendicularmente 0,3-0,5 *cun*, sin pinchar la arteria.

Anatomía regional: La arteria tiroidea superior y la vena yugular anterior (externa), sobre la bifurcación de la arteria carótida interna y ex-

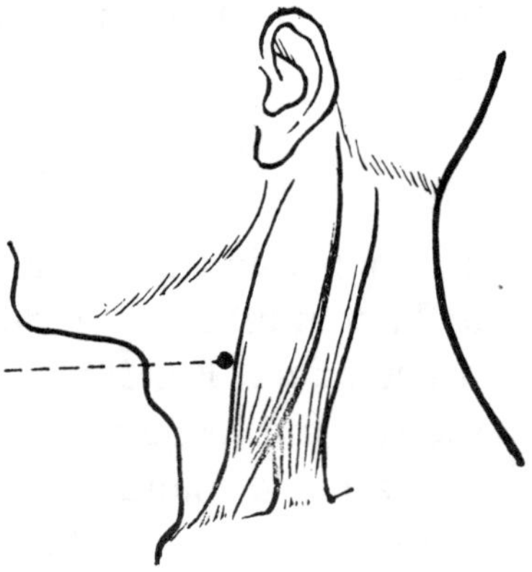

Fig. 31.

terna. Superficialmente, el nervio cervical cutáneo, la rama cervical del nervio facial; profundamente, el tronco simpático; lateralmente, la rama descendente del nervio hipogloso y el nervio vago.

10. *SHUITU* (E. 10)

Localización: En el borde anterior del m. esternocleidomastoideo, en la mitad del trayecto que va de *renying* (E. 9) a *qishe* (E. 11).

Indicaciones: Inflamación y dolor de garganta, asma.

Método: Se inserta la aguja perpendicularmente 0,3-0,5 *cun*. La moxibustión es indicada.

Anatomía regional: Se halla aquí la arteria carótida. Superficialmente, el nervio cervical cutáneo; profundamente, el nervio cardíaco superior que sale del nervio simpático y el tronco simpático.

11. *QISHE* (E. 11)

Localización: En el borde superior de la extremidad interna de la clavícula, entre la cabeza de ésta y la cabeza del esternón del m. esternocleidomastoideo.

Indicaciones: Dolor e inflamación de garganta, asma.

Método: Se inserta la aguja perpendicularmente 0,3-0,4 *cun*. La moxibustión es indicada.

Anatomía regional: Superficialmente, la vena yugular anterior, profundamente, la arteria carótida. El nervio supraclavicular anterior y una rama del nervio hipogloso.

12. *QUEPEN* (E. 12)

Localización: En el punto medio de la fosa supraclavicular, a 4 *cun* lateral del Canal *Ren*.

Indicaciones: Tos, asma, dolor e inflamación de garganta, dolor en fosa supraclavicular.

Método: Se inserta la aguja perpendicularmente 0,3-0,5 *cun* evitando la arteria. Está contraindicado insertar la aguja profundamente. La moxibustión es indicada.

Anatomía regional: En la parte superior está la arteria cervical transversal. En la superficie el nervio supraclavicular medio, y profundamente los plexos braquiales de la parte supraclavicular.

13. *QIHU* (E. 13)

Localización: En el borde inferior de la parte media de la clavícula, sobre la línea mamaria.

Indicaciones: Asma, tos, sensación de opresión del pecho.

Método: Se inserta la aguja perpendicularmente 0,3 *cun*. La moxibustión está indicada.

Anatomía regional: Las ramas de la arteria y la vena toracicoacromial; en la parte superior, la vena infraclavicular. Las ramas del nervio supraclavicular y del nervio anterior torácico.

14. *KUFANG* (E. 14)

Localización: En el primer espacio intercostal, sobre la línea mamaria.

Indicaciones: Sensación de opresión y dolor en el pecho, distensión y dolor en la región del hipocondrio, tos.

Método: Se inserta la aguja oblicuamente 0,3 *cun*. La moxibustión es indicada.

Anatomía regional: La arteria y la vena toracicoacromial y las ramas de la arteria y la vena torácicas laterales. También la rama del nervio torácico anterior.

Nota: No se inserta la aguja profundamente en los puntos que se hallan en el tórax, con el fin de proteger las vísceras, principalmente para evitar el neumotórax.

15. *WUYI* (E. 15)

Localización: En el segundo espacio intercostal, en la línea mamaria.

Indicaciones: Tos, asma, sensación de opresión y dolor en el pecho, mastitis.

Método: Se inserta la aguja oblicuamente 0,3 *cun*. La moxibustión es indicada.

Anatomía regional: La arteria y la vena toracicoacromial y las ramas de la arteria y la vena torácicas laterales. La rama del m. pectoral mayor derivada del nervio torácico anterior.

16. *YINGCHUANG* (E. 16)

Localización: Está en el tercer espacio intercostal, en la línea mamaria.

Indicaciones: Tos, asma, sensación de opresión y dolor en el pecho, mastitis.

Método: Se inserta la aguja oblicuamente 0,3 *cun*. La moxibustión es indicada.

Anatomía regional: La arteria y la vena torácicas laterales, la rama del nervio torácico anterior.

17. *RUZHONG* (E. 17)

Localización: Está en el centro de la tetilla.

Anatomía regional: Las ramas cutáneas laterales y anteriores del cuarto nervio intercostal.

Nota: Tanto la acupuntura como la moxibustión son contraindicadas en este punto. Sólo sirve de referencia para la localización de los puntos que se hallan en el tórax y el abdomen. (La distancia entre las dos tetillas es de 8 *cun*.)

18. *RUGEN* (E. 18)

Localización: En el espacio intercostal, una costilla abajo de la tetilla. (Fig. 32)

Indicaciones: Tos, asma, mastitis, insuficiencia de leche, dolor en el pecho.

Método: Se inserta la aguja oblicuamente 0,3 *cun*. La moxibustión es indicada.

Anatomía regional: Las ramas de la arteria y la vena intercostales, y la rama del nervio intercostal del quinto espacio intercostal.

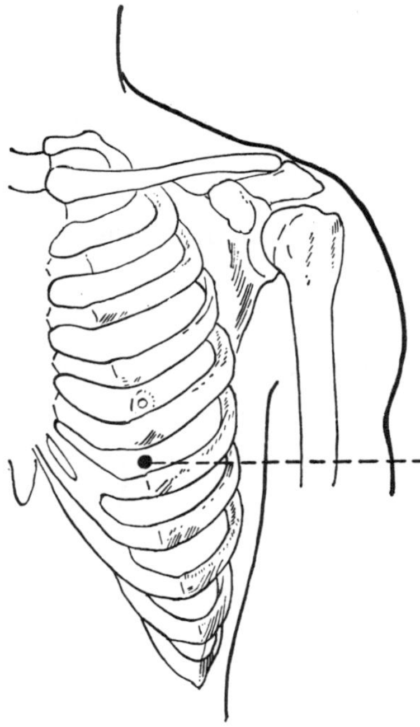

Fig. 32.

19. *BURONG* (E. 19)

Localización: A 6 *cun* por arriba del ombligo, y 2 *cun* lateral del punto *juque* (*Ren.* 14).

Indicaciones: Distensión abdominal, vómito, gastralgia, anorexia.

Método: Se inserta la aguja perpendicularmente 0,5-0,7 *cun*. La moxibustión es indicada.

Anatomía regional: Las ramas de la arteria y la vena del séptimo espacio intercostal, y las ramas de la arteria y la vena epigástricas. La rama del nervio del séptimo espacio intercostal.

Nota: La distancia del ángulo esternocostal al centro del ombligo es de 8 *cun*. Se toma esta medida como estándar y se usa en la localización de los puntos que se hallan en la región epigástrica. La distancia de *burong* (E. 19) a *tianshu* (E. 25) es de 6 *cun*.

20. *CHENGMAN* (E. 20)

Localización: A 5 *cun* por encima del ombligo, 2 *cun* afuera de *shangwan* (*Ren.* 13), o un *cun* abajo de *burong* (E. 19).

Indicaciones: Dolor de estómago, distensión abdominal, vómito y anorexia.

Método: Se inserta la aguja perpendicularmente 0,5-1,0 *cun*. La moxibustión es indicada.

Anatomía regional: Ver el punto *burong* (E. 19).

21. *LIANGMEN* (E. 21)

Localización: A 2 *cun* fuera de la línea media, 4 *cun* arriba del ombligo. (Fig. 33)

Indicaciones: Dolor de estómago, vómito, anorexia, diarrea.

Método: Se inserta la aguja perpendicularmente 0,7-1,0 *cun*. Se usa la moxibustión.

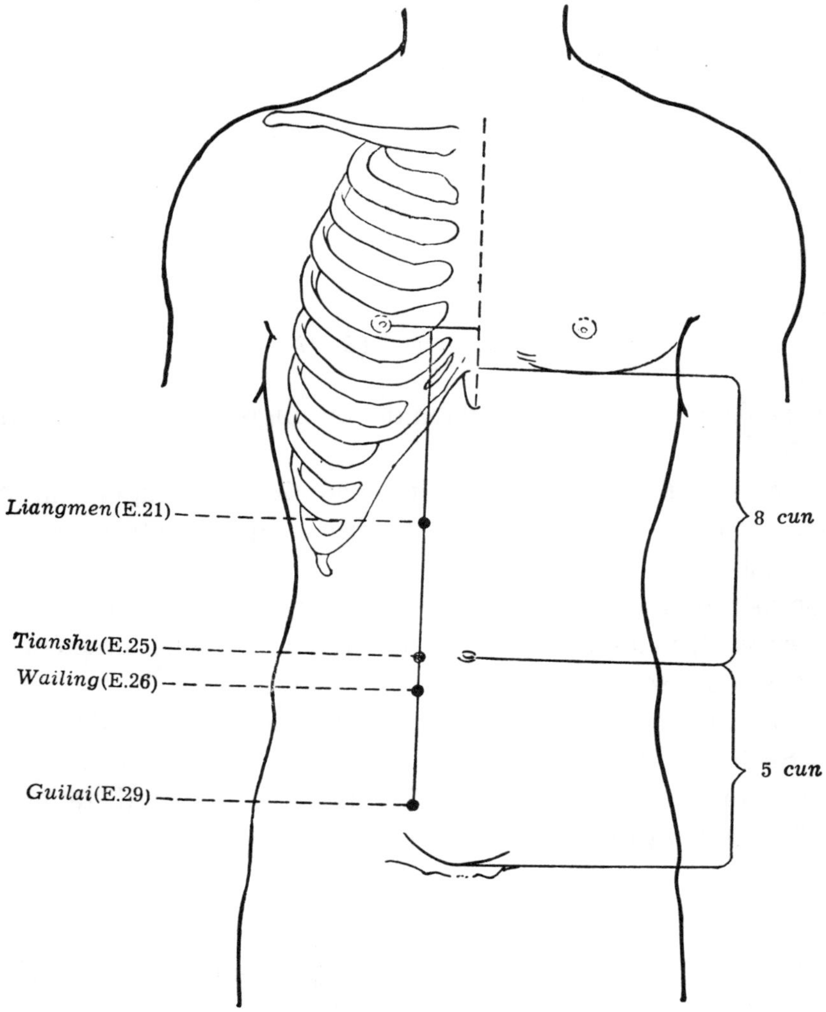

Fig. 33.

Anatomía regional: Las ramas de la arteria y la vena del octavo espacio intercostal y del epigastrio superior. El nervio del octavo espacio intercostal.

22. *GUANMEN* (E. 22)

Localización: A 3 *cun* arriba del ombligo, a 2 *cun* afuera de *jianli* (*Ren.* 11), y a un *cun* por debajo de *liangmen* (E. 21).

Indicaciones: Distensión y dolor abdominal, borborigmos, diarrea, anorexia y edema.

Método: Se inserta la aguja perpendicularmente 0,7-1,0 *cun.* La moxibustión es indicada.

Anatomía regional: Ver el punto *liangmen* (E. 21).

23. *TAIYI* (E. 23)

Localización: A 2 *cun* arriba del ombligo, y 2 *cun* de *xiawan* (*Ren.* 10).

Indicaciones: Trastornos mentales, irritabilidad, agitación, dolor de estómago, indigestión.

Método: Se inserta la aguja perpendicularmente 0,7-1,0 *cun.* La moxibustión es indicada.

Anatomía regional: Las ramas de la arteria y la vena epigástricas inferiores y del octavo y del noveno espacio intercostal, y las ramas de los nervios del octavo y del noveno espacio intercostal.

24. *HUAROUMEN* (E. 24)

Localización: A un *cun* por arriba del ombligo, y 2 *cun* afuera de *shuifen* (*Ren.* 9).

Indicaciones: Trastornos mentales, vómito, dolor de estómago.

Método: Se inserta la aguja perpendicularmente 0,7-1,0 *cun.* La moxibustión es indicada.

Anatomía regional: Las ramas de la arteria y la vena epigástricas inferiores y del noveno espacio intercostal y la rama del nervio del noveno espacio intercostal.

25. *TIANSHU* (PUNTO *MU*-DELANTE DEL INTESTINO GRUESO, E. 25)

Localización: A 2 *cun* afuera del centro del ombligo. (Fig. 33)

Indicaciones: Dolor abdominal, diarrea, disentería, constipación, borborigmos, distensión abdominal, edema, menstruación irregular.

Método: Se inserta la aguja perpendicularmente 0,7-1,2 *cun*. La moxibustión es indicada.

Anatomía regional: Las ramas de la arteria y la vena epigástricas inferiores y del décimo espacio intercostal, y la rama del nervio del décimo espacio intercostal.

Nota: La distancia del centro del ombligo al borde superior de la sínfisis pubiana es de 5 *cun*; sirve de referencia para la localización de los puntos que se hallan en el abdomen inferior (hipogastrio). La distancia de *tianshu* (E. 25) a *qichong* (E. 30) es de 5 *cun*.

26. *WAILING* (E. 26)

Localización: A un *cun* por debajo del ombligo y 2 *cun* afuera del punto *yinjiao* del abdomen (*Ren.* 7), o sea, a un *cun* abajo de *tianshu* (E. 25). (Fig. 33)

Indicaciones: Dolor abdominal, hernia.

Método: Se inserta la aguja perpendicularmente 0,7-1,2 *cun*. La moxibustión es indicada.

Anatomía regional: Ver el punto *tianshu* (E. 25).

27. *DAJU* (E. 27)

Localización: A 2 *cun* por debajo del ombligo, y 2 *cun* afuera de *shimen* (*Ren.* 5).

Indicaciones: Distensión del abdomen inferior, disuria, hernia, emisión seminal (espermatorrea), eyaculación precoz.

Método: Se inserta la aguja perpendicularmente 0,7-1,2 *cun*. La moxibustión es indicada.

Anatomía regional: Las ramas de la arteria y la vena del undécimo espacio intercostal, la arteria y vena epigástricas inferiores, y el nervio del undécimo espacio intercostal.

28. *SHUIDAO* (E. 28)

Localización: A 3 *cun* por debajo del ombligo, y 2 *cun* horizontalmente de *guanyuan* (*Ren.* 4).

Indicaciones: Distensión del vientre, hernia, retención de la orina (anuria).

Método: Se inserta la aguja perpendicularmente 0,7-1,2 *cun*. La moxibustión es indicada.

Anatomía regional: Las ramas de la arteria y la vena intercostales, la arteria y vena epigástricas inferiores, y la rama del nervio intercostal.

29. *GUILAI* (E. 29)

Localización: A 4 *cun* por debajo del ombligo; a 2 *cun* afuera de *zhongji* (*Ren.* 3). (Fig. 33)

Indicaciones: Dolor abdominal, hernia, amenorrea, prolapso del útero.

Método: Se inserta la aguja perpendicularmente 0,7-1,2 *cun.* La moxibustión es indicada.

Anatomía regional: Se encuentran la arteria y vena inferiores epigástricas y el nervio iliohipogástrico.

30. *QICHONG* (E. 30)

Localización: A 5 *cun* por debajo del ombligo, 2 *cun* afuera de *qugu* (*Ren.* 2), por encima el pliegue inguinal, en el lado interno de la arteria femoral.

Indicaciones: Dolor y edema de los genitales externos, hernia, menstruación irregular.

Método: Se inserta la aguja perpendicularmente 0,5-1,0 *cun.* La moxibustión es indicada.

Anatomía regional: Las ramas de la arteria y la vena superficiales epigástricas; y, lateralmente, la arteria y la vena inferiores epigástricas, por aquí pasa el nervio ilioinguinal.

31. *BIGUAN* (E. 31)

Localización: Directamente debajo de la espina iliaca antero-superior, en la depresión de la parte lateral del m. sartorio cuando el muslo es flexionado. (Fig. 34)

Indicaciones: Dolor del muslo, atrofia muscular, trastornos motores, entumecimiento y dolor de los miembros inferiores.

Método: Se inserta la aguja perpendicularmente 1,0-1,5 *cun.* La moxibustión es indicada.

Anatomía regional: Profundamente, las ramas de la arteria y la vena femorales laterales circunflejas y el nervio cutáneo femoral lateral.

32. *FUTU* DEL FEMUR (E. 32)

Localización: A 6 *cun* por arriba del borde superoexterno de la rótula,

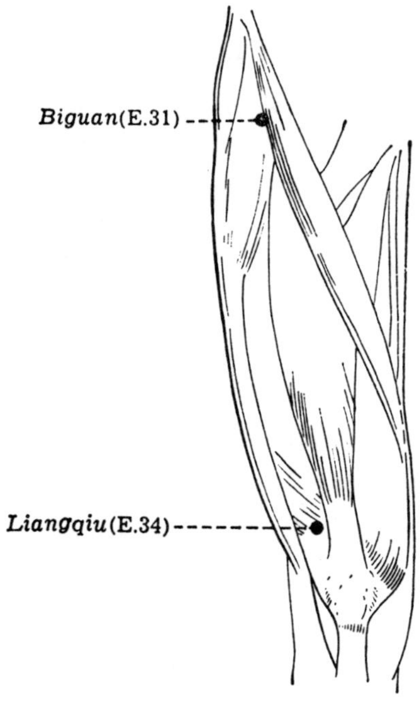

Fig. 34.

en la línea que une la espina ilíaca anterosuperior y el borde externo de la rótula.

Indicaciones: Dolor en la región lumbar e ilíaca, sensación de frío en las rodillas, parálisis, dolor y trastornos motores de los miembros inferiores, beriberi.

Método: Se inserta la aguja perpendicularmente 1,0-1,5 *cun.* La moxibustión es indicada.

Anatomía regional: La arteria y vena externas circunflejas del fémur y los nervios cutáneos de la parte anterior y lateral del fémur.

33. *YINSHI* (E. 33)

Localización: A 3 *cun* por arriba del borde superoexterno de la rótula.

Indicaciones: Entumecimiento, dolor y trastornos motores de los miembros inferiores.

Método: Se inserta la aguja perpendicularmente 0,7-1,0 *cun.* La moxibustión es indicada.

Anatomía regional: La rama descendente de la arteria circunfleja lateral del fémur. Los nervios cutáneos anteriores y laterales del fémur.

34. *LIANGQIU* (PUNTO *XI*-HENDIDURA, E. 34)

Localización: A 2 *cun* por arriba del borde superoexterno de la rótula. (Fig. 34)

Indicaciones: Dolor y edema de la articulación de la rodilla, trastornos motores de los miembros inferiores, dolor de estómago y mastitis.

Método: Se inserta la aguja perpendicularmente 0,5-1,0 *cun*. La moxibustión es indicada.

Anatomía regional: Ver el punto *yinshi* (E. 33).

35. *DUBI* (SE LLAMA TAMBIEN *XIYAN* EXTERNO, E. 35)

Localización: En la cara anteroexterna de la articulación de la rodilla, en la depresión externa del ligamento rotuliano. (Fig. 35)

Indicaciones: Dolor, entumecimiento y trastornos motores de la articulación de la rodilla, beriberi.

Método: Se inserta la aguja oblicuamente 0,7-1,0 *cun*, la punta de la aguja se dirige ligeramente hacia el lado interno. La moxibustión es indicada.

Anatomía regional: La red formada por la arteria y vena de la articulación de la rodilla. El nervio cutáneo crural de la parte externa y la rama del nervio peroneal.

36. *ZUSANLI* (PUNTO *HE*-MAR, E. 36)

Localización: A 3 *cun* por debajo de *dubi* (E. 35) y un dedo transversal hacia afuera del borde anterior de la tibia. (Fig. 35)

Indicaciones: Dolor de estómago, vómito, distensión abdominal, indigestión, borborigmos, diarrea, constipación, disentería, mastitis, mareo, trastornos mentales, hemiplejía, beriberi, dolor de la articulación de la rodilla y de la pierna.

Método: Se inserta la aguja perpendicularmente 0,5-1,3 *cun*. La moxibustión es indicada.

Anatomía regional: La arteria y vena anteriores de la tibia. Superficialmente, el nervio cutáneo crural de la parte externa y la rama cutánea del nervio safeno; profundamente, el nervio peroneal.

Nota: En la parte externa de la pierna, la distancia desde *dubi* (E. 35) a la punta del maléolo externo es de 16 *cun*.

Este es un punto importante y tonificante.

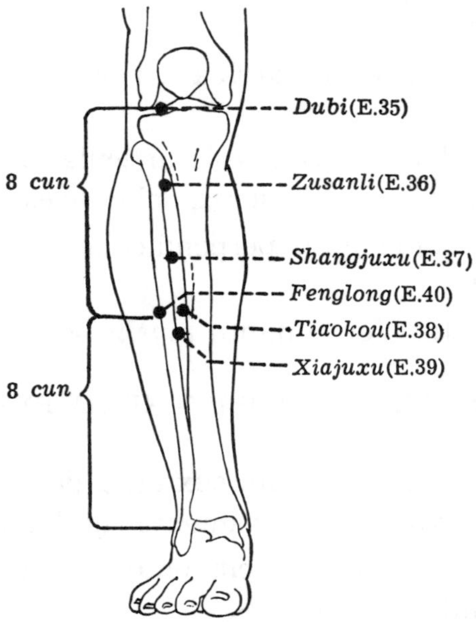

Fig. 35.

37. *SHANGJUXU* (E. 37)

Localización: A 6 *cun* por debajo de *dubi* (E. 35), un dedo transversal hacia afuera del borde anterior de la tibia. (Fig. 35)

Indicaciones: Dolor y distensión de abdomen, disentería, borborigmos, diarrea, apendicitis, hemiplejía y beriberi.

Método: Se inserta la aguja perpendicularmente 0,5-1,3 *cun*. La moxibustión es indicada.

Anatomía regional: Ver el punto *zusanli* (E. 36).

Nota: Este es el punto *he*-mar inferior del intestino grueso, indicado en los trastornos del intestino grueso.

38. *TIAOKOU* (E. 38)

Localización: A 8 *cun* por debajo de *dubi* (E. 35), 2 *cun* por debajo de *shangjuxu* (E. 37), en la mitad de la línea que une *dubi* (E. 35) y *jiexi* (E. 41). (Fig. 35)

Indicaciones: Atrofia muscular, trastornos motores, dolor y parálisis de las piernas, dolor del hombro.

Método: Se inserta la aguja perpendicularmente 0,5-1,0 *cun*, se aplica también la moxibustión.

Anatomía regional: Ver el punto *zusanli* (E. 36).

39. *XIAJUXU* (E. 39)

Localización: A 9 *cun* por debajo de *dubi* (E. 35), 3 *cun* por debajo de *shangjuxu* (E. 37), un dedo transversal hacia afuera del borde anterior de la tibia. (Fig. 35)

Indicaciones: Dolor hipogástrico, dolor en la región lumbar y de la espalda que refiere a los testículos, mastitis, atrofia muscular, trastornos motores, dolor y parálisis de los miembros inferiores.

Método: Se inserta la aguja perpendicularmente 0,5-1,0 *cun*, se aplica también la moxibustión.

Anatomía regional: La arteria y vena anteriores de la tibia y las ramas del nervio superficial del peroné y del nervio profundo del peroné.

Nota: Este es el punto *he*-mar inferior del intestino delgado, indicado en los trastornos del intestino delgado.

40. *FENGLONG* (PUNTO *LUO*-ENLACE, E. 40)

Localización: A 8 *cun* por arriba del maléolo externo y un dedo transversal hacia afuera de *tiaokou* (E. 38). (Fig. 35)

Indicaciones: Dolor precordial, asma, esputo profuso, dolor e inflamación de la garganta, atrofia muscular, trastornos motores, dolor, parálisis e hinchazón de los miembros inferiores, cefalea, mareo, trastornos mentales y epilepsia.

Método: Se inserta la aguja perpendicularmente 0,5-1,0 *cun*, se aplica la moxibustión.

Anatomía regional: Las ramas de la arteria y la vena anteriores de la tibia y el nervio superficial del peroné.

41. *JIEXI* (PUNTO *JING*-RIO, E. 41)

Localización: En la cara anterior de la articulación del pie, en el punto donde se cruzan la línea del maléolo externo y la línea del maléolo interno, en el borde externo del tendón tibial anterior. (Fig. 36)

Indicaciones: Edema de la cabeza y la cara, cefalea, mareo, vértigo, distensión abdominal, constipación, atrofia muscular, trastornos motores, dolor y parálisis de los miembros inferiores, trastornos mentales de tipo depresivo.

Método: Se inserta la aguja perpendicularmente 0,5-0,7 *cun*, indicada la moxibustión.

Anatomía regional: La arteria y vena anteriores de la tibia y los nervios superficial y profundo del peroné.

42. *CHONGYANG* (PUNTO *YUAN*-FUENTE, E. 42)

Localización: Distal de *jiexi* (E. 41), en la parte más alta del dorso del pie, en la depresión entre el segundo y tercer hueso metatarsiano y el hueso cuneiforme. (Fig. 36)

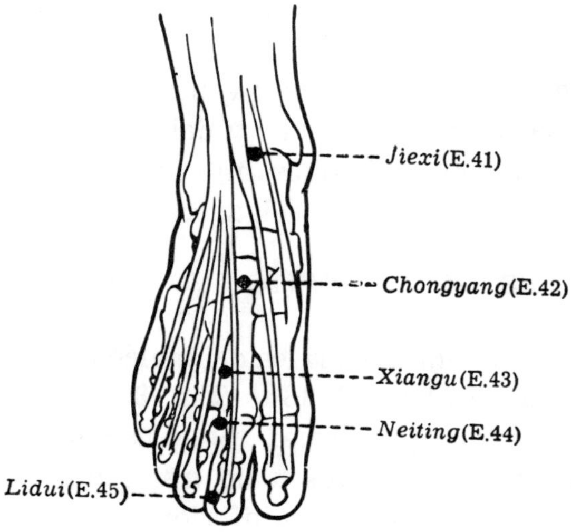

Fig. 36.

Indicaciones: Parálisis facial, atrofia muscular y trastornos motores del pie, inflamación y edema del dorso del pie.

Método: Se inserta la aguja perpendicularmente 0,3 *cun* evitando la arteria. La moxibustión es útil.

Anatomía regional: La arteria y vena dorsales del pie, la red venosa dorsal del pie. Superficialmente, el nervio cutáneo dorsal del pie proveniente del nervio peroneal superficial; en lo profundo, el nervio peroneal profundo.

43. *XIANGU* (PUNTO *SHU*-ARROYO, E. 43)

Localización: En la depresión distal de las articulaciones del segundo y tercer huesos metatarsianos. (Fig. 36)

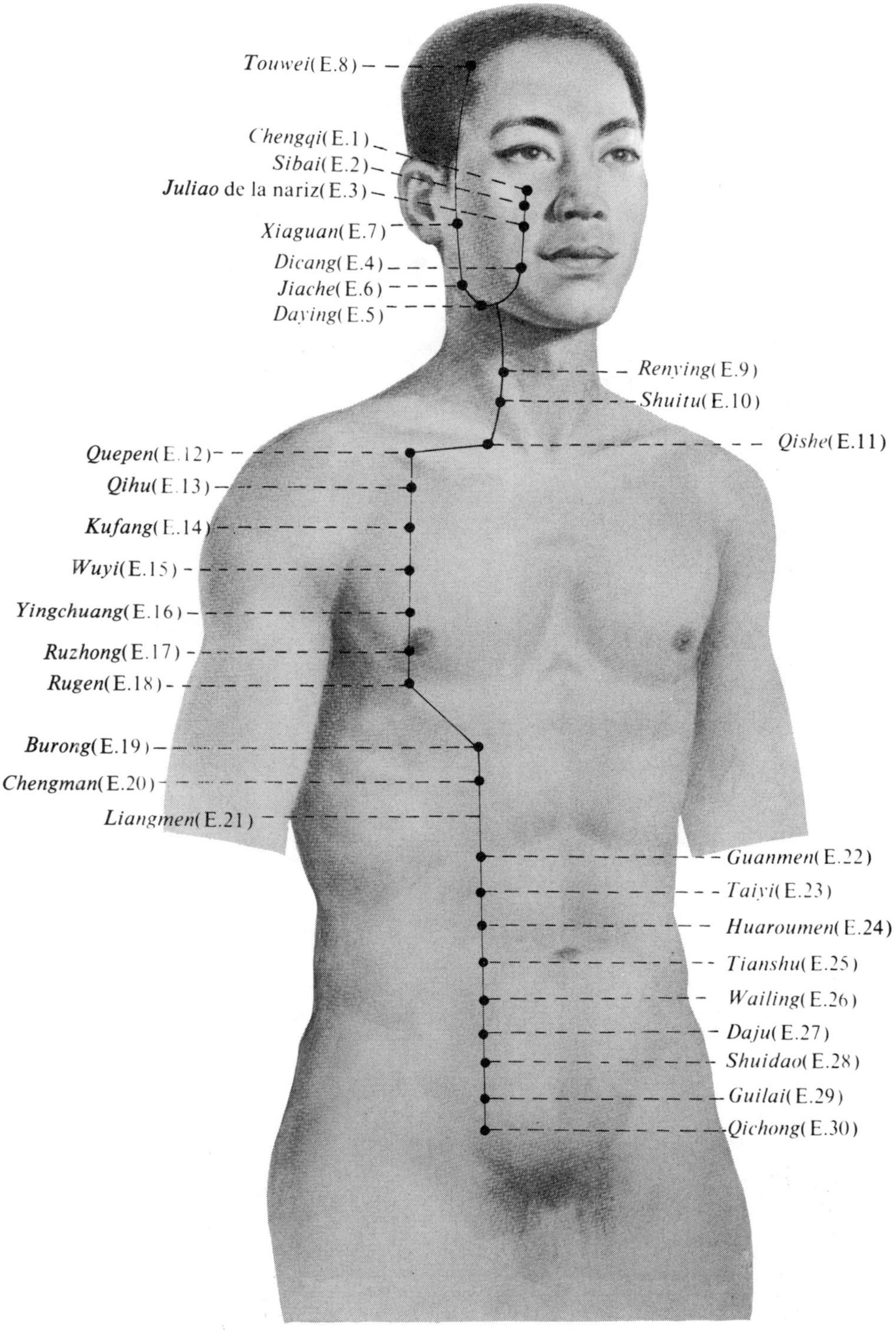

Fig. 37a. El Canal del Estómago *Yangming* del Pie

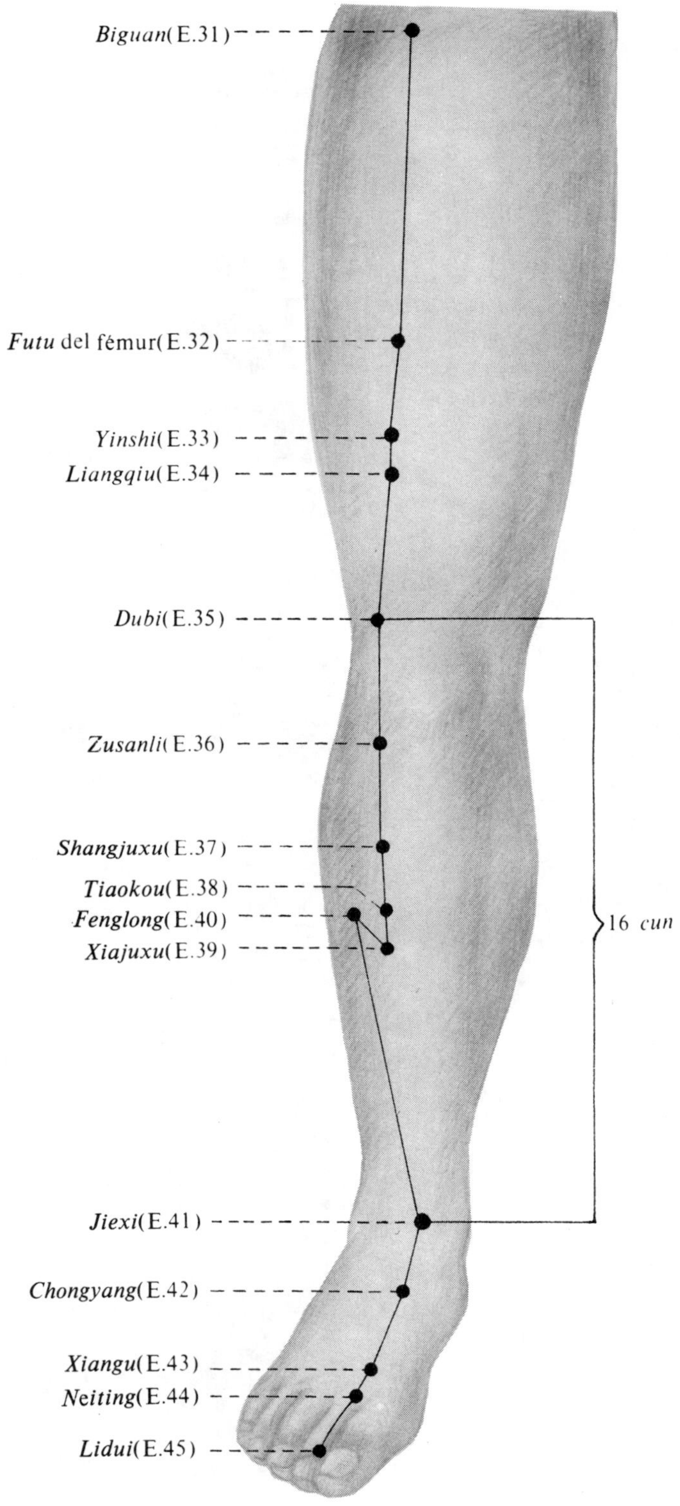

Fig. 37b. El Canal del Estómago *Yangming* del Pie

Indicaciones: Edema facial o general, borborigmos, dolor abdominal, dolor y edema del dorso del pie.

Método: Se inserta la aguja perpendicularmente 0,5-0,7 *cun*, la moxibustión es útil.

Anatomía regional: La red venosa dorsal del pie y el nervio cutáneo de la parte interna del dorso del pie.

44. *NEITING* (PUNTO *YING*-MANANTIAL, E. 44)

Localización: En el surco interdigital entre el segundo y el tercer dedo del pie, en la depresión distal y lateral de la segunda articulación metatarsodigital. (Fig. 36)

Indicaciones: Dolor dental, desviación de la boca, epistaxis, dolor o distensión abdominal, diarrea, disentería, dolor y edema del dorso de pie, enfermedades febriles.

Método: Se inserta la aguja perpendicularmente 0,3-0,5 *cun*, la moxibustión es útil.

Anatomía regional: La red venosa dorsal del pie. Justamente donde la rama externa del nervio cutáneo de la parte interna del dorso del pie se divide en los nervios digital y dorsal.

45. *LIDUI* (PUNTO *JING*-POZO, E. 45)

Localización: En el lado externo del segundo dedo del pie, 0,1 *cun* posterior al ángulo ungueal. (Fig. 36)

Indicaciones: Edema facial, desviación de la boca, dolor dental, epistaxis, sensación de opresión del pecho y distensión abdominal, sensación de frío en las piernas y en los pies, enfermedades febriles, pesadillas, trastornos mentales.

Método: Se inserta la aguja oblicuamente 0,1 *cun*. Se indica la moxibustión.

Anatomía regional: La red venosa formada por la arteria y la vena dorsodigitales del pie. El nervio dorsodigital proveniente del nervio superficial peroneal.

IV. EL CANAL DEL BAZO *TAIYIN* DEL PIE

El Canal del Bazo *Taiyin* del Pie (Fig. 38) se origina en el ángulo ungueal interno del primer dedo del pie (dedo gordo) (*yinbai*, B.1) (1).

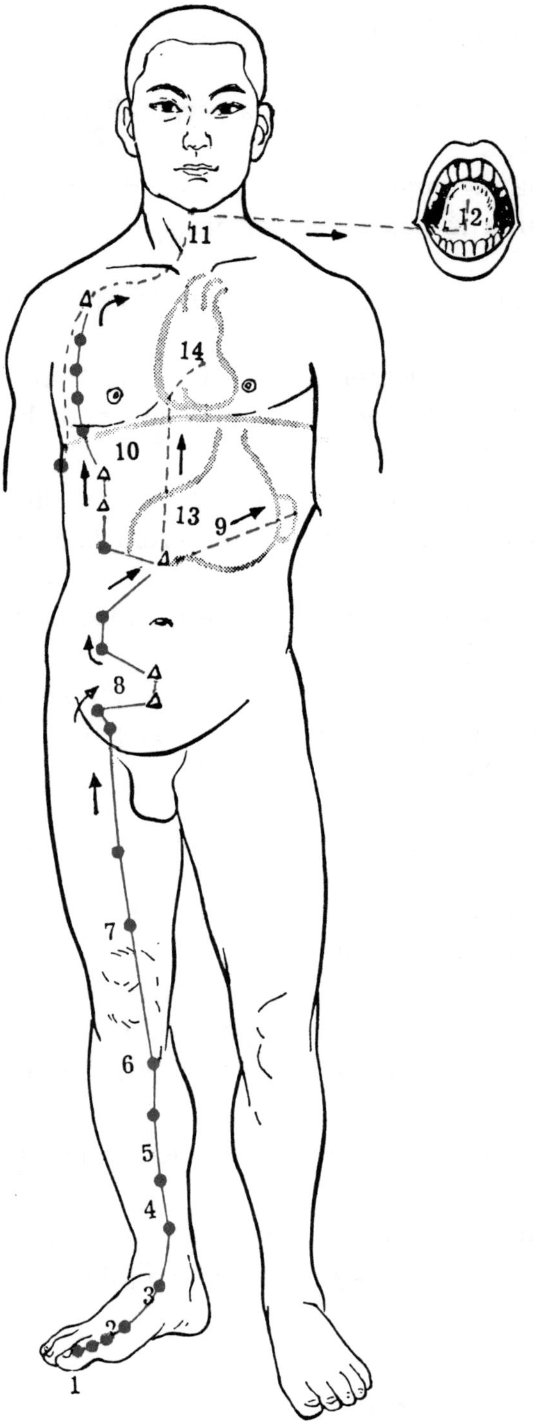

Fig. 38. El Canal del Bazo *Taiyin* del Pie

De aquí circula pasando a lo largo de la parte interna del pie, en la unión de la piel blanca y roja (2) y sube por el maléolo interno (3) hacia la pierna (4). Circula por la parte posterior de la tibia (5), cruza y sigue por la parte anterior del Canal del Hígado *Jueyin* del Pie (6). De allí pasa a través de la cara anterointerna de la rodilla y del muslo (7) hasta entrar en la cavidad abdominal (8). Después penetra en su órgano, el bazo, y comunica con el estómago (9). De allí atraviesa el diafragma (10), circulando a lo largo del esófago (11) y llega finalmente hasta la raíz de la lengua y se distribuye en la superficie inferior de la lengua (12).

La rama que va al estómago atraviesa el diafragma (13) y llega al corazón comunicándose así con el canal del corazón (14). (Fig. 38)

Este canal tiene en total 21 puntos:

1. *YINBAI* (PUNTO *JING*-POZO, B. 1)

Localización: En el lado interno del dedo gordo del pie, 0,1 *cun* posterior al ángulo de la uña. (Fig. 39)

Indicaciones: Distensión abdominal, hemorragia uterina, desórdenes mentales, exceso de sueño y convulsión.

Método: Se inserta la aguja oblicuamente 0,1 *cun*. La moxibustión es indicada.

Anatomía regional: La arteria dorsodigital. En este punto está justamente la anastomosis del nervio dorsodigital proveniente del nervio peroneal superficial y el nervio propio digitoplantar.

2. *DADU* (PUNTO *YING*-MANANTIAL, B. 2)

Localización: En el lado interno del dedo gordo del pie, en la parte anteroinferior de la primera articulación metatarsodigital, en la unión de la piel blanca y roja. (Fig. 39)

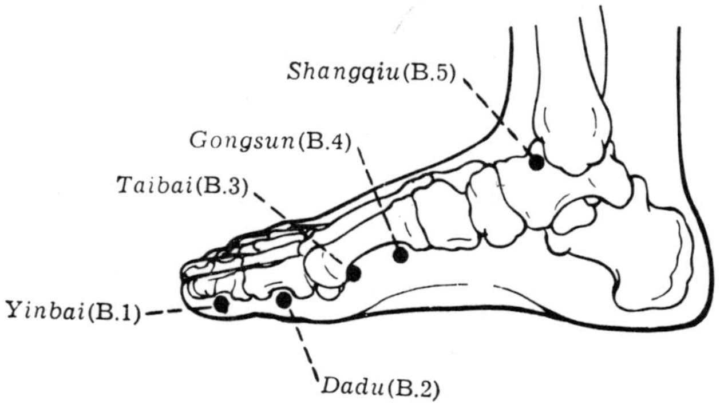

Fig. 39.

Indicaciones: Distensión abdominal, dolor de estómago, enfermedades febriles sin sudor.

Método: Se inserta la aguja perpendicularmente 0,1-0,2 *cun*. Se aplica también la moxibustión.

Anatomía regional: Las ramas de la arteria y la vena de la parte interna del pie; también el nervio propio plantodigital proveniente del nervio interno de la planta.

3. *TAIBAI* (PUNTO *SHU*-ARROYO Y PUNTO *YUAN*-FUENTE, B. 3)

Localización: En la parte posteroinferior del primer metatarsiano, en la unión de la piel blanca y roja. (Fig. 39)

Indicaciones: Dolor de estómago, distensión abdominal, sensación de pesadez del cuerpo (adinamia), disentería, constipación, vómito, diarrea, beriberi.

Método: Se inserta la aguja perpendicularmente 0,3 *cun*, se aplica también la moxibustión.

Anatomía regional: La red venosa dorsal del pie, la arteria interna de la planta del pie y las ramas de la arteria interna del tarso; también las ramas del nervio safeno y el nervio superficial peroneal.

4. *GONGSUN* (PUNTO *LUO*-ENLACE, B. 4)

Localización: En la depresión del borde anteroinferior del primer metatarsiano, en la unión de la piel blanca y roja. (Fig. 39)

Indicaciones: Gastralgia, vómito, borborigmos, dolor abdominal, diarrea, disentería.

Método: Se inserta la aguja perpendicularmente 0,5-1,0 *cun*. La moxibustión es adecuada.

Anatomía regional: La arteria interna dorsal y la red venosa dorsal del pie; también el nervio safeno y las ramas del nervio superficial peroneal.

Nota: Este punto es uno de los ocho puntos de confluencia que comunica con el Canal *Chong*.

5. *SHANGQIU* (PUNTO *JING*-RIO, B. 5)

Localización: En la depresión anteroinferior del maléolo interno, en la parte media entre la prominencia del hueso navicular y la punta del maléolo interno. (Fig. 39)

Indicaciones: Borborigmos, distensión abdominal, rigidez y dolor de la lengua, constipación, diarrea, dolor de la articulación del pie y del tobillo.

Método: Se inserta la aguja perpendicularmente 0,2-0,3 *cun*, se aplica también la moxibustión.

Anatomía regional: La arteria interna del tarso y la vena safena mayor, el nervio cutáneo de la parte interna y la rama del nervio superficial peroneal.

6. *SANYINJIAO* (B. 6)

Localización: A 3 *cun* por arriba de la punta del maléolo interno, sobre el borde posterior de la tibia, en la misma línea que une el maléolo interno con el punto *yinlingquan* (B. 9). (Fig. 40)

Indicaciones: Borborigmos, distensión abdominal, heces diarreicas con alimentos sin digerir, menstruación irregular, hematuria, leucorrea, prolapso uterino, amenorrea, esterilidad, dificultad en el parto, emisión seminal, dolor de los genitales externos, hernia, disuria, insomnio, enuresis, atrofia muscular, trastornos motores y parálisis y dolor de los miembros inferiores.

Método: Se inserta la aguja perpendicularmente 0,5-1,0 *cun*. La moxibustión es adecuada.

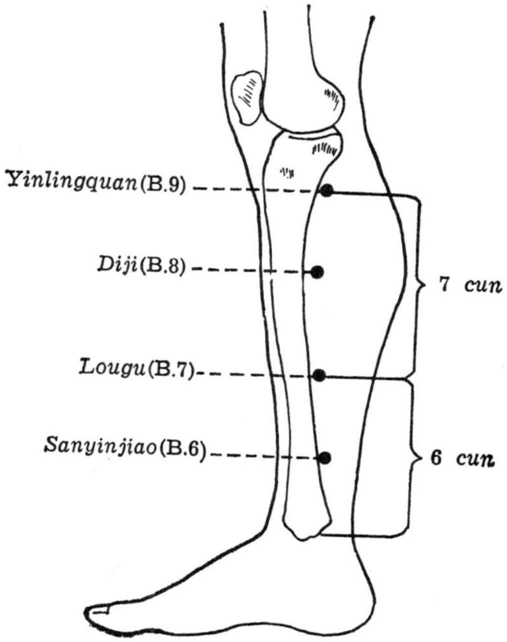

Fig. 40.

Anatomía regional: La vena safena mayor, la arteria y la vena posterior de la tibia; en lo superficial, el nervio cutáneo de la pierna, en lo profundo, en el lado posterior, el nervio tibial.

Notas:

(1) En el punto *sanyinjiao* (B. 6) se reúnen los tres canales *yin* del pie (el Canal del Bazo *Taiyin* del Pie, el Canal del Riñón *Shaoyin* del Pie y el Canal del Hígado *Jueyin* del Pie).

(2) La acupuntura en este punto está contraindicada para las embarazadas.

(3) En la parte media, la distancia entre la punta del maléolo al borde inferior del cóndilo interno de la tibia, es de 13 *cun*.

7. *LOUGU* (B. 7)

Localización: A 6 *cun* por arriba del extremo del maléolo interno, 3 *cun* por arriba de *sanyinjiao* (B. 6). (Fig. 40)

Indicaciones: Distensión abdominal, borborigmos, sensación de frío, entumecimiento de la rodilla y parálisis de la pierna.

Método: Se inserta la aguja perpendicularmente 0,5-1,0 *cun*. Se puede aplicar moxibustión.

Anatomía regional: Ver el punto *sanyinjiao* (B. 6).

8. *DIJI* (PUNTO *XI*-HENDIDURA, B. 8)

Localización: A 3 *cun* por debajo del cóndilo interno de la tibia, en la línea que une el punto *yinlingquan* (B. 9) y el maléolo interno. (Fig. 40)

Indicaciones: Distensión abdominal, anorexia, disentería, menstruación irregular, disuria, emisión seminal, edema.

Método: Se inserta la aguja perpendicularmente 0,5-1,0 *cun*, o se aplica moxibustión.

Anatomía regional: En la parte anterior, la vena safena mayor y la rama de la arteria superior de la rodilla; profundamente, la arteria y la vena tibial posterior. Inervación, ver el punto *sanyinjiao* (B. 6).

9. *YINLINGQUAN* (PUNTO *HE*-MAR, B. 9)

Localización: En el borde inferior del cóndilo interno de la tibia, en la depresión entre el borde posterior de la tibia y los músculos gastrocnemios. (Fig. 40)

Indicaciones: Distensión abdominal, edema, ictericia, diarrea, disuria, incontinencia de la orina, dolor de los genitales externos, emisión seminal, dolor en las rodillas.

Método: Se inserta la aguja perpendicularmente 0,5-1,0 *cun*, se aplica la moxibustión.

Anatomía regional: En la parte anterior, la vena safena mayor, la arteria superior de la rodilla; profundamente, la arteria y vena posteriores de la tibia. Superficialmente, el nervio cutáneo de la parte interna de la pierna; profundamente, el nervio tibial.

10. *XUEHAI* (B. 10)

Localización: Con la rodilla flexionada, se localiza este punto en la parte interna del m. cuadríceps, 2 *cun* por arriba del borde superointerno de la rótula. O se coloca la palma de la mano derecha en la rótula izquierda del paciente, con el pulgar en el lado interno y los otros dedos hacia arriba, el punto está donde indica la punta del pulgar. (Fig. 41)

Indicaciones: Menstruación irregular, dismenorrea, amenorrea, hemorragia uterina, dolor en la parte interna del muslo, eczema, urticaria.

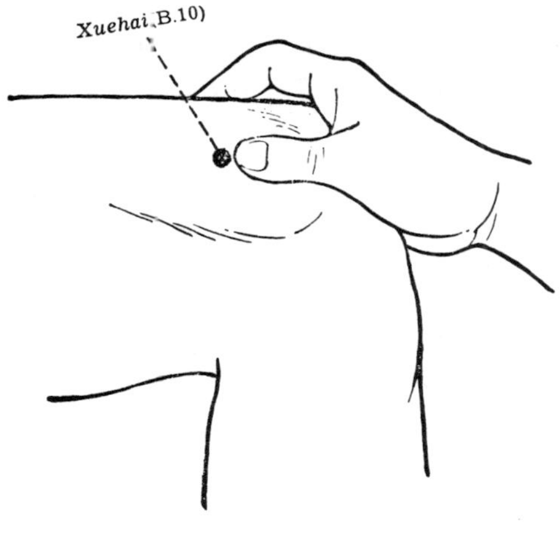

Fig. 41.

Método: Se inserta la aguja perpendicularmente 0,7-1,2 *cun*. Es adecuada la moxibustión.

Anatomía regional: Las ramas de la arteria y la vena femorales, el nervio cutáneo femoral anterior y la rama muscular del nervio femoral.

Nota: En la parte interna de la pierna, la distancia entre el borde superior de la sínfisis pubiana al epicóndilo interno del fémur es de 18 *cun*.

11. *JIMEN* (B. 11)

Localización: A 6 *cun* por arriba del punto *xuehai* (B. 10), en la misma línea que une los puntos *xuehai* (B. 10) y *chongmen* (B. 12).

Indicaciones: Retención de orina, enuresis, dolor y edema en la región inguinal.

Método: Se inserta la aguja perpendicularmente 0,3-0,5 *cun*. La inserción profunda está contraindicada. La moxibustión es adecuada.

Anatomía regional: Superficialmente, la vena safena mayor; profundamente, en el lado externo, la arteria y vena femorales. El nervio femoral anterior y el nervio safeno, en lo profundo.

12. *CHONGMEN* (B. 12)

Localización: En el borde superior del extremo externo del surco inguinal, en el lado externo de la arteria femoral, a nivel del borde superior de la sínfisis pubiana, a 3,5 *cun* lateral del punto *qugu* (*Ren.* 2).

Indicaciones: Dolor abdominal, hernia, retención de orina.

Método: Se inserta la aguja perpendicularmente 0,5-1,0 *cun*. La moxibustión es adecuada.

Anatomía regional: En el lado interno, la arteria femoral. Justamente ahí pasa el nervio femoral.

13. *FUSHE* (B. 13)

Localización: A 0,7 *cun* por arriba del punto *chongmen* (B. 12), 4 *cun* lateral del Canal *Ren*.

Indicaciones: Dolor abdominal, hernia, tumoración en el abdomen.

Método: Se inserta la aguja perpendicularmente 0,7-1,0 *cun*. La moxibustión es adecuada.

Anatomía regional: El nervio ilioinguinal.

14. *FUJIE* (B. 14)

Localización: A 3 *cun* por arriba del punto *fushe* (B. 13), 1,3 *cun* por debajo del punto *daheng* (B. 15), en el lado externo del m. recto-abdominal.

Indicaciones: Dolor alrededor del ombligo, hernia, diarrea.

Método: Se inserta la aguja perpendicularmente 0,5-1,0 *cun*. La moxibustión es adecuada.

Anatomía regional: Aquí están la arteria y la vena del undécimo espacio intercostal. El nervio del undécimo espacio intercostal.

15. *DAHENG* (B. 15)

Localización: A 4 *cun* lateral del ombligo directamente debajo del pezón, en el lado externo del m. rectoabdominal. (Fig. 42)

Indicaciones: Disentería, constipación, dolor en la región del vientre.

Método: Se inserta la aguja perpendicularmente 0,5-1,0 *cun*. La moxibustión es aplicada.

Anatomía regional: La arteria y vena del décimo espacio intercostal y el nervio del décimo espacio intercostal.

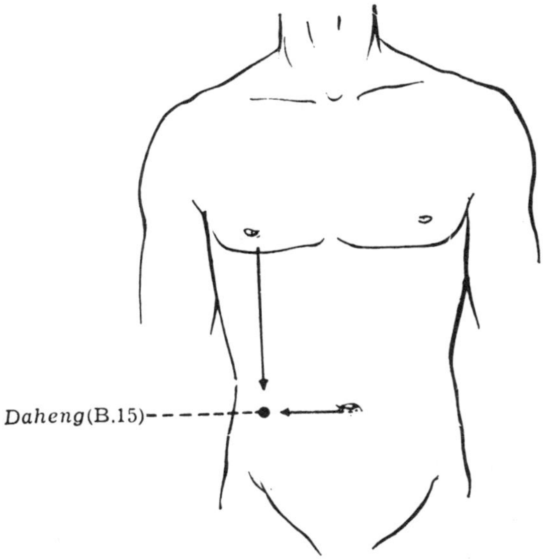

Fig. 42.

16. *FUAI* (B. 16)

Localización: A 3 *cun* por arriba del punto *daheng* (B. 15).

Indicaciones: Dolor abdominal, indigestión, constipación, disentería.

Método: Se inserta la aguja perpendicularmente 0,5-1,0 *cun*. La moxibustión es adecuada.

Anatomía regional: La arteria y vena del octavo espacio intercostal y el nervio del octavo espacio intercostal.

17. *SHIDOU* (B. 17)

Localización: A 6 *cun* lateral del Canal *Ren*, o a 2 *cun* lateral de la línea mamaria, en el quinto espacio intercostal.

Indicaciones: Sensación de opresión y dolor en el pecho y en la región del hipocondrio.

Método: Se inserta la aguja oblicuamente 0,3-0,5 *cun*. La moxibustión es adecuada.

Anatomía regional: La vena toracicoepigástrica y la rama cutánea de la parte externa del quinto nervio intercostal.

18. *TIANXI* (B. 18)

Localización: A 2 *cun* lateral del pezón, en el cuarto espacio intercostal.

Indicaciones: Sensación de opresión y dolor en el pecho, tos, mastitis, deficiencia de lactación.

Método: Se inserta la aguja oblicuamente 0,4-0,5 *cun*, o se aplica la moxibustión (con cigarro de moxa) durante 5-10 minutos.

Anatomía regional: Las ramas de la arteria y vena torácicas de la parte externa, la arteria y vena toracicoepigástrica, la arteria y vena del cuarto espacio intercostal. Y la rama cutánea de la parte externa del cuarto nervio intercostal.

19. *XIONGXIANG* (B. 19)

Localización: Una costilla arriba del punto *tianxi* (B. 18), en el tercer espacio intercostal, a 6 *cun* lateral del Canal *Ren*.

Indicaciones: Sensación de opresión y dolor en el pecho y sensación de hartazgo y dolor en la región del hipocondrio.

Método: Se inserta la aguja oblicuamente 0,4-0,5 *cun*. Se puede usar la moxibustión.

Anatomía regional: La arteria y vena torácicas de la parte externa, la arteria y vena del tercer espacio intercostal y la rama cutánea externa del tercer nervio intercostal.

20. *ZHOURONG* (B. 20)

Localización: Una costilla arriba del punto *xiongxiang* (B. 19), directamente debajo de *zhongfu* (P. 1) y *yunmen* (P. 2), en el segundo espacio intercostal, a 6 *cun* lateral del Canal *Ren*.

Indicaciones: Sensación de opresión en el pecho, sensación de hartazgo en la región del hipocondrio, tos.

Método: Se inserta la aguja oblicuamente 0,4-0,5 *cun*. Se puede usar la moxibustión.

Anatomía regional: La arteria y vena torácica de la parte externa, la arteria y vena del segundo espacio intercostal; y la rama cutánea externa del segundo nervio intercostal.

21. *DABAO* (PUNTO DEL MAYOR *LUO*-ENLACE DEL BAZO, B. 21)

Localización: En la línea media de las axilas, a 6 *cun* por debajo de la axila, a la mitad entre la axila y el extremo de la undécima costilla.

Indicaciones: Dolor en el pecho y en la región del hipocondrio, asma, dolor en todo el cuerpo y debilidad de los miembros (astenia).

Método: Se inserta la aguja oblicuamente 0,3-0,5 *cun*. La moxibustión es adecuada.

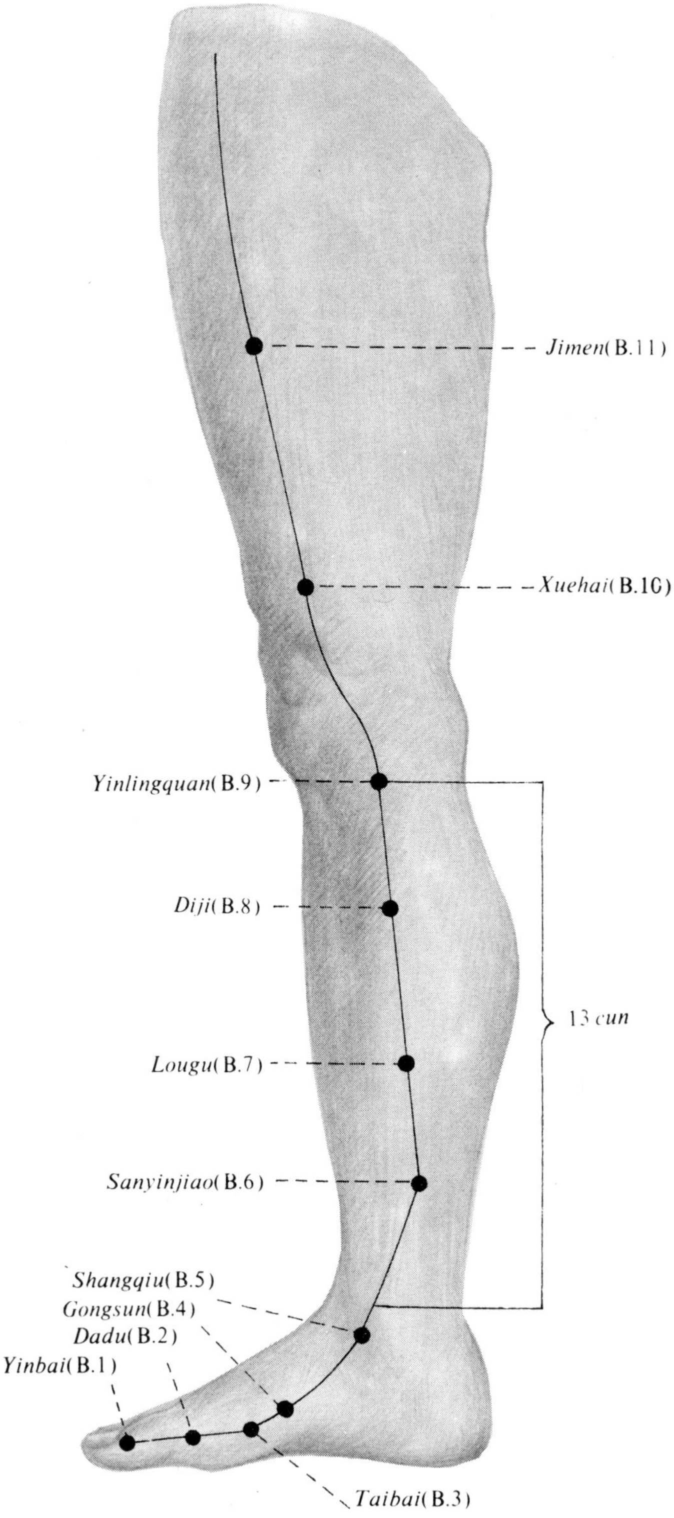

Fig. 43a. El Canal del Bazo *Taiyin* del Pie

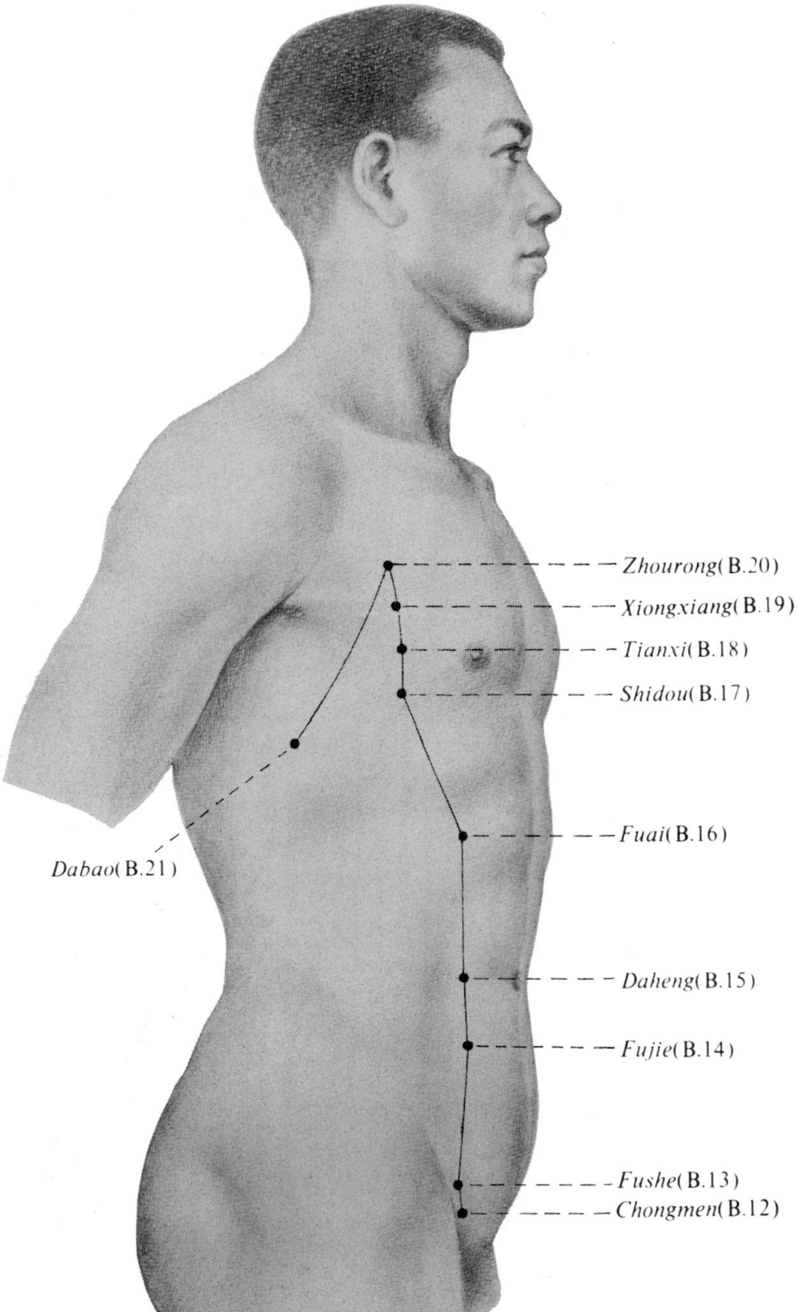

Fig. 43b. El Canal del Bazo *Taiyin* del Pie

Anatomía regional: Están aquí la arteria y vena toracicodorsal, la arteria y vena del séptimo espacio intercostal; el nervio del séptimo espacio intercostal y la rama terminal del nervio torácico largo.

V. EL CANAL DEL CORAZON *SHAOYIN* DE LA MANO

Este canal comienza en el corazón y se extiende por todo este órgano (el corazón se comunica con otros órganos *zang-fu* a través de los vasos) (1). Atraviesa el diafragma y se comunica con el intestino delgado (2).

La rama que sale del corazón (3) sube por la parte lateral del esófago (4) hasta llegar al ojo (se refiere a los tejidos que se unen con el globo del ojo) (5).

Otra rama sale del corazón, atraviesa el pulmón (6), circula hacia la axila y sale en el punto *jiquan* (C. 1) baja por el borde posterior de la parte interna del brazo, detrás del Canal del Pulmón *Taiyin* de la Mano y del Canal del Pericardio *Jueyin* de la Mano (7) y llega a la fosa cubital (8). De aquí desciende a lo largo del borde posterior y de la parte interna del antebrazo a la región posterior de la mano (hueso pisiforme) (9) entra en la palma (10). Después pasa por la parte interna del meñique y termina en el ángulo ungueal externo (*shaochong*, C. 9) (11), y se comunica con el canal del intestino delgado. (Fig. 44)

Este canal tiene en total 9 puntos:

1. *JIQUAN* (C. 1)

Localización: En el centro de la región axilar, en el lado interno de la arteria axilar.

Indicaciones: Dolor del costado y precordial, escrófula, sensación fría y dolorosa en el codo y el brazo.

Método: Se inserta la aguja perpendicularmente 0,5-1,0 *cun*, evitando la arteria. Se puede aplicar la moxibustión.

Anatomía regional: En la parte lateral, la arteria axilar; los nervios cubital y medio y cutáneo de la parte interna del brazo.

2. *QINGLING* (C. 2)

Localización: Con el codo flexionado se localiza este punto en el surco interno del m. bíceps braquial, 3 *cun* por arriba del extremo del pliegue transversal del lado cubital (*shaohai*, C. 3).

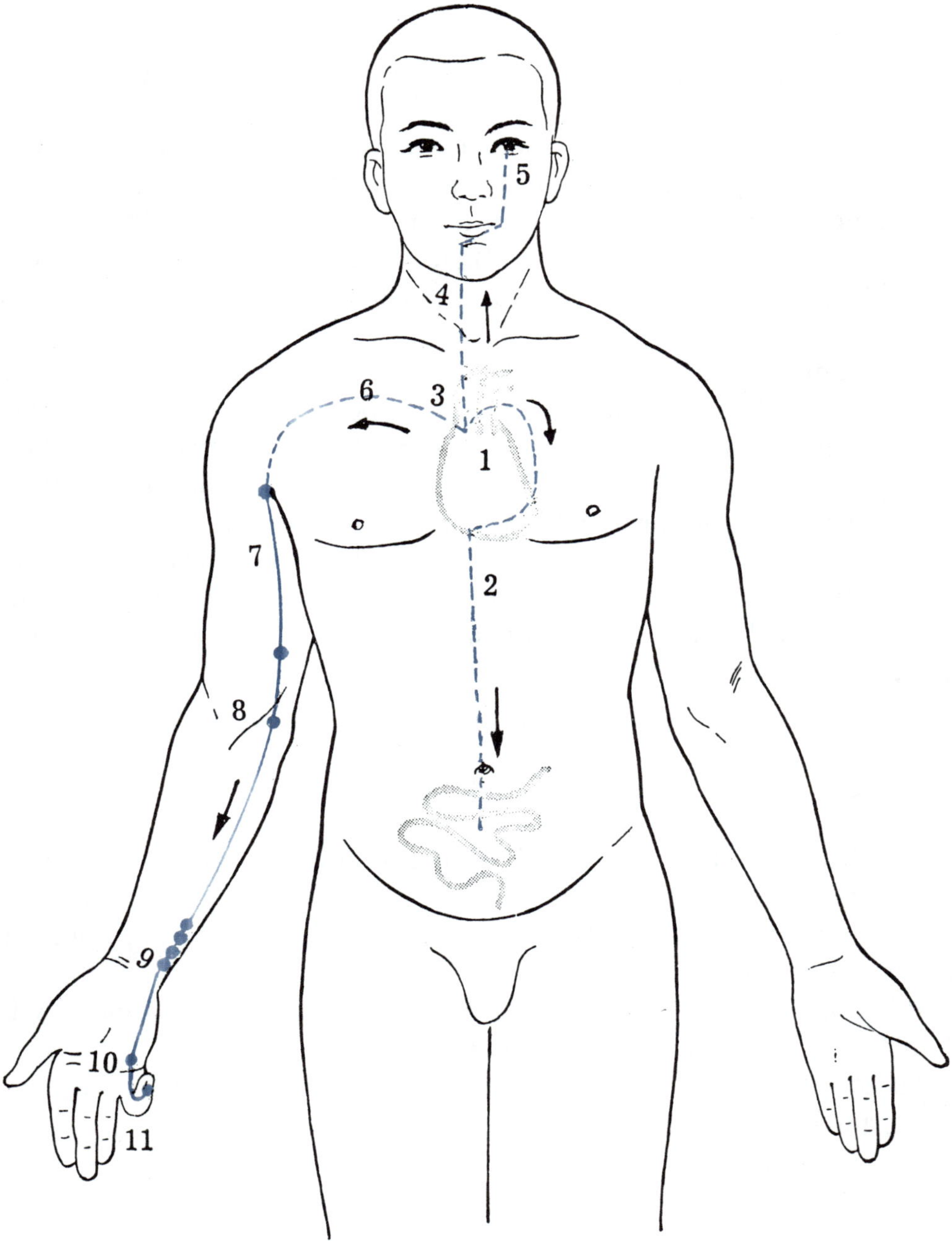

Fig. 44. El Canal del Corazón *Shaoyin* de la Mano

Indicaciones: Esclerótica amarilla, dolor en región del hipocondrio, dolor del hombro y el brazo.

Método: Se inserta la aguja perpendicularmente 0,3-0,5 *cun*. Se puede usar la moxibustión.

Anatomía regional: Aquí están la vena basílica, la arteria colateral superior cubital. Los nervios cutáneos de la parte interna del antebrazo y del brazo y el nervio cubital.

Nota: La distancia entre los dos pliegues transversales de la articulación del codo y la axila es de 9 *cun*.

3. *SHAOHAI* (PUNTO *HE*-MAR, C. 3)

Localización: Se flexiona el codo y se localiza el punto en la depresión anterior del epicóndilo interno del húmero, en el extremo del pliegue transversal de la parte interna de la articulación del codo. (Fig. 45)

Indicaciones: Dolor precordial, entumecimiento del brazo, temblor de la mano, contracción del codo, dolor en la región axilar y del hipocondrio, escrófula.

Método: Se inserta la aguja perpendicularmente 0,3-0,5 *cun*. Se puede aplicar la moxibustión.

Anatomía regional: Aquí están la vena basílica, la arteria colateral

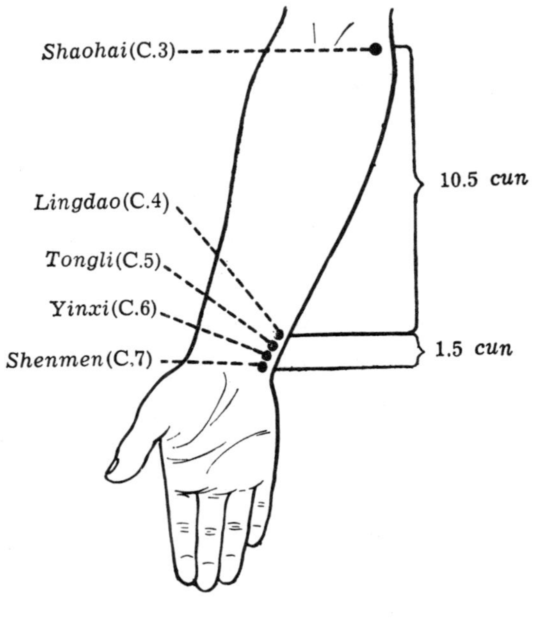

Fig. 45.

cubital (inferior), la arteria y la vena recurrente cubital, y el nervio antebraquial cutáneo.

4. *LINGDAO* (PUNTO *JING*-RIO, C. 4)

Localización: Está en el lado radial del tendón del m. flexor cubital del carpo, 1,5 *cun* por arriba del pliegue transversal de la muñeca cuando la palma de la mano está hacia arriba. (Fig. 45)

Indicaciones: Dolor precordial, ronquera súbita, contracción del codo y del brazo, convulsión.

Método: Se inserta la aguja perpendicularmente 0,3-0,5 *cun*. Se puede aplicar la moxibustión.

Anatomía regional: Pasa por aquí la arteria cubital; el nervio cutáneo de la parte interna del antebrazo y el nervio cubital.

Nota: La distancia entre los puntos *shaohai* (C. 3) y *shenmen* (C. 7) es de 12 *cun*.

5. *TONGLI* (PUNTO *LUO*-ENLACE, C. 5)

Localización: En la cara anterointerna del antebrazo, un *cun* por arriba del pliegue de la muñeca, en el borde radial del tendón del flexor cubital del carpo. (Fig. 45)

Indicaciones: Palpitación, mareo, vértigo, dolor e inflamación de garganta, ronquera (afonia) súbita, afasia con rigidez de la lengua, dolor en la muñeca y el brazo.

Método: Se inserta la aguja perpendicularmente 0,3-0,5 *cun*. Se puede aplicar moxibustión.

Anatomía regional: Ver punto *lingdao* (C. 4).

6. *YINXI* (PUNTO *XI*-HENDIDURA, C. 6)

Localización: En el lado radial del tendón del m. flexor cubital del carpo, a 0,5 *cun* por arriba del pliegue de la muñeca. (Fig. 45)

Indicaciones: Dolor precordial, histeria, sudor nocturno.

Método: Se inserta la aguja perpendicularmente 0,3-0,5 *cun*. Se puede aplicar la moxibustión.

Anatomía regional: Ver el punto *lingdao* (C. 4).

7. *SHENMEN* (PUNTOS *SHU*-ARROYO Y *YUAN*-FUENTE, C. 7)

Localización: En el borde posterior del pisiforme, hacia el lado externo del tendón del m. flexor cubital del carpo. (Fig. 45)

Indicaciones: Dolor precordial, irritabilidad, trastornos mentales, epilepsia, mala memoria, palpitación, histeria, insomnio, esclerótica amarilla, dolor en la región del hipocondrio, sensación de calor en las palmas.

Método: Se inserta la aguja perpendicularmente 0,3-0,5 *cun*. Se puede aplicar moxibustión.

Anatomía regional: Ver el punto *lingdao* (C. 4).

8. *SHAOFU* (PUNTO *YING*-MANANTIAL, C. 8)

Localización: En la palma de la mano, entre el cuarto y el quinto metacarpiano; se localiza este punto donde indica la punta del meñique cuando se cierra la mano. (Fig. 46)

Indicaciones: Palpitación, dolor precordial, contracción del meñique, sensación de calor en las palmas, prurito dérmico, disuria, enuresis.

Método: Se inserta la aguja perpendicularmente 0,3-0,5 *cun*. Se usa también la moxibustión.

Anatomía regional: Aquí están la arteria y vena palmodigitales; el nervio común del cuarto digito-palmar proveniente del nervio cubital.

9. *SHAOCHONG* (PUNTO *JING*-POZO, C. 9)

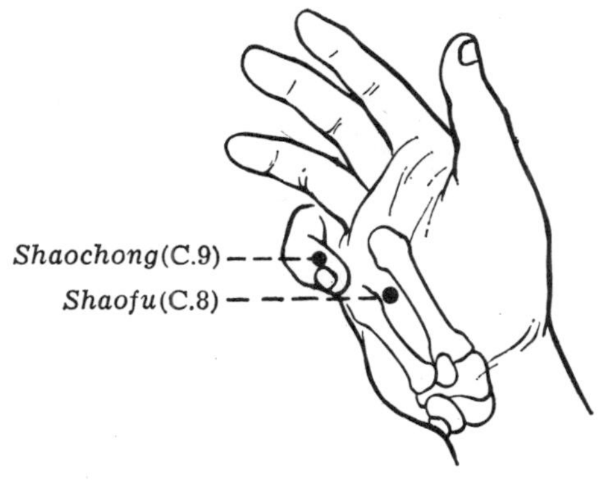

Fig. 46.

Localización: En el lado radial del meñique, 0,1 *cun* posterior del ángulo ungueal. (Fig. 46)

Indicaciones: Palpitación, dolor precordial y en la región del hipocondrio, trastornos mentales, enfermedades febriles, pérdida del conocimiento.

Método: Se inserta la aguja oblicuamente 0,1 *cun*, o sangrar con la aguja de tres filos. Se puede aplicar la moxibustión.

Anatomía regional: La red formada por la arteria y vena propias digito-palmar; y el nervio propio digito-palmar proveniente del nervio cubital.

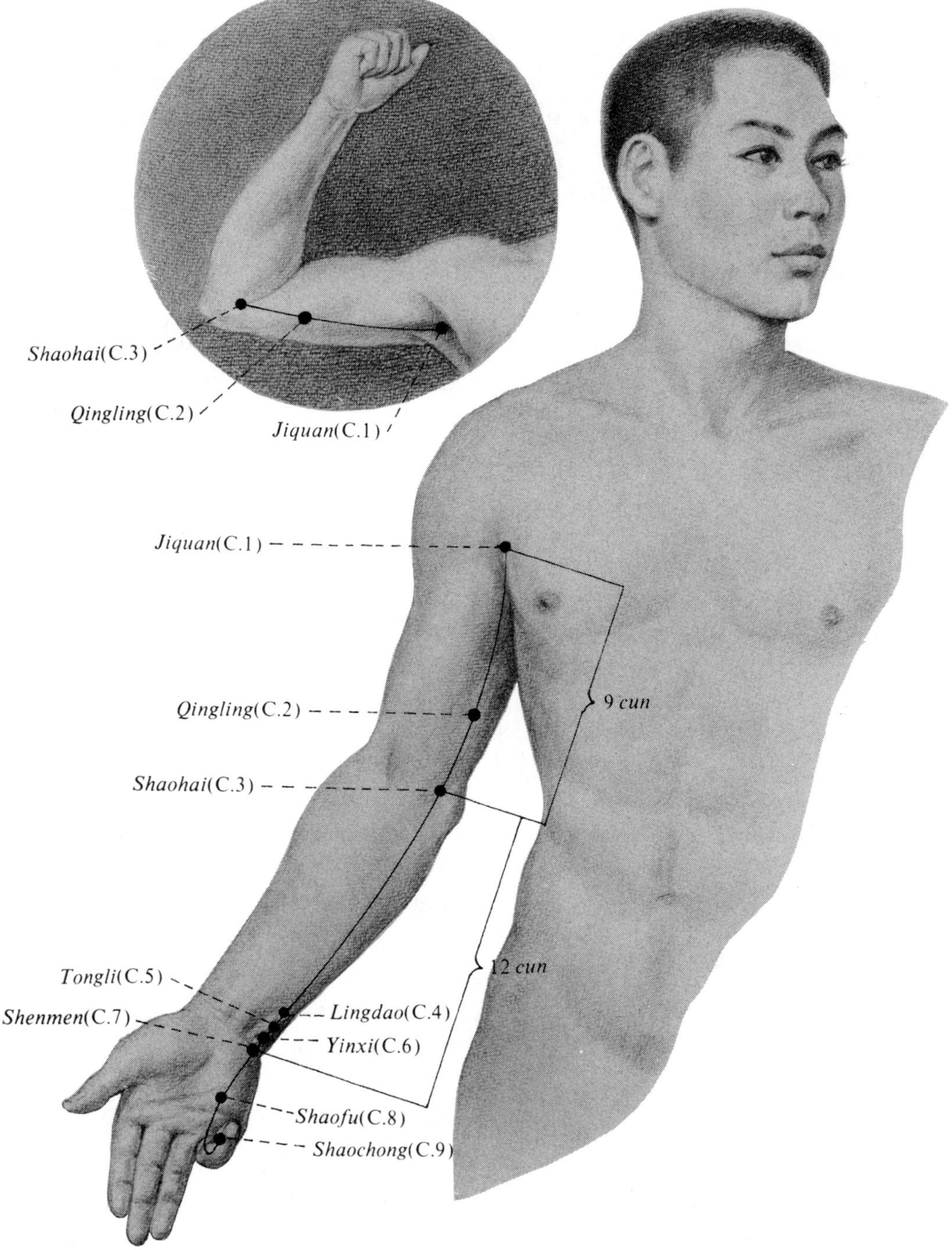

Fig. 47. El Canal del Corazón *Shaoyin* de la Mano

VI. EL CANAL DEL INTESTINO DELGADO *TAIYANG* DE LA MANO

Este canal comienza en el ángulo ungueal externo del meñique (*shaoze*, I.D. 1) (1). Circula por el lado cubital del dedo meñique hacia la muñeca, alcanza la apófisis estiloides del cúbito (2). De aquí sigue a lo largo del borde posterior del antebrazo (3), pasando entre el olécranon y el epicóndilo del húmero y sube a lo largo del borde hasta la articulación del hombro (5). Continúa circulando alrededor de la región escapular (6), y se reúne con el Canal *Du* en el punto *dazhui* (*Du.* 14) (7). De aquí se dirige a la fosa supraclavicular (8) y se comunica con el corazón (9). Desciende a lo largo del esófago (10), y atraviesa el diafragma (11) pasando por el estómago (12) para finalmente llegar al intestino delgado, órgano al cual pertenece (13).

La rama que comienza en la fosa supraclavicular (14) asciende por el cuello (15) y sube a la mejilla (16) hasta el ángulo externo del ojo (17), y se dirige hacia atrás y entra en el oído (*tinggong*, I.D. 19) (18).

La rama que circula por la mejilla (19) corre hacia la región infraorbitaria (*quanliao*, I.D. 18) y a la parte lateral de la nariz. Después llega al ángulo interno del ojo (*jingming*, V. 1) donde se comunica con el canal de la vejiga (20). (Fig. 48)

Nota: El intestino delgado tiene un punto *he*-mar inferior *xiajuxu* (E. 39). (Fig. 49)

Este canal tiene en total 19 puntos:

1. *SHAOZE* (PUNTO *JING*-POZO, I.D. 1)

Localización: En el lado cubital del meñique, 0,1 *cun* posterior al ángulo ungueal. (Fig. 50)

Indicaciones: Enfermedades febriles, pérdida del conocimiento, deficiencia de lactación, dolor e inflamación de garganta, nubosidad de córnea (pterigión).

Método: Se inserta la aguja oblicuamente 0,1 *cun.* Se puede usar la moxibustión.

Anatomía regional: La red formada por la arteria y la vena palmodigitales, la arteria y vena dorsodigitales; los nervios propios palmodigitales y los nervios dorso digitales derivados del nervio cubital.

2. *QIANGU* (PUNTO *YING*-MANANTIAL, I.D. 2)

Localización: Al cerrar ligeramente la mano, se localiza este punto en

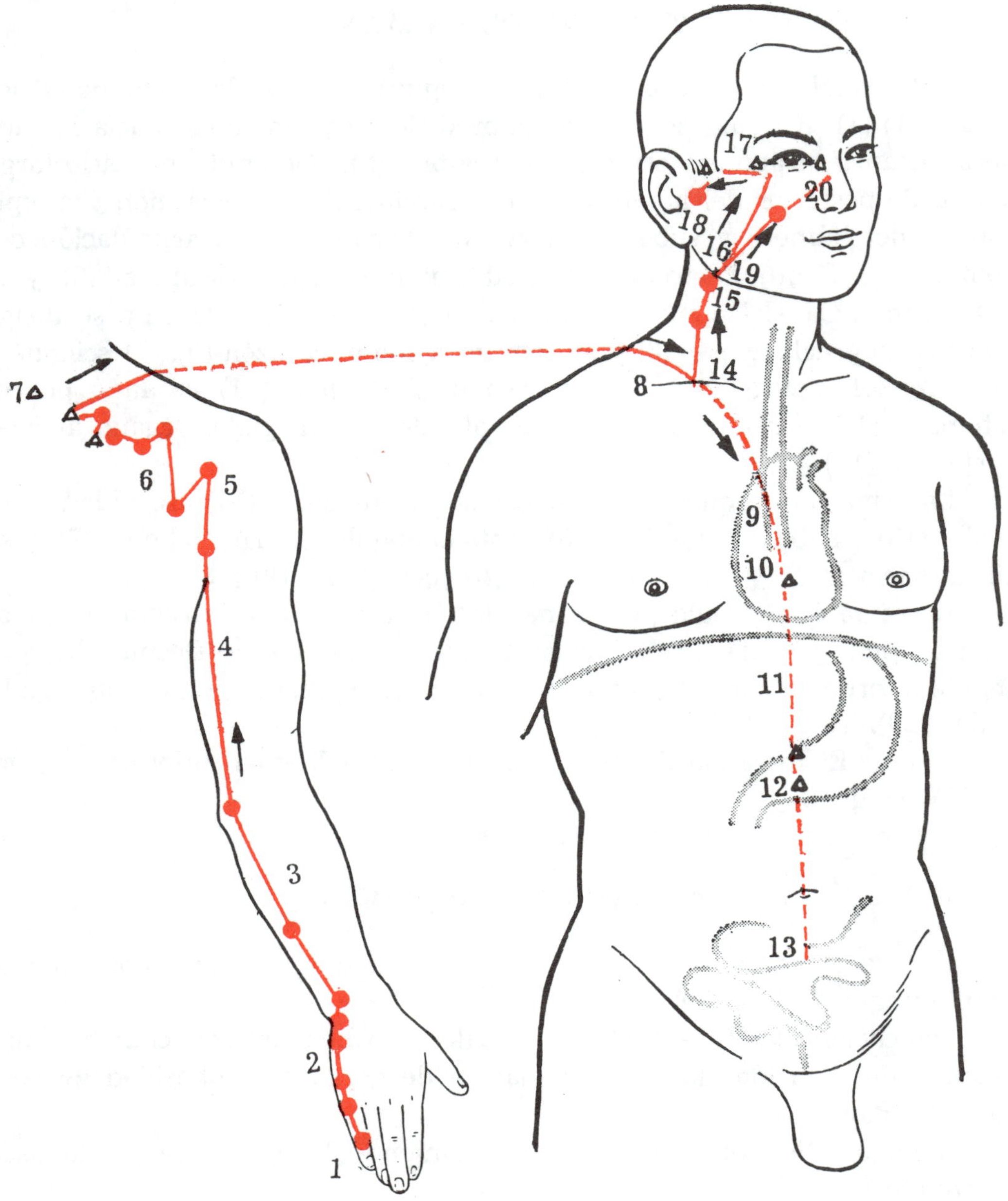

Fig. 48. El Canal del Intestino Delgado *Taiyang* de la Mano

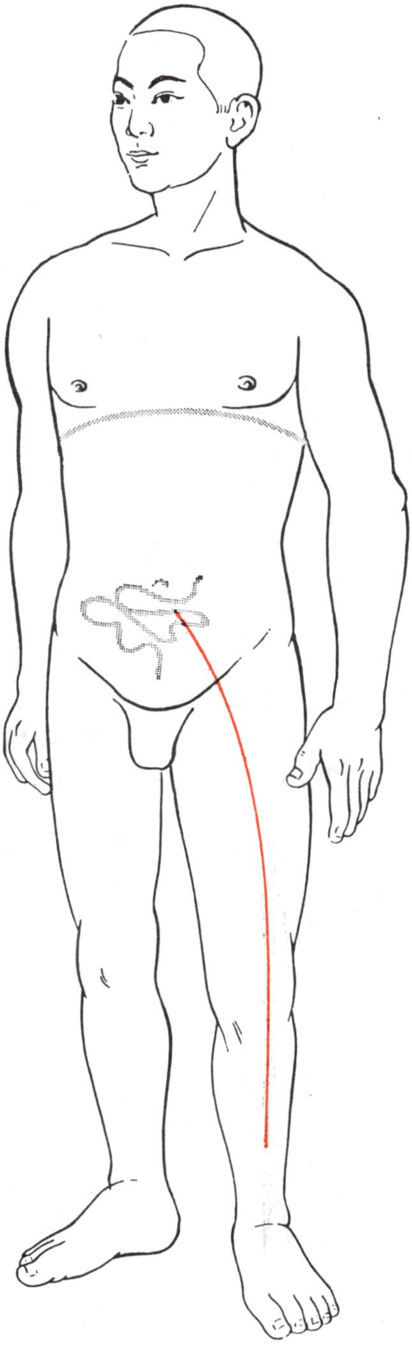

Fig. 49. Punto *he*-mar inferior del canal del intestino delgado *Xiajuxu* (E. 39)

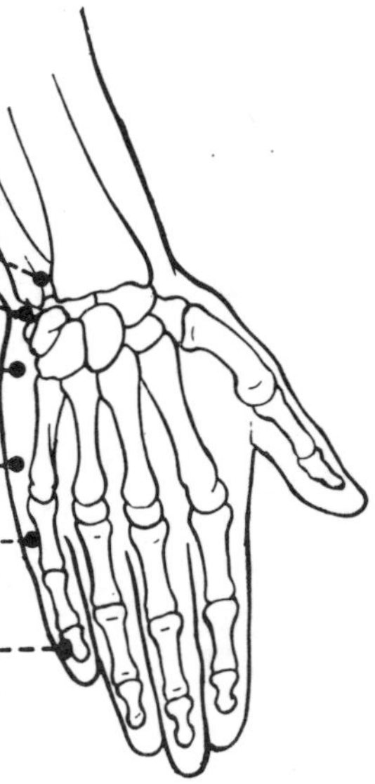

Fig. 50.

la parte anterior de la articulación de la quinta metacarpofalange, en la unión de la piel blanca y roja. (Fig. 50)

Indicaciones: Entumecimiento de los dedos, enfermedades febriles.

Método: Se inserta la aguja perpendicularmente 0,2-0,3 *cun*. Se puede usar la moxibustión.

Anatomía regional: La arteria y vena dorsodigitales derivadas de la arteria y vena cubitales; el nervio dorsodigital y el nervio propio palmodigital proveniente del nervio cubital.

3. *HOUXI* (PUNTO *SHU*-ARROYO, I.D. 3)

Localización: Con la mano empuñada, el punto se localiza en la proximidad de la cabeza del quinto metacarpiano, en una depresión donde se une la piel blanca y roja. (Fig. 50)

Indicaciones: Cefalea, rigidez de nuca, congestión de los ojos, sordera, contracción y tic del codo, brazo y los dedos, enfermedades febriles, epilepsia, malaria, sudor nocturno.

Método: Se inserta la aguja perpendicularmente 0,5-0,7 *cun*. Se puede aplicar moxibustión.

Anatomía regional: La arteria y la vena dorsodigitales, una red de las venas dorsales de la mano y la rama dorsal derivada del nervio cubital.

Nota: Este es uno de los ocho puntos de confluencia que se comunican con el Canal *Du.*

4. *WANGU* DE LA MANO (PUNTO *YUAN*-FUENTE, I.D. 4)

Localización: En el lado cubital de la mano, en la depresión entre la base del quinto metacarpiano y el hueso triangular. (Fig. 50)

Indicaciones: Cefalea, rigidez del cuello, nubosidad de la córnea (pterigión), dolor en la región del hipocondrio, ictericia, enfermedades febriles.

Método: Se inserta la aguja perpendicularmente 0,3-0,5 *cun.* Se puede aplicar moxibustión.

Anatomía regional: La arteria posterior del carpo (la rama de la arteria cubital), la red de las venas dorsales de la mano y la rama dorsal del nervio cubital.

5. *YANGGU* (PUNTO *JING*-RIO, I.D. 5)

Localización: En el lado cubital de la muñeca, en la depresión entre la apófisis estiloides cubital y el hueso triangular. (Fig. 50)

Indicaciones: Edema en la región de cuello y submandibular, dolor en la muñeca y parte externa del brazo, enfermedades febriles.

Método: Se inserta la aguja perpendicularmente 0,3-0,4 *cun.* Se puede usar moxibustión.

Anatomía regional: La arteria posterior del carpo y la rama dorsal del nervio cubital.

6. *YANGLAO* (PUNTO *XI*-HENDIDURA, I.D. 6)

Localización: En el lado dorsal de la cabeza del cúbito. Con la palma opuesta al tórax, se localiza este punto en la depresión entre el borde externo del cúbito y del tendón extensor cubital del carpo. (Figs. 51, 52)

Indicaciones: Visión borrosa, dolor del hombro, la espalda, el codo y el brazo.

Método: Se inserta la aguja perpendicularmente 0,3-0,5 *cun.* Se puede usar la moxibustión.

Anatomía regional: Las ramas terminales de la arteria y la vena posteriores interóseas, la red de las venas dorsales de la muñeca; las ramas anastomóticas del nervio cutáneo posterior del antebrazo y la rama dorsal del nervio cubital.

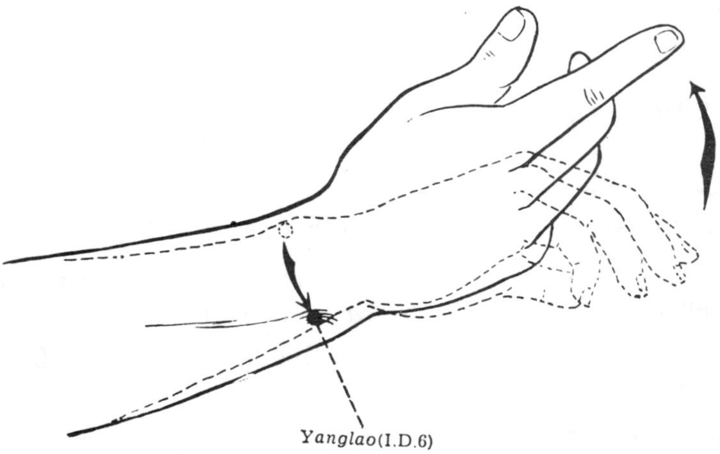

Fig. 51.

7. *ZHIZHENG* (PUNTO *LUO*-ENLACE, I.D. 7)

Localización: A 5 *cun* por arriba de la muñeca, en la línea que une *yanggu* (I.D. 5) y *xiaohai* (I.D. 8). (Fig. 52)

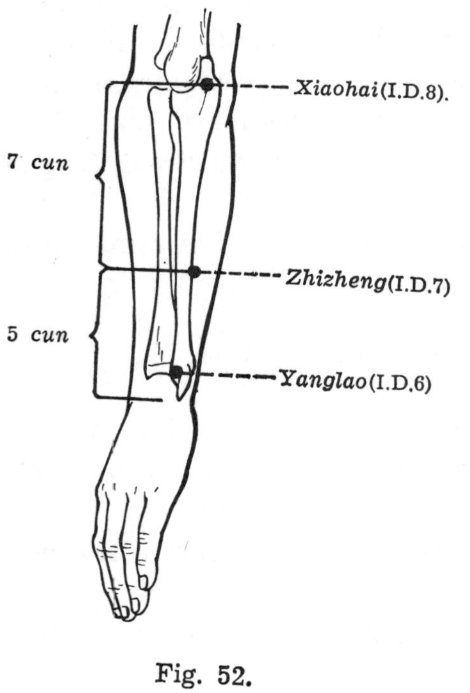

Fig. 52.

Indicaciones: Rigidez del cuello, contracción y tic del codo, dolor en los dedos, enfermedades febriles y trastornos mentales.

Método: Se inserta la aguja perpendicularmente 0,3-0,5 *cun*. Se puede aplicar moxibustión.

Anatomía regional: Las ramas terminales de la arteria y la vena posteriores interóseas. Superficialmente, la rama del nervio cutáneo de la parte interna antebraquial; profundamente, en el lado radial, el nervio posterior interóseo.

Nota: La distancia de *yanggu* (I.D. 5) a *xiaohai* (I.D. 8) es de 12 *cun*.

8. *XIAOHAI* (PUNTO *HE*-MAR, I.D. 8)

Localización: Entre el olécranon y el epicóndilo interno del húmero. Se localiza el punto con el codo flexionado. (Figs. 52, 53)

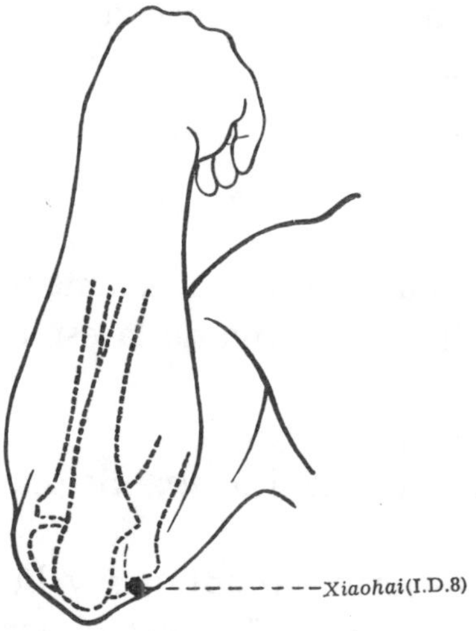

Fig. 53.. .

Indicaciones: Edema en la mejilla, dolor en la nuca y en la parte lateroposterior del hombro y del brazo, epilepsia.

Método: Se inserta la aguja perpendicularmente 0,3-0,7 *cun*. Se puede usar la moxibustión.

Anatomía regional: Las arterias y venas colaterales superiores e inferiores del cúbito, la arteria y la vena recurrentes del cúbito; las ramas del nervio cutáneo de la parte interna antebraquial y el nervio cubital.

Nota: El punto *he*-mar inferior del intestino delgado es *xiajuxu* (E. 39), está indicado en trastornos del intestino delgado.

9. *JIANZHEN* (I.D. 9)

Localización: Con el brazo en aducción, un *cun* por árriba del extremo del pliegue axilar posterior. (Fig. 54)

Indicaciones: Dolor en la región escapular, dolor y trastornos motores de la mano y el brazo.

Método: Se inserta la aguja perpendicularmente 0,5-1,0 *cun*. Se puede aplicar moxibustión.

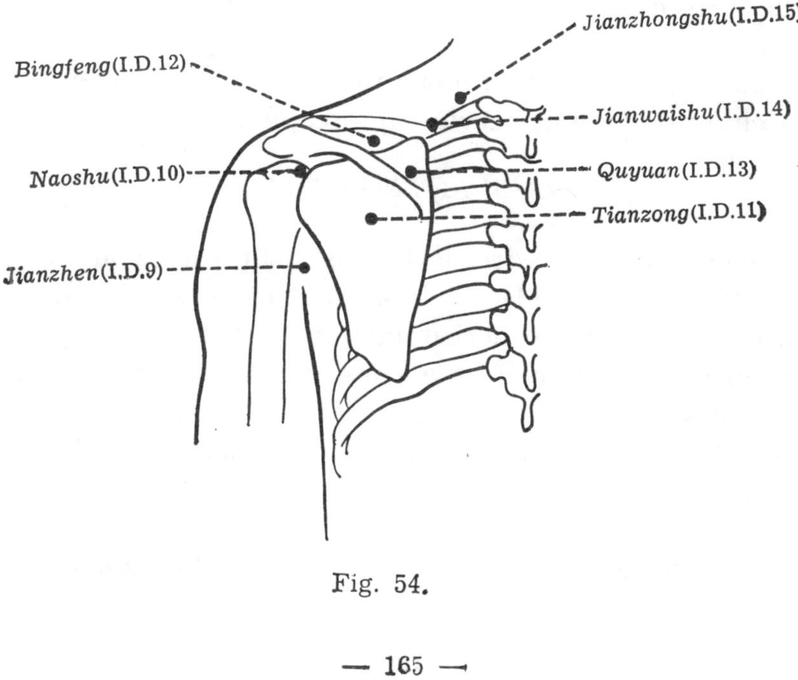

Fig. 54.

Anatomía regional: La arteria y vena escapulares circunflejas y la rama del nervio axilar; profundamente, en la parte superior el nervio radial.

10. *NAOSHU* (I.D. 10)

Localización: Con el brazo en aducción, el punto está directamente por arriba de *jianzhen* (I.D. 9), en la depresión inferoexterna de la espina escapular. (Fig. 54)

Indicaciones: Dolor y debilidad del hombro y del brazo.

Método: Se inserta la aguja perpendicularmente 0,8-1,0 *cun*. Se puede usar la moxibustión.

Anatomía regional: La arteria y vena posteriores circunflejas y húmero; profundamente, la arteria y vena suprascapulares. También el nervio cutáneo posterior del brazo y el nervio axilar y, profundamente, el nervio suprascapular.

11. *TIANZONG* (I.D. 11)

Localización: En la depresión infrascapular, en la unión del tercio superior y medio de la distancia entre el borde superior de la espina escapular y el ángulo inferior de la escápula. (Fig. 54)

Indicaciones: Dolor en la región escapular, dolor en la parte lateroposterior del codo y del brazo.

Método: Se inserta la aguja oblicuamente 0,5-1,0 *cun*. La moxibustión es indicada.

Anatomía regional: Las ramas musculares de la arteria y la vena escapulares circunflejas y el nervio suprascapular.

12. *BINGFENG* (I.D. 12)

Localización: En el centro de la fosa suprascapular, directamente por arriba de *tianzong* (I.D. 11). Se localiza este punto en la depresión que se forma al levantar el brazo horizontalmente. (Fig. 54)

Indicaciones: Dolor en la región escapular, entumecimiento y dolor en los miembros superiores.

Método: Se inserta la aguja perpendicularmente 0,5-0,7 *cun*. Se puede usar la moxibustión.

Anatomía regional: La arteria y vena suprascapulares, el nervio suprascapular posterior y el nervio accesorio. Profundamente, el nervio suprascapular.

13. *QUYUAN* (I.D. 13)

Localización: En el extremo interno de la fosa suprascapular, a la mitad entre *naoshu* (I.D. 10) y la apófisis espinosa de la segunda vértebra torácica. (Fig. 54)

Indicaciones: Dolor y rigidez de la región escapular.

Método: Se inserta la aguja perpendicularmente 0,3-0,5 *cun*. Se puede aplicar la moxibustión.

Anatomía regional: Superficialmente, las ramas descendentes de la arteria y vena transverso-cervicales; profundamente, la rama muscular de la arteria y vena suprascapulares; superficialmente, la rama lateral y la posterior del segundo nervio torácico, el nervio accesorio y profundamente, la rama muscular del nervio suprascapular.

14. *JIANWAISHU* (I.D. 14)

Localización: A 3 *cun* lateral del borde inferior de la apófisis espinosa de la primera vértebra torácica (*taodao, Du.* 13), en la línea vertical del borde vertebral de la escápula. (Fig. 54)

Indicaciones: Dolor del hombro y de la espalda, rigidez de la nuca.

Método: Se inserta la aguja oblicuamente 0,3-0,6 *cun*. Se puede usar moxibustión.

Anatomía regional: Profundamente están la arteria y vena transversocervicales. Superficialmente, las ramas cutáneas internas de la rama posterior del primero y segundo nervios torácicos, el nervio accesorio; profundamente, el nervio dorsal escapular.

15. *JIANZHONGSHU* (I.D. 15)

Localización: A 2 *cun* lateral del borde inferior de la apófisis espinosa de la séptima vértebra-cervical (*dazhui, Du.* 14). (Fig. 54)

Indicaciones: Tos, asma, dolor en el hombro y espalda.

Método: Se inserta la aguja oblicuamente 0,3-0,6 *cun*. La moxibustión es adecuada.

Anatomía regional: Ver el punto *jianwaishu* (I.D. 14).

16. *TIANCHUANG* (I.D. 16)

Localización: Está en la parte lateral del cuello, en el borde posterior del m. esternocleidomastoideo, posterosuperior de *futu* del cuello (I.G. 18).

Indicaciones: Sordera, tinnitus, dolor e inflamación de garganta, rigidez y dolor del cuello.

Método: Se inserta la aguja perpendicularmente 0,5-0,8 *cun*. Se puede aplicar la moxibustión.

Anatomía regional: Está la arteria ascendente cervical; el nervio cutáneo cervical de aquí emerge la porción del nervio mayor auricular.

17. *TIANRONG* (I.D. 17)

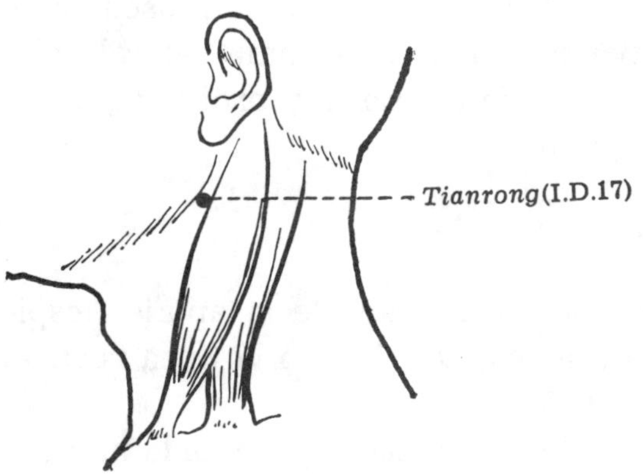

Fig. 55.

Localización: Posterior al ángulo de la mandíbula, en el borde anterior del esternocleidomastoideo. (Fig. 55)

Indicaciones: Sordera, tinnitus, dolor e inflamación de garganta, sensación de cuerpo extraño en la garganta, edema de mejilla.

Método: Se inserta la aguja perpendicularmente 0,5-0,8 *cun*. Se puede usar la moxibustión.

Anatomía regional: Anteriormente está la vena yugular externa y profundamente, la arteria carótida interna y la vena yugular interna. Superficialmente, la rama anterior del nervio auricular mayor, la rama cervical del nervio facial y, profundamente, el ganglio cervical superior del tronco simpático.

18. *QUANLIAO* (I.D. 18)

Localización: Directamente por debajo del ángulo externo del ojo, en la depresión del borde inferior del arco zigomático. (Fig. 56)

Indicaciones: Parálisis facial, tic de los párpados, dolor dental, esclerótica amarilla (ictérica).

Método: Se inserta la aguja perpendicularmente 0,5-0,8 *cun*.

Anatomía regional: Las ramas de la arteria y la vena transversofaciales, y los nervios facial e infraorbitario.

19. *TINGGONG* (I.D. 19)

Localización: En la depresión entre el trago y la articulación de la mandíbula, cuando la boca está ligeramente abierta. (Fig. 56)

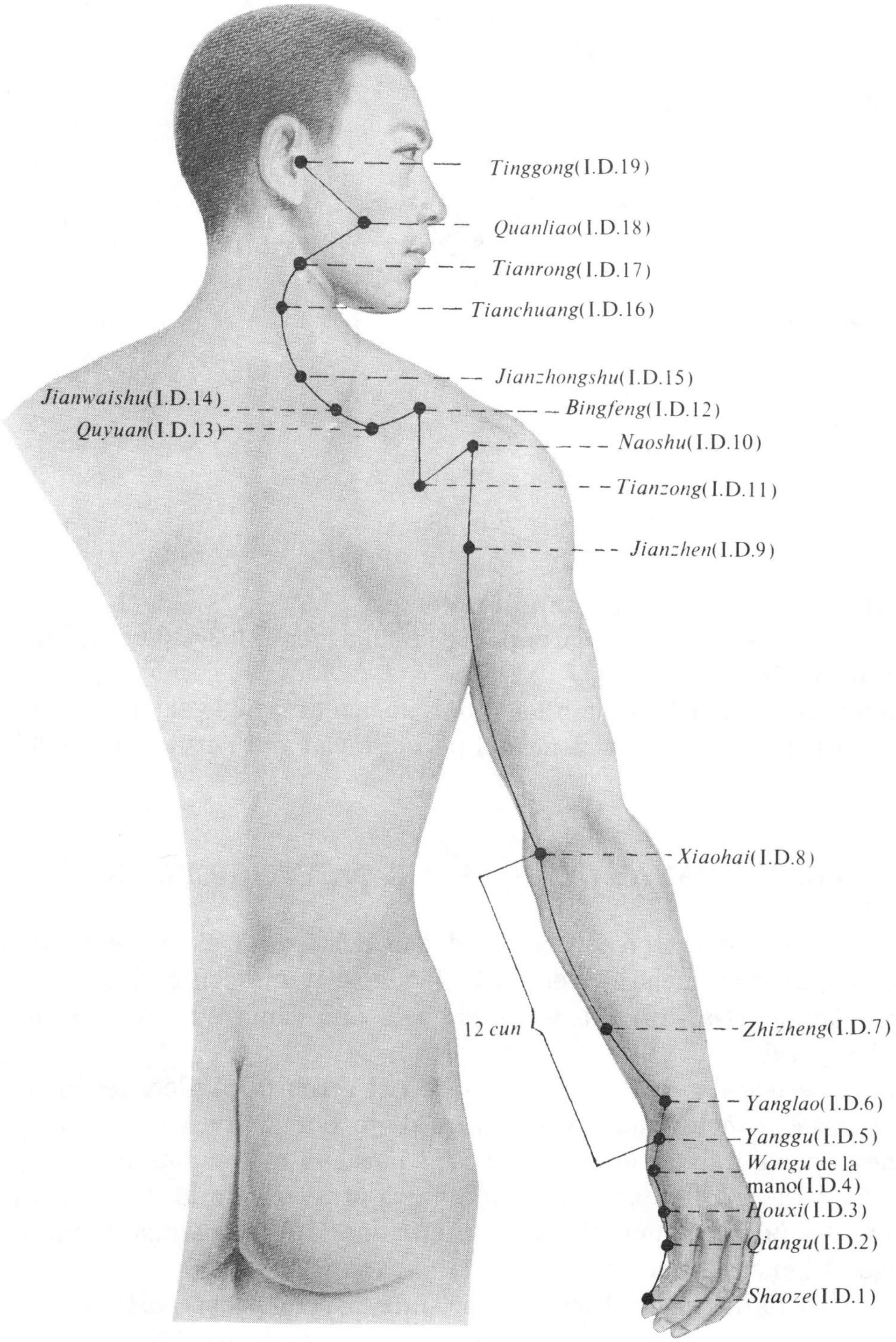

Fig. 57. El Canal del Intestino Delgado *Taiyang* de la Mano

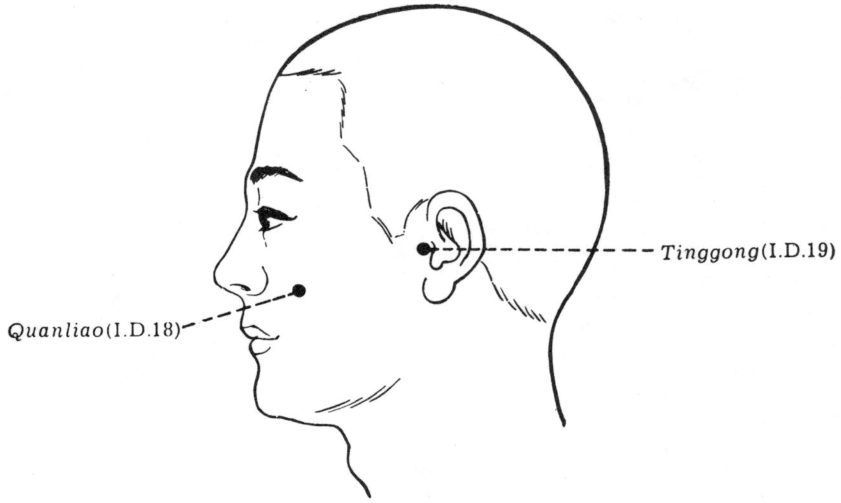

Fig. 56.

Indicaciones: Sordera, tinnitus, otorrea.

Método: Se inserta la aguja perpendicularmente 0,3-1,0 *cun*. La moxibustión es adecuada.

Anatomía regional: Están las ramas auriculares de la arteria y la vena superficiales temporales; la rama del nervio facial y el nervio auriculotemporal.

VII. EL CANAL DE LA VEJIGA *TAIYANG* DEL PIE

Este canal empieza en el ángulo interno del ojo en el punto *jingming* (V. 1) (1), asciende hacia la frente (2) donde se reúne con el Canal *Du* en el punto *baihui* (*Du.* 20) (3) de donde sale una rama que circula por la región temporal (4).

En el vértex el canal se comunica con el cerebro (5), después el canal se bifurca, la primera rama corre hacia abajo por la nuca (6), sigue a lo largo de la parte interna de la escápula y paralela a la columna vertebral (7), hasta la región lumbar (8), donde entra atravesando los músculos paravertebrales (9) para comunicarse con el riñón (10) y finalmente entra en la vejiga, órgano al cual pertenece (11).

La rama de la región lumbar desciende por la parte posterior de la región glútea y del muslo hasta llegar a la zona poplítea (13).

La rama que comienza en la nuca desciende por el borde interno de la escápula (14) y baja hasta la región glútea (*huantiao*, V.B. 30) (15), por la

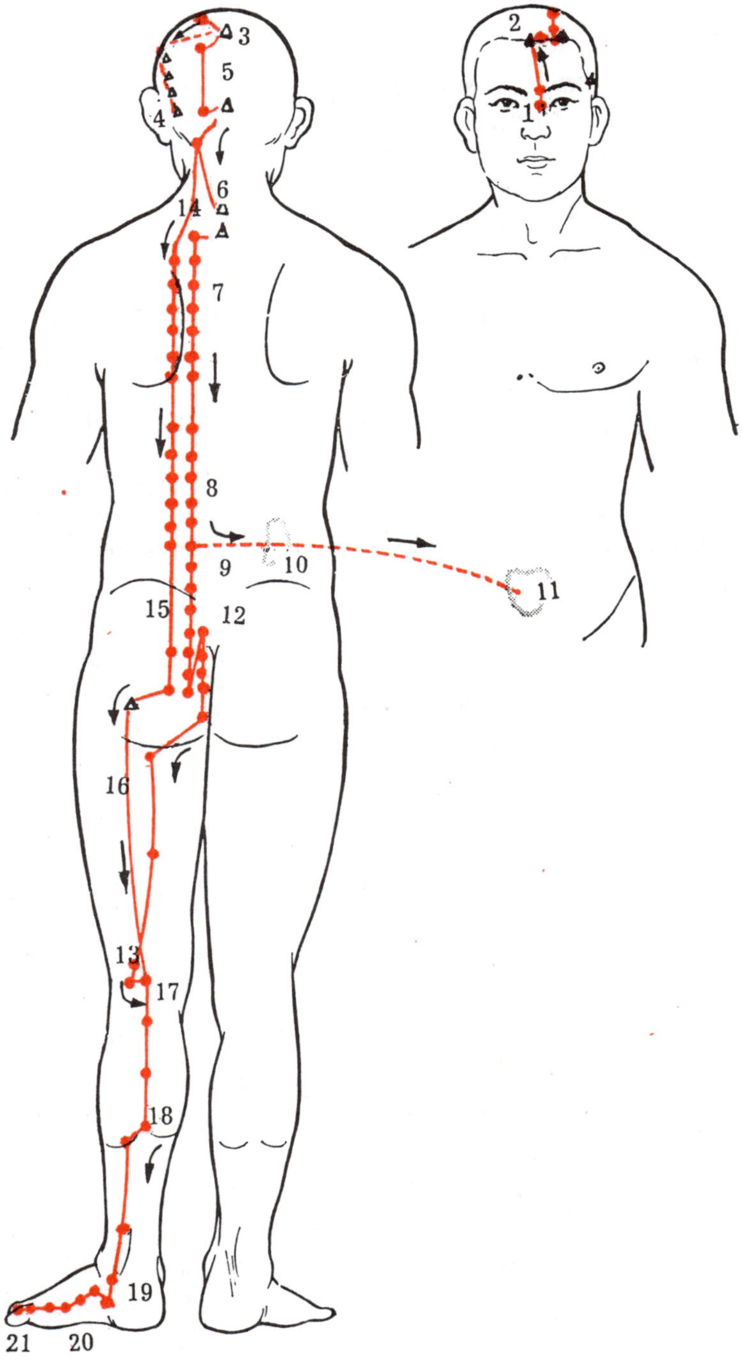

Fig. 58. El Canal de la Vejiga *Taiyang* del Pie

parte posterior lateral del muslo (16) hasta unirse con la rama de la región lumbar en la zona poplítea (17). Luego baja por la pierna (18) hacia el maléolo externo (19). Después circula por el dorso del pie y sigue, pasando sobre el quinto metatarsiano (20), hasta el ángulo ungueal externo del quinto dedo del pie (*zhiyin*, V. 67) donde se une con el Canal del Riñón *Shaoyin* del Pie (21). (Fig. 58)

Este canal tiene en total 67 puntos:

1. *JINGMING* (V. 1)

Localización: Está situado a 0,1 *cun* superior al ángulo interno del ojo. Para localizar este punto, hay que pedir al paciente que cierre los ojos. (Fig. 59)

Indicaciones: Conjuntivitis y dolor de los ojos, lagrimeo al recibir viento, prurito en el ángulo interno del ojo, hemianopsia, daltonismo.

Método: Se inserta la aguja perpendicularmente 0,3 *cun* a lo largo de la pared orbitaria evitando el globo ocular. No se gira, ni levanta ni introduce la aguja con vigor.

Anatomía regional: La arteria y vena angulares internas del ojo; profundamente, la arteria y vena oftálmicas. Los nervios infraorbitarios y supratroclear; profundamente, las ramas del nervio motor ocular y el nervio oftálmico.

2. *ZANZHU* (V. 2)

Localización: En la raíz de las cejas, o en la escotadura supraorbitaria. (Fig. 59)

Indicaciones: Cefalea, vértigo, dolor en la región supraorbitaria, visión borrosa, lagrimeo al recibir viento, conjuntivitis, tic de los párpados.

Método: Insertar la aguja horizontalmente 0,3-0,5 *cun* con la punta de la aguja hacia abajo, o hacer sangría con la aguja de tres filos.

Anatomía regional: Están la arteria y vena frontales y la rama interna del nervio frontal.

3. *MEICHONG* (V. 3)

Localización: Directamente por arriba del extremo interno de la ceja, 0,5 *cun* posterior a la línea del pelo, entre los puntos *shenting* (*Du.* 24) y *quchai* (V. 4).

Indicaciones: Cefalea, vértigo, epilepsia.

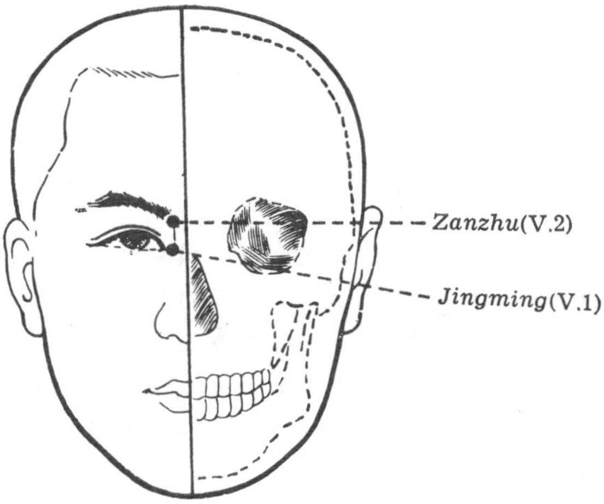

Fig. 59.

Método: Se inserta la aguja horizontalmente 0,3-0,5 *cun* con la punta de la aguja hacia arriba.

Anatomía regional: Ver el punto *zanzhu* (V. 2).

4. *QUCHAI* (V. 4)

Localización: Está a 1,5 *cun* lateral del punto *shenting* (*Du.* 24), en la línea que une los puntos *shenting* (*Du.* 24) y *touwei* (E. 8), a 2 tercios hacia el lado externo y un tercio hacia el lado interno.

Indicaciones: Cefalea frontal y de vértex, visión borrosa, dolor de los ojos, obstrucción nasal, epistaxis.

Método: Se inserta la aguja horizontalmente 0,3-0,5 *cun* con la punta hacia arriba.

Anatomía regional: La arteria y vena frontales, y la rama externa del nervio frontal.

Nota: La distancia del punto medio de la línea anterior del nacimiento de los cabellos al punto medio de la línea del nacimiento del pelo posterior es de 12 *cun*. Si la línea anterior del nacimiento de los cabellos no está nítida, se puede medir desde el centro de las cejas (*yintang*, Extra.).

5. *WUCHU* (V. 5)

Localización: Directamente por arriba de *quchai* (V. 4), a un *cun* dentro de la línea anterior del nacimiento de los cabellos.

Indicaciones: Cefalea, visión borrosa, epilepsia.

Método: Se inserta la aguja horizontalmente 0,3-0,5 *cun*.

Anatomía regional: Ver el punto *quchai* (V. 4).

6. *CHENGGUANG* (V. 6)

Localización: A 1,5 *cun* posterior a *wuchu* (V. 5), 1,5 *cun* afuera del Canal *Du*.

Indicaciones: Cefalea, visión borrosa, obstrucción nasal.

Método: Se inserta la aguja horizontalmente 0,3-0,5 *cun*.

Anatomía regional: La red anastomótica de la arteria y la vena frontales, la arteria y vena superficiales temporales y la arteria y vena occipitales; la rama anastomótica de la rama externa del nervio frontal y del nervio occipital mayor.

7. *TONGTIAN* (V. 7)

Localización: A 1,5 *cun* posterior al punto anterior, 1,5 *cun* hacia afuera del Canal *Du*.

Indicaciones: Cefalea, mareo, obstrucción nasal, epistaxia, rinorrea.

Método: Se inserta la aguja horizontalmente 0,3-0,5 *cun*.

Anatomía regional: La red anastomótica de la arteria y vena superficiales temporales, y la arteria y vena occipitales, y la rama del nervio occipital mayor.

8. *LUOQUE* (V. 8)

Localización: A 1,5 *cun* posterior al punto anterior, 1,5 *cun* hacia afuera del Canal *Du*.

Indicaciones: Mareo, tinnitus, trastornos mentales.

Método: Se inserta la aguja horizontalmente 0,3-0,5 *cun*.

Anatomía regional: Las ramas de la arteria y vena occipitales, y la rama del nervio occipital mayor.

9. *YUZHEN* (V. 9)

Localización: A 1,3 *cun* afuera de *naohu* (*Du*. 17), en el lado externo del borde superior de la protuberancia occipital.

Indicaciones: Cefalea, dolor de los ojos, obstrucción nasal.

Método: Se inserta la aguja horizontalmente 0,3-0,5 *cun* con la punta hacia abajo.

Anatomía regional: La arteria y vena occipitales, y la rama del nervio occipital mayor.

10. *TIANZHU* (V. 10)

Localización: A 1,3 *cun* hacia afuera de *yamen* (*Du.* 15), en la línea de los cabellos, en el lado externo del m. trapecio.

Indicaciones: Cefalea, rigidez de la nuca, obstrucción nasal, dolor en el hombro y en la espalda.

Método: Se inserta la aguja perpendicularmente 0.5 *cun.*

Anatomía regional: La arteria y vena occipitales, y el nervio occipital mayor.

11. *DASHU* (V. 11)

Localización: A 1,5 *cun* hacia afuera del borde inferior de la apófisis espinosa de la primera vértebra torácica, dos dedos transversales hacia afuera del Canal *Du.* (Fig. 60)

Indicaciones: Tos, fiebre, cefalea, dolor en la región escapular, rigidez de la nuca.

Método: Se inserta la aguja oblicuamente 0,5 *cun.* Se puede usar también la moxibustión.

Anatomía regional: Están las arteriolas y vénulas de las ramas posteriores de la arteria y vena intercostales, y las ramas cutáneas internas posteriores del primero y segundo nervios torácicos y, profundamente, sus ramas cutáneas externas.

Notas:

(1) Este es uno de los ocho puntos de influencia, que domina los huesos.

(2) La distancia del punto medio de la columna vertebral (Canal *Du.*) hasta la línea vertical a nivel del borde vertebral de la escápula es de 3 *cun.* Sirve de referencia para la localización de los puntos que se hallan en la espalda. Todos los puntos, desde el punto *dashu* (V. 11) hasta el punto *baihuanshu* (V. 30) están 1,5 *cun* hacia afuera del Canal *Du.*

12. *FENGMEN* (V. 12)

Localización: A 1,5 *cun* afuera del borde inferior de la apófisis espinosa de la segunda vértebra torácica. (Fig. 60)

Indicaciones: Resfriado, tos, fiebre, cefalea, rigidez de la nuca, dolor en la espalda.

Método: Se inserta la aguja oblicuamente 0,5 *cun.* Se usa también la moxibustión.

Anatomía regional: Están las ramas internas posteriores de la arteria y vena intercostales. Superficialmente, las ramas cutáneas internas posteriores del segundo y tercer nervios torácicos; profundamente, las ramas externas.

13. *FEISHU* (PUNTO *SHU*-ESPALDA DEL PULMON, V. 13)

Localización: A 1,5 *cun* hacia afuera del borde inferior de la apófisis espinosa de la tercera vértebra torácica. (Fig. 60)

Indicaciones: Tos, asma, hemoptisis, fiebre vespertina, sudor nocturno.

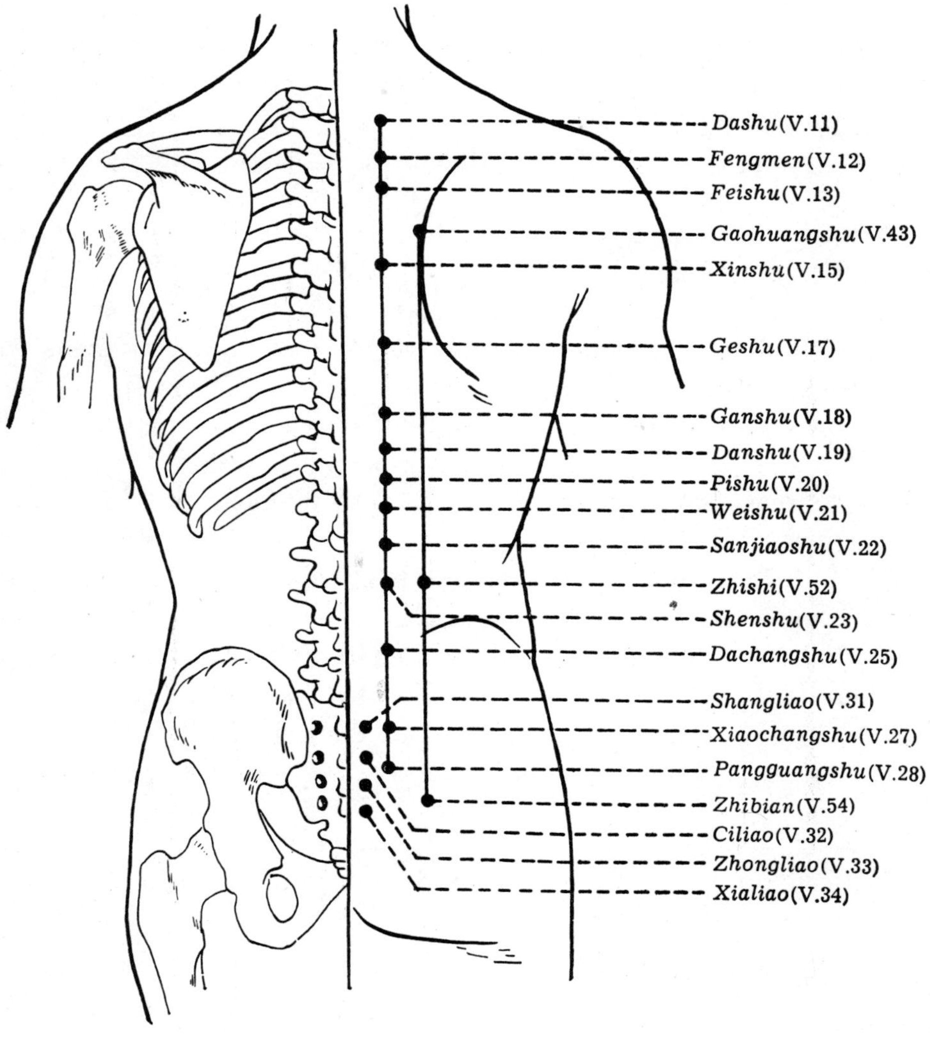

Fig. 60.

Método: Se inserta la aguja oblicuamente 0,5 *cun*. Se usa moxibustión.

Anatomía regional: Están las ramas internas posteriores de la arteria y vena intercostales; las ramas cutáneas internas posteriores del tercero y cuarto nervios torácicos y, profundamente, sus ramas externas.

14. *JUEYINSHU* (PUNTO *SHU*-ESPALDA DEL PERICARDIO, V. 14)

Localización: A 1,5 *cun* hacia afuera del borde inferior de la apófisis espinosa de la cuarta vértebra torácica.

Indicaciones: Tos, dolor precordial, sensación de opresión en el pecho, vómito.

Método: Se inserta la aguja oblicuamente 0,5 *cun*. Se puede aplicar moxibustión.

Anatomía regional: Las ramas internas posteriores de la arteria y vena intercostales; y las ramas cutáneas internas del cuarto y quinto nervios torácicos; profundamente, las ramas externas.

15. *XINSHU* (PUNTO *SHU*-ESPALDA DEL CORAZON, V. 15)

Localización: A 1,5 *cun* hacia afuera del borde inferior de la apófisis espinosa de la quinta vértebra torácica. (Fig. 60)

Indicaciones: Epilepsia, palpitación, amnesia, irritabilidad, tos, hemoptisis.

Método: Se inserta la aguja oblicuamente 0,5 *cun*. Se puede usar moxibustión.

Anatomía regional: Están las ramas internas posteriores de la arteria y vena intercostales, las ramas cutáneas internas posteriores del quinto y sexto nervios torácicos y, profundamente, las ramas externas.

16. *DUSHU* (V. 16)

Localización: A 1,5 *cun* hacia afuera del borde inferior de la apófisis espinosa de la sexta vértebra torácica.

Indicaciones: Dolor precordial y abdominal.

Método: Se inserta la aguja oblicuamente 0,5 *cun*. La moxibustión es adecuada.

Anatomía regional: Están las ramas internas posteriores de la arteria y vena intercostales, la rama descendente de la arteria transversal cervical; el nervio escapular dorsal, las ramas cutáneas internas posteriores del sexto y séptimo nervios torácicos, y sus ramas externas, profundamente.

17. *GESHU* (V. 17)

Localización: A 1,5 *cun* hacia afuera del borde inferior de la apófisis espinosa de la séptima vértebra torácica. (Fig. 60)

Indicaciones: Vómito, hipo, asma, tos, hemoptisis, fiebre vespertina, sudor nocturno, disfagia.

Método: Se inserta la aguja oblicuamente 0,5 *cun*. Se puede usar la moxibustión.

Anatomía regional: Están las ramas internas posteriores de la arteria y vena intercostales. Las ramas internas posteriores del séptimo y octavo nervios torácicos; profundamente, las ramas externas.

Nota: Este es uno de los ocho puntos de influencia, que domina la sangre.

18. *GANSHU* (PUNTO *SHU*-ESPALDA DEL HIGADO, V. 18)

Localización: A 1,5 *cun* hacia afuera del borde inferior de la apófisis espinosa de la novena vértebra torácica. (Fig. 60)

Indicaciones: Ictericia, dolor en el hipocondrio, hematemesis, epistaxis, conjuntivitis, visión borrosa, hemeralopia, dolor en la espalda, trastornos mentales y epilepsia.

Método: Se inserta la aguja oblicuamente 0,5 *cun*. La moxibustión es adecuada.

Anatomía regional: Están las ramas internas posteriores de la arteria y vena intercostales. Las ramas cutáneas internas posteriores del noveno y décimo nervios torácicos; profundamente, las ramas externas.

19. *DANSHU* (PUNTO *SHU*-ESPALDA DE LA VESICULA BILIAR, V. 19)

Localización: A 1,5 *cun* hacia afuera del borde inferior de la apófisis espinosa de la décima vértebra torácica. (Fig. 60)

Indicaciones: Ictericia, sabor amargo en la boca, dolor en el pecho y en el hipocondrio, tuberculosis pulmonar, fiebre vespertina.

Método: Se inserta la aguja oblicuamente 0,5 *cun*. Se puede usar la moxibustión.

Anatomía regional: Las ramas internas posteriores de la arteria y vena intercostales. Las ramas cutáneas internas posteriores del décimo y undécimo nervios torácicos; profundamente, las ramas externas.

20. *PISHU* (PUNTO *SHU*-ESPALDA DEL BAZO, V. 20)

Localización: A 1,5 *cun* hacia afuera del borde inferior de la apófisis espinosa de la undécima vértebra torácica. (Fig. 60)

Indicaciones: Distensión abdominal, ictericia, vómito, diarrea, disentería, indigestión, edema, dolor en la espalda.

Método: Se inserta la aguja oblicuamente 0,5 *cun.* Se puede usar la moxibustión.

Anatomía regional: Están las ramas internas posteriores de la arteria y de la vena intercostal. Las ramas cutáneas internas posteriores del undécimo y duodécimo nervios torácicos; profundamente, las ramas externas.

21. *WEISHU* (PUNTO *SHU*-ESPALDA DEL ESTOMAGO, V. 21)

Localización: A 1,5 *cun* hacia afuera del borde inferior de la apófisis espinosa de la duodécima vértebra torácica. (Fig. 60)

Indicaciones: Dolor precordial, epigástrico y en el hipocondrio, distensión abdominal, náusea, vómito, borborigmos, indigestión.

Método: Se inserta la aguja oblicuamente 0,5 *cun.* Se puede usar la moxibustión.

Anatomía regional: Están las ramas internas posteriores de la arteria y vena subcostales. La rama cutánea interna posterior del duodécimo nervio torácico; profundamente, la rama externa.

22. *SANJIAOSHU* (PUNTO *SHU*-ESPALDA DE *SANJIAO*, V. 22)

Localización: A 1,5 *cun* hacia afuera del borde inferior de la apófisis espinosa de la primera vértebra lumbar. (Fig. 60)

Indicaciones: Distensión abdominal, borgorigmos, indigestión, vómito, diarrea, disentería, edema, dolor y rigidez de la región lumbar.

Método: Se inserta la aguja perpendicularmente 1,0-1,5 *cun.* Se puede usar la moxibustión.

Anatomía regional: Están la rama posterior de la arteria y vena de la primera vértebra lumbar. La rama cutánea externa de la rama posterior del décimo nervio torácico y, profundamente, la rama externa posterior del primer nervio lumbar.

23. *SHENSHU* (PUNTO *SHU*-ESPALDA DEL RIÑON, V. 23)

Localización: A 1,5 *cun* hacia afuera del borde inferior de la apófisis espinosa de la segunda vértebra lumbar. (Fig. 60)

Indicaciones: Emisión seminal anormal, impotencia, enuresis, menstruación irregular, leucorrea, lumbago, debilidad en las rodillas, visión borrosa, tinnitus, sordera y edema.

Método: Se inserta la aguja perpendicularmente 1,0-1,5 *cun*. Se puede usar la moxibustión.

Anatomía regional: Están la rama posterior de la arteria y vena de la segunda vértebra lumbar. La rama cutánea externa posterior del primer nervio lumbar y, profundamente, la rama externa.

24. *QIHAISHU* (V. 24)

Localización: A 1,5 *cun* hacia afuera del borde inferior de la apófisis espinosa de la tercera vértebra lumbar.

Indicación: Lumbago.

Método: Se inserta la aguja perpendicularmente 1,0-1,5 *cun*. Se puede usar la moxibustión.

Anatomía regional: Están la rama posterior de la arteria y vena de la tercera vértebra lumbar. La rama cutánea de la rama posterior del segundo nervio lumbar.

25. *DACHANGSHU* (PUNTO *SHU*-ESPALDA DEL INTESTINO GRUESO, V. 25)

Localización: A 1,5 *cun* hacia afuera del borde inferior de la cuarta vértebra lumbar, a nivel del borde superior de la cresta ilíaca. (Fig. 60)

Indicaciones: Dolor y distensión abdominal, borborigmos, diarrea, constipación, lumbago.

Método: Se inserta la aguja perpendicularmente 1,0-1,5 *cun*. Se puede usar la moxibustión.

Anatomía regional: Está la rama posterior de la arteria y vena de la cuarta vértebra lumbar; la rama posterior del tercer nervio lumbar.

26. *GUANYUANSHU* (V. 26)

Localización: A 1,5 *cun* hacia afuera del borde inferior de la apófisis espinosa de la quinta vértebra lumbar.

Indicaciones: Distensión abdominal, diarrea, lumbago.

Método: Se inserta la aguja perpendicularmente 0,7-1,0 *cun*. La moxibustión es adecuada.

Anatomía regional: Están la rama posterior de la arteria y vena lumbares de la región más baja; la rama posterior del quinto nervio lumbar.

27. *XIAOCHANGSHU* (PUNTO *SHU*-ESPALDA DEL INTESTINO DELGADO, V. 27)

Localización: A nivel del primer agujero del sacro, 1,5 *cun* hacia afuera del Canal *Du*. (Fig. 60)

Indicaciones: Emisión seminal anormal, hematuria, enuresis, dolor y distensión del abdomen inferior, disentería.

Método: Se inserta la aguja perpendicularmente 0,5-1,0 *cun*. La moxibustión es adecuada.

Anatomía regional: Están la rama posterior de la arteria y vena externas del sacro, y la rama externa posterior del primer nervio del sacro.

28. *PANGGUANGSHU* (PUNTO *SHU*-ESPALDA DE LA VEJIGA, V. 28)

Localización: A nivel del segundo foramen (agujero) del sacro, 1,5 *cun* hacia afuera del Canal *Du*, en la depresión entre el borde interno de la espina ilíaca posterosuperior y el sacro. (Fig. 60)

Indicaciones: Retención de orina, enuresis, diarrea, constipación, dolor y rigidez en la región lumbar.

Método: Se inserta la aguja perpendicularmente 0,5-1,0 *cun*. La moxibustión es adecuada.

Anatomía regional: Están la rama posterior de la arteria y vena externas del sacro. Las ramas externas posteriores del primero y segundo nervios sacros.

29. *ZHONGLÜSHU* (V. 29)

Localización: A nivel del tercer foramen del sacro, 1,5 *cun* hacia afuera del Canal *Du*.

Indicaciones: Disentería, hernia, dolor y rigidez en la región lumbar.

Método: Se inserta la aguja perpendicularmente 0,7-1,0 *cun*. La moxibustión es adecuada.

Anatomía regional: Están las ramas posteriores de la arteria y vena externas del sacro; las ramas de la arteria y vena inferiores glúteas; las ramas externas posteriores del tercero y cuarto nervios del sacro.

30. *BAIHUANSHU* (V. 30)

Localización: A nivel del cuarto agujero del sacro, 1,5 *cun* hacia afuera del Canal *Du*.

Indicaciones: Emisión seminal anormal, menstruación irregular, leucorrea, hernia, lumbago y dolor en las articulaciones de la cadera.

Método: Se inserta la aguja perpendicularmente 0,7-1,0 *cun.*

Anatomía regional: La arteria y vena inferiores glúteas; profundamente, la arteria y vena internas pudendas. Las ramas externas posteriores de los tercero y cuarto nervios sacros y el nervio inferior glúteo.

31. *SHANGLIAO* (V. 31)

Localización: En el primer agujero del sacro, en el punto medio entre la espina ilíaca posterosuperior y el Canal *Du.* (Fig. 60)

Indicaciones: Lumbago, menstruación irregular, prolapso del útero, leucorrea, orina escasa, constipación.

Método: Se inserta la aguja perpendicularmente 0,7-1,0 *cun.* La moxibustión es adecuada.

Anatomía regional: Las ramas posteriores de la arteria y vena externas sacras; la rama posterior del primer nervio sacro.

Notas: Los ocho forámenes sacros son puntos acupunturales. Se llaman *baliao*, que significa ocho *liaos.* Sus nombres son *shangliao* (V. 31, uno a cada lado), *ciliao* (V. 32, uno a cada lado), *zhongliao* (V. 33, uno a cada lado) y *xialiao* (V. 34, uno a cada lado).

32. *CILIAO* (V. 32)

Localización: En el segundo agujero del sacro, en el punto medio entre el borde superior de la espina ilíaca y el Canal *Du.* (Fig. 60)

Indicaciones: Lumbago, menstruación irregular, leucorrea, hernia, atrofia muscular, trastornos motores y síndrome *bi* (dolor reumático) de las extremidades inferiores.

Método: Se inserta la aguja perpendicularmente 0,7-1,0 *cun.* Se puede usar la moxibustión.

Anatomía regional: Las ramas posteriores de la arteria y vena externas del sacro; la rama posterior del segundo nervio sacro.

33. *ZHONGLIAO* (V. 33)

Localización: En el tercer agujero del sacro, entre el punto *zhonglüshu* (V. 29) y el Canal *Du.* (Fig. 60)

Indicaciones: Menstruación irregular. leucorrea, lumbago, disuria, constipación.

Método: Se inserta la aguja perpendicularmente 0,7-1,0 *cun*. La moxibustión es adecuada.

Anatomía regional: Las ramas posteriores de la arteria y vena externas del sacro; la rama posterior del tercer nervio sacro.

34. *XIALIAO* (V. 34)

Localización: En el cuarto agujero del sacro, entre el punto *baihuanshu* (V. 30) y el Canal *Du*. (Fig. 60)

Indicaciones: Dolor del abdomen inferior (hipogastrio), constipación, disuria, lumbago.

Método: Se inserta la aguja perpendicularmente 0,5-1,0 *cun*. La moxibustión es adecuada.

Anatomía regional: Las ramas de la arteria y vena inferiores glúteas. La rama posterior del cuarto nervio sacro.

35. *HUIYANG* (V. 35)

Localización: A ambos lados de la punta del cóccix, 0,5 *cun* hacia afuera del Canal *Du*.

Indicaciones: Leucorrea, impotencia, disentería, hemorroides, diarrea.

Método: Se inserta la aguja perpendicularmente 0,5-1,0 *cun*. Se puede usar la moxibustión.

Anatomía regional: Las ramas de la arteria y vena inferiores glúteas y el nervio coccígeo.

36. *CHENGFU* (V. 36)

Localización: En el medio del pliegue transversal glúteo, se localiza este punto con el paciente boca abajo.

Indicaciones: Hemorroides, dolor en la región lumbar, sacra, glútea y femoral.

Método: Se inserta la aguja perpendicularmente 0,7-1,5 *cun*. La moxibustión es adecuada.

Anatomía regional: La arteria y vena que corren a lo largo del nervio ciático; superficialmente, el nervio cutáneo femoral posterior; profundamente, el nervio ciático.

37. *YINMEN* (V. 37)

Localización: A 6 *cun* por debajo de *chengfu* (V. 36), en la línea que une el punto *chengfu* (V. 36) con el punto *weizhong* (V. 40).

Indicaciones: Lumbago y dolor del muslo.

Método: Se inserta la aguja perpendicularmente 0,7-1,5 *cun*. Se puede usar la moxibustión.

Anatomía regional: Externamente, la tercera rama perforante de la arteria y vena profundas femorales; el nervio cutáneo femoral posterior y, profundamente, el nervio ciático.

38. *FUXI* (V. 38)

Localización: A un *cun* por arriba de *weiyang* (V. 39), en el lado interno del tendón del m. bíceps femoral. Se localiza este punto con las rodillas flexionadas ligeramente.

Indicaciones: Entumecimiento de la región glútea y femoral, contracción de los tendones en la zona poplítea.

Método: Se inserta la aguja perpendicularmente 0,5-1,0 *cun*. Se puede usar la moxibustión.

Anatomía regional: La arteria y vena superoexternas geniculares; el nervio femoral posterior y el nervio peroneo.

39. *WEIYANG* (V. 39)

Localización: Por fuera de *weizhong* (V. 40), en el borde interno del tendón del m. bíceps femoral. (Fig. 61)

Indicaciones: Dolor y rigidez en la región lumbar, distensión del abdomen inferior, disuria, dolor y contracción en la pierna y el pie.

Método: Se inserta la aguja perpendicularmente 0,5-1,0 *cun*. Se puede usar la moxibustión.

Anatomía regional: Ver el punto *fuxi* (V. 38).

Nota: Este es el punto *he*-mar inferior de *sanjiao* y está indicado en desórdenes de *sanjiao*.

40. *WEIZHONG* (PUNTO *HE*-MAR, V. 40)

Localización: En el punto medio del pliegue transversal de la zona poplítea, entre los tendones del m. bíceps femoral y el m. semitendinoso. Se localiza este punto con el paciente boca abajo o con la rodilla flexionada. (Fig. 61)

Indicaciones: Lumbago, trastornos motores de las articulaciones de la cadera, contracción de los tendones de la zona poplítea, atrofia muscular, trastornos motores y dolor en las extremidades inferiores, hemiplejía, dolor abdominal, vómito, diarrea.

Método: Insertar la aguja perpendicularmente 0,5-1,5 *cun*, o sangrar con la aguja de tres filos.

Anatomía regional: Superficialmente, la vena femoral poplítea, profunda e internamente, la vena poplítea; muy profundamente, la arteria poplítea. También el nervio cutáneo femoral posterior y el nervio tibial.

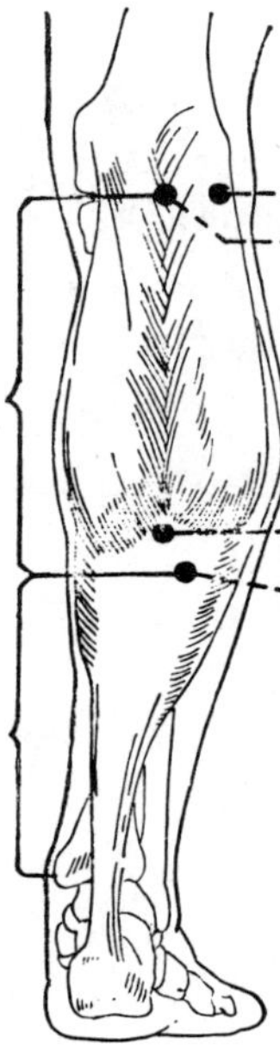

Fig. 61.

41. *FUFEN* (V. 41)

Localización: A 3 *cun* por fuera del borde inferior de la apófisis espinosa de la segunda vértebra torácica, 4 dedos transversales de la línea media de la columna vertebral.

Indicaciones: Rigidez y dolor del hombro, la espalda y la nuca, entumecimiento del codo y del brazo.

Método: Se inserta la aguja oblicuamente con la punta hacia abajo 0,3-0,5 *cun*. Se puede usar la moxibustión.

Anatomía regional: La rama descendente de la arteria transversal cervical, las ramas externas de las ramas posteriores de la arteria y vena intercostales; las ramas cutáneas externas posteriores del primero y segundo nervios torácicos y, profundamente, el nervio dorsal escapular.

Nota: Todos los puntos que están en la línea desde el punto *fufen* (V. 41) al punto *zhibian* (V. 54) son de 3 *cun* hacia afuera del Canal *Du*.

42. *POHU* (V. 42)

Localización: A 3 *cun* hacia afuera del borde inferior de la apófisis espinosa de la tercera vértebra torácica.

Indicaciones: Tuberculosis pulmonar, tos, asma, rigidez de nuca, dolor en el hombro y la espalda.

Método: Se inserta la aguja oblicuamente hacia abajo 0,3-0,5 *cun*. Se puede usar la moxibustión.

Anatomía regional: La rama posterior de la arteria intercostal, la rama descendente de la arteria transversal cervical; las ramas cutáneas internas posteriores del segundo y tercero nervios torácicos y, profundamente, las ramas externas, y el nervio dorsal escapular.

43. *GAOHUANGSHU* (V. 43)

Localización: A 3 *cun* hacia afuera del borde inferior de la apófisis espinosa de la cuarta vértebra torácica. (Fig. 60)

Indicaciones: Tuberculosis pulmonar, tos, asma, hemoptisis, sudor nocturno, amnesia, emisión seminal anormal, indigestión.

Método: Se inserta la aguja oblicuamente 0,3-0,5 *cun* hacia la escápula. La moxibustión es adecuada.

Anatomía regional: La rama posterior de la arteria intercostal y la rama descendente de la arteria transversal cervical; las ramas cutáneas internas posteriores del tercero y cuarto nervios torácicos y, profundamente, las ramas externas y el nervio dorsoescapular.

44. *SHENTANG* (V. 44)

Localización: A 3 *cun* hacia afuera del borde inferior de la apófisis espinosa de la quinta vértebra torácica.

Indicaciones: Asma, tos, dolor y rigidez de la espalda.

Método: Se inserta la aguja oblicuamente 0,5 *cun*. La moxibustión es adecuada.

Anatomía regional: Las ramas posteriores de la arteria y vena intercostales, la rama descendente de la arteria transversal cervical. Las ramas cutáneas internas posteriores del cuarto y quinto nervios torácicos; profundamente, sus ramas externas y el nervio dorsal escapular.

45. *YIXI* (V. 45)

Localización: A 3 *cun* hacia afuera del borde inferior de la apófisis espinosa de la sexta vértebra torácica.

Indicaciones: Tos, asma, dolor en el hombro y la espalda.

Método: Se inserta la aguja oblicuamente 0,5 *cun*. Se puede usar la moxibustión.

Anatomía regional: Las ramas posteriores de la arteria y vena intercostales; las ramas cutáneas internas posteriores de los quinto y sexto nervios y, profundamente, las ramas externas.

46. *GEGUAN* (V. 46)

Localización: A 3 *cun* hacia afuera del borde inferior de la apófisis espinosa de la séptima vértebra torácica, a nivel del ángulo inferior de la escápula.

Indicaciones: Disfagia, vómito, eructo, dolor y rigidez en la espalda.

Método: Se inserta la aguja oblicuamente hacia abajo 0,5 *cun*. La moxibustión es adecuada.

Anatomía regional: Las ramas posteriores de la arteria y vena intercostales; las ramas cutáneas internas posteriores del sexto y séptimo nervios torácicos y, profundamente, las ramas externas.

47. *HUNMEN* (V. 47)

Localización: A 3 *cun* hacia afuera del borde inferior de la apófisis espinosa de la novena vértebra torácica.

Indicaciones: Dolor en el pecho, la espalda y el hipocondrio, vómito, diarrea.

Método: Se inserta la aguja oblicuamente con la punta hacia abajo 0,5 *cun*. Es adecuada la moxibustión.

Anatomía regional: Las ramas posteriores de la arteria y vena intercostales; las ramas externas posteriores de los séptimo y octavo nervios torácicos.

48. *YANGGANG* (V. 48)

Localización: A 3 *cun* hacia afuera del borde inferior de la apófisis espinosa de la décima vértebra torácica.

Indicaciones: Borborigmos, dolor abdominal, diarrea, ictericia.

Método: Se inserta la aguja oblicuamente hacia abajo 0,5 *cun*. Es adecuada la moxibustión.

Anatomía regional: Las ramas posteriores de la arteria y vena intercostales; las ramas externas posteriores de los octavo y noveno nervios torácicos.

49. *YISHE* (V. 49)

Localización: A 3 *cun* hacia afuera del borde inferior de la apófisis espinosa de la undécima vértebra torácica.

Indicaciones: Distensión abdominal, borborigmos, diarrea, vómito, disfagia.

Método: Se inserta la aguja oblicuamente con la punta hacia abajo 0,5 *cun*. Se puede usar la moxibustión.

Anatomía regional: Las ramas posteriores de la arteria y vena intercostales; las ramas externas posteriores de los décimo y undécimo nervios torácicos.

50. *WEICANG* (V. 50)

Localización: A 3 *cun* hacia afuera del borde inferior de la apófisis espinosa de la duodécima vértebra torácica.

Indicaciones: Distensión abdominal, dolor en la región epigástrica y la espalda.

Método: Se inserta la aguja oblicuamente con la punta hacia abajo 0,5 *cun*. La moxibustión es adecuada.

Anatomía regional: Las ramas posteriores de la arteria y vena subcostales y la rama externa posterior del undécimo nervio torácico.

51. *HUANGMEN* (V. 51)

Localización: A 3 *cun* por fuera del borde inferior de la apófisis espinosa de la primera vértebra lumbar.

Indicaciones: Dolor en la región epigástrica, tumoración abdominal, constipación.

Método: Se inserta la aguja perpendicularmente 0,5-1,0 *cun*. Se puede usar la moxibustión.

Anatomía regional: Las ramas posteriores de la arteria y vena de la primera vértebra lumbar, y la rama externa de la rama posterior del duodécimo nervio torácico.

52. *ZHISHI* (V. 52)

Localización: A 3 *cun* hacia afuera del borde inferior de la apófisis espinosa de la segunda vértebra lumbar. (Fig. 60)

Indicaciones: Emisión seminal anormal, impotencia, disuria, edema. dolor y rigidez de la región lumbar.

Método: Se inserta la aguja perpendicularmente 0,7-1,0 *cun*. Se puede usar la moxibustión.

Anatomía regional: Las ramas de la arteria y vena de la segunda vértebra lumbar, y la rama externa de la rama posterior del duodécimo nervio torácico y la rama externa del primer nervio lumbar.

53. *BAOHUANG* (V. 53)

Localización: A 3 *cun* hacia afuera del borde inferior de la apófisis espinosa de la segunda vértebra del sacro, a nivel del punto *ciliao* (V. 32).

Indicaciones: Borborigmos, distensión abdominal, lumbago.

Método: Se inserta la aguja perpendicularmente 0,7-1,3 *cun*. La moxibustión es adecuada.

Anatomía regional: La arteria y vena glúteas superiores, los nervios cutáneos glúteos superiores y profundamente, el nervio glúteo superior.

54. *ZHIBIAN* (V. 54)

Localización: Directamente por debajo del punto *baohuang* (V. 53), a 3 *cun* hacia afuera del Canal *Du*, 4 dedos transversales del hiatosacral. (Fig. 60)

Indicaciones: Dolor en la región lumbosacra, hemorroides, atrofia muscular, trastornos motores y dolor en las extremidades inferiores.

Método: Se inserta la aguja perpendicularmente 1,0-1,5 *cun*. La moxibustión es adecuada.

Anatomía regional: La arteria y vena glúteas inferiores, el nervio glúteo inferior, el nervio cutáneo femoral posterior y el nervio ciático.

55. *HEYANG* (V. 55)

Localización: A 2 *cun* directamente por debajo del punto *weizhong* (V. 40), entre los extremos interno y externo de los m. gastrocnemios, en la misma línea que une los puntos *weizhong* (V. 40) y *chengshan* (V. 57).

Indicaciones: Lumbago, dolor, entumecimiento y parálisis de los miembros inferiores.

Método: Se inserta la aguja perpendicularmente 0,7-1,0 *cun*. Se puede usar la moxibustión.

Anatomía regional: La vena safena menor, y profundamente, la arteria y la vena poplíteas; también el nervio cutáneo crural de la parte interna y profundamente, el nervio tibial.

Nota: La distancia desde *weizhong* (V. 40) hasta la saliente ósea del maléolo externo es de 16 *cun*.

56. *CHENGJIN* (V. 56)

Localización: Está en el punto medio entre los puntos *heyang* (V. 55) y *chengshan* (V. 57), en el centro de los m. gastrocnemios.

Indicaciones: Dolor de la pierna, hemorroides, lumbago agudo.

Método: Se inserta la aguja perpendicularmente 0,5-1,5 *cun*. Se puede aplicar la moxibustión.

Anatomía regional: La vena safena menor, y profundamente, la arteria y vena posteriores tibiales; el nervio cutáneo crural de la parte interna y, profundamente, el nervio tibial.

57. *CHENGSHAN* (V. 57)

Localización: Está directamente por debajo de los m. gastrocnemios, en la línea que une el punto *weizhong* (V. 40) con el tendón del calcáneo, a unos 8 *cun* por debajo de *weizhong* (V. 40). (Fig. 61)

Indicaciones: Lumbago, espasmo de los m. gastrocnemios, hemorroides, constipación.

Método: Se inserta la aguja perpendicularmente 0,5-1,0 *cun*. La moxibustión está indicada.

Anatomía regional: Ver el punto *chengjin* (V. 56).

58. *FEIYANG* (PUNTO *LUO*-ENLACE, V. 58)

Localización: A 7 *cun* directamente por arriba del punto *kunlun* (V. 60), en el borde posterior del peroné, un *cun* inferolateral del punto *chengshan* (V. 57). (Fig. 61)

Indicaciones: Cefalea, visión borrosa, obstrucción nasal, epistaxis, lumbago, debilidad de las piernas.

Método: Se inserta la aguja perpendicularmente 0,7-1,0 *cun*. La moxibustión es adecuada.

Anatomía regional: El nervio cutáneo sural de la parte externa.

59. *FUYANG* (V. 59)

Localización: A 3 *cun* directamente por arriba de *kunlun* (V. 60). (Fig. 62)

Indicaciones: Sensación de pesadez en la cabeza, cefalea, lumbago, inflamación y edema del maléolo externo, parálisis de los miembros inferiores.

Método: Se inserta la aguja perpendicularmente 0,5-1,0 *cun*. La moxibustión es adecuada.

Anatomía regional: La vena safena menor y profundamente, la rama terminal de la arteria peronea; el nervio sural.

Nota: *Fuyang* es el punto *xi* (hendidura) del Canal *Yangqiao*.

60. *KUNLUN* (PUNTO *JING*-RIO, V. 60)

Localización: En la depresión entre el maléolo externo y el tendón del calcáneo. (Fig. 62)

Indicaciones: Cefalea, rigidez de nuca, visión borrosa, epistaxis, espasmo y dolor del hombro y el brazo, dolor en la espalda y el talón, epilepsia en niños, parto difícil.

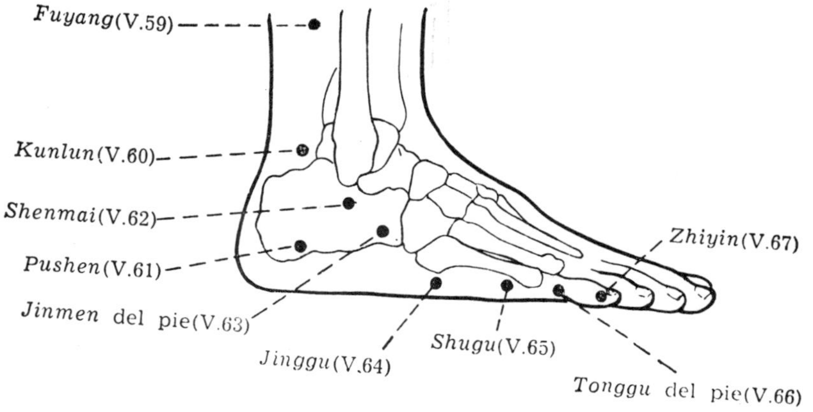

Fig. 62.

Método: Se inserta la aguja perpendicularmente 0,5 *cun*. Es adecuada la moxibustión.

Anatomía regional: La vena safena menor y la arteria y vena posteroexternas del maléolo; el nervio sural.

Nota: La acupuntura está contraindicada en el caso de embarazo.

61. *PUSHEN* (V. 61)

Localización: En la parte posteroinferior del maléolo externo, directamente por debajo de *kunlun* (V. 60), en la depresión del calcáneo donde se reúne la piel blanca y roja. (Fig. 62)

Indicaciones: Atrofia muscular y debilidad de los miembros inferiores, dolor en el talón.

Método: Se inserta la aguja perpendicularmente 0,3-0,5 *cun*. La moxibustión es adecuada.

Anatomía regional: Las ramas externas calcáneas de la arteria y de la vena peroneal y la rama externa calcánea del nervio sural.

62. *SHENMAI* (V. 62)

Localización: En la depresión directamente por debajo del maléolo externo. (Fig. 62)

Indicaciones: Epilepsia, trastornos mentales, cefalea, mareo, insomnio, dolor en la espalda, dolor de los miembros inferiores.

Método: Se inserta la aguja perpendicularmente 0,3 *cun*. La moxibustión es adecuada.

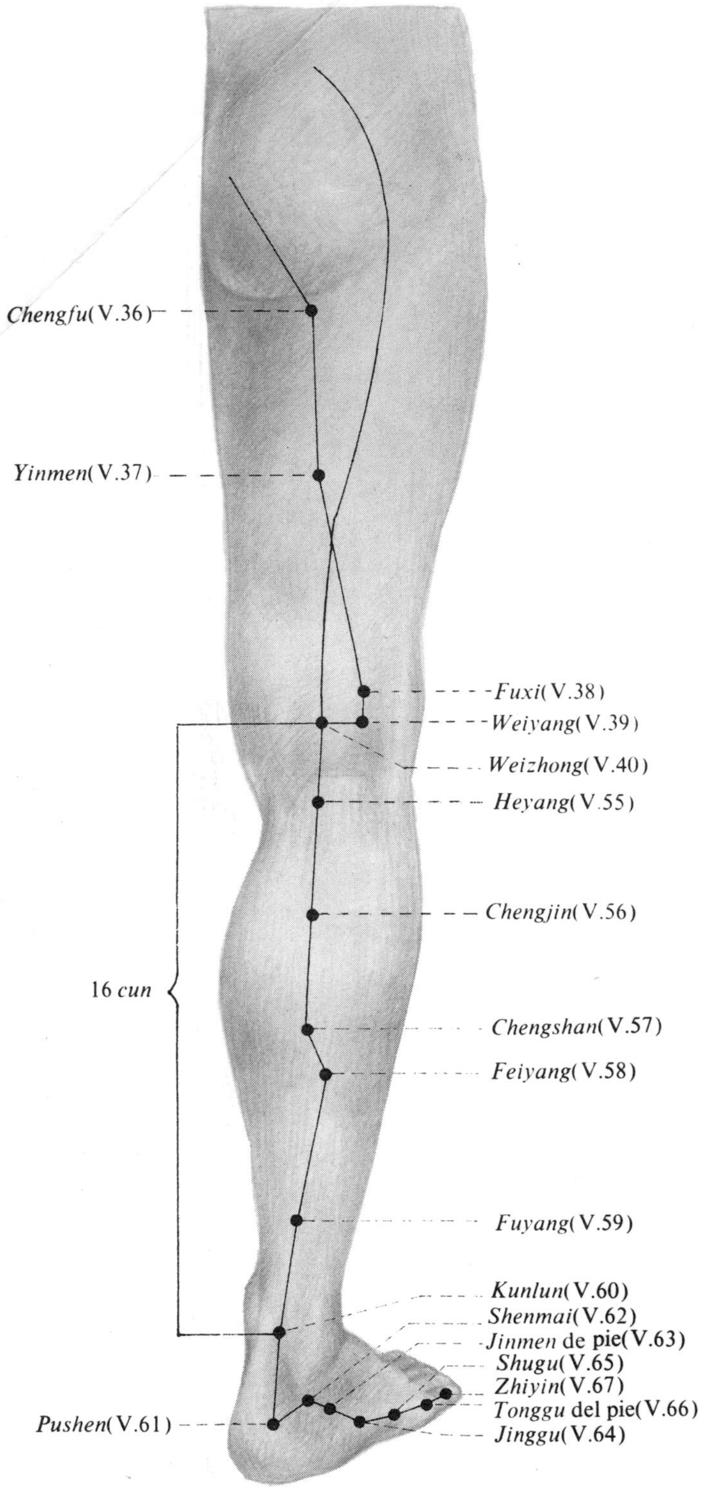

Fig. 63b. El Canal de la Vejiga *Taiyang* del Pie

66. *TONGGU* DEL PIE (PUNTO *YING*-MANANTIAL, V. 66)

Localización: En la depresión anteroinferior de la quinta articulación metatarsofalángica. (Fig. 62)

Indicaciones: Cefalea, rigidez de nuca, visión borrosa, epistaxis.

Método: Se inserta la aguja perpendicularmente 0,2 *cun*. Se puede usar la moxibustión.

Anatomía regional: La arteria y vena digitoplantares; el nervio propio digitoplantar y el nervio cutáneo de la parte lateral dorsal del pie.

67. *ZHIYIN* (PUNTO *JING*-POZO, V. 67)

Localización: En el lado externo del dedo pequeño del pie, a 0,1 *cun* posterior al ángulo de la uña. (Fig. 62)

Indicaciones: Cefalea, obstrucción nasal, epistaxis, dolor de ojos, sensación de calor en las plantas, parto difícil.

Método: Se inserta la aguja oblicuamente 0,1 *cun*. Se puede usar la moxibustión.

Anatomía regional: La red formada por la arteria dorsodigital y la arteria propia plantodigital; también el nervio propio plantodigital y el nervio cutáneo de la parte externa dorsal del pie.

Nota: No se usa la acupuntura en este punto en caso de embarazo.

VIII. EL CANAL DEL RIÑON *SHAOYIN* DEL PIE

Este canal se inicia en la cara inferior del dedo pequeño del pie (1) y corre hacia la planta del pie (*yongquan*, R. 1). Emerge desde la cara inferior de la tuberosidad del hueso navicular (2), se dirige hacia el maléolo interno (3), y luego hacia el talón (4). Después asciende por la cara media de la pierna (5) hacia el lado interno de la zona poplítea (6) avanzando luego por la cara anterointerna del muslo (7), pasa a la columna vertebral (*changqiang*, *Du.* 1), y entra en el riñón, órgano al cual pertenece (8) comunicando con la vejiga (9).

La rama que emerge del riñón (10) circula hacia arriba pasando a través del hígado y el diafragma (11), entra en el pulmón (12) y corre a lo largo de la garganta (13) para terminar en la raíz de la lengua (14).

La rama que sale del pulmón y que se une con el corazón se comunica después con el canal del pericardio (15). (Fig. 64)

Este canal tiene en total 27 puntos:

3. *TAIXI* (PUNTOS *SHU*-ARROYO Y *YUAN*-FUENTE, R. 3)

Localización: En la depresión entre el maléolo interno y el tendón del calcáneo, a nivel de la punta del maléolo interno. (Fig. 66)

Indicaciones: Dolor de garganta, dolor dental, sordera, hemoptisis, asma, menstruación irregular, insomnio, emisión seminal anormal, impotencia, orina frecuente, lumbago.

Método: Se inserta la aguja perpendicularmente 0,3 *cun*. Se puede usar la moxibustión.

Anatomía regional: Anteriormente, la arteria y la vena posteriores de la tibia. El nervio cutáneo de la parte interna de la pierna y el nervio tibial.

4. *DAZHONG* (PUNTO *LUO*-ENLACE, R. 4)

Localización: En la parte posteroinferior del maléolo interno, en la inserción de la ligadura del tendón del calcáneo. (Fig. 66)

Indicaciones: Hemoptisis, asma, dolor y rigidez de la región lumbosacra, disuria, dolor en el talón.

Método: Se inserta la aguja perpendicularmente 0,3 *cun*. La moxibustión es adecuada.

Anatomía regional: La rama calcánea de la parte interna de la arteria posterior tibial, el nervio cutáneo de la parte interna de la pierna y la rama calcánea de la parte interna proveniente del nervio tibial.

5. *SHUIQUAN* (PUNTO *XI*-HENDIDURA, R. 5)

Localización: A un *cun* directamente por debajo de *taixi* (R. 3), en la depresión anterosuperior del lado interno de la tuberosidad del calcáneo. (Fig. 66)

Indicaciones: Menstruación irregular, dismenorrea, prolapso del útero, disuria, visión borrosa.

Método: Se inserta la aguja perpendicularmente 0,4 *cun*. Se puede aplicar moxibustión.

Anatomía regional: Ver el punto *dazhong* (R. 4).

6. *ZHAOHAI* (R. 6)

Localización: A un *cun* por debajo del maléolo interno. (Fig. 66)

Indicaciones: Menstruación irregular, prolapso del útero, prurito perineal, hernia, orina frecuente y escasa, epilepsia, dolor de garganta, insomnio.

Método: Se inserta la aguja perpendicularmente 0,3-0,5 *cun*. Se puede aplicar moxibustión.

Anatomía regional: Posteriormente, la arteria y vena posteriores tibiales. El nervio cutáneo de la parte interna de la pierna y, profundamente, el nervio tibial.

Nota: *Zhaohai* (R. 6) es uno de los ocho puntos de confluencia que comunican con el Canal *Yinqiao*.

7. *FULIU* (PUNTO *JING*-RIO, R. 7)

Localización: A 2 *cun* directamente por arriba de *taixi* (R. 3), en el borde anterior del tendón del calcáneo. (Fig. 67)

Indicaciones: Diarrea, borborigmos, edema, distensión abdominal, edema de la pierna, atrofia muscular, debilidad y parálisis del pie, sudor nocturno y espontáneo.

Método: Se inserta la aguja perpendicularmente 0,3-0,5 *cun*. Se puede aplicar moxibustión.

Anatomía regional: Profunda y anteriormente, la arteria y vena posteriores tibiales. También los nervios cutáneos crural y sural de la parte interna y, profundamente, el nervio tibial.

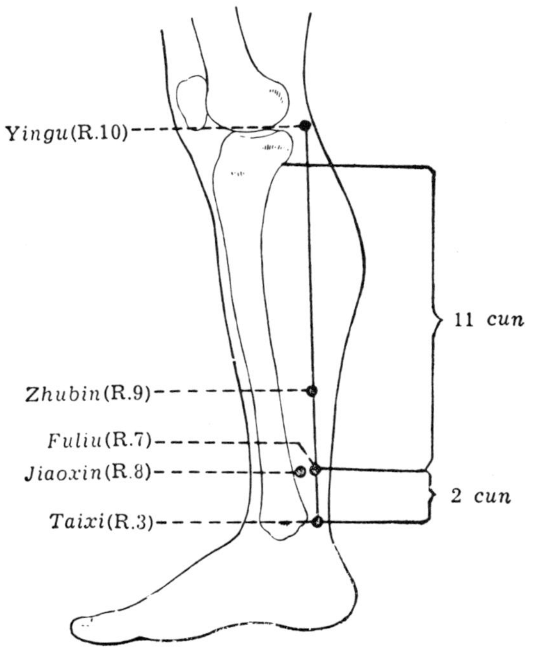

Fig. 67.

[illegible]

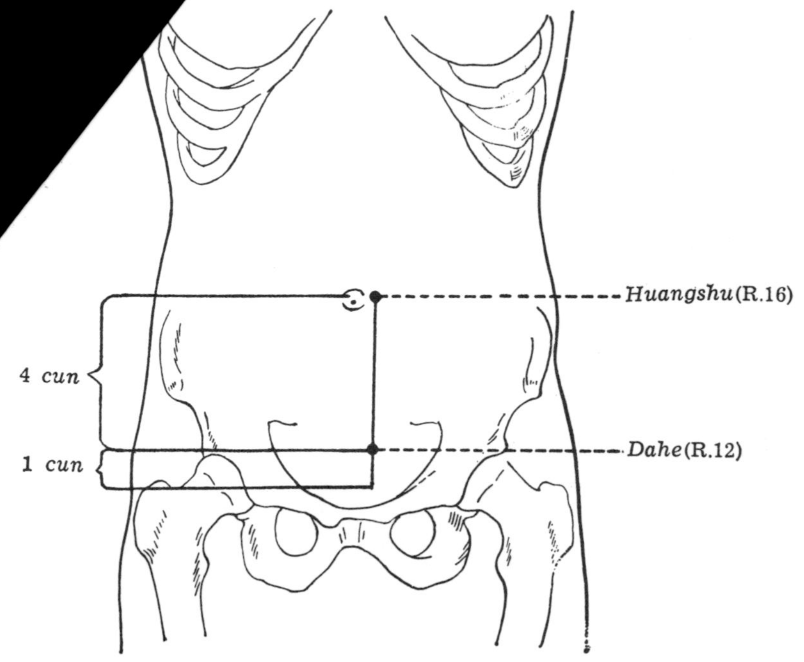

Fig. 68.

14. *SIMAN* (R. 14)

Localización: A 2 *cun* por debajo del ombligo, 0,5 *cun* por fuera del punto *shimen* (*Ren.* 5).

Indicaciones: Hemorragia uterina, menstruación irregular, dolor abdominal postparto, diarrea.

Método: Se inserta la aguja perpendicularmente 0,5-1,0 *cun.* La moxibustión es adecuada.

Anatomía regional: Las ramas musculares de la arteria y vena epigástricas inferiores; el undécimo nervio intercostal.

15. *ZHONGZHU* DEL ABDOMEN (R. 15)

Localización: A un *cun* por debajo del ombligo, 0,5 *cun* por fuera del punto *yinjiao* del abdomen (*Ren.* 7).

Indicaciones: Menstruación irregular, dolor en el abdomen inferior (vientre), constipación.

Método: Se inserta la aguja perpendicularmente 0,5-1,0 *cun.* La moxibustión es adecuada.

Anatomía regional: Las ramas musculares de la arteria y vena epigástricas inferiores; el décimo nervio intercostal.

16. *HUANGSHU* (R. 16)

Localización: A 0,5 *cun* por fuera del centro del ombligo. (Fig. 68)

Indicaciones: Dolor abdominal, vómito, distensión abdominal, constipación.

Método: Se inserta la aguja perpendicularmente 0,5-1,0 *cun*. Se puede aplicar la moxibustión.

Anatomía regional: Las ramas musculares de la arteria y vena epigástricas inferiores; el décimo nervio intercostal.

17. *SHANGQU* (R. 17)

Localización: A 2 *cun* por arriba del ombligo, 0,5 *cun* por fuera del punto *xiawan* (*Ren.* 10).

Indicaciones: Sensación de embarazo gástrico, diarrea, constipación.

Método: Se inserta la aguja perpendicularmente 0,5-1,0 *cun*. Está indicada la moxibustión.

Anatomía regional: Las ramas de las arterias y venas superiores e inferiores de la región epigástrica; el noveno nervio intercostal.

Nota: En el abdomen superior (en la región epigástrica), todos los puntos que están en la línea que une el punto *huangshu* (R. 16) con el punto *youmen* (R. 21) están a 0,5 *cun* por fuera del Canal *Ren*. La distancia entre los dos puntos es de 6 *cun*.

18. *SHIGUAN* (R. 18)

Localización: A 3 *cun* por arriba del ombligo, 0,5 *cun* por fuera del punto *jianli* (*Ren.* 11).

Indicaciones: Vómito, dolor abdominal, constipación, dolor abdominal postparto.

Método: Se inserta la aguja perpendicularmente 0,5-1,0 *cun*. La moxibustión es adecuada.

Anatomía regional: Están las ramas de la arteria y vena epigástricas superiores; el octavo nervio intercostal.

19. *YINDU* (R. 19)

Localización: A 4 *cun* por arriba del ombligo, 0,5 *cun* por fuera del punto *zhongwan* (*Ren.* 12).

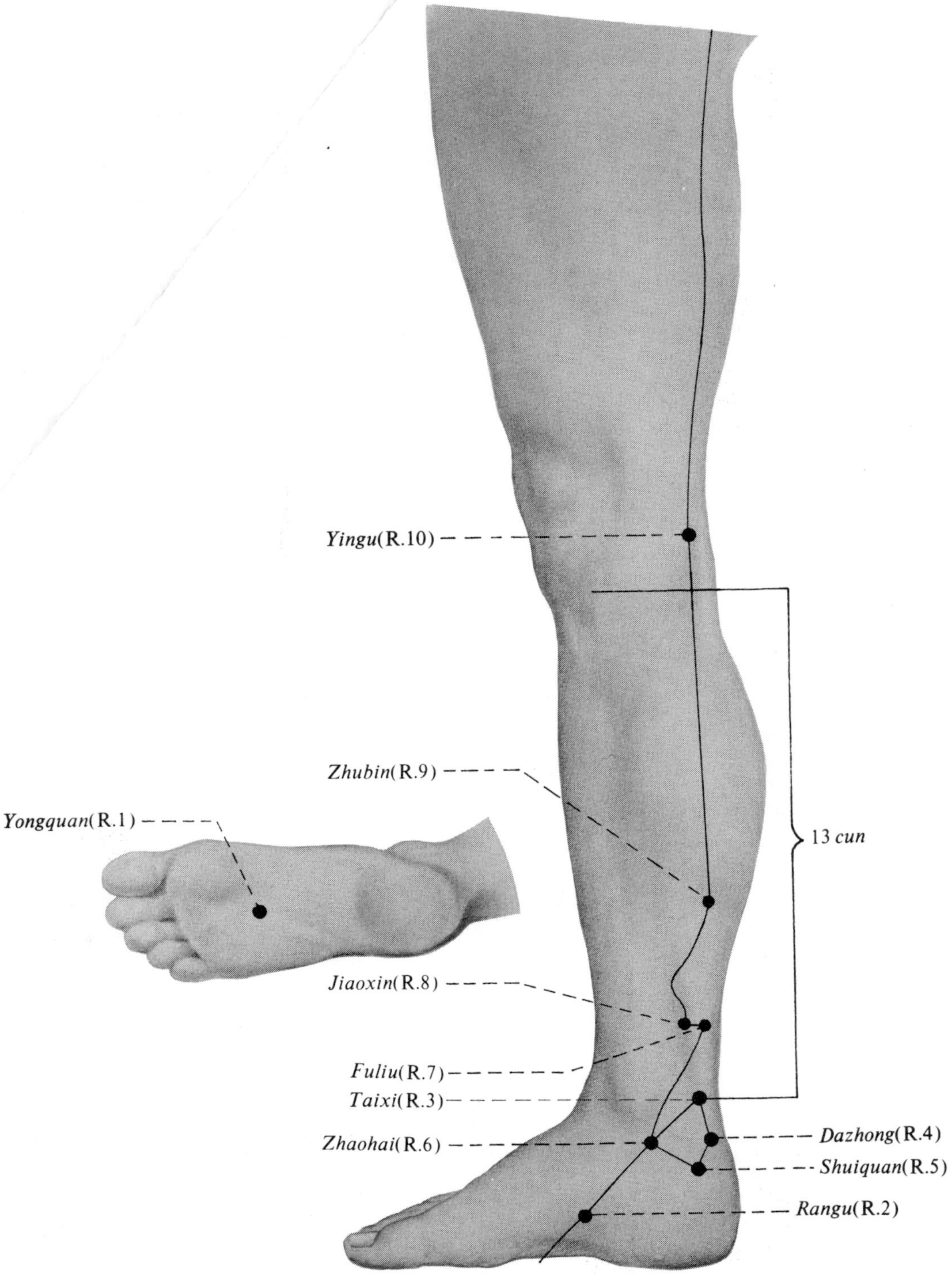

Fig. 69a. El Canal del Riñón *Shaoyin* del Pie

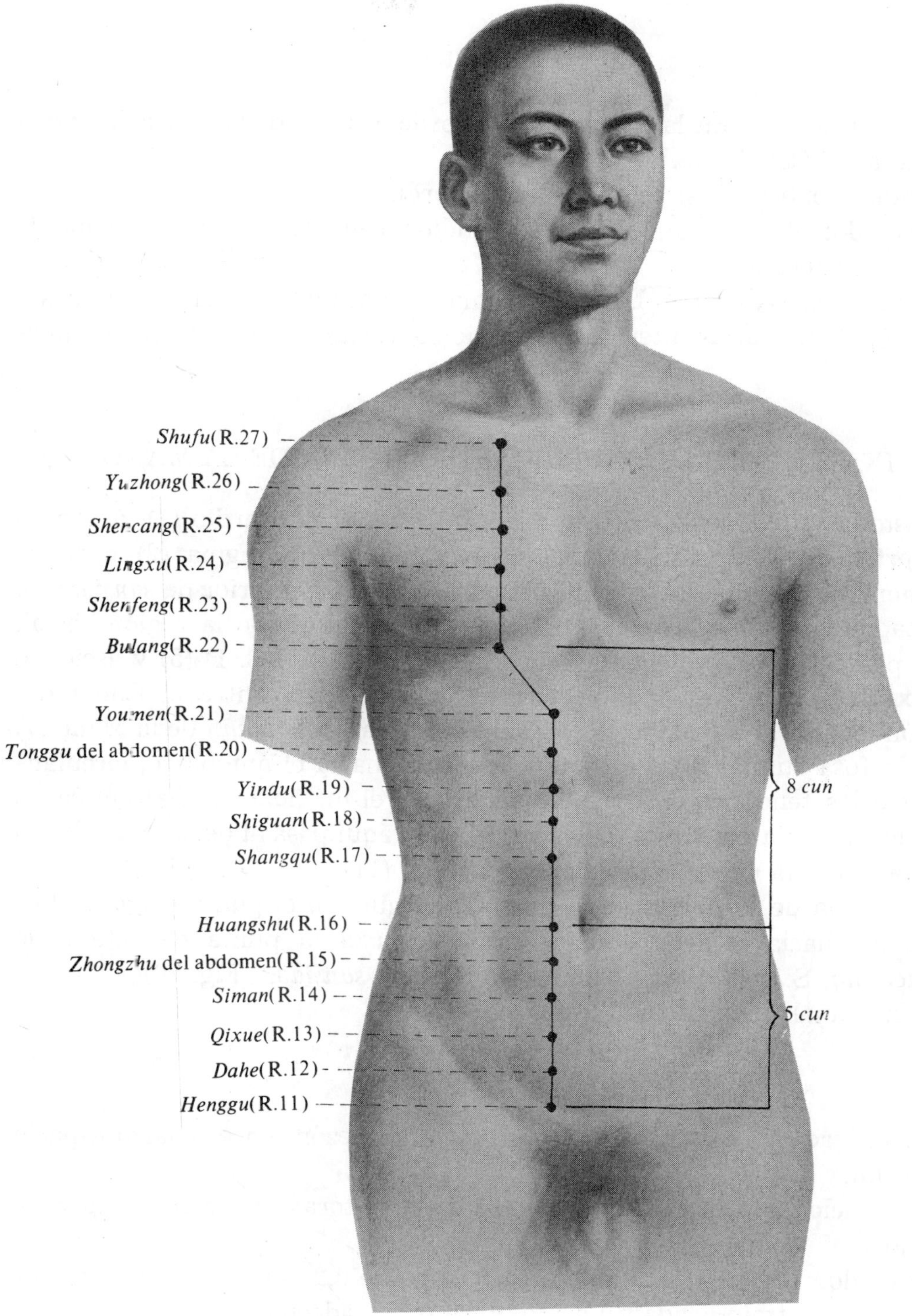

Fig. 69b. El Canal del Riñón *Shaoyin* del Pie

27. *SHUFU* (R. 27)

Localización: En la depresión del borde inferior de la clavícula, 2 *cun* por fuera del Canal *Ren*.

Indicaciones: Tos, asma, dolor precordial.

Método: Se inserta la aguja perpendicularmente 0,3 *cun*. La moxibustión es adecuada.

Anatomía regional: Están las ramas perforantes anteriores de la arteria y vena mamarias internas; el nervio supraclavicular de la parte interna.

IX. EL CANAL DEL PERICARDIO *JUEYIN* DE LA MANO

Este canal comienza en el tórax. Entra en el pericardio (1), órgano a que pertenece. Después desciende atravesando el diafragma (2) hacia el abdomen, circula por las regiones superior, media e inferior de *sanjiao* (3).

La rama torácica parte del tórax (4), emerge desde la región costal, 3 *cun* por debajo del pliegue axilar anterior (*tianchi*, PC. 1) (5) y asciende a la axila (6). Circula por la parte interna del brazo, entre el Canal del Pulmón *Taiyin* de la Mano y el Canal del Corazón *Shaoyin* de la Mano (7) hacia la fosa cubital (8), y después desciende hacia el antebrazo, circulando entre los tendones del m. palmar largo y el m. flexor radial del carpo (9), y entra en la palma de la mano (10). De aquí pasa al dedo medio hasta llegar a la punta de éste (*zhongchong*, PC. 9) (11).

La rama de la palma de la mano se origina en el punto *laogong* (PC. 8), circula hacia el dedo anular, hasta llegar a la punta de este dedo (*Guanchong*, S.J. 1) donde se une con el canal *sanjiao*. (Fig. 70)

Este canal tiene en total 9 puntos:

1. *TIANCHI* (PC. 1)

Localización: A un *cun* hacia afuera del pezón, en el cuarto espacio intercostal.

Indicaciones: Sensación de opresión en el tórax, dolor en el hipocondrio, dolor y edema en la región axilar.

Método: Se inserta la aguja oblicuamente 0,2 *cun*. La inserción profunda está contraindicada. La moxibustión es adecuada.

Anatomía regional: Está la vena torácica epigástrica, las ramas de la arteria y vena torácicas de la parte externa; la rama muscular del nervio torácico anterior y el cuarto nervio intercostal.

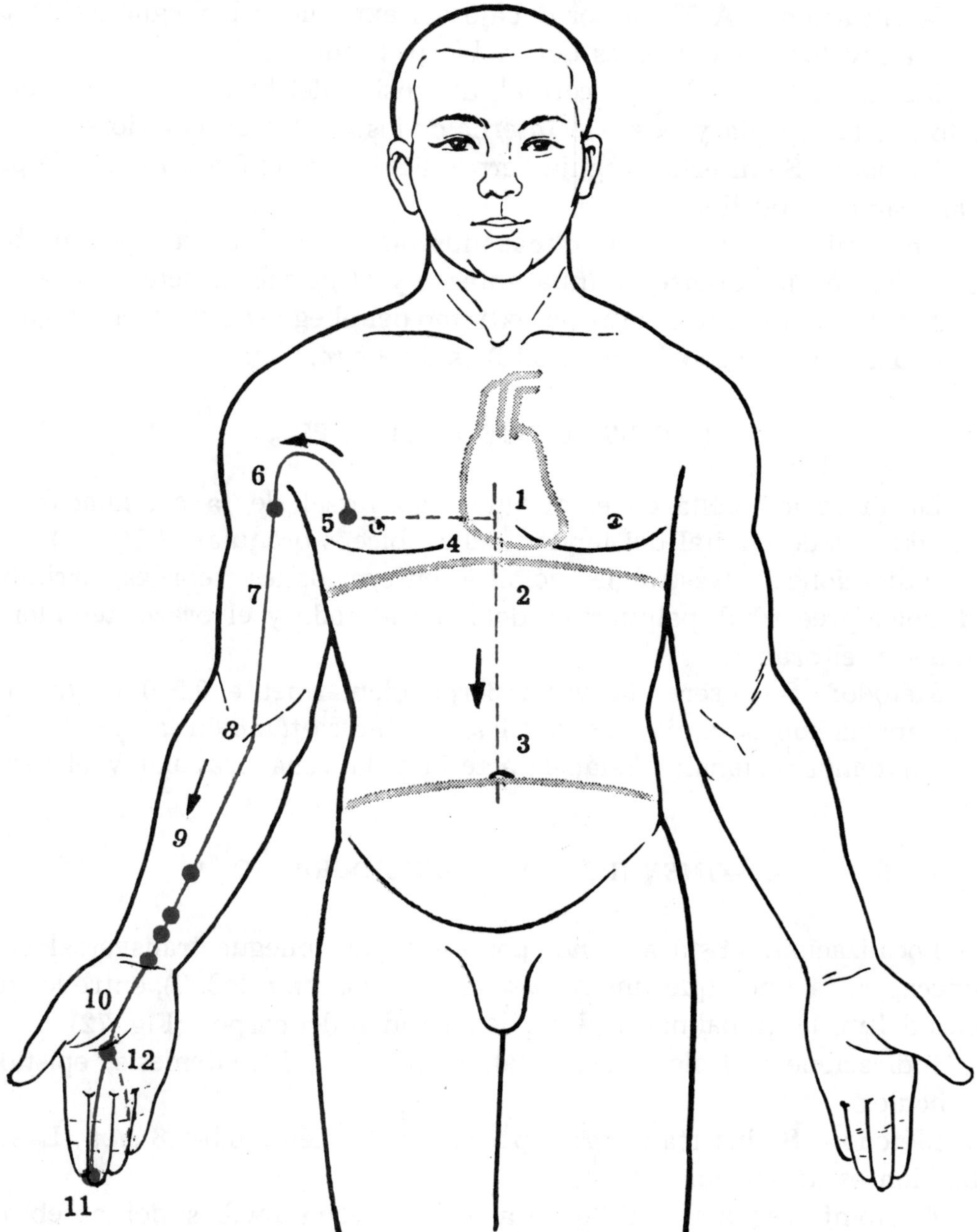

Fig. 70. El Canal del Pericardio *Jueyin* de la Mano

2. *TIANQUAN* (PC. 2)

Localización: A 2 *cun* por debajo del extremo del pliegue axilar anterior, entre los dos extremos del m. bíceps braquial.

Indicaciones: Dolor precordial, distensión del hipocondrio, tos, dolor del tórax, la espalda y la parte interna de los miembros superiores.

Método: Se inserta la aguja perpendicularmente 0,5-0,7 *cun*. Se puede aplicar moxibustión.

Anatomía regional: Las ramas musculares de la arteria y vena braquiales; el nervio cutáneo braquial interno y el nervio musculocutáneo.

Nota: La distancia entre el extremo del pliegue axilar y el pliegue de la articulación del codo (*quze*, PC. 3) es de 9 *cun*.

3. *QUZE* (PUNTO *HE*-MAR, PC. 3)

Localización: Está en el pliegue transversal de la articulación del codo, en el lado cubital del tendón del m. bíceps braquial. (Fig. 71)

Indicaciones: Gastralgia, vómito, enfermedades febriles, irritabilidad, dolor precordial, palpitación, dolor en el codo y el brazo, temblor de la mano y el brazo.

Método: Se inserta la aguja perpendicularmente 0,5-0,8 *cun*, o se hace sangría con la aguja de tres filos. Se indica también la moxibustión.

Anatomía regional: Están la arteria y la vena braquial y el nervio medio.

4. *XIMEN* (PUNTO *XI*-HENDIDURA, PC. 4)

Localización: Está a 5 *cun* por arriba del pliegue transversal de la muñeca, en la línea que une a *quze* (PC. 3) y *daling* (PC. 7), entre los tendones del m. largo palmar y el m. flexor radial del carpo. (Fig. 72)

Indicaciones: Dolor precordial, palpitación, hematemesis, epistaxis, furúnculos.

Método: Se inserta la aguja perpendicularmente 0,5-0,8 *cun*. La moxibustión es adecuada.

Anatomía regional: Están la arteria y vena medias del antebrazo; profundamente, la arteria y vena interóseas anteriores; el nervio cutáneo de la parte interna del antebrazo y, profundamente, el nervio medio. Más profundamente, el nervio interóseo anterior.

Nota: En el antebrazo, la distancia entre *quze* (PC. 3) y *daling* (PC. 7) es de 12 *cun*.

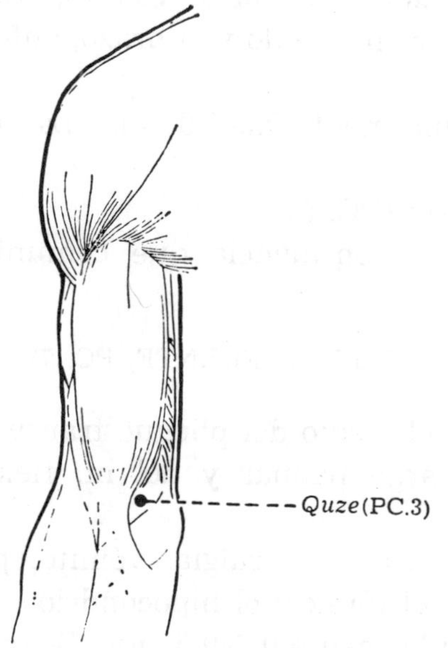

Fig. 71. *Quze* (PC. 3)

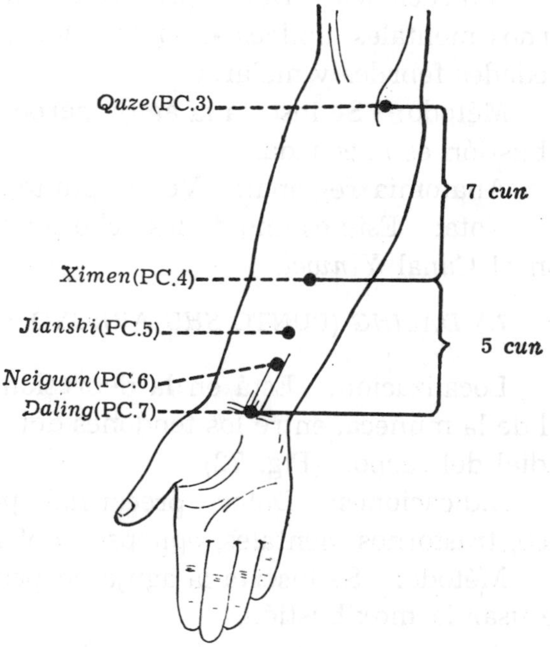

Fig. 72.

5. *JIANSHI* (PUNTO *JING*-RIO, PC. 5)

Localización: Está a 3 *cun* por arriba del pliegue transversal de la muñeca, entre los tendones del m. largo palmar y del m. flexor radial del carpo. (Fig. 72)

Indicaciones: Dolor precordial, palpitación, gastralgia, vómito, enfermedades febriles, irritabilidad, malaria, trastornos mentales, epilepsia, edema en la axila, tic o contracción del codo, dolor del brazo.

Método: Se inserta la aguja perpendicularmente 0,5-1,0 *cun*. Es adecuada la moxibustión.

Anatomía regional: La arteria y vena medias; profundamente, la arteria y vena interóseas anteriores, los nervios cutáneos de la parte interna y externa del antebrazo, la rama cutánea palmar del nervio medio, y más profundamente, el nervio anterior interóseo.

6. *NEIGUAN* (PUNTO *LUO*-ENLACE, PC. 6)

Localización: A 2 *cun* por arriba del pliegue transversal de la muñeca, entre los tendones del m. largo palmar y del m. flexor radial del carpo. (Fig. 72)

Indicaciones: Dolor precordial, palpitación, gastralgia, vómito, trastornos mentales, epilepsia, contracción y dolor en el codo y el brazo, enfermedades febriles y malaria.

Método: Se inserta la aguja perpendicularmente 0,5-1,0 *cun*. La moxibustión es adecuada.

Anatomía regional: Ver el punto *jianshi* (PC. 5).

Nota: Este es uno de los ocho puntos de confluencia que comunica con el Canal *Yinwei*.

7. *DALING* (PUNTO *SHU*-ARROYO Y PUNTO *YUAN*-FUENTE, PC. 7)

Localización: Está en la depresión, en el medio del pliegue transversal de la muñeca, entre los tendones del m. largo palmar y del m. flexor radial del carpo. (Fig. 72)

Indicaciones: Dolor precordial, palpitación, gastralgia, vómito, pánico, trastornos mentales, epilepsia, dolor en el tórax y el hipocondrio.

Método: Se inserta la aguja perpendicularmente 0,3-0,5 *cun*. Se puede usar la moxibustión.

Anatomía regional: La red de la arteria y vena palmares de la muñeca y, profundamente, el nervio medio.

8. *LAOGONG* (PUNTO *YING*-MANANTIAL, PC. 8)

Localización: Con la palma de la mano hacia arriba se selecciona este punto entre el segundo y tercer metacarpiano, detrás de la articulación metacarpofalángica en el lado radial del tercer metacarpiano. (Fig. 73)

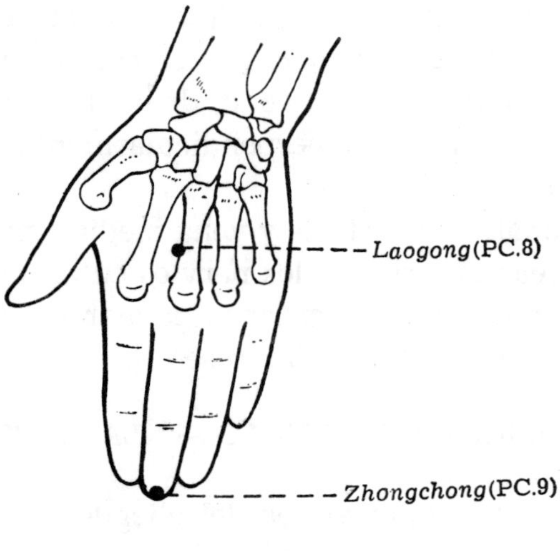

Fig. 73.

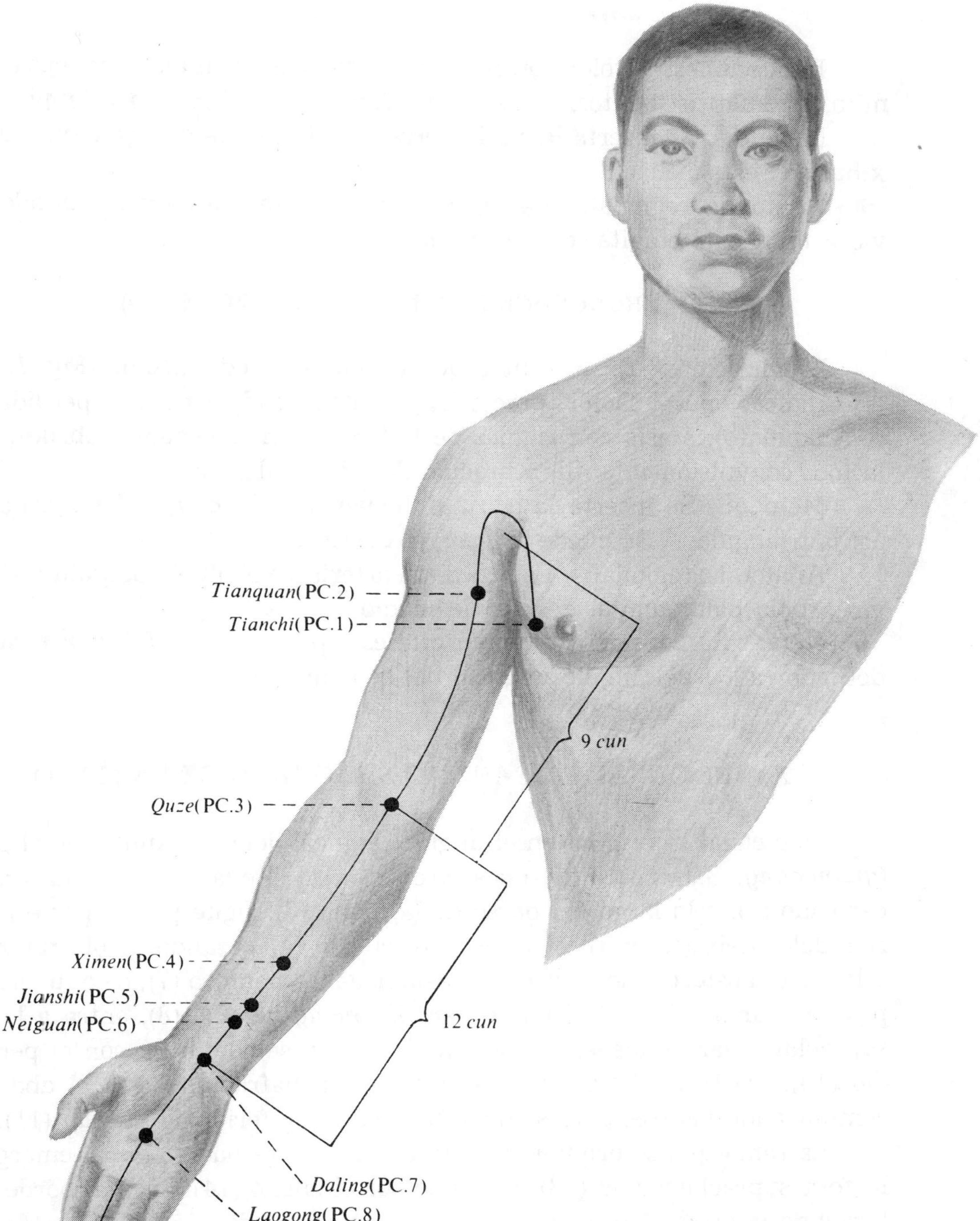

Fig. 74. El Canal del Pericardio *Jueyin* de la Mano

Indicaciones: Dolor precordial, trastornos mentales, epilepsia, vómito, estomatitis, halitosis, infecciones fungoides de la mano y del pie.

Método: Se inserta la aguja perpendicularmente 0,3-0,5 *cun*. La moxibustión es adecuada.

Anatomía regional: La arteria común palmodigital y el segundo nervio común palmodigital del nervio medio.

9. *ZHONGCHONG* (PUNTO *JING*-POZO, PC. 9)

Localización: En el centro de la punta del dedo medio. (Fig. 73)

Indicaciones: Dolor precordial, irritabilidad, síncope (pérdida del conocimiento), afasia con rigidez de la lengua, enfermedades febriles, insolación, convulsión infantil, sensación de calor en las palmas.

Método: Se inserta la aguja oblicuamente 0,1 *cun*, o se sangra con la aguja triangular. Se puede aplicar moxibustión.

Anatomía regional: La red de la arteria y vena palmodigital y el nervio propio palmodigital del nervio medio.

Nota: Se considera también que este punto está a 0,1 *cun* posterior del lado radial del ángulo ungueal del dedo medio.

X. EL CANAL DE *SANJIAO SHAOYANG* DE LA MANO

Este canal se origina en el ángulo ungueal del dedo anular en el punto (*guanchong*, S.J. 1) (1), después circula entre el cuarto y el quinto metacarpiano (2), a lo largo del dorso de la mano (3), sigue por la parte posterior del antebrazo entre el radio y el cúbito (4) pasando el olécranon (5) y la parte posterior del brazo (6) hasta llegar al hombro (7), de aquí cruza y pasa el Canal de la Vesícula Biliar *Shaoyang* del Pie (8), entra a la fosa supraclavicular (9) dispersándose en el tórax y se comunica con el pericardio (10). Después desciende atravesando el diafragma hasta el abdomen comunicando las tres partes superior, media e inferior de *sanjiao* (11).

La rama que se origina en el tórax (12) corre hacia arriba, emerge de la fosa supraclavicular (13), asciende por el cuello (14), llega al borde posterior de la oreja (15) y sigue hacia la parte superior de la oreja (16). De allí continúa hacia la mejilla y termina en la región infraorbitaria (17).

La rama auricular se origina en la región retroauricular, pasa al oído y sale por la parte anterior del oído, se cruza con la rama anterior en la mejilla (18) y llega al ángulo externo del ojo (*sizhukong*, S.J. 23) donde se une con el canal de la vesícula biliar (19). (Fig. 75)

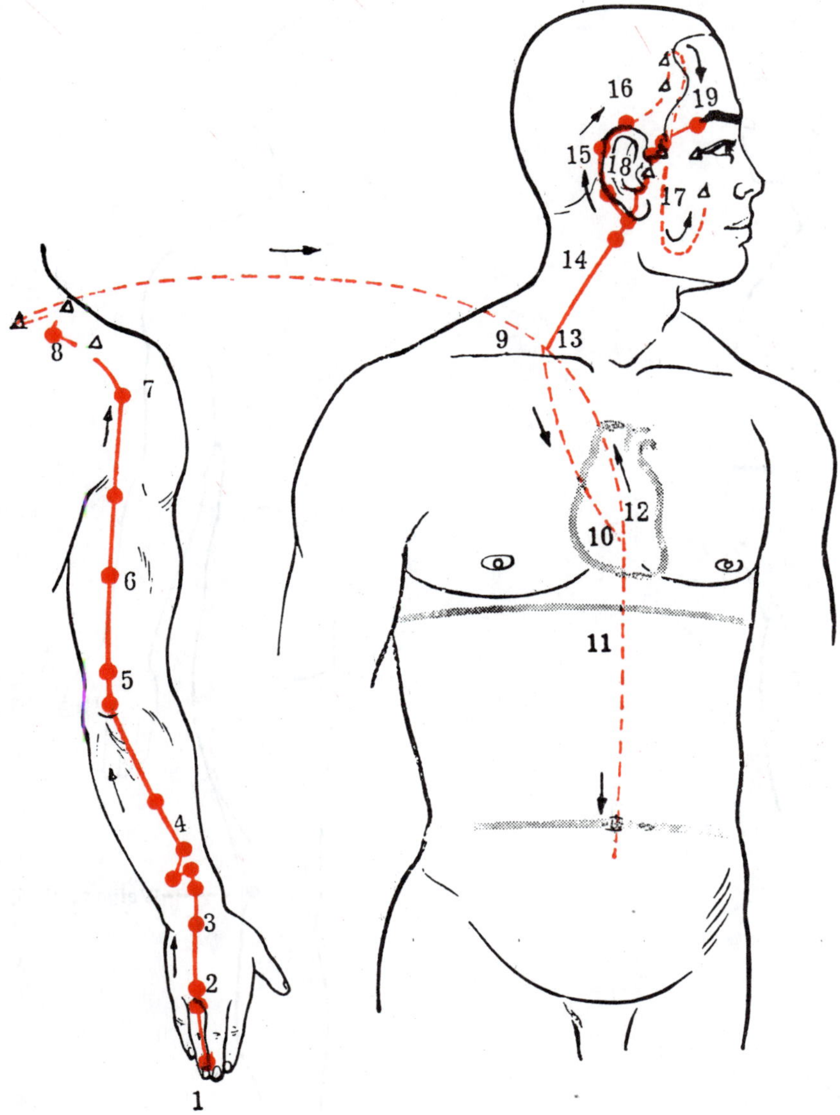

Fig. 75. El Canal de *Sanjiao Shaoyang* de la Mano

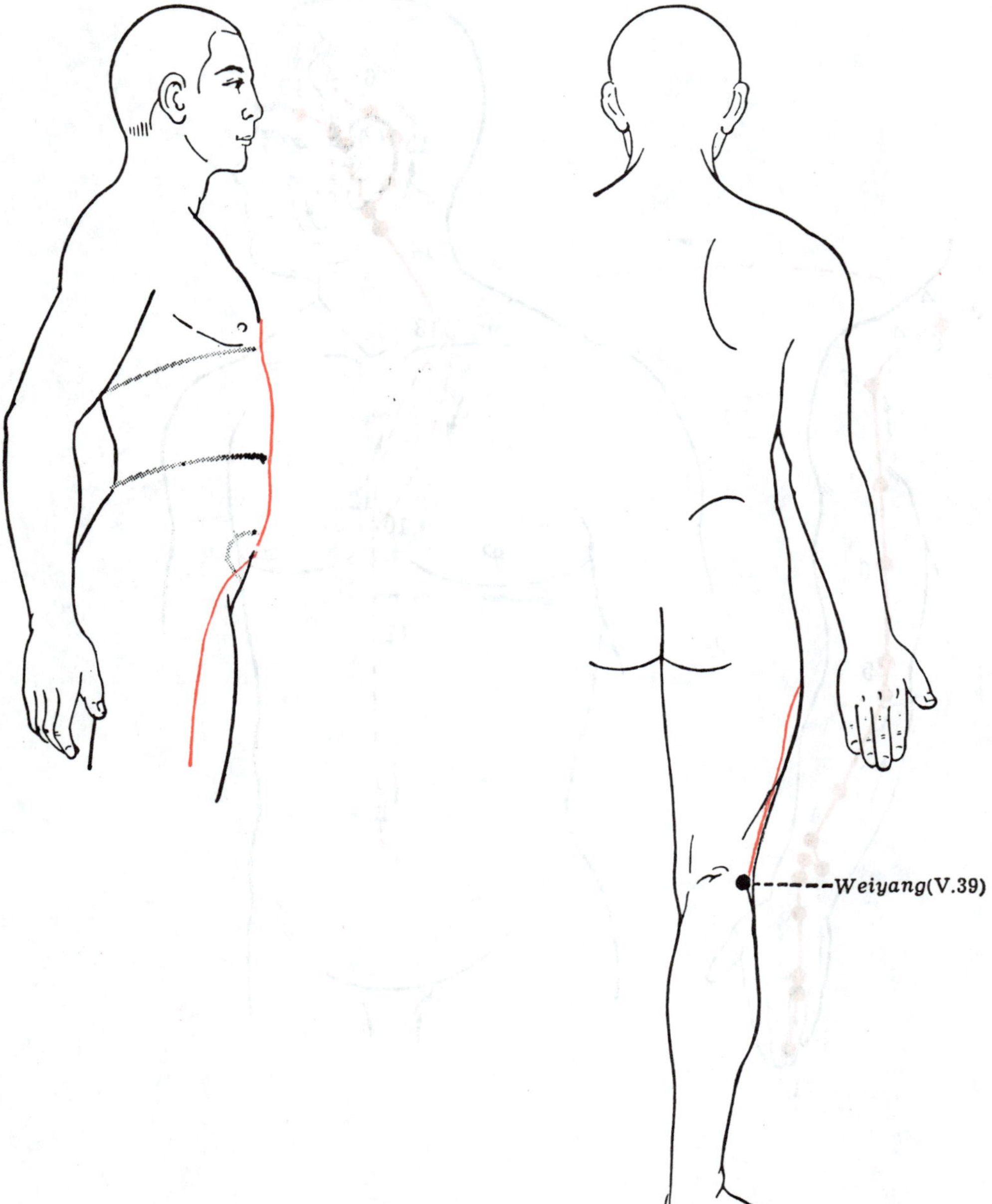

Fig. 76. Punto *he*-mar inferior del canal *sanjiao Weiyang* (V. 39)

Nota: El punto *he*-mar inferior del canal *sanjiao* es *weiyang* (V. 39). (Fig. 76)

Este canal tiene en total 23 puntos:

1. *GUANCHONG* (PUNTO *JING*-POZO, S.J. 1)

Localización: En el lado externo del dedo anular, 0,1 *cun* posterior del ángulo ungueal. (Fig. 77)

Indicaciones: Cefalea, ojos rojos, faringitis, rigidez de la lengua, enfermedades febriles, irritabilidad.

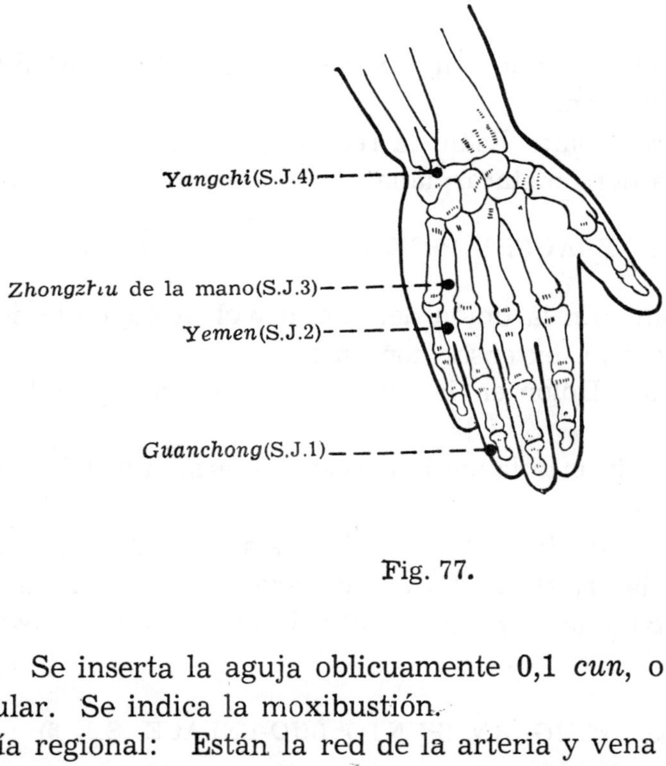

Fig. 77.

Método: Se inserta la aguja oblicuamente 0,1 *cun*, o se sangra con aguja triangular. Se indica la moxibustión.

Anatomía regional: Están la red de la arteria y vena propias palmodigitales; el nervio propio palmodigital proveniente del nervio cubital.

2. *YEMEN* (PUNTO *YING*-MANANTIAL, S.J. 2)

Localización: Está aproximadamente en el borde de la comisura de los dedos anular y meñique. Se localiza este punto con la mano cerrada. (Fig. 77)

Indicaciones: Cefalea, ojos rojos, sordera, dolor en la mano y el brazo, malaria.

Método: Se inserta la aguja oblicuamente 0,3-0,5 *cun* hacia el interespacio de los huesos metacarpianos. La moxibustión está indicada.

Anatomía regional: La arteria dorsodigital de la arteria cubital y la rama dorsal del nervio cubital.

3. *ZHONGZHU* DE LA MANO (PUNTO *SHU*-ARROYO, S.J. 3)

Localización: Con la palma hacia abajo, se localiza este punto en el dorso de la mano entre el cuarto y quinto metacarpiano, en la depresión próxima a la articulación metacarpofalange. (Fig. 77)

Indicaciones: Cefalea, ojos rojos, sordera, tinnitus, faringitis, dolor en el codo y el brazo, trastornos motores de los dedos, enfermedades febriles.

Método: Se inserta la aguja perpendicularmente 0,3-0,5 *cun*. Se puede aplicar moxibustión.

Anatomía regional: Están la red de las venas dorsales de la mano y la cuarta arteria dorsometacarpiana. La rama dorsal del nervio cubital.

4. *YANGCHI* (PUNTO *YUAN*-FUENTE, S.J. 4)

Localización: En la unión del cúbito y el carpo, en la depresión lateral del tendón del m. extensor común digital. (Fig. 77)

Indicaciones: Dolor en la muñeca, el hombro y el brazo, malaria, sordera.

Método: Se inserta la aguja perpendicularmente 0,3 *cun*. Se puede usar la moxibustión.

Anatomía regional: Inferiormente están la red de las venas dorsales de la muñeca y la arteria posterior del carpo; está también la rama dorsal del nervio cubital y la rama terminal del nervio cutáneo posterior del antebrazo.

5. *WAIGUAN* (PUNTO *LUO*-ENLACE, S.J. 5)

Localización: A 2 *cun* por arriba de *yangchi* (S.J. 4), entre el radio y el cúbito. (Fig. 78)

Indicaciones: Enfermedades febriles, cefalea, dolor en la mejilla y el hipocondrio, sordera, tinnitus, trastornos motores del codo y el brazo, dolor de los dedos, temblor de la mano.

Método: Se inserta la aguja perpendicularmente 0,7-1,0 *cun*. La moxibustión es indicada.

Anatomía regional: Profundamente están las arterias y venas

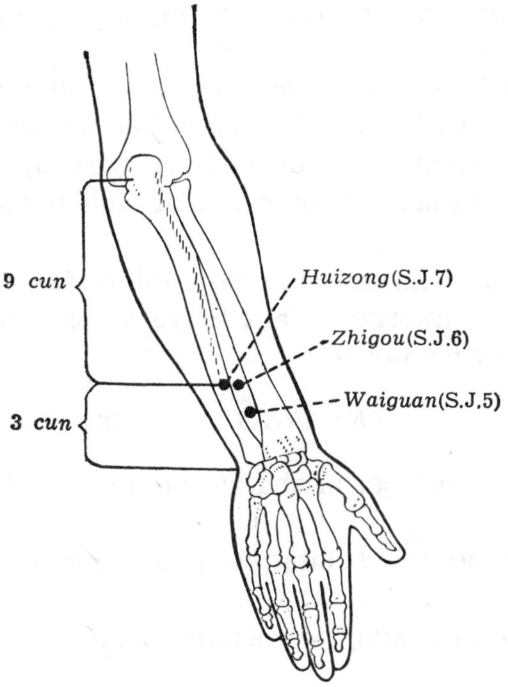

Fig. 78.

interóseas anteriores y posteriores; el nervio cutáneo posterior del antebrazo; profundamente, el nervio interóseo posterior del nervio radial y el nervio interóseo anterior del nervio medio.

Notas:

(1) Este es uno de los ocho puntos de confluencia que comunica con el Canal *Yangwei.*

(2) En el antebrazo, la distancia del punto *yangchi* (S.J. 4) al olécranon es de 12 *cun.*

6. *ZHIGOU* (PUNTO *JING*-RIO, S.J. 6)

Localización: A 3 *cun* por arriba del punto *yangchi* (S.J. 4), entre el cúbito y el radio. (Fig. 78)

Indicaciones: Ronquera súbita, tinnitus, sordera, dolor y sensación de pesadez en el hombro y la espalda, vómito, constipación.

Método: Se inserta la aguja perpendicularmente 0,7-1,0 *cun.* La moxibustión es adecuada.

Anatomía regional: Ver el punto *waiguan* (S.J. 5).

7. *HUIZONG* (PUNTO *XI*-HENDIDURA, S.J. 7)

Localización: A 3 *cun* posterior a la muñeca, un dedo transversal por fuera del punto *zhigou* (S.J. 6), en el lado radial del cúbito. (Fig. 78)

Indicaciones: Sordera, dolor de los miembros superiores, epilepsia.

Método: Se inserta la aguja perpendicularmente 0,5-1,0 *cun*. La moxibustión es adecuada.

Anatomía regional: La arteria y vena interóseas posteriores; los nervios cutáneos posterior e interno del antebrazo y, profundamente, los nervios interóseos posterior y anterior.

8. *SANYANGLUO* (S.J. 8)

Localización: A 4 *cun* por arriba del punto *yangchi* (S.J. 4), entre el radio y el cúbito.

Indicaciones: Ronquera súbita, sordera, dolor en la mano y en el brazo.

Método: Se inserta la aguja perpendicularmente 0,5-1,0 *cun*. Es adecuada la moxibustión.

Anatomía regional: Ver el punto *huizong* (S.J. 7).

9. *SIDU* (S.J. 9)

Localización: A 5 *cun* por debajo del olécranon, entre el radio y el cúbito.

Indicaciones: Ronquera súbita, sordera, dolor dental, dolor en el antebrazo.

Método: Se inserta la aguja perpendicularmente 0,5-1,0 *cun*. La moxibustión es adecuada.

Anatomía regional: Ver el punto *huizong* (S.J. 7).

10. *TIANJING* (PUNTO *HE*-MAR, S.J. 10)

Localización: Cuando se flexiona el codo, se localiza el punto en la depresión que está a un *cun* por encima del olécranon. (Fig. 79)

Indicaciones: Jaqueca, neuralgia intercostal, dolor en el hipocondrio, la nuca, el hombro y el brazo, escrófula, epilepsia.

Método: Se inserta la aguja perpendicularmente 0,3-0,5 *cun*. La moxibustión es adecuada.

Anatomía regional: Está la red de la arteria y vena del codo; también el nervio cutáneo posterior del brazo y la rama muscular del nervio radial.

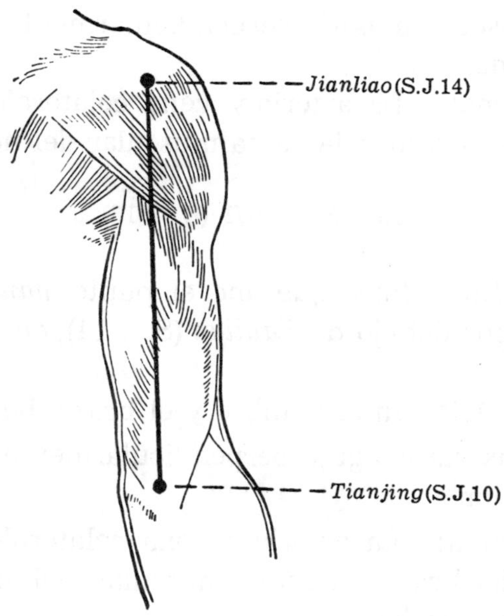

Fig. 79.

Nota: El punto *he*-mar inferior del canal *sanjiao* es *weiyang* (V. 39), indicado en desórdenes de *sanjiao*.

11. *QINGLENGYUAN* (S.J. 11)

Localización: Un *cun* por arriba del punto *tianjing* (S.J. 10).

Indicaciones: Dolor en el hombro y el brazo.

Método: Se inserta la aguja perpendicularmente 0,3 *cun*. La moxibustión es adecuada.

Anatomía regional: Están las ramas terminales de la arteria y vena colaterales; el nervio cutáneo posterior del brazo y la rama muscular del nervio radial.

Nota: En el brazo, la distancia desde el olécranon al extremo del pliegue posterior de la axila es de 9 *cun*.

12. *XIAOLUO* (S.J. 12)

Localización: En la línea que une el olécranon con el punto *jianliao* (S.H. 14), a media distancia entre *qinglengyuan* (S.J. 11) y *naohui* (S.J. 13). Justamente en el extremo inferior del m. triceps del brazo cuando el antebrazo está en pronación.

Indicaciones: Cefalea, rigidez y dolor en la nuca, dolor en el brazo.

Método: Se inserta la aguja perpendicularmente 0.5-0,7 *cun*. La moxibustión es adecuada.

Anatomía regional: La arteria y vena colaterales medias; el nervio cutáneo posterior del brazo y la rama muscular del nervio radial.

13. *NAOHUI* (S.J. 13)

Localización: En la línea que une el punto *jianliao* (S.J. 14) con el olécranon, a 3 *cun* por debajo de *jianliao* (S.J. 14), en el borde posterior del m. deltoide.

Indicaciones: Dolor en el hombro y el brazo, bocio.

Método: Se inserta la aguja perpendicularmente 0,5-0,8 *cun*. Se puede usar la moxibustión.

Anatomía regional: La arteria y vena colaterales medias; el nervio cutáneo posterior del brazo, la rama muscular del nervio radial y, profundamente, el nervio radial.

14. *JIANLIAO* (S.J. 14)

Localización: En la parte posteroinferior del acromión, en la depresión que se halla a un *cun* posterior al punto *jianyu* (I.G. 15). (Fig. 79)

Indicaciones: Sensación de pesadez en el hombro, dolor en el brazo.

Método: Se inserta la aguja perpendicularmente u oblicuamente hacia abajo 0,7-1,0 *cun*. La moxibustión es adecuada.

Anatomía regional: La rama muscular de la arteria humeral circunfleja posterior y la rama muscular del nervio axilar.

15. *TIANLIAO* (S.J. 15)

Localización: En el punto medio entre *jianjing* (V.B. 21) y *quyuan* (I.D. 13), en el ángulo superior de la escápula.

Indicaciones: Dolor en el hombro y el brazo, dolor y rigidez de la nuca.

Método: Se inserta la aguja perpendicularmente 0,3-0,5 *cun*. Se puede usar la moxibustión.

Anatomía regional: La rama descendente de la arteria transversal cervical; profundamente, la rama muscular de la arteria suprascapular; el nervio accesorio y la rama del nervio suprascapular.

16. *TIANYOU* (S.J. 16)

Localización: En la parte posteroinferior de la apófisis mastoidea, en el borde posterior del m. esternocleidomastoideo, a nivel del punto *tianrong* (I.D. 17) y *tianzhu* (V. 10).

Indicaciones: Mareo, edema facial, sordera súbita, visión borrosa, rigidez de la nuca.

Método: Se inserta la aguja perpendicularmente 0,3-0,5 *cun*. Se puede aplicar moxibustión.

Anatomía regional: La arteria posterior auricular y el nervio menor occipital.

17. *YIFENG* (S.J. 17)

Localización: Detrás del lóbulo de la oreja, en la depresión entre el ángulo de la mandíbula y la apófisis mastoidea. (Fig. 80)

Indicaciones: Tinnitus, sordera, parálisis facial, trismus, edema de las mejillas.

Método: Se inserta la aguja perpendicularmente 0,5-1,0 *cun*. Se puede aplicar moxibustión.

Anatomía regional: La arteria y vena auriculares posteriores, la vena yugular externa; el nervio auricular mayor y, profundamente, el nervio facial que sale del orificio mastoideo.

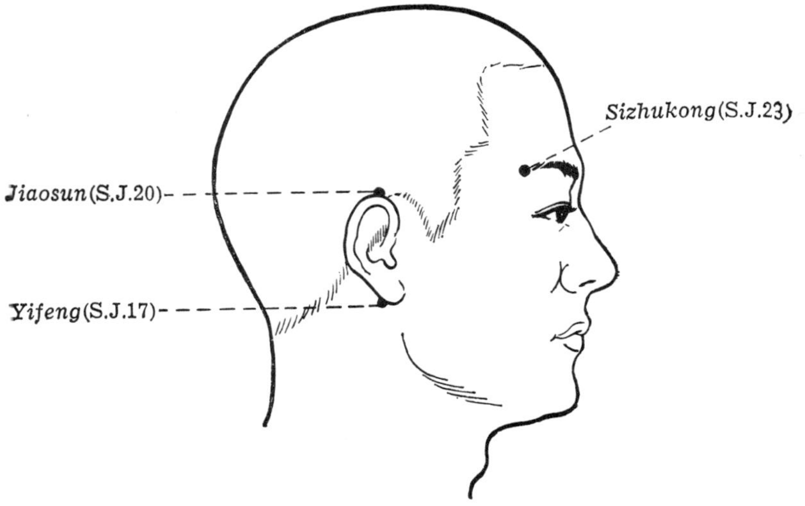

Fig. 80.

18. *QIMAI* (S.J. 18)

Localización: En el centro de la apófisis mastoidea, en la unión del tercio medio y tercio superior de la curva formada por *yifeng* (S.J. 17) y *jiaosun* (S.J. 20), posterior al hélix de la oreja.

Indicaciones: Cefalea, tinnitus, sordera.

Método: Se inserta la aguja oblicuamente 0,1 *cun*, o se sangra con aguja de tres filos. La moxibustión es adecuada.

Anatomía regional: Están la arteria y vena auriculares posteriores, y la rama auricular posterior del nervio auricular mayor.

19. *LUXI* (S.J. 19)

Localización: Está detrás de la oreja, en la unión del tercio superior y medio de la curva formada por *yifeng* (S.J. 17) y *jiaosun* (S.J. 20) post-auricular.

Indicaciones: Cefalea, tinnitus, dolor del oído.

Método: Se inserta la aguja oblicuamente 0,1 *cun*. Se puede aplicar moxibustión.

Anatomía regional: Están la arteria y vena auriculares posteriores, la rama anastomótica del nervio auricular mayor y el nervio occipital menor.

20. *JIAOSUN* (S.J. 20)

Localización: Está directamente por arriba del ápice de la oreja, en la línea de los cabellos. (Fig. 80)

Indicaciones: Oreja roja y edema de la oreja, ojos rojos e inflamados, edema y dolor de los ojos, dolor dental.

Método: Se inserta la aguja oblicuamente hacia abajo 0,1 *cun*. La moxibustión es adecuada.

Anatomía regional: Están las ramas de la arteria y vena temporales superficiales y las ramas del nervio auriculotemporal.

21. *ERMEN* (S.J. 21)

Localización: En la depresión anterior entre la oreja y la articulación de la mandíbula, medio *cun* por encima del cóndilo de la mandíbula. Se localiza este punto con la boca abierta.

Indicaciones: Sordera, tinnitus, otitis, dolor dental.

Método: Se inserta la aguja perpendicularmente 0,3-0,5 *cun*. La moxibustión es adecuada.

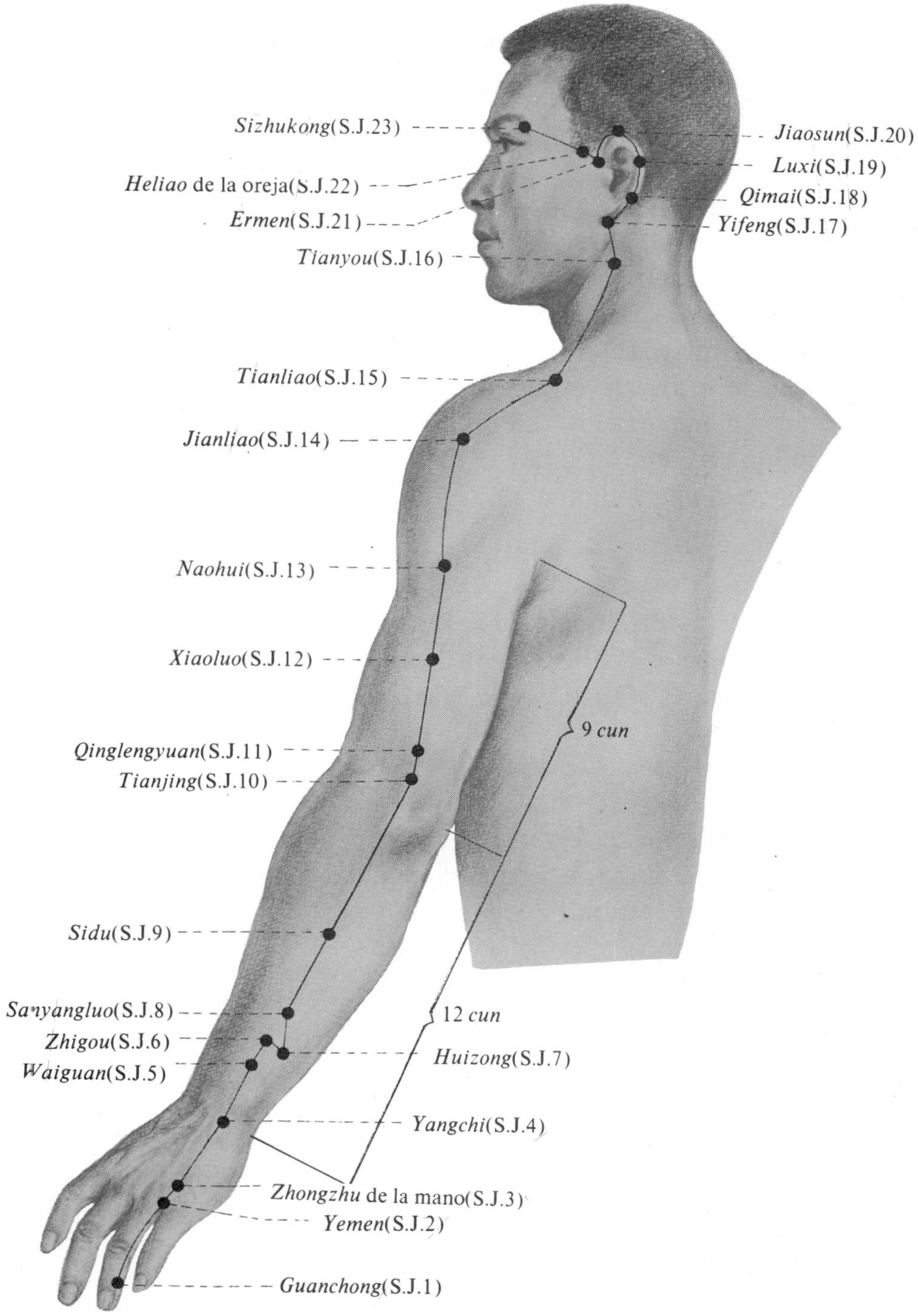

Fig. 81. El Canal de *Sanjiao Shaoyang* de la Mano

Anatomía regional: Están la arteria y vena temporales superficiales, las ramas del nervio auriculotemporal y el nervio facial.

22. *HELIAO* DE LA OREJA (S.J. 22)

Localización: En la parte anterosuperior del punto *ermen* (S.J. 21), a nivel de la oreja, en el borde posterior de la línea de los cabellos por donde pasa la arteria temporal superficial.

Indicaciones: Tinnitus, cefalea, sensación de pesadez de la cabeza, contracción del m. masetero.

Método: Se inserta la aguja oblicuamente 0,1-0,3 *cun* evitando la arteria temporal superficial. La moxibustión es adecuada.

Anatomía regional: Están la arteria y vena temporales superficiales, la rama del nervio auriculotemporal y la rama temporal del nervio facial.

23. *SIZHUKONG* (S.J. 23)

Localización: En la depresión que se halla en el extremo externo de la ceja. (Fig. 80)

Indicaciones: Cefalea, visión borrosa, ojos rojos y dolor de los ojos, tic de los párpados.

Método: Se inserta la aguja horizontalmente hacia la parte posterior 0.3 *cun.*

Anatomía regional: Están las ramas frontales de la arteria y la vena temporales superficiales, la rama zigomática del nervio facial y la rama del nervio auriculotemporal.

XI. EL CANAL DE LA VESICULA BILIAR *SHAOYANG* DEL PIE

Este canal comienza en el ángulo externo del ojo (*tongziliao*, V.B. 1) (1), asciende al ángulo de la frente (*hanyan*, V.B. 4) (2) y desciende hacia la región retroauricular (*fengchi*, V.B. 20) (3) y continúa por el cuello, delante del canal *sanjiao* hasta el hombro (4). De aquí vuelve cruzando y pasando por sobre el canal *sanjiao* hacia la fosa supraclavicular (5).

La rama retroauricular se origina en la región retroauricular (6) y entra en el oído. Después de emerger pasa por la región anteroauricular (7) hasta la parte posterior del ángulo externo del ojo (8).

La rama que se origina en el ángulo externo del ojo (9) circula hacia abajo (*daying*, E. 5) (10) y se reúne con el canal *sanjiao* en la región in-

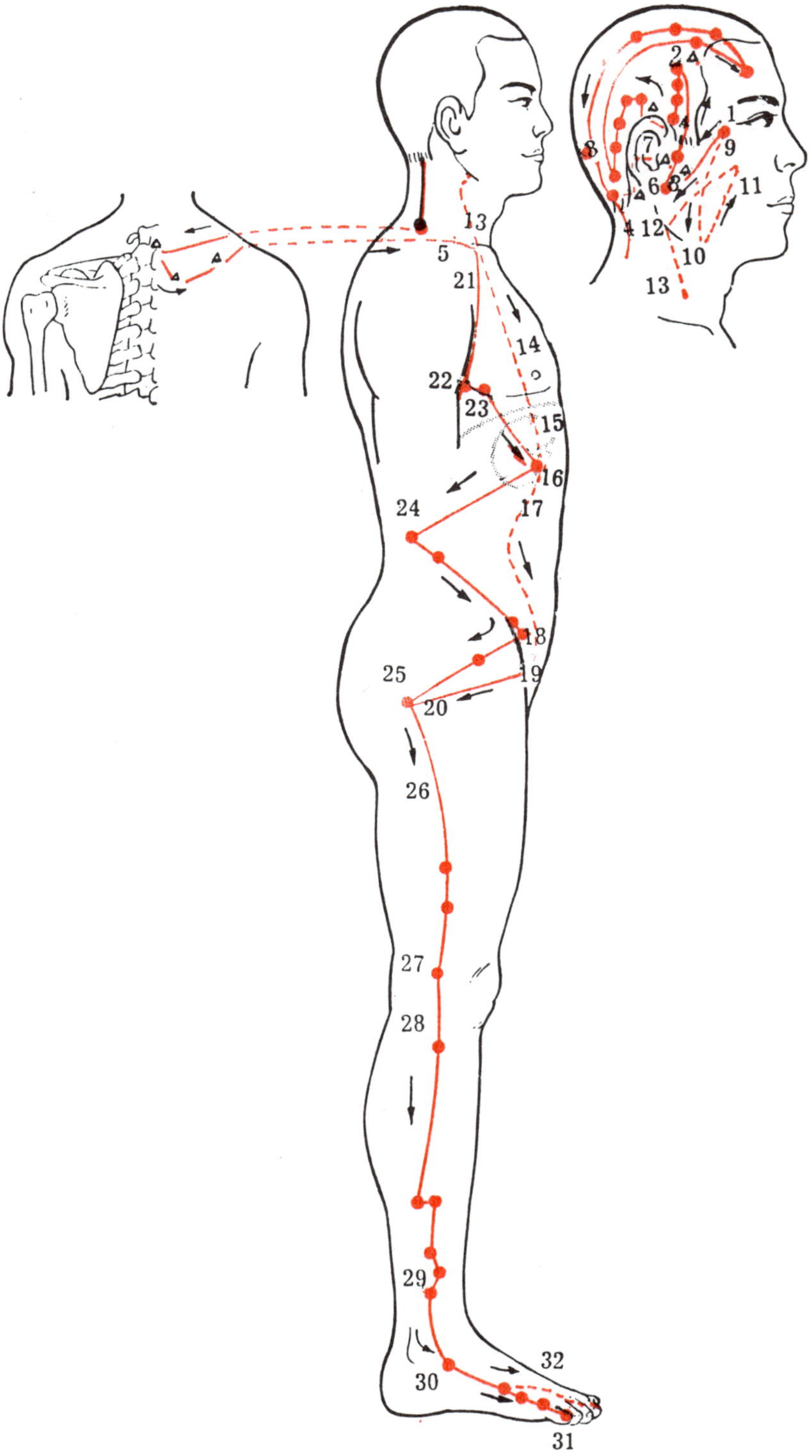

Fig. 82. El Canal de la Vesícula Biliar *Shaoyang* del Pie

fraorbitaria (11). Luego pasa atravesando el punto *jiache* (E. 6) (12), desciende hacia el cuello y entra a la fosa supraclavicular donde se une con el canal principal (13). De aquí desciende hacia el tórax atravesando el diafragma para comunicarse con el hígado (15) hasta llegar a su órgano la vesícula biliar (16). Después circula por el hipocondrio (17) y sale por el lado lateral del abdomen inferior, cerca de la arteria femoral que está en la región inguinal (18). De aquí circula superficialmente a lo largo del pubis (19) y entra transversalmente a la región glútea (*huantiao*, V.B. 30) (20).

Otra rama desciende directamente hacia abajo desde la fosa supraclavicular (21), pasa por la parte anterior de la axila (22), a lo largo de la parte lateral del tórax (23) y atraviesa a nivel del extremo libre de la costilla flotante (24) hasta llegar a la cadera, donde se une con la rama anterior (25). Después desciende por la cara lateral del muslo (26) por la parte lateral de las rodillas (27). Sigue circulando hacia abajo por la cara anterior del peroné (28) hasta llegar a su extremo inferior (*xuanzhong*, V.B. 39) (29), al maléolo externo (30) y al extremo del cuarto dedo del pie (*qiaoyin*, V.B. 44) (31).

La rama del dorso del pie se origina en el *linqi* del pie (V.B. 41), circula entre el primero y segundo metatarsiano hacia la parte distal del dedo gordo hasta llegar a *dadun* (H. 1), donde se une con el canal del hígado (32). (Fig. 82)

Este canal tiene en total 44 puntos:

1. *TONGZILIAO* (V.B. 1)

Localización: Está en la parte lateral del ángulo externo del ojo, en la depresión que se halla en el lado externo de la órbita. (Fig. 83)

Indicaciones: Cefalea, dolor de ojos, visión borrosa, ojos rojos y lagrimeo.

Método: Se inserta la aguja horizontalmente hacia la parta lateral 0,2-0,3 *cun*. Se puede aplicar moxibustión.

Anatomía regional: Están la arteria y vena zigomaticoorbitarias; los nervios zigomaticofacial y zigomaticotemporal y la rama temporal del nervio facial.

2. *TINGHUI* (V.B. 2)

Localización: En la parte anterior de la incisión del intertrago, directamente por debajo del punto *tinggong* (I.D. 19), en el borde posterior del cóndilo de la mandíbula. Se localiza ese punto con la boca abierta. (Fig. 83)

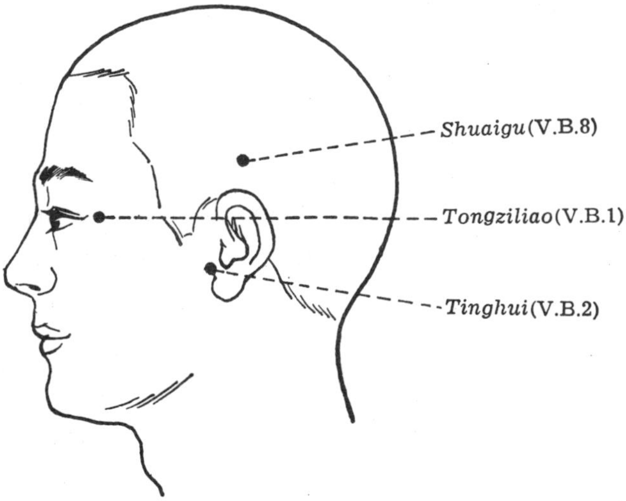

Fig. 83.

Indicaciones: Tinnitus, sordera, dolor dental.

Método: Se inserta la aguja perpendicularmente 0,5-0,7 *cun*. La moxibustión es adecuada.

Anatomía regional: Está la arteria temporal superficial; el nervio auricular mayor y el nervio facial.

3. *SHANGGUAN* (V.B. 3)

Localización: Está delante de la oreja, en el borde superior del arco zigomático, en la depresión directamente por arriba del punto *xiaguan* (E. 7).

Indicaciones: Cefalea, sordera, tinnitus, dolor dental, parálisis facial.

Método: Se inserta la aguja perpendicularmente 0,3 *cun*. Están contraindicadas las inserciones profundas. Se puede aplicar moxibustión.

Anatomía regional: Están la arteria y la vena zigomaticoorbitaria, la rama zigomática del nervio facial y el nervio zigomático.

4. *HANYAN* (V.B. 4)

Localización: Dentro de la línea del cuero cabelludo en la región temporal, en el punto medio entre *touwei* (E. 8) y *qubin* (V.B. 7).

Indicaciones: Jaqueca, visión borrosa, dolor en el ángulo externo del ojo, tinnitus.

Método: Se inserta la aguja horizontalmente hacia la parte posterior 0,3-0,5 *cun*. La moxibustión es adecuada.

Anatomía regional: Están las ramas parietales de la arteria y vena temporales superficiales y la rama temporal del nervio auriculotemporal.

5. *XUANLU* (V.B. 5)

Localización: Está dentro de la línea del cuero cabelludo en la región temporal, en la mitad del arco que une el punto *touwei* (E. 8) con el punto *qubin* (V.B. 7).

Indicaciones: Jaqueca, dolor en el ángulo externo del ojo.

Método: Se inserta la aguja horizontalmente 0,3-0,5 *cun*. Es indicada la moxibustión.

Anatomía regional: Ver el punto *hanyan* (V.B. 4).

6. *XUANLI* (V.B. 6)

Localización: En la línea de los cabellos inferiores al ángulo temporal, en el punto medio entre *xuanlu* (V.B. 5) y *qubin* (V.B. 7).

Indicaciones: Jaqueca, dolor en el ángulo externo del ojo.

Método: Se inserta la aguja horizontalmente 0,2-0,3 *cun* con la punta de la aguja hacia la parte posterior. La moxibustión es adecuada.

Anatomía regional: Ver el punto *hanyan* (V.B. 4).

7. *QUBIN* (V.B. 7)

Localización: Está dentro de la línea de los cabellos en la parte anterosuperior de la oreja, a un dedo transversal anterior al punto *jiaosun* (S.J. 20).

Indicaciones: Dolor en la región temporal, edema de las mejillas y de la región submandibular, contracción del m. masetero.

Método: Se inserta la aguja horizontalmente 0,2-0,3 *cun* con la punta de la aguja hacia la parte posterior. La moxibustión es adecuada.

Anatomía regional: Ver el punto *hanyan* (V.B. 4).

8. *SHUAIGU* (V.B. 8)

Localización: En la parte superior del ángulo auricular, a 1,5 *cun* de la línea del pelo. (Fig. 83)

Indicación: Jaqueca.

Método: Se inserta la aguja horizontalmente 0,3-0,5 *cun*. Se puede aplicar moxibustión.

Anatomía regional: Las ramas parietales de la arteria y vena temporales superficiales; la rama anastomótica del nervio auriculotemporal y el nervio occipital mayor.

9. *TIANCHONG* (V.B. 9)

Localización: En la parte posterosuperior de la oreja, a 2 *cun* del cuero cabelludo, 0,5 *cun* posterior al punto anterior.

Indicaciones: Cefalea, gingivitis, trastornos mentales de tipo depresivo.

Método: Se inserta la aguja horizontalmente 0,3 *cun*.

Anatomía regional: Están la arteria y la vena auricular posterior y la rama del nervio occipital mayor.

10. *FUBAI* (V.B. 10)

Localización: En la parte posterosuperior de la apófisis mastoidea en el punto medio del arco que une los puntos *tianchong* (V.B. 9) y *qiaoyin* de la cabeza (V.B. 11).

Indicaciones: Cefalea, tinnitus, sordera.

Método: Se inserta la aguja horizontalmente 0,3 *cun*. Es adecuada la moxibustión.

Anatomía regional: Ver el punto *tianchong* (V.B. 9).

11. *QIAOYIN* DE LA CABEZA (V.B. 11)

Localización: En la parte posterosuperior de la apófisis mastoidea en la línea que une los puntos *fubai* (V.B. 10) y *wangu* (V.B. 12).

Indicaciones: Cefalea, dolor en la nuca, de la oreja, sordera, tinnitus.

Método: Se inserta la aguja horizontalmente 0,3 *cun*. Es adecuada la moxibustión.

Anatomía regional: Las ramas de la arteria y vena posteriores auriculares; la rama anastomótica de los nervios mayor y occipital menor.

12. *WANGU* DE LA CABEZA (V.B. 12)

Localización: En la depresión posteroinferior de la apófisis mastoidea.

Indicaciones: Cefalea, insomnio, dolor y rigidez de la nuca, edema de las mejillas, dolor dental, parálisis facial.

Método: Se inserta la aguja oblicuamente con la punta hacia abajo 0,3-0,5 *cun*. Se puede aplicar moxibustión.

Anatomía regional: La arteria y vena auriculares posteriores y el nervio occipital menor.

13. *BENSHEN* (V.B. 13)

Localización: A 0,5 *cun* adentro de la línea del cuero cabelludo, región frontal. En el punto medio entre los puntos *shenting* (*Du.* 24) y *touwei* (E. 8) por debajo o parte anterior de *yangbai* (V.B. 14).

Indicaciones: Cefalea, epilepsia.

Método: Se inserta la aguja horizontalmente 0,3-0,5 *cun* con la punta hacia la parte posterior. Se indica la moxibustión.

Anatomía regional: Las ramas frontales de la arteria y vena temporales superficiales, las ramas laterales de la arteria y vena frontales; la rama lateral del nervio frontal.

Nota: La distancia entre los puntos *shenting* (*Du.* 24) y *touwei* (E. 8) es de 4,5 *cun*.

14. *YANGBAI* (V.B. 14)

Localización: En la frente, a un *cun* por arriba del punto medio de la ceja, sobre la línea vertical que pasa por este punto y a dos tercios de la distancia entre la línea del pelo y la ceja a partir de la línea del pelo. (Fig. 84)

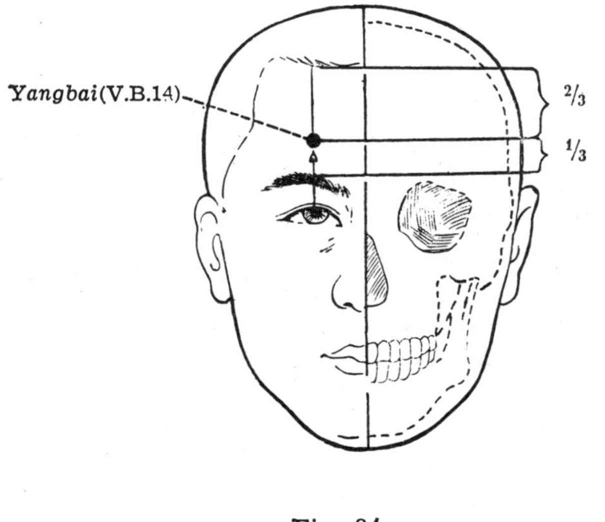

Fig. 84.

Indicaciones: Cefalea frontal, visión borrosa, lagrimeo al recibir el viento, dolor en el ángulo externo del ojo, tic de los párpados.

Método: Se inserta la aguja horizontalmente 0,3-0,5 *cun* con la punta hacia abajo. Se indica la moxibustión.

Anatomía regional: Las ramas laterales de la arteria y vena frontales y la rama externa del nervio frontal.

15. *LINQI* DE LA CABEZA (V.B. 15)

Localización: Está directamente por arriba del punto *yangbai* (V.B. 14), 0,5 *cun* dentro de la línea de los cabellos, en el punto medio entre los puntos *shenting* (*Du.* 24) y *touwei* (E. 8) detrás o posterior a *yangbai* (V.B. 14).

Indicaciones: Cefalea, visión borrosa, lagrimeo al recibir el viento, dolor en el ángulo externo del ojo, obstrucción nasal.

Método: Se inserta la aguja horizontalmente 0,3-0,5 *cun* con la punta hacia arriba. Se indica la moxibustión.

Anatomía regional: La arteria y vena frontales, la rama anastomótica de las ramas interna y externa del nervio frontal.

Nota: La distancia entre las líneas anterior y posterior de los cabellos es de 12 *cun*.

16. *MUCHUANG* (V.B. 16)

Localización: A 1,5 *cun* posterior al punto *linqi* de la cabeza (V.B. 15), en la línea que une los puntos *linqi* de la cabeza (V.B. 15) y *fengchi* (V.B. 20).

Indicaciones: Cefalea, visión borrosa, ojos rojos y dolor ocular.

Método: Se inserta la aguja horizontalmente 0,3-0,5 *cun* con la punta hacia la parte posterior. Se indica la moxibustión.

Anatomía regional: Las ramas frontales de la arteria y vena superficiales temporales; la rama anastomótica de las ramas externa e interna del nervio frontal.

17. *ZHENGYING* (V.B. 17)

Localización: A 1,5 *cun* posterior de *muchuang* (V.B. 16), en la línea que une *linqi* de la cabeza (V.B. 15) y *fengchi* (V.B. 20).

Indicaciones: Jaqueca, visión borrosa.

Método: Se inserta la aguja horizontalmente 0,3-0,5 *cun* con la punta de la aguja hacia la parte posterior. Se indica la moxibustión.

Anatomía regional: El plexo anastosómico formado por las ramas parietales de la arteria y vena temporales superficiales y la arteria y vena occipitales; la rama anastomótica de los nervios frontal y occipital mayor.

18. *CHENGLING* (V.B. 18)

Localización: A 1,5 *cun* posterior del punto *zhengying* (V.B. 17), en la línea que une *linqi* de la cabeza (V.B. 15) y *fengchi* (V.B. 20).

Indicaciones: Cefalea, rinorrea, epistaxis.

Método: Se inserta la aguja horizontalmente 0,3-0,5 *cun* con la punta hacia abajo. Se indica la moxibustión.

Anatomía regional: Las ramas de la arteria y vena occipitales; la rama del nervio occipital mayor.

19. *NAOKONG* (V.B. 19)

Localización: Directamente hacia arriba del punto *fengchi* (V.B. 20), a nivel del punto *naohu* (*Du.* 17), en el lado externo de la protuberancia occipital externa.

Indicaciones: Cefalea, dolor y rigidez de la nuca.

Método: Se inserta la aguja horizontalmente 0,3-0,5 *cun* hacia abajo. La moxibustión es adecuada.

Anatomía regional: Ver el punto *chengling* (V.B. 18).

20. *FENGCHI* (V.B. 20)

Localización: En la parte posterior de la nuca, por debajo del hueso occipital, en la depresión entre la parte superior del m. esternocleidomastoideo y del m. trapecio. (Fig. 85)

Indicaciones: Cefalea, mareo, dolor y rigidez de la nuca, ojos rojos y dolor ocular, rinorrea, dolor en el hombro y la espalda, enfermedades febriles, catarro.

Método: Se inserta la aguja perpendicularmente 0,5-1,0 *cun,* con la punta de la aguja hacia la punta de la nariz. Se indica la moxibustión.

Anatomía regional: Las ramas de la arteria y vena occipitales, y la rama del nervio occipital menor.

21. *JIANJING* (V.B. 21)

Localización: En el punto medio entre *dazhui* (*Du.* 14) y el acromión, en la parte más alta del hombro. (Fig. 86)

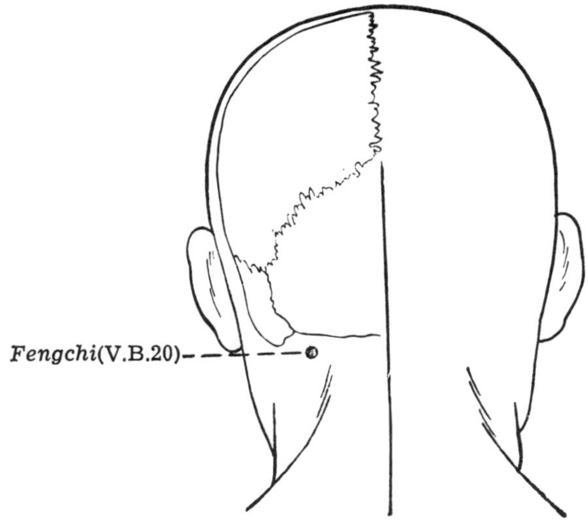

Fig. 85.

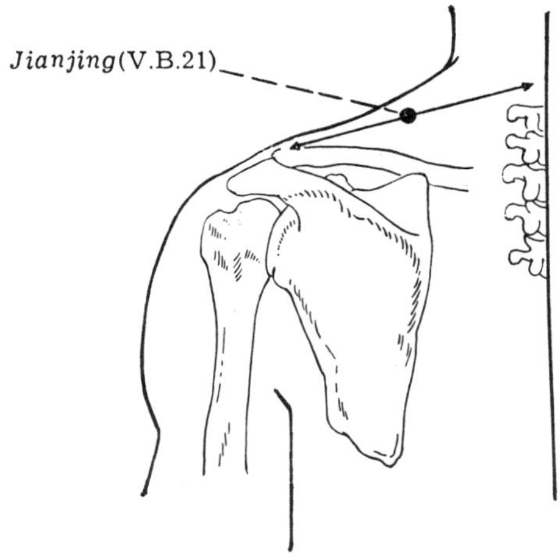

Fig. 86.

Indicaciones: Rigidez de la nuca, dolor en el hombro y la espalda, trastornos motores de la mano y el brazo, mastitis, apoplejía, parto difícil.

Método: Se inserta la aguja perpendicularmente 0,5 *cun*. Se indica la moxibustión.

Anatomía regional: La arteria y vena cervicales transversales, la rama posterior del nervio supraclavicular y el nervio accesorio.

22. *YUANYE* (V.B. 22)

Localización: En la línea media axilar, 3 *cun* por debajo de la axila.

Indicaciones: Dolor en el hipocondrio, edema en la región axilar.

Método: Se inserta la aguja oblicuamente 0,3-0,5 *cun*. La moxibustión es adecuada.

Anatomía regional: La vena toracoepigástrica, la arteria y vena torácicas laterales, la arteria de la quinta costilla y la vena intercostal; la rama cutánea externa del quinto nervio intercostal y la rama del nervio largo torácico.

Nota: En la parte lateral del tórax, la distancia entre la axila y el extremo libre de la undécima costilla es de 12 *cun*.

23. *ZHEJIN* (V.B. 23)

Localización: A un *cun* anterior al punto *yuanye* (V.B. 22), casi a nivel de los pezones.

Indicaciones: Sensación de opresión en el pecho, asma.

Método: Se inserta la aguja oblicuamente 0,3-0,5 *cun*. La moxibustión es adecuada.

Anatomía regional: La arteria y vena torácicas laterales, la quinta arteria y vena intercostales, y la rama torácica lateral del quinto nervio intercostal.

24. *RIYUE* (PUNTO *MU*-DELANTE DE LA VESICULA BILIAR, V.B. 24)

Localización: En la parte inferior del pezón, entre la séptima y octava costilla, una costilla por debajo del punto *qimen* (H. 14). (Fig. 87)

Indicaciones: Vómito, regurgitación ácida, ictericia, hipo.

Método: Se inserta la aguja oblicuamente 0,3-0,5 *cun*. Se indica la moxibustión.

Anatomía regional: La séptima arteria y vena intercostales y el séptimo nervio intercostal.

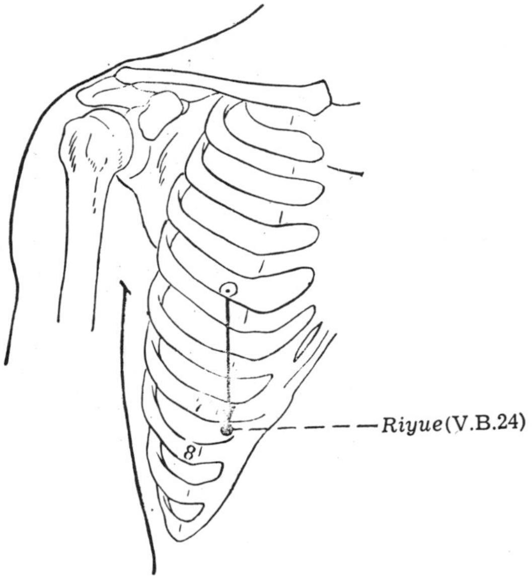

Fig. 87.

25. *JINGMEN* (PUNTO *MU*-DELANTE DEL RIÑON, V.B. 25)

Localización: En el lado lateral del abdomen, en el borde inferior del extremo libre de la duodécima costilla. (Fig. 88)

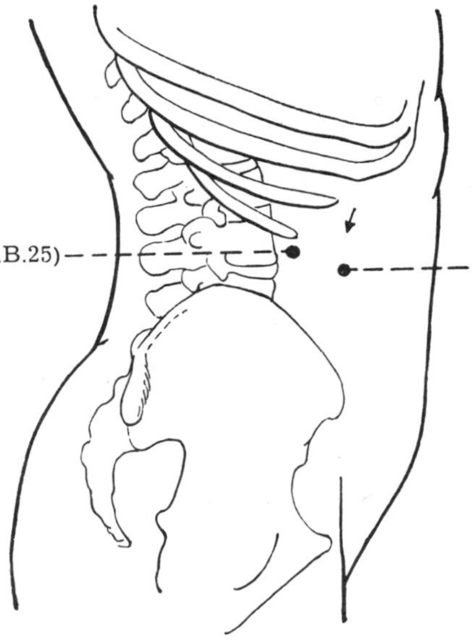

Fig. 88.

Indicaciones: Borborigmos, diarrea, distensión abdominal, dolor en el hipocondrio y lumbago.

Método: Se inserta la aguja perpendicularmente 0,3-0,5 *cun*. La moxibustión es adecuada.

Anatomía regional: La undécima arteria y vena intercostales y el undécimo nervio intercostal.

26. *DAIMAI* (V.B. 26)

Localización: Directamente por debajo del extremo libre de la undécima costilla (*zhangmen*, H. 13), a nivel del ombligo. (Fig. 88)

Indicaciones: Menstruación irregular, leucorrea, hernia, dolor en el hipocondrio y lumbago.

Método: Se inserta la aguja perpendicularmente 0,5-1,0 *cun*. La moxibustión es adecuada.

Anatomía regional: La arteria y vena subcostales y el nervio subcostal.

27. *WUSHU* (V.B. 27)

Localización: Lateralmente al abdomen, por arriba de la parte anterosuperior de la espina ilíaca, 3 *cun* por debajo del nivel del ombligo.

Indicaciones: Leucorrea, lumbago y dolor en la articulación de la cadera, hernia.

Método: Se inserta la aguja perpendicularmente 0,5-1,0 *cun*. Se indica la moxibustión.

Anatomía regional: Las arterias y venas ilíacas circunflejas superficiales y profundas y el nervio iliohipogástrico.

28. *WEIDAO* (V.B. 28)

Localización: En la parte anteroinferior de la espina ilíaca anterosuperior, 0,5 *cun* anteroinferior del punto *wushu* (V.B. 27).

Indicaciones: Lumbago, dolor en la articulación de la cadera, leucorrea, dolor del abdomen inferior, prolapso del útero.

Método: Se inserta la aguja perpendicularmente 0,5-1,0 *cun*. La moxibustión es adecuada.

Anatomía regional: Las arterias y venas ilíacas circunflejas superficiales y profundas y el nervio ilioinguinal.

29. *JULIAO* DEL FEMUR (V.B. 29)

Localización: En la parte media entre la espina ilíaca anterosuperior y el trocanter mayor. Se localiza este punto con el paciente en posición decúbito lateral y con la pierna flexionada.

Indicaciones: Dolor en la espalda y en los miembros inferiores, parálisis.

Método: Se inserta la aguja perpendicularmente 0,5-1,0 *cun*. La moxibustión es adecuada.

Anatomía regional: Las ramas de la arteria y vena ilíacas circunflejas superficiales, las ramas ascendentes de la arteria y vena femorales circunflejas externas y el nervio cutáneo femoral externo.

30. *HUANTIAO* (V.B. 30)

Localización: En la unión del tercio externo y el tercio medio entre la distancia del trocanter mayor y el hiato-sacro (*yaoshu*, *Du.* 2). Se localiza este punto en una posición decúbito lateral con la pierna flexionada. (Fig. 89)

Indicaciones: Lumbago y dolor en la región de la cadera, atrofia muscular, trastornos motores, dolor y debilidad de los miembros inferiores, hemiplejía.

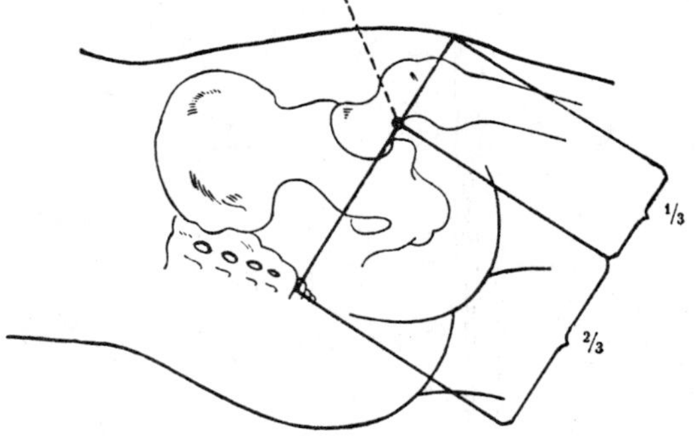

Fig. 89.

Método: Se inserta la aguja perpendicularmente 1,5-2,5 *cun*. La moxibustión es adecuada.

Anatomía regional: Internamente están la arteria y vena glúteas inferiores; el nervio cutáneo glúteo inferior y, profundamente, el nervio ciático.

31. *FENGSHI* (V.B. 31)

Localización: En la línea media de la parte externa del muslo, 7 *cun* por arriba del pliegue poplíteo. Cuando el paciente se pone de pie con las manos extendidas, el punto está donde indica la punta del dedo medio. (Fig. 90)

Indicaciones: Hemiplejía, atrofia muscular, trastornos motores y dolor en los miembros inferiores, prurito general.

Método: Se inserta la aguja perpendicularmente 0,7-1,2 *cun*. La moxibustión es adecuada.

Anatomía regional: Las ramas musculares de la arteria y vena femorales circunflejas externas, el nervio cutáneo femoral externo y la rama muscular del nervio femoral.

Nota: En la parte externa del muslo, la distancia desde el trocanter mayor hasta el pliegue transversal poplíteo es de 19 *cun*.

32. *ZHONGDU* DEL FEMUR (V.B. 32)

Localización: En la parte externa del muslo, 5 *cun* por arriba del pliegue transversal poplíteo, entre el m. lateral externo femoral y el m. bíceps femoral. (Fig. 90)

Indicaciones: Atrofia muscular, trastornos motores, entumecimiento,

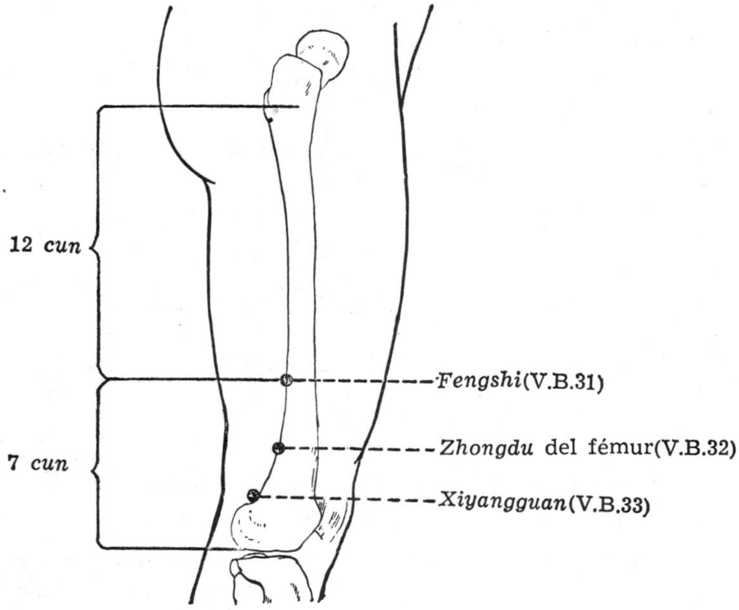

Fig. 90.

dolor y debilidad de los miembros inferiores, hemiplejía.

Método: Se inserta la aguja perpendicularmente 0,5-0,8 *cun*. Es adecuada la moxibustión.

Anatomía regional: Ver el punto *fengshi* (V.B. 31).

33. *XIYANGGUAN* (V.B. 33)

Localización: Cuando se flexionan las rodillas, este punto se ubica a 3 *cun* por arriba del punto *yanglingquan* (V.B. 34). Está por fuera de la articulación de la rodilla, en la depresión formada por el tendón del m. bíceps y el hueso femoral. (Fig. 90)

Indicaciones: Dolor y edema de las rodillas, contracción de los tendones que se hallan en la zona poplítea, entumecimiento en las piernas.

Método: Se inserta la aguja perpendicularmente 0,5 *cun*.

Anatomía regional: La arteria y vena externas supergeniculares y la rama terminal del nervio cutáneo externo femoral.

34. *YANGLINGQUAN* (PUNTO *HE*-MAR, V.B. 34)

Localización: En la depresión anteroinferior de la cabeza del peroné. (Fig. 91)

Indicaciones: Hemiplejía, atrofia muscular, trastornos motores, entumecimiento y dolor en los miembros inferiores, dolor y edema de las rodillas, dolor en el hipocondrio, sabor amargo en la boca, vómito.

Método: Se inserta la aguja perpendicularmente 0,8-1,2 *cun*. Se indica también la moxibustión.

Anatomía regional: La arteria y vena externogeniculares inferiores. Allí el nervio común peroneal se bifurca en los nervios peroneales superficial y profundo.

35. *YANGJIAO* (V.B. 35)

Localización: A 7 *cun* por arriba del extremo del maléolo externo, en el borde posterior del peroné, está en la línea que une el maléolo externo y *yanglingquan* (V.B. 34), a nivel de *waiqiu* (V.B. 36) y *feiyang* (V. 58). (Fig. 91)

Indicaciones: Sensación de opresión en el pecho, sensación de hartazgo en el hipocondrio, dolor de las rodillas, atrofia muscular y debilidad de los pies.

Método: Se inserta la aguja perpendicularmente 0,5-0,8 *cun*. Se usa la moxibustión.

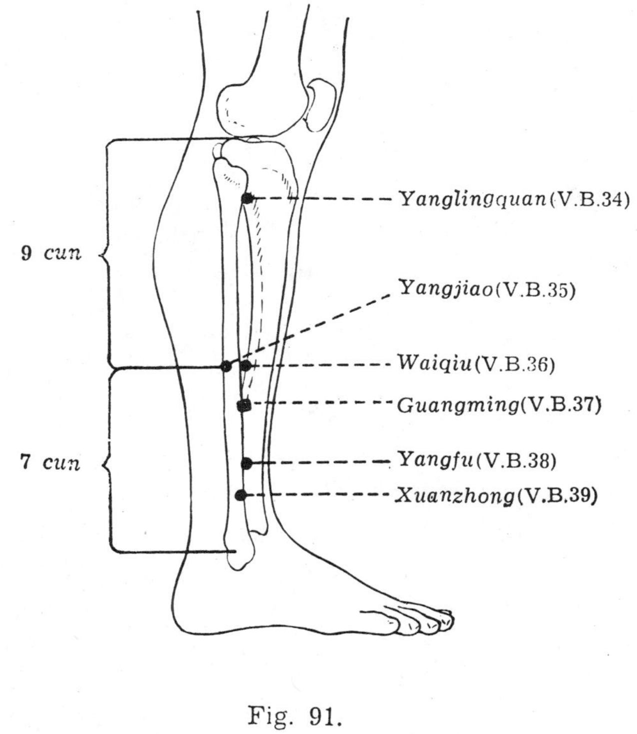

Fig. 91.

Anatomía regional: Las ramas de la arteria y vena peroneales y el nervio cutáneo externo sural.

Notas:

(1) Este es el punto *xi* (hendidura) del Canal *Yangwei*.

(2) En el lado externo de la pierna, la distancia desde la parte media de la rodilla hasta la punta del maléolo externo es de 16 *cun*.

36. *WAIQIU* (PUNTO *XI*-HENDIDURA, V.B. 36)

Localización: A 7 *cun* por arriba de la punta del maléolo externo, en el borde anterior del peroné. (Fig. 91)

Indicaciones: Dolor en la nuca, el pecho y el hipocondrio.

Método: Se inserta la aguja perpendicularmente 0,5-0,8 *cun*. Es adecuada la moxibustión.

Anatomía regional: Las ramas de la arteria y vena anteriores tibiales y el nervio superficial peroneal.

37. *GUANGMING* (PUNTO *LUO*-ENLACE, V.B. 37)

Localización: Está a 5 *cun* directamente por arriba de la punta del maléolo externo, en el borde anterior del peroné. (Fig. 91)

Indicaciones: Dolor en las rodillas, atrofia muscular, trastornos motores y dolor de los miembros inferiores, dolor de ojos, hemeralopia, tensión en los pezones.

Método: Se inserta la aguja perpendicularmente 0,7-1,0 *cun*. La moxibustión es adecuada.

Anatomía regional: Están las ramas de la arteria y vena tibiales anteriores y el nervio peroneal superficial.

38. *YANGFU* (PUNTO *JING*-RIO, V.B. 38)

Localización: A 4 *cun* por arriba y un poco anterior a la punta del maléolo externo, en el borde anterior del peroné, entre el m. extensor largo digital y el m. corto peroneal. (Fig. 91)

Indicaciones: Jaqueca, dolor en el ángulo externo del ojo, dolor de la fosa supraclavicular y en la región axilar, escrúfula, dolor en el pecho, el hipocondrio y en la parte externa de los miembros inferiores, malaria.

Método: Se inserta la aguja perpendicularmente 0,5-0,7 *cun*. Se indica la moxibustión.

Anatomía regional: Ver el punto *guangming* (V.B. 37).

39. *XUANZHONG* (TAMBIEN SE LLAMA *JUEGU,* V.B. 39)

Localización: A 3 *cun* por arriba del extremo del maléolo externo, en la depresión entre el borde posterior del peroné y los tendones del m. peroneal largo y peroneal corto. (Fig. 91)

Indicaciones: Hemiplejía, rigidez de la nuca, sensación de opresión en el pecho, distensión en el abdomen, dolor en el hipocondrio, las rodillas y las piernas, beriberi.

Método: Se inserta la aguja perpendicularmente 0,4-0,5 *cun.* La moxibustión es adecuada.

Anatomía regional: Ver el punto *guangming* (V.B. 37).

Nota: Este es uno de los ocho puntos de influencia que domina la médula.

40. *QIUXU* (PUNTO *YUAN*-FUENTE, V.B. 40)

Localización: En la parte anteroinferior del maléolo externo, en la depresión que está en el lado externo del tendón del m. extensor largo digital. (Fig. 92)

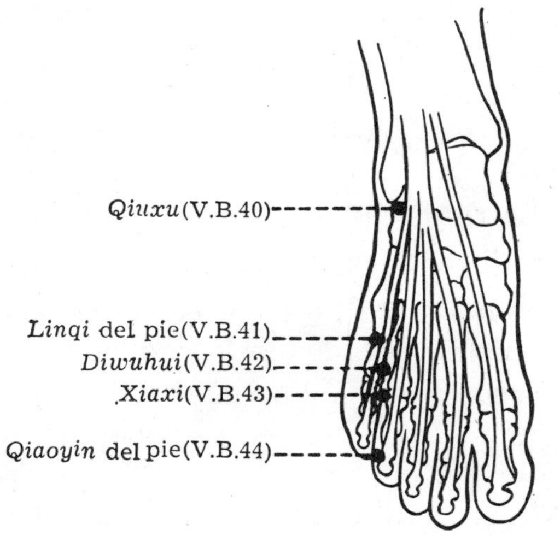

Fig. 92.

Indicaciones: Dolor en la nuca, el pecho y el hipocondrio, edema de la región axilar, vómito, regurgitación ácida, atrofia muscular, trastornos motores, debilidad y dolor en los miembros inferiores, dolor y edema en la parte externa de la articulación del tobillo, malaria.

Método: Se inserta la aguja perpendicularmente 0,3-0,5 *cun*. Es adecuada la moxibustión.

Anatomía regional: La rama de la arteria anterior del maléolo externo; las ramas del nervio cutáneo intermedio dorsal y el nervio peroneal superficial.

41. *LINQI* DEL PIE (PUNTO *SHU*-ARROYO, V.B. 41)

Localización: En la depresión distal de la unión del cuarto y quinto metatarsiano, en el lado externo del tendón del m. extensor digital del pie. (Fig. 92)

Indicaciones: Dolor en el ángulo externo del ojo, visión borrosa, dolor en el hipocondrio, dolor y edema en el dorso del pie, tensión en las mamas, malaria.

Método: Se inserta la aguja perpendicularmente 0,3-0,5 *cun*. Se indica la moxibustión.

Referencias: Están la red de la arteria y vena dorsales del pie, la arteria y vena del cuarto dorsometatarsiano; la rama del nérvio cutáneo intermedio dorsal del pie.

Nota: Este es uno de los ocho puntos de confluencia que comunica con el Canal *Dai*.

42. *DIWUHUI* (V.B. 42)

Localización: Entre el cuarto y el quinto metatarsiano, en el lado interno del tendón del m. extensor digital del pie. (Fig. 92)

Indicaciones: Ojos rojos y dolor ocular, edema en la región axilar, rubor y edema del dorso del pie, distensión de las mamas.

Método: Se inserta la aguja perpendicularmente 0,3-0,4 *cun*.

Anatomía regional: Ver el punto *linqi* del pie (V.B. 41).

43. *XIAXI* (PUNTO *YING*-MANANTIAL, V.B. 43)

Localización: Entre el cuarto y el quinto dedos del pie, al margen de la comisura. (Fig. 92)

Indicaciones: Dolor en el ángulo externo del ojo, visión borrosa, tinnitus, dolor en las mejillas, dolor submandibular y en el hipocondrio, enfermedades febriles.

Método: Se inserta la aguja oblicuamente 0,2-0,3 *cun* hacia arriba. La moxibustión es adecuada.

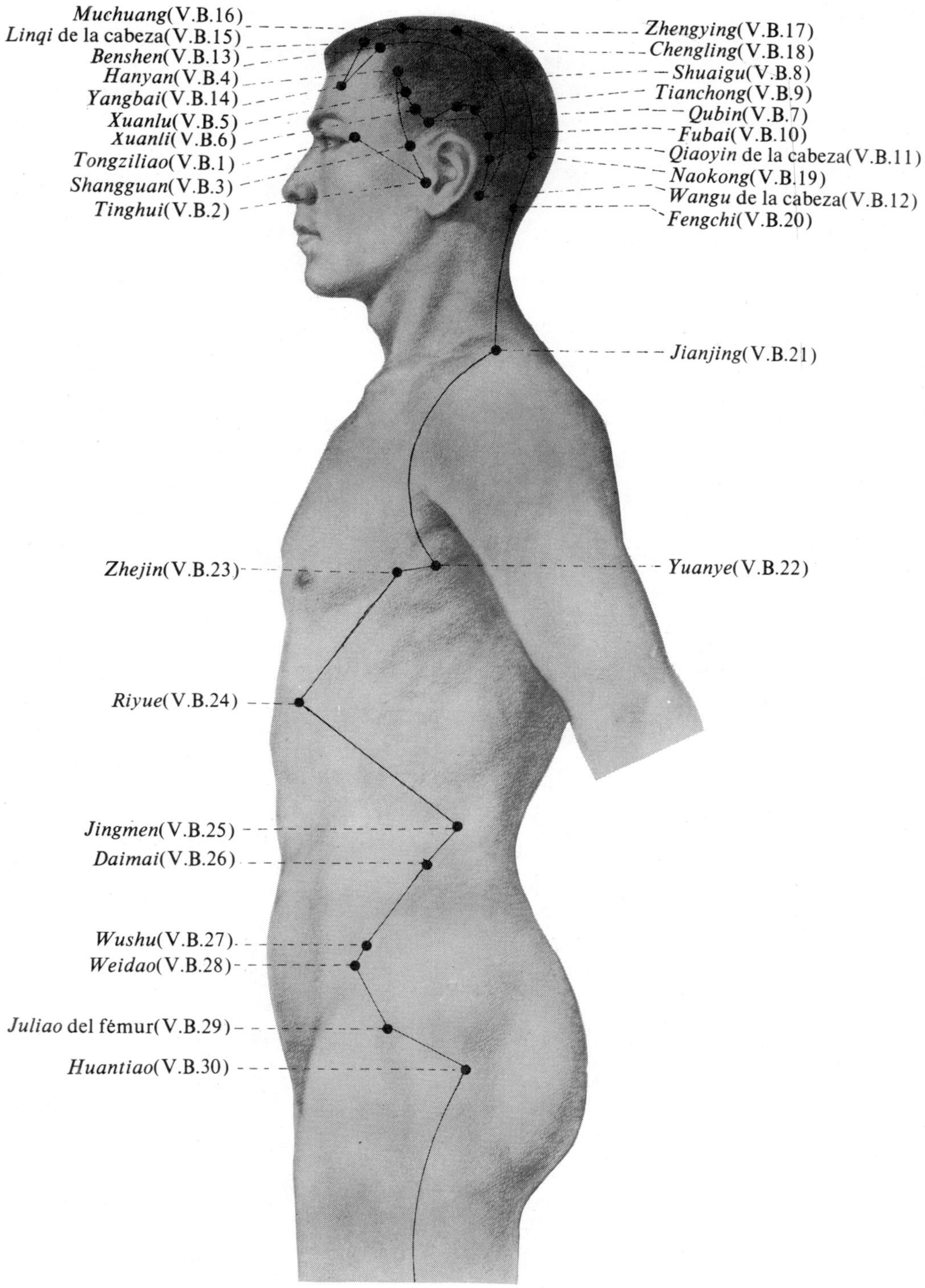

Fig. 93a. El Canal de la Vesícula Biliar *Shaoyang* del Pie

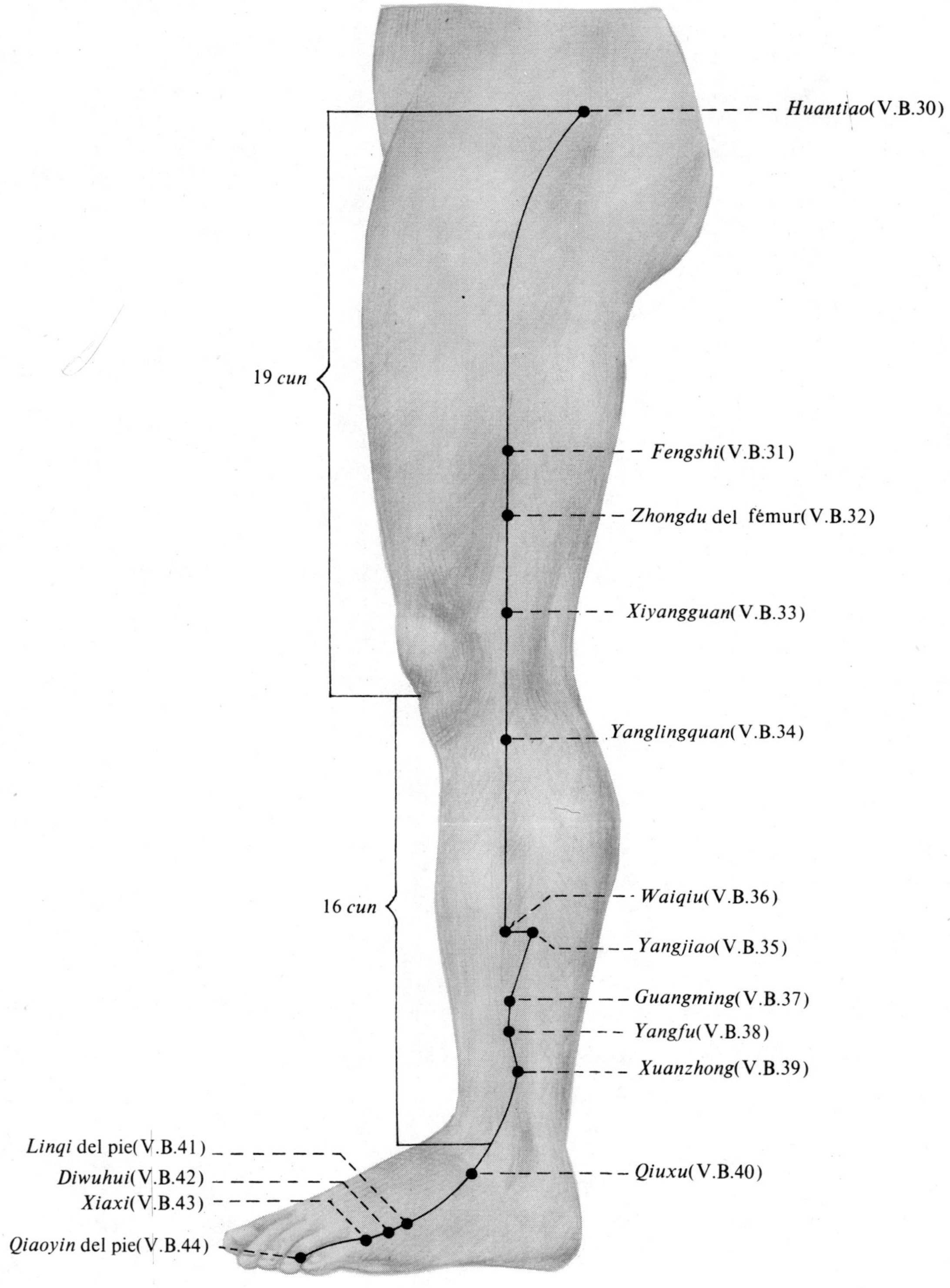

Fig. 93b. El Canal de la Vesícula Biliar *Shaoyang* del Pie

Anatomía regional: La arteria y vena dorsodigitales y el nervio dorsodigital.

44. *QIAOYIN* DEL PIE (PUNTO *JING*-POZO, V.B. 44)

Localización: En el lado externo del cuarto dedo, 0,1 *cun* posterior al ángulo ungueal. (Fig. 92)

Indicaciones: Migraña, dolor de ojos, sordera, dolor en el hipocondrio, perturbaciones en el sueño, enfermedades febriles.

Método: Se inserta la aguja oblicuamente 0,1-0,2 *cun*. La moxibustión es adecuada.

Anatomía regional: La red formada por la arteria y vena dorsodigitales y la arteria y vena plantodigitales y el nervio dorsodigital.

XII. EL CANAL DEL HIGADO *JUEYIN* DEL PIE

Este canal comienza en el dedo gordo del pie en el punto *dadun* (H. 1) (1). Asciende por el dorso del pie (2) llegando al punto *zhongfeng* (H. 4), a un *cun* delante del maléolo interno (3), y sube hasta 8 *cun* por arriba del maléolo interno, donde se cruza por detrás del canal del bazo (4). Después asciende por la cara interna de la pierna hasta la rodilla (5), por la cara interna del muslo (6), sube hacia la región del pubis (7), donde dando una vuelta por los genitales externos (8) asciende al abdomen inferior (9). Sube pasando por el estómago hasta llegar a su órgano, el hígado, y se comunica con la vesícula biliar (10). De aquí sigue ascendiendo y atraviesa el diafragma (11), y se distribuye en el hipocondrio (12). Después asciende a lo largo de la faringe (13) hacia la nasofaringe (14) y llega hasta los ojos, donde emerge en la frente (16) y sigue sobre la cabeza uniéndose con el Canal *Du* en el vértex (17).

En los ojos se origina una rama que circula por la mejilla (18), baja y circunvala los labios (19).

La rama que se origina en el hígado (20) y que atraviesa el diafragma (21), llega al pulmón uniéndose con el canal del pulmón (22). (Fig. 94)

Este canal tiene en total 14 puntos:

1. *DADUN* (PUNTO *JING*-POZO, H. 1)

Localización: En la parte interna del dorso de la falangeta del dedo gordo, entre el ángulo externo de la uña y la articulación interfalángica. (Fig. 95)

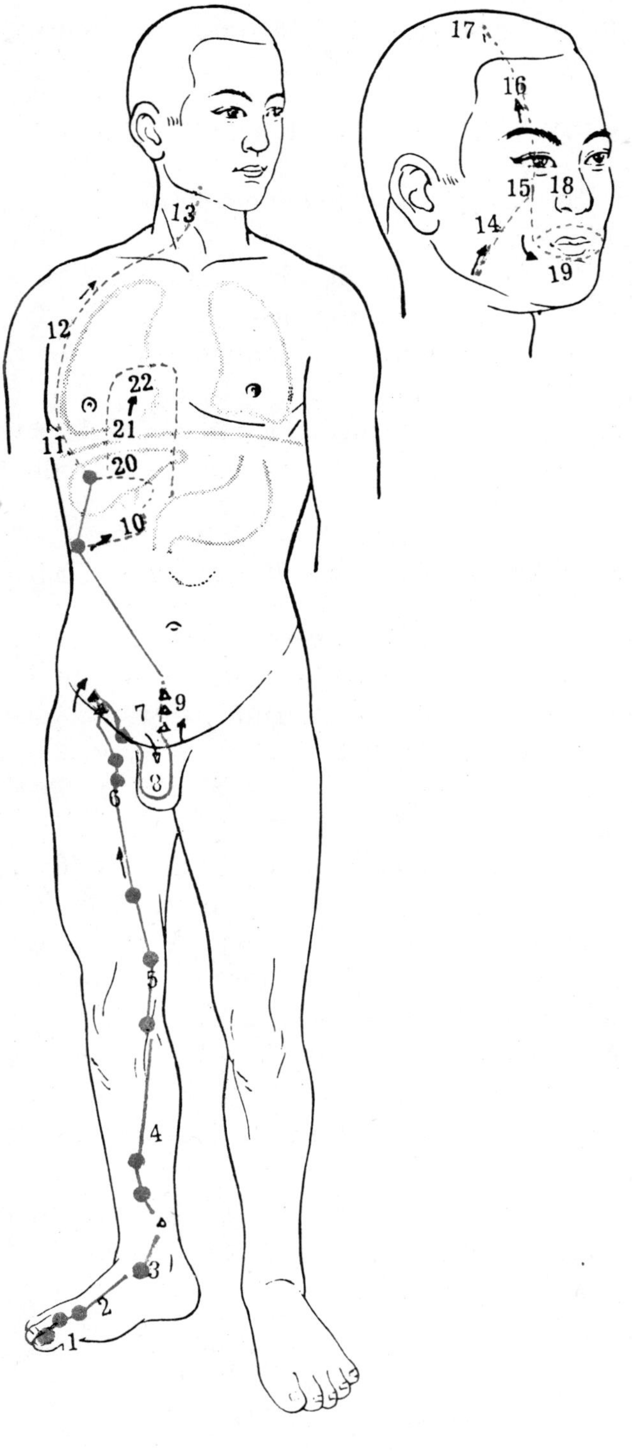

Fig. 94. El Canal del Hígado *Jueyin* del Pie

Indicaciones: Prolapso del útero, hernia, hemorragia uterina, enuresis.

Método: Se inserta la aguja oblicuamente 0,1-0,2 *cun*. Se puede aplicar moxibustión.

Anatomía regional: La arteria y vena dorsodigitales y el nervio dorsodigital proveniente del nervio peroneal profundo.

2. *XINGJIAN* (PUNTO *YING*-MANANTIAL, H. 2)

Localización: Entre el primero y el segundo dedo del pie, cerca de la comisura. (Fig. 95)

Indicaciones: Menorragia, uretritis, enuresis, retención de orina, hernia, desviación de la boca, rubor, edema y dolor de ojos, dolor en el hipocondrio, cefalea, visión borrosa, epilepsia, convulsión, insomnio.

Método: Se inserta la aguja oblicuamente 0,5 *cun*. La moxibustión es adecuada.

Anatomía regional: La red de las venas dorsales del pie, la arteria y vena dorsodigitales del dedo gordo; aquí es justamente donde el nervio peroneal profundo se divide en nervios dorsodigitales.

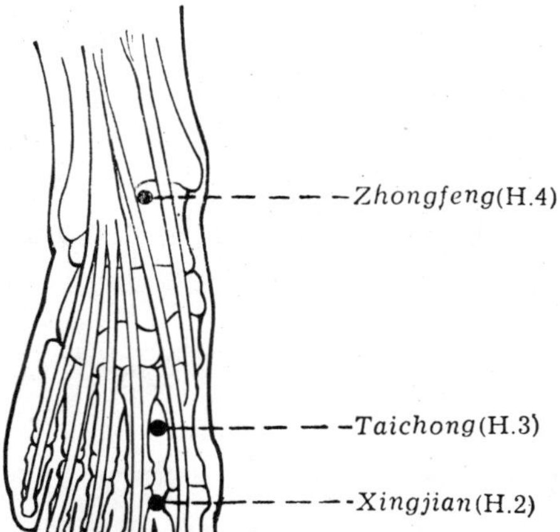

Fig. 95.

3. *TAICHONG* (PUNTOS *SHU*-ARROYO Y *YUAN*-FUENTE, H. 3)

Localización: En la depresión distal en la unión del primero y segundo metatarsiano. (Fig. 95)

Indicaciones: Hemorragia uterina, hernia, enuresis, retención de orina, dolor en la parte anterior del maléolo interno, sensación de hartazgo en el hipocondrio, desviación de la boca, convulsión infantil, epilepsia, cefalea, vértigo, insomnio.

Método: Se inserta la aguja perpendicularmente 0,5 *cun*. Se puede aplicar moxibustión.

Anatomía regional: La red de las venas dorsales del pie, la arteria dorsometatarsiana del dedo gordo; la rama del nervio peroneal profundo.

4. *ZHONGFENG* (PUNTO *JING*-RIO, H. 4)

Localización: A un *cun* anterior al maléolo interno, en el punto medio entre *shangqiu* (B. 5) y *jiexi* (E. 41), en la depresión interna del tendón del m. tibial anterior. (Fig. 95)

Indicaciones: Dolor en los genitales externos, espermatorrea, retención de orina, hernia.

Método: Se inserta la aguja perpendicularmente 0,3-0,5 *cun*. Se puede aplicar moxibustión.

Anatomía regional: La red de las venas dorsales del pie, la arteria anterior del maléolo interno; la rama del nervio cutáneo dorsal interno del pie y el nervio safeno.

5. *LIGOU* (PUNTO *LUO*-ENLACE, H. 5)

Localización: A 5 *cun* por arriba de la punta del maléolo interno, en el lado interno y cerca del borde interno de la tibia. (Fig. 96)

Indicaciones: Menstruación irregular, disuria, hernia, dolor de las piernas.

Método: Se inserta la aguja horizontalmente 0,3-0,5 *cun* hacia la parte posterior. La moxibustión es adecuada.

Anatomía regional: Posteriormente está la vena safena mayor; también la rama del nervio safeno.

Nota: En la parte interna de la pierna, la distancia desde la punta del maléolo interno al punto *yinlingquan* (B. 9) es de 13 *cun*.

6. *ZHONGDU* DEL PIE (PUNTO *XI*-HENDIDURA, H. 6)

Localización: A 7 *cun* por arriba de la punta del maléolo interno, o a 2 *cun* por arriba del punto *ligou* (H. 5), en la parte interna y cerca del borde interno de la tibia. (Fig. 96)

Indicaciones: Hemorragia uterina, hernia.

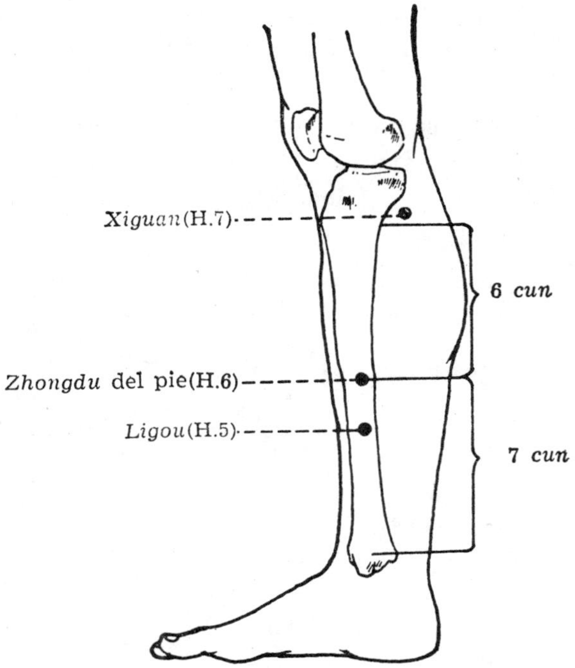

Fig. 96.

Método: Se inserta la aguja horizontalmente 0,3-0,5 *cun*. La moxibustión es adecuada.

Anatomía regional: Está la vena safena mayor y la rama del nervio safeno.

7. *XIGUAN* (H. 7)

Localización: Posteroinferior al cóndilo interno de la tibia, en la parte superior del m. gastrocnemio, un *cun* posterior al punto *yinlingquan* (B. 9). (Fig. 96)

Indicación: Dolor en la parte interna de las rodillas.

Método: Se inserta la aguja perpendicularmente 0,4-0,6 *cun*. Es adecuada la moxibustión.

Anatomía regional: Profundamente está la arteria tibial posterior; también la rama del nervio cutáneo sural interno y el nervio tibial.

8. *QUQUAN* (PUNTO *HE*-MAR, H. 8)

Localización: Está en el lado interno de la articulación de la rodilla. Cuando se flexiona la rodilla, el punto está por arriba del extremo interno del pliegue transversal poplíteo, posterior al cóndilo interno de la tibia, en el borde anterior de la inserción del m. semimembranoso y del m. semitendinoso. (Fig. 97)

Indicaciones: Prolapso del útero, dolor de los miembros inferiores, dolor del abdomen inferior, disuria, prurito vulvar, manía, espermatorrea, dolor en los genitales externos, dolor en las rodillas y en la parte interna de las piernas.

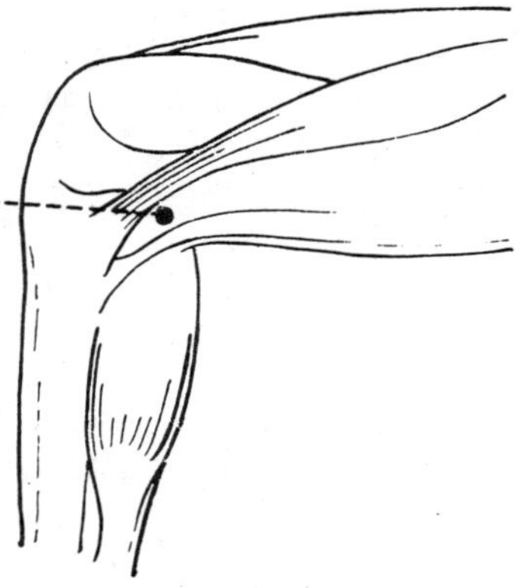

Fig. 97.

Método: Se inserta la aguja perpendicularmente 0,5-0,8 *cun*. La moxibustión es indicada.

Anatomía regional: Anteriormente está la vena safena mayor, este punto está en el curso de la arteria suprema de la rodilla; el nervio safeno.

9. *YINBAO* (H. 9)

Localización: A 4 *cun* por arriba del epicóndilo interno del fémur, entre el m. vasto interno y el m. sartorio.

Indicaciones: Menstruación irregular, disuria, dolor en la región lumbosacra irradiado hacia el abdomen inferior.

Método: Se inserta la aguja perpendicularmente 0,6-0,7 *cun*. La moxibustión es indicada.

Anatomía regional: Profundamente, en el lado externo, están la arteria y vena femorales, la rama superficial de la arteria femoral circunfleja interna; el nervio cutáneo anterofemoral. Este punto está en el curso de la rama anterior del nervio obturador.

Nota: En la parte interna de la pierna, la distancia desde el epicóndilo interno del fémur hasta el nivel del borde superior de la sínfisis pubiana es de 18 *cun.*

10. *WULI* DEL FEMUR (H. 10)

Localización: A 3 *cun* por debajo del punto *qichong* (E. 30), en el borde externo del m. largo abductor.

Indicaciones: Distensión del abdomen inferior, retención de orina.

Método: Se inserta la aguja perpendicularmente 0,5-1,0 *cun.* Es adecuada la moxibustión.

Anatomía regional: Las ramas superficiales de la arteria y vena femorales circunflejas internas; el nervio genitofemoral, el nervio cutáneo anterofemoral y la rama anterior del nervio obturador.

11. *YINLIAN* (H. 11)

Localización: A 2 *cun* por debajo del punto *qichong* (E. 30), en el borde externo del m. abductor largo.

Indicaciones: Menstruación irregular, dolor en los muslos y en las piernas.

Método: Se inserta la aguja perpendicularmente 0,5-1,0 *cun.* La moxibustión es indicada.

Anatomía regional: Están las ramas de la arteria y vena femorales circunflejas internas; el nervio genitofemoral, la rama del nervio cutáneo internofemoral y, profundamente, la rama del nervio obturador.

12. *JIMAI* (H. 12)

Localización: En la parte inferoexterna del borde pubiano, a 2,5 *cun* por fuera del Canal *Ren*, en el surco inguinal, por debajo del punto *qichong* (E. 30).

Indicaciones: Dolor en los genitales externos, hernia.

Método: Se aplica cigarro de moxa, 3-5 minutos.

Anatomía regional: Están las ramas de la arteria y vena pudendas externas, las ramas pubianas de la arteria y vena epigástricas inferiores; lateralmente, la vena femoral; están también el nervio ilioinguinal y, profundamente, en la parte inferior, la rama anterior del nervio obturador.

13. *ZHANGMEN* (PUNTO *MU*-DELANTE DEL BAZO, H. 13)

Localización: En el lado externo del abdomen, por debajo del extremo libre de la costilla flotante. (Fig. 98)

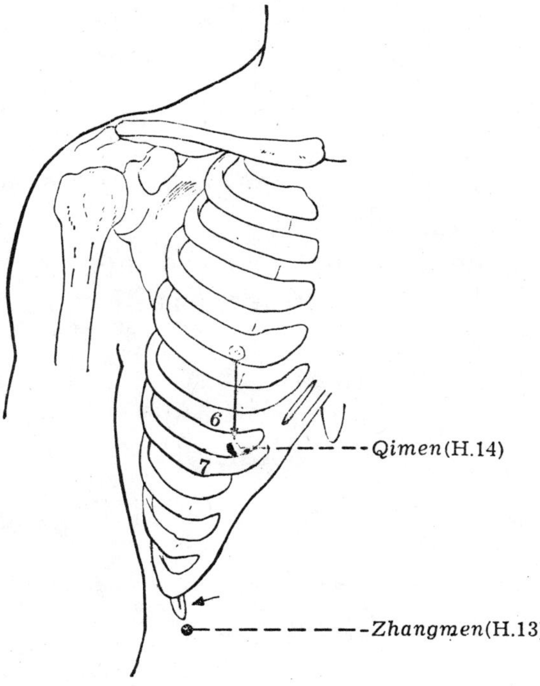

Fig. 98.

Indicaciones: Vómito, distensión abdominal, diarrea, indigestión, dolor dorsolumbar, dolor en el hipocondrio y neuralgia intercostal.

Método: Se inserta la aguja perpendicularmente 0,8-1,0 *cun*. La moxibustión es indicada.

Anatomía regional: Están la rama terminal de la décima arteria intercostal y el décimo nervio intercostal.

Nota: Este es uno de los ocho puntos de influencia que domina los órganos *zang*.

14. *QIMEN* (PUNTO *MU*-DELANTE DEL HIGADO, H. 14)

Localización: Está en la línea mamaria, dos costillas por debajo del pezón, en el sexto espacio intercostal. (Fig. 98)

Indicaciones: Dolor precordial, dolor en el hipocondrio, distensión abdominal, opresión en el tórax, hipo.

Método: Se inserta la aguja oblicuamente 0,3 *cun*. La moxibustión es indicada.

Anatomía regional: Están la sexta arteria y vena intercostales y el sexto nervio intercostal.

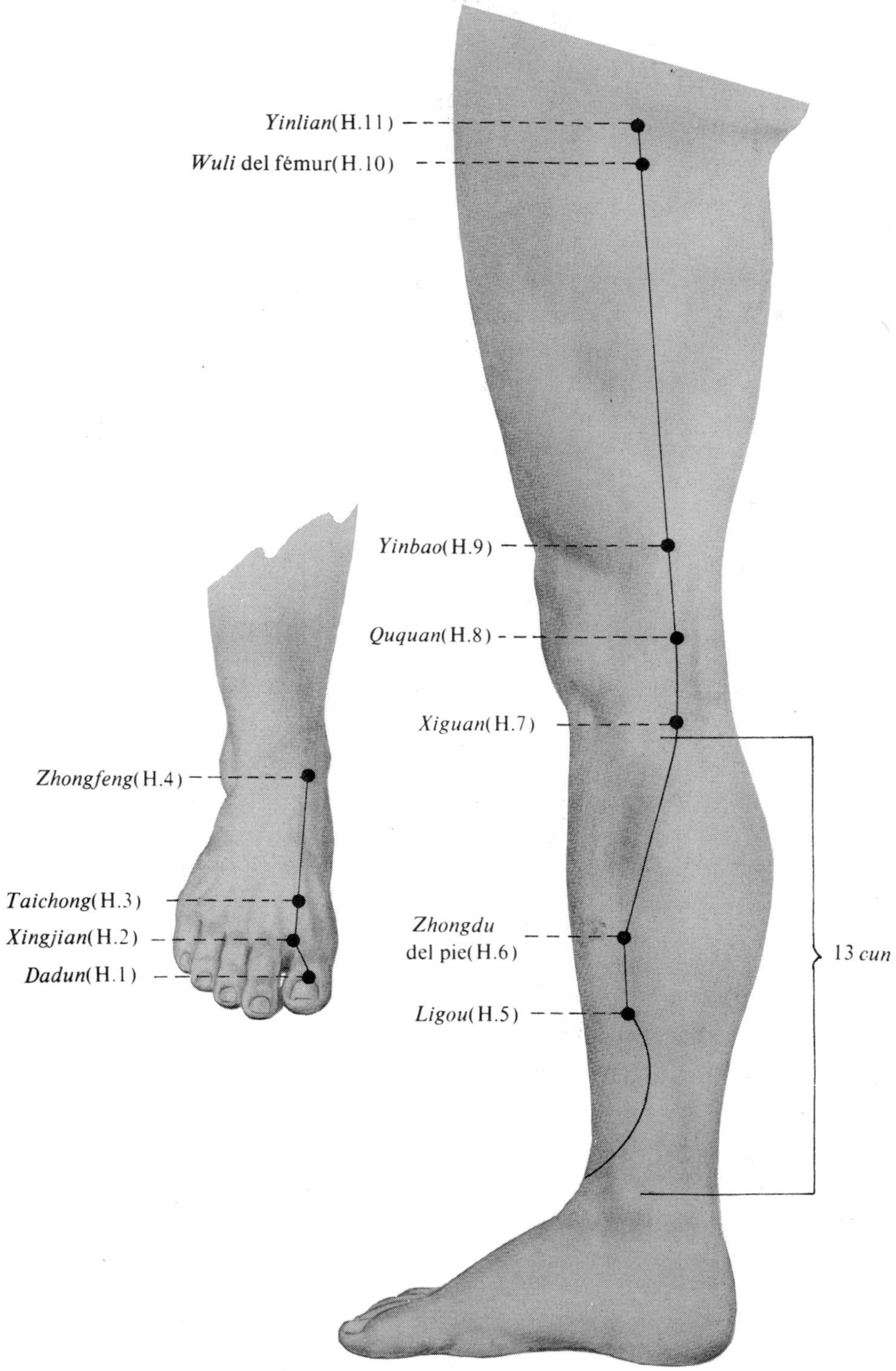

Fig. 99a. El Canal del Hígado *Jueyin* del Pie

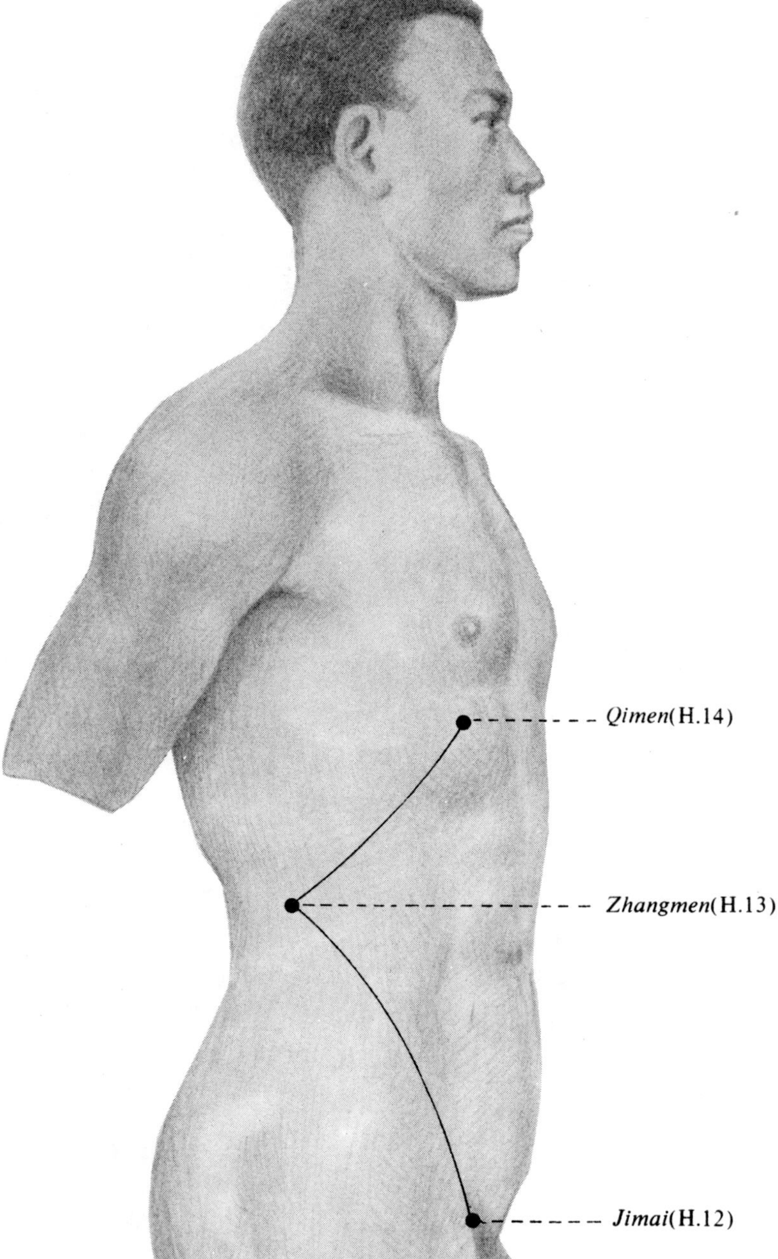

Fig. 99b. El Canal del Hígado *Jueyin* del Pie

CAPITULO III

LOS OCHO CANALES EXTRAORDINARIOS Y SUS PUNTOS (*APENDICE:* LOS PUNTOS EXTRAORDINARIOS)

I. EL CANAL *DU*

Este canal comienza dentro del abdomen inferior. Emerge en el perineo (1). De aquí asciende por la médula espinal (2) hacia la nuca, llega hasta el punto *fengfu* (*Du.* 16) y entra al cerebro (3). Después asciende al vértex (4), y continúa por la frente, la nariz y termina en el frenum (frenillo) del labio superior, en el punto *yinjiao* (*Du.* 28) (5). (Fig. 100)

Este canal tiene en total 28 puntos:

1. *CHANGQIANG* (PUNTO *LUO*-ENLACE, *DU.* 1)

Localización: Entre el cóccix y el ano, con el paciente en posición genopectoral. (Figs. 101, 102)

Indicaciones: Melena, diarrea, constipación, hemorroides, prolapso del recto, lumbago.

Método: Se inserta la aguja perpendicularmente 0,5-1,0 *cun.* La moxibustión es adecuada.

Anatomía regional: Las ramas de la arteria y vena hemorroidales inferiores; la rama posterior del nervio del cóccix y el nervio hemorroidal.

2. *YAOSHU* (*DU.* 2)

Localización: Está en el hiato del sacro.

Indicaciones: Menstruación irregular, dolor y rigidez de la región lumbar, epilepsia, hemorroides, atrofia muscular, trastornos motores, entumecimiento y dolor de los miembros inferiores.

Método: Se inserta la aguja oblicuamente hacia arriba 0,5 *cun.* La moxibustión es indicada.

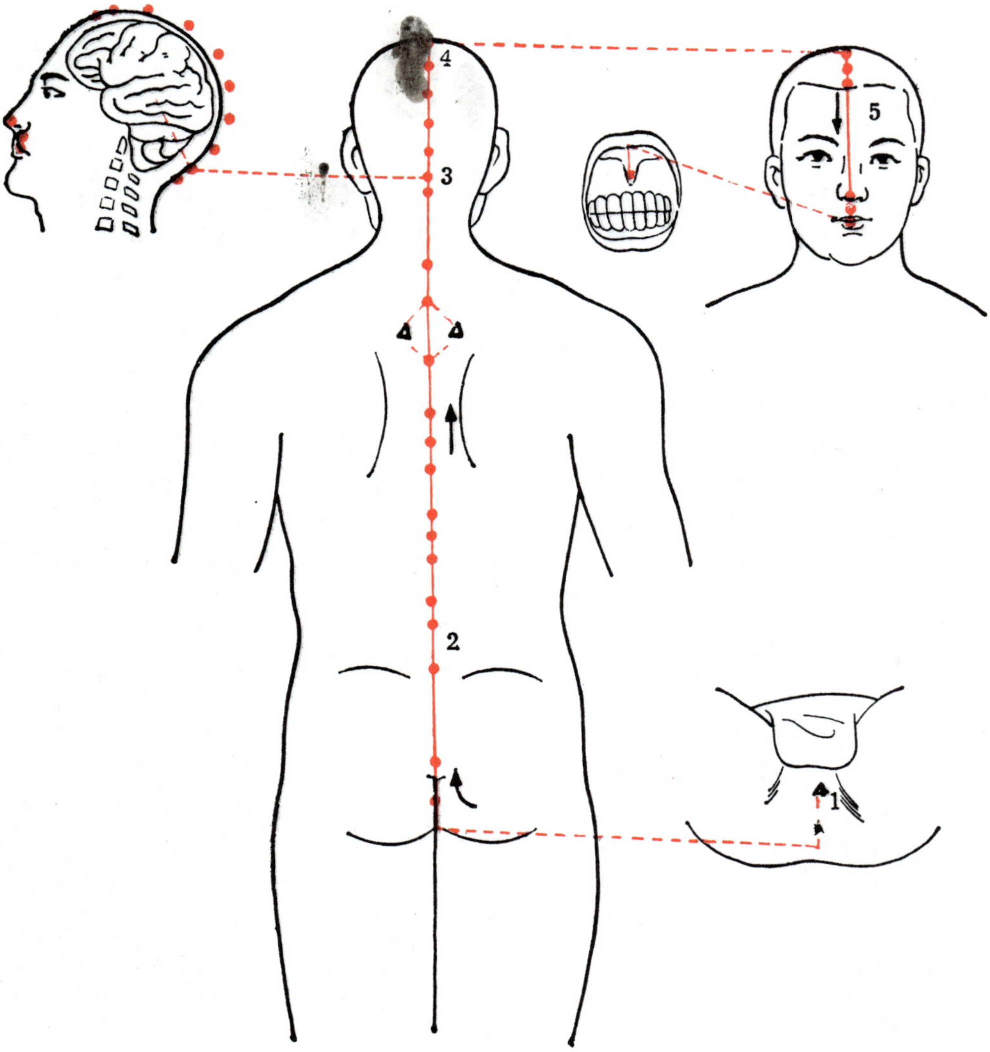

Fig. 100. El Canal *Du*

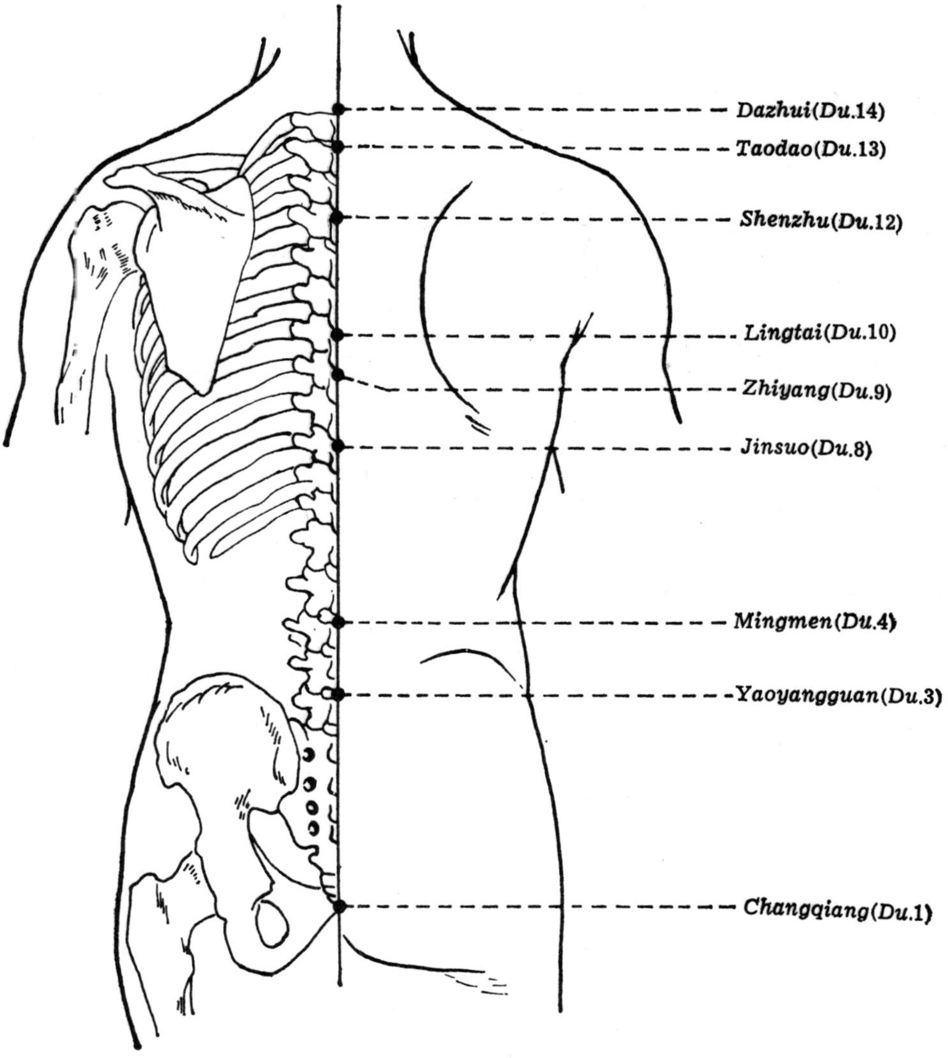

Fig. 101.

Anatomía regional: Las ramas de la arteria y vena sacras medias; y la rama del nervio del cóccix.

3. *YAOYANGGUAN* (*DU*. 3)

Localización: Por debajo de la apófisis espinosa de la cuarta vértebra lumbar. (Figs. 101, 102)

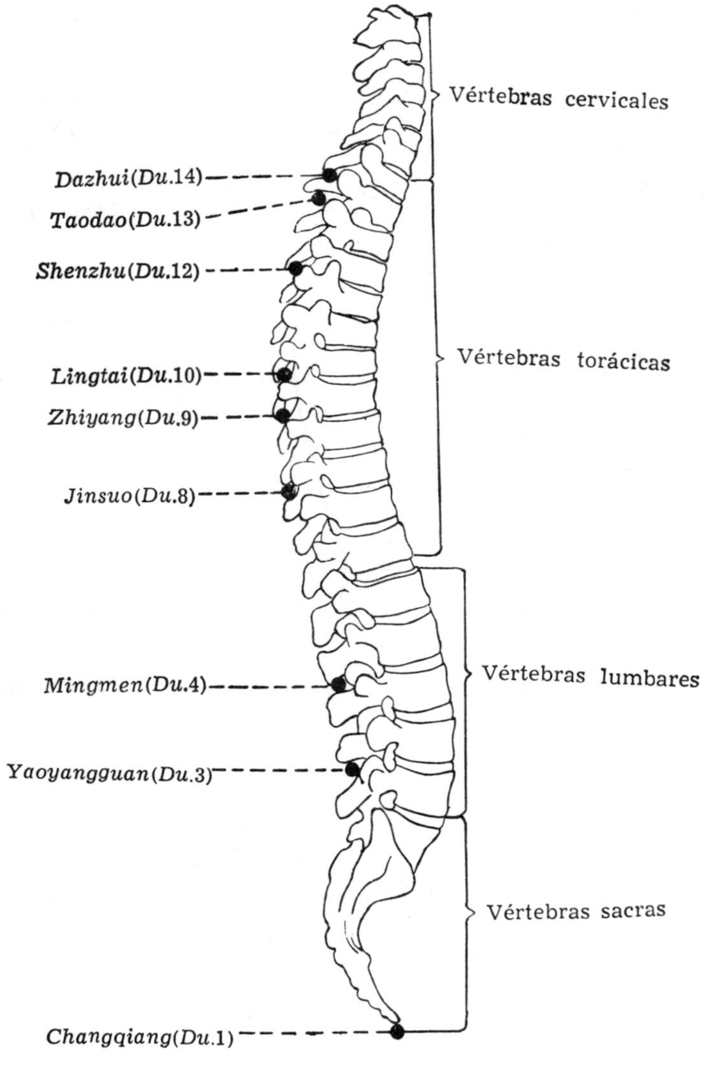

Fig. 102.

Indicaciones: Dolor en la región lumbosacra, atrofia muscular, trastornos motores, entumecimiento y dolor en los miembros inferiores, menstruación irregular, espermatorrea, impotencia.

Método: Se inserta la aguja perpendicularmente 0,5-1,0 *cun*. La moxibustión es indicada.

Anatomía regional: La rama posterior de la arteria lumbar y la rama interna de la rama posterior del nervio lumbar.

4. *MINGMEN* (*DU.* 4)

Localización: Por debajo de la apófisis espinosa de la segunda vértebra lumbar. (Figs. 101, 102)

Indicaciones: Rigidez de la espalda, lumbago, leucorrea, impotencia, espermatorrea, diarrea.

Método: Se inserta la aguja perpendicularmente 0,5-1,0 *cun*. La moxibustión es indicada.

Anatomía regional: Ver el punto *yaoyangguan* (*Du.* 3).

5. *XUANSHU* (*DU.* 5)

Localización: Por debajo de la apófisis espinosa de la primera vértebra lumbar.

Indicaciones: Indigestión, diarrea, rigidez y dolor en la región lumbar.

Método: Se inserta la aguja perpendicularmente 0,5-1,0 *cun*. La moxibustión es adecuada.

Anatomía regional: Ver el punto *yaoyangguan* (*Du.* 3).

6. *JIZHONG* (*DU.* 6)

Localización: Por debajo de la apófisis espinosa de la undécima vértebra torácica.

Indicaciones: Ictericia, diarrea, epilepsia.

Método: Se inserta la aguja perpendicularmente 0,5-1,0 *cun*.

Anatomía regional: La rama posterior de la undécima arteria intercostal y la rama interna y posterior del undécimo nervio torácico.

7. *ZHONGSHU* (*DU.* 7)

Localización: Por debajo de la apófisis espinosa de la décima vértebra torácica.

Indicaciones: Dolor del estómago, lumbago, rigidez de la espalda.

Método: Se inserta la aguja perpendicularmente 0,5-1,0 *cun*. La moxibustión es adecuada.

Anatomía regional: La rama posterior de la décima arteria intercostal y la rama interna de la rama posterior del décimo nervio torácico.

8. *JINSUO* (*DU.* 8)

Localización: Por debajo de la apófisis espinosa de la novena vértebra torácica. (Figs. 101, 102)

Indicaciones: Epilepsia, rigidez de la espalda, dolor del estómago.

Método: Se inserta la aguja perpendicularmente 0,5-1,0 *cun*. La moxibustión es indicada.

Anatomía regional: La rama posterior de la novena arteria intercostal y la rama interna del noveno nervio torácico.

9. *ZHIYANG* (*DU*. 9)

Localización: Por debajo de la apófisis espinosa de la séptima vértebra torácica, aproximadamente al nivel del ángulo inferior de la escápula. (Figs. 101, 102)

Indicaciones: Tos, asma, ictericia, dolor precordial y de la espalda, rigidez de la columna vertebral.

Método: Se inserta la aguja oblicuamente 0,5-1,0 *cun* hacia arriba. La moxibustión es indicada.

Anatomía regional: La rama posterior de la séptima arteria intercostal y la rama interna de la rama posterior del séptimo nervio torácico.

10. *LINGTAI* (*DU*. 10)

Localización: Por debajo de la apófisis espinosa de la sexta vértebra torácica. (Figs. 101, 102)

Indicaciones: Tos, asma, dolor en la espalda, rigidez de la nuca, furúnculos.

Método: Se inserta la aguja perpendicularmente 0,5-1,0 *cun*. La moxibustión es indicada.

Anatomía regional: La rama posterior de la sexta arteria intercostal y la rama interna de la rama posterior del sexto nervio torácico.

11. *SHENDAO* (*DU*. 11)

Localización: Por debajo de la apófisis espinosa de la quinta vértebra torácica.

Indicaciones: Amnesia, ansiedad, palpitación, dolor precordial, dolor y rigidez en la espalda, tos.

Método: Se inserta la aguja perpendicularmente 0,5-1,0 *cun*. La moxibustión es indicada.

Anatomía regional: La rama posterior de la quinta arteria intercostal; también la rama interna de la rama posterior del quinto nervio torácico.

12. *SHENZHU* (*DU.* 12)

Localización: Por debajo de la apófisis espinosa de la tercera vértebra torácica. (Figs. 101, 102)

Indicaciones: Tos, asma, epilepsia, dolor y rigidez de la región lumbar, furúnculos.

Método: Se inserta la aguja perpendicularmente 0,5-1,0 *cun*. La moxibustión es indicada.

Anatomía regional: La rama posterior de la tercera arteria intercostal y la rama interna de la rama posterior del tercer nervio torácico.

13. *TAODAO* (*DU.* 13)

Localización: Por debajo de la apófisis espinosa de la primera vértebra torácica. (Figs. 101, 102)

Indicaciones: Rigidez de la espalda, cefalea, malaria, enfermedades febriles.

Método: Se inserta la aguja perpendicularmente 0,5-1,0 *cun*. La moxibustión es indicada.

Anatomía regional: La rama posterior de la primera arteria intercostal y la rama interna de la rama posterior del primer nervio torácico.

14. *DAZHUI* (*DU.* 14)

Localización: Entre las apófisis espinosas de la séptima vértebra cervical y la primera vértebra torácica (aproximadamente al nivel del hombro). (Figs. 101, 102)

Indicaciones: Enfermedades febriles, malaria, catarro, fiebre vespertina, tos, asma, rigidez de la nuca y de la espalda, epilepsia.

Método: Se inserta la aguja perpendicularmente 0,5-1,0 *cun*. La moxibustión frecuente o prolongada es indicada.

Anatomía regional: La rama de la arteria transversal cervical; la rama posterior del octavo nervio cervical y la rama interna de la rama posterior del primer nervio torácico.

15. *YAMEN* (*DU.* 15)

Localización: En el medio de la nuca, 0,5 *cun* por debajo del punto *fengfu* (*Du.* 16), en la depresión que se halla 0,5 *cun* posterior a la línea del cuero cabelludo. (Fig. 103)

Indicaciones: Trastornos mentales, epilepsia, ronquera súbita, rigidez de la lengua, afasia post-apoplejía, rigidez de la nuca, epistaxis.

Método: Se inserta la aguja perpendicularmente 0,5-1,0 *cun*. La inserción profunda es contraindicada.

Anatomía regional: Las ramas de la arteria y vena occipitales y el tercer nervio occipital.

Nota: La distancia desde la línea anterior del nacimiento del cuero cabelludo a la posterior es de 12 *cun*.

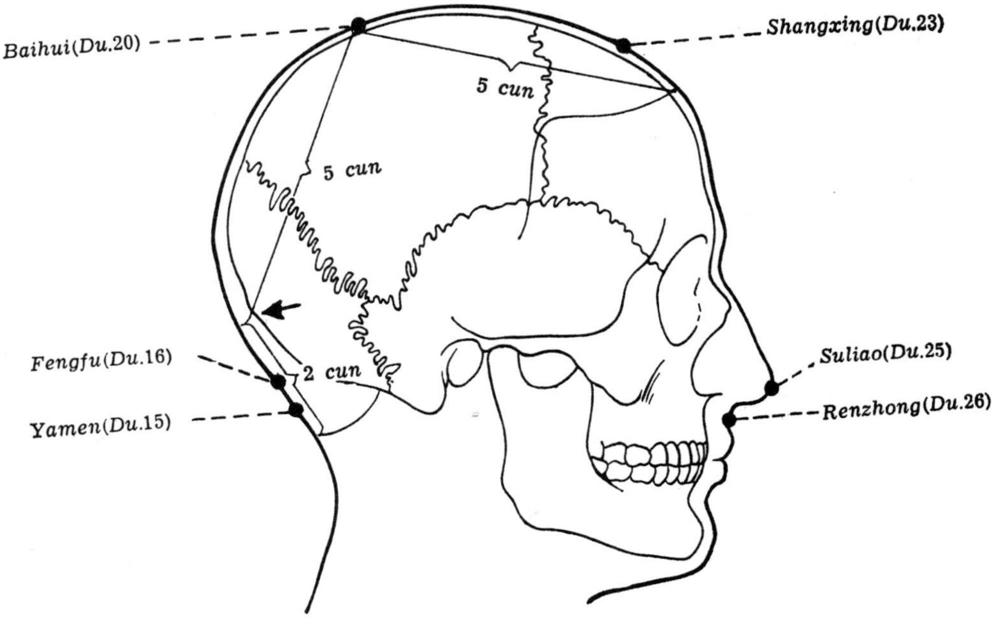

Fig. 103.

16. *FENGFU (DU.* 16)

Localización: Directamente por debajo de la protuberancia occipital externa, en la depresión entre los músculos trapecios. **(Fig. 103)**

Indicaciones: Cefalea, rigidez de la nuca, visión borrosa, epistaxis, afasia post-apoplejía, desórdenes mentales, hemiplejía.

Método: Se inserta la aguja perpendicularmente 0,5-1,0 *cun*. La inserción profunda es contraindicada.

Anatomía regional: La rama de la arteria occipital; las ramas del tercer nervio occipital y el nervio occipital mayor.

17. *NAOHU (DU.* 17)

Localización: A 1,5 *cun* por arriba del punto *fengfu* (*Du.* 16), superior a la protuberancia occipital externa.

Indicaciones: Epilepsia, mareo, dolor y rigidez de la nuca.

Método: Se inserta la aguja horizontalmente 0,3-0,5 *cun*. Es adecuada la moxibustión.

Anatomía regional: Las ramas de las arterias y venas occipitales de ambos lados y la rama del nervio occipital mayor.

18. *QIANGJIAN* (*DU*. 18)

Localización: A 1,5 *cun* por arriba del punto *naohu* (*Du*. 17), en el punto medio entre los puntos *fengfu* (*Du*. 16) y *baihui* (*Du*. 20).

Indicaciones: Manía, cefalea, visión borrosa, rigidez de la nuca.

Método: Se inserta la aguja horizontalmente 0,3-0,5 *cun*. La moxibustión es indicada.

Anatomía regional: Ver el punto *naohu* (*Du*. 17).

19. *HOUDING* (*DU*. 19)

Localización: A 1,5 *cun* por arriba del punto anterior.

Indicaciones: Manía, epilepsia, cefalea, vértigo.

Método: Se inserta la aguja horizontalmente. La moxibustión es indicada.

Anatomía regional: Ver el punto *naohu* (*Du*. 17).

20. *BAIHUI* (*DU*. 20)

Localización: A 7 *cun* por arriba de la línea posterior de los cabellos, en el centro de una línea que une los ápex de las orejas. (Fig. 103)

Indicaciones: Desórdenes mentales, apoplejía, cefalea, mareo, tinnitus, visión borrosa, obstrucción nasal, prolapso rectal.

Método: Se inserta la aguja horizontalmente 0,3-0,5 *cun*. La moxibustión es adecuada.

Anatomía regional: La red anastomótica formada por las arterias y venas temporales superficiales y las arterias y venas occipitales de ambos lados; la rama del nervio occipital mayor.

21. *QIANDING* (*DU*. 21)

Localización: A 1,5 *cun* anterior al punto anterior.

Indicaciones: Epilepsia, mareo, visión borrosa, cefalea del vértex, rinorrea.

Método: Se inserta la aguja horizontalmente 0,3-0,5 *cun*. Es adecuada la moxibustión.

Anatomía regional: La red anastomótica formada por las arterias y venas superficiales temporales derecha e izquierda. Aquí se reúne la rama del nervio frontal con la rama del nervio occipital mayor.

22. *XINHUI* (*DU.* 22)

Localización: A 3 *cun* anterior al punto *baihui* (*Du.* 20), 2 *cun* posterior a la línea anterior del nacimiento del pelo.

Indicaciones: Cefalea, visión borrosa, rinorrea.

Método: Se inserta la aguja horizontalmente 0,3-0,5 *cun*. La moxibustión es adecuada.

Anatomía regional: La red anastomótica formada por la arteria y vena superficiales temporales y la arteria y vena frontales; la rama del nervio frontal.

23. *SHANGXING* (*DU.* 23)

Localización: A 4 *cun* adelante del punto *baihui* (*Du.* 20), un *cun* posterior a la línea anterior del nacimiento del pelo. (Fig. 103)

Indicaciones: Cefalea, dolor de los ojos, rinorrea, epistaxis, desórdenes mentales.

Método: Se inserta la aguja horizontalmente 0,3-0,5 *cun* hacia la parte posterior, o se sangra con la aguja de tres filos. La moxibustión es adecuada.

Anatomía regional: Las ramas de la arteria y vena frontales, las ramas de la arteria y vena temporales superficiales y la rama del nervio frontal.

24. *SHENTING* (*DU.* 24)

Localización: En la línea sagital de la cabeza, a 0,5 *cun* posterior a la línea anterior del nacimiento del pelo.

Indicaciones: Epilepsia, ansiedad, palpitación, insomnio, cefalea, vértigo, rinorrea.

Método: Se inserta la aguja horizontalmente 0,3-0,5 *cun* con la punta de la aguja hacia arriba. Es adecuada la moxibustión.

Anatomía regional: Las ramas de la arteria y vena frontales y la rama del nervio frontal.

Nota: La distancia entre la línea anterior del nacimiento del pelo y el entrecejo (*yintang*, Extra) es de 3 *cun*.

25. *SULIAO* (*DU.* 25)

Localización: En la punta de la nariz. (Fig. 103)

Indicaciones: Pérdida del conocimiento, obstrucción nasal, epistaxis, rosácea.

Método: Se inserta la aguja perpendicularmente 0,2-0,3 *cun*.

Anatomía regional: Las ramas nasolaterales de la arteria y vena faciales y la rama nasoexterna del nervio etmoidal anterior.

26. *RENZHONG* (TAMBIEN SE LLAMA *SHUIGOU, DU.* 26)

Localización: Por debajo de la nariz, un poco más arriba del punto medio del frenillo. (Fig. 103)

Indicaciones: Desórdenes mentales, epilepsia, convulsión infantil, coma, trismus, parálisis facial, hinchazón facial, dolor y rigidez de la región lumbar.

Método: Se inserta la aguja oblicuamente 0,2-0,3 *cun* hacia arriba.

Anatomía regional: La arteria y vena labiales superiores; la rama bucal del nervio facial y la rama del nervio infraorbitario.

27. *DUIDUAN* (*DU.* 27)

Localización: En la unión del frenillo y el labio superior.

Indicaciones: Desórdenes mentales, rigidez del labio, dolor en la encía.

Método: Se inserta la aguja perpendicularmente 0,2-0,3 *cun*.

Anatomía regional: La arteria y vena labiales superiores; la rama bucal del nervio facial y la rama del nervio infraorbitario.

28. *YINJIAO* DE LA BOCA (*DU.* 28)

Localización: Entre el labio superior y la encía superior, en el frenillo del labio superior.

Indicaciones: Desórdenes mentales, rinorrea, dolor y edema de la encía (gingivitis).

Método: Se inserta la aguja oblicuamente 0,1-0,2 *cun* hacia arriba, o se sangra con la aguja de tres filos.

Anatomía regional: La arteria y vena labiales superiores y la rama del nervio alveolar superior.

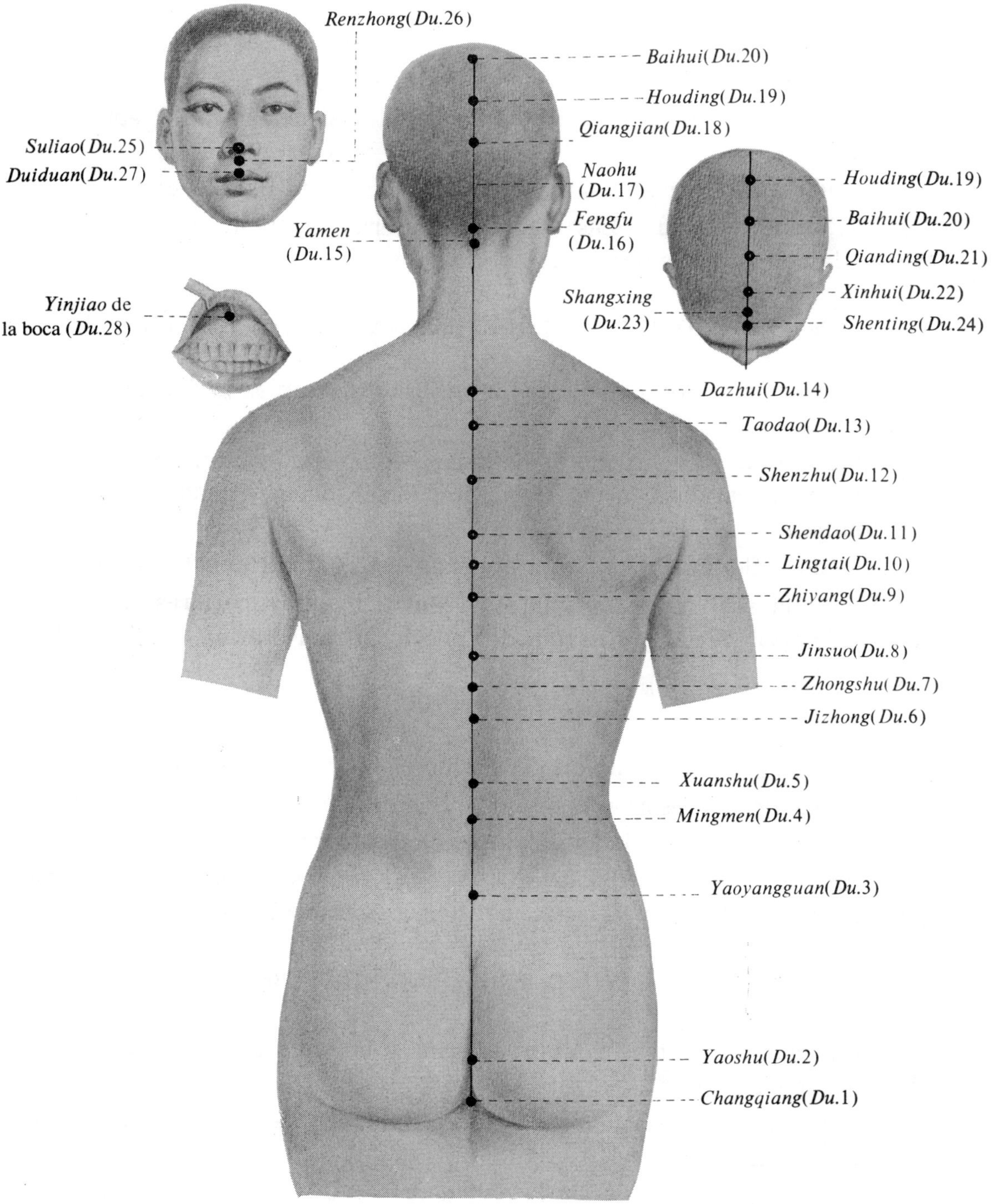

Fig. 104. El Canal *Du*

II. EL CANAL *REN*

Este canal comienza en la cavidad pélvica y emerge en el perineo (1). Pasa por el pubis (2) y asciende por la línea media del abdomen pasando el punto *guanyuan* (*Ren.* 4) y otros puntos a lo largo de la línea media pasando por el tórax (3) hacia el cuello (4). Sigue ascendiendo por la parte media de la barbilla, rodea los labios (5), sube lateralmente (6) y entra a la región infraorbitaria (*chengqi*, E. 1) (7). (Fig. 105)

Este canal tiene en total 24 puntos:

1. *HUIYIN* (*REN.* 1)

Localización: En el centro del perineo. Está entre el ano y escroto en el hombre y entre el ano y la horquilla vulvar en la mujer.

Indicaciones: Prurito vulvar, menstruación irregular, dolor y edema del ano, enuresis, espermatorrea, desórdenes mentales.

Método: Se inserta la aguja perpendicularmente 0,5-0,8 *cun.* La moxibustión es indicada.

Anatomía regional: Las ramas de la arteria y vena perineales y la rama del nervio perineal.

2. *QUGU* (*REN.* 2)

Localización: Está en la línea media del abdomen, por arriba de la sínfisis pubiana.

Indicaciones: Espermatorrea, impotencia, leucorrea, retención de orina, hernia.

Método: Se inserta la aguja perpendicularmente 0,3-1,0 *cun.* La moxibustión es indicada.

Anatomía regional: Las ramas de la arteria epigástrica inferior y la arteria obturadora y la rama del nervio iliohipogástrico.

Nota: La distancia desde el centro del ombligo al borde superior de la sínfisis pubiana es de 5 *cun.* Esta sirve de referencia en la localización de los puntos en el abdomen inferior (vientre).

3. *ZHONGJI* (PUNTO *MU*-DELANTE DE LA VEJIGA, *REN.* 3)

Localización: En la línea media abdominal, 4 *cun* por debajo del ombligo, un *cun* por arriba del borde superior de la sínfisis pubiana. (Fig. 106)

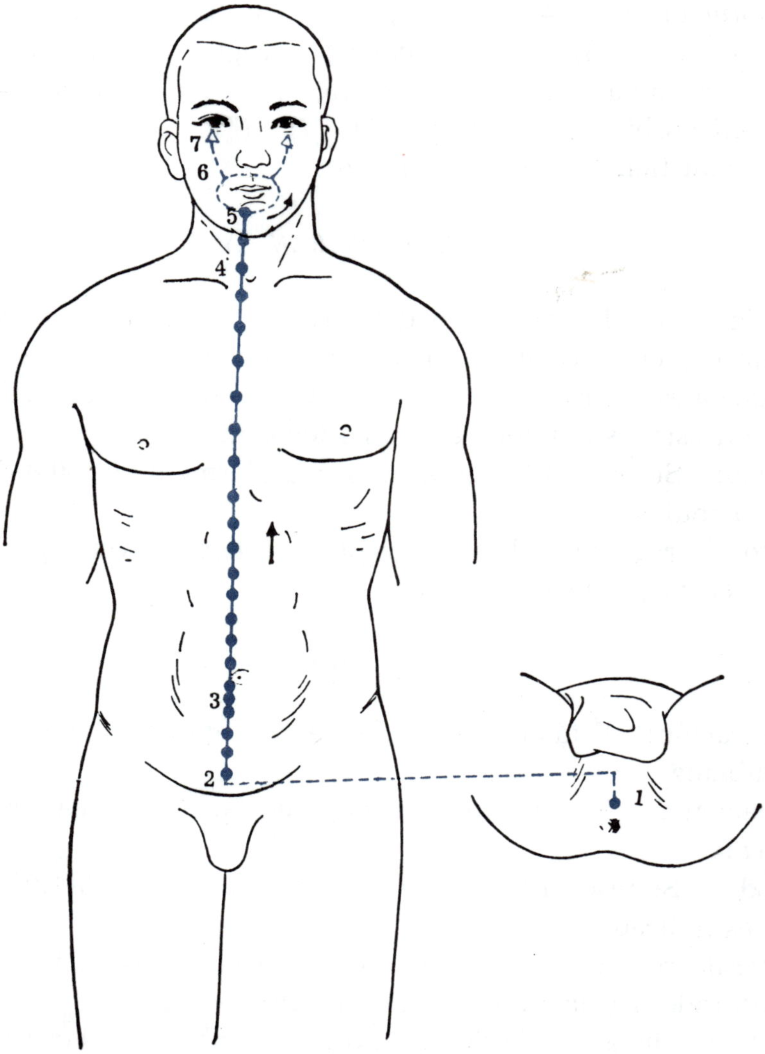

Fig. 105. El Canal *Ren*

Indicaciones: Espermatorrea, enuresis, retención de orina, micción frecuente, dolor en el abdomen inferior, menstruación irregular, hemorragia uterina, leucorrea, prolapso del útero, dolor en los genitales externos, prurito en la vulva.

Método: Se inserta la aguja perpendicularmente 0,8 *cun*. La moxibustión es adecuada.

Anatomía regional: Las ramas de las arterias y venas superficiales e inferiores epigástricas; y la rama del nervio iliohipogástrico.

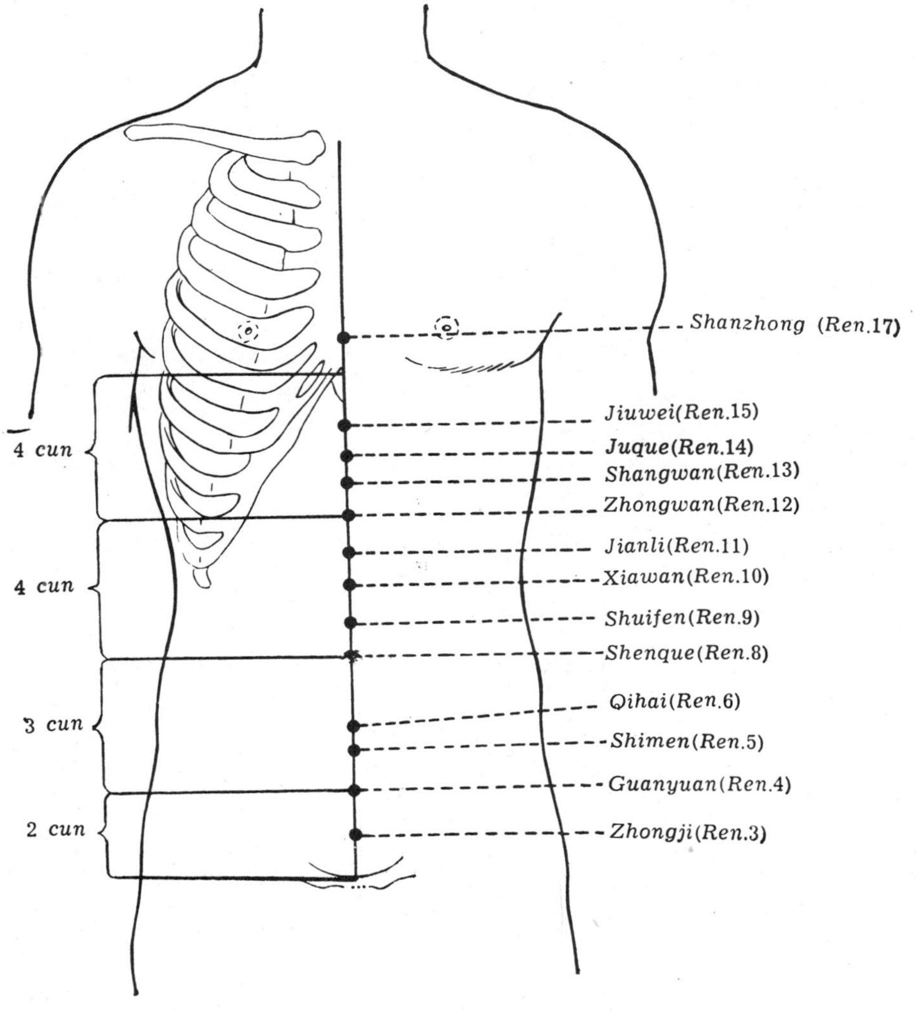

Fig. 106.

4. *GUANYUAN* (PUNTO *MU*-DELANTE DEL INTESTINO DELGADO, *REN.* 4)

Localización: En la línea media abdominal, 3 *cun* por debajo del ombligo. (Fig. 106)

Indicaciones: Espermatorrea, enuresis, micción frecuente, retención de orina, menstruación irregular, dismenorrea, amenorrea, leucorrea, hemorragia uterina, prolapso del útero, hemorragia post-parto, hernia, dolor en el abdomen inferior, diarrea, apoplejía del tipo flácido.

Método: Se inserta la aguja perpendicularmente 0,8-1,2 *cun*. La moxibustión frecuente o prolongada es indicada.

Anatomía regional: Las ramas de las arterias y venas superficiales e inferiores epigástricas; la rama interna de la rama cutánea anterior del nervio del duodécimo espacio intercostal.

Nota: Este es uno de los puntos importantes para tonificar.

5. *SHIMEN* (PUNTO *MU*-DELANTE DE *SANJIAO, REN.* 5)

Localización: En la línea media del abdomen, a 2 *cun* por debajo del ombligo. (Fig. 106)

Indicaciones: Hemorragia uterina, leucorrea, amenorrea, hemorragia post-parto, hernia, dolor abdominal, diarrea, retención de orina, enuresis, edema.

Método: Se inserta la aguja perpendicularmente 0,5-1,0 *cun*. La moxibustión es indicada.

Anatomía regional: Las ramas de las arterias y venas superficiales e inferiores epigástricas, la rama cutánea anterior del nervio del onceavo espacio intercostal.

Nota: La medicina antigua consideraba que insertar la aguja en ese punto podía causar esterilidad.

6. *QIHAI* (*REN.* 6)

Localización: Está en la línea media del abdomen, a 1,5 *cun* por debajo del ombligo. (Fig. 106)

Indicaciones: Hemorragia uterina, leucorrea, menstruación irregular, hemorragia post-parto, hernia, enuresis, dolor abdominal, diarrea, constipación, edema, apoplejía del tipo flácido.

Método: Se inserta la aguja perpendicularmente 0,8-1,2 *cun*. La moxibustión frecuente y prolongada es indicada.

Anatomía regional: Ver el punto *shimen* (*Ren.* 5).

Nota: Este es uno de los puntos importantes para tonificar.

7. *YINJIAO* DEL ABDOMEN (*REN.* 7)

Localización: En la línea media del abdomen, a un *cun* por debajo del ombligo.

Indicaciones: Hemorragia uterina, leucorrea, menstruación irregular, prurito vulvar, dolor abdominal alrededor del ombligo, hernia, hemorragia post-parto.

Método: Se inserta la aguja perpendicularmente 0,8-1,2 *cun*. La moxibustión es indicada.

Anatomía regional: Las ramas de las arterias y venas superficiales e inferiores epigástricas; la rama cutánea anterior del décimo nervio intercostal.

8. *SHENQUE* (*REN.* 8)

Localización: En el centro del ombligo. (Fig. 106)

Indicaciones: Apoplejía del tipo flácido, borborigmos, dolor abdominal, diarrea incoercible, prolapso rectal.

Método: La moxibustión con grandes conos, cada vez 5-15 conos, o con cigarros de moxa, por 5-15 minutos, es indicada. La acupuntura está contraindicada.

Anatomía regional: La arteria y vena inferiores epigástricas y la rama cutánea anterior del décimo nervio intercostal.

9. *SHUIFEN* (*REN.* 9)

Localización: Está en la línea media del abdomen, a un *cun* por arriba del ombligo. (Fig. 106)

Indicaciones: Borborigmos, dolor abdominal, edema.

Método: Se inserta la aguja perpendicularmente 0,5-1,0 *cun*. La moxibustión es indicada.

Anatomía regional: La arteria y vena inferiores epigástricas y las ramas cutáneas anteriores de los octavo y noveno nervios intercostales.

Nota: La distancia desde el centro del ombligo hasta el ángulo externocostal es de 8 *cun*, referencia útil para la localización de los puntos que se hallan en el abdomen superior.

10. *XIAWAN* (*REN.* 10)

Localización: En la línea media del abdomen, a 2 *cun* por arriba del ombligo. (Fig. 106)

Indicaciones: Dolor del estómago, distensión abdominal, disentería, borborigmos, vómito, heces con alimentos no digeridos.

Método: Se inserta la aguja perpendicularmente 0,8-1,2 *cun*. La moxibustión es adecuada.

Anatomía regional: La arteria y vena inferiores epigástricas y la rama cutánea anterior del octavo nervio intercostal.

11. *JIANLI* (*REN.* 11)

Localización: En la línea media del abdomen, a 3 *cun* por arriba del ombligo. (Fig. 106)

Indicaciones: Dolor del estómago, vómito, anorexia, distensión abdominal, edema.

Método: Se inserta la aguja perpendicularmente 0,8-1,2 *cun*. La moxibustión es indicada.

Anatomía regional: Están las ramas de las arterias superficiales e inferiores epigástricas; y la rama cutánea anterior del octavo nervio intercostal.

12. *ZHONGWAN* (PUNTO *MU*-DELANTE DEL ESTOMAGO, *REN.* 12)

Localización: Está en la línea media del abdomen, a 4 *cun* por arriba del ombligo. (Fig. 106)

Indicaciones: Dolor del estómago, distensión abdominal, regurgitación ácida, vómito, diarrea, disentería, heces con alimentos no digeridos.

Método: Se inserta la aguja perpendicularmente 1,0-1,5 *cun*. La moxibustión es indicada.

Anatomía regional: La arteria y vena epigástricas superiores, la rama cutánea anterior del séptimo nervio intercostal.

Nota: Este es uno de los ocho puntos de influencia que domina los órganos *fu*.

13. *SHANGWAN* (*REN.* 13)

Localización: En la línea media del abdomen, a 5 *cun* por arriba del ombligo. (Fig. 106)

Indicaciones: Dolor del estómago, regurgitación ácida, vómito, epilepsia.

Método: Se inserta la aguja perpendicularmente 0,8-1,2 *cun*. La moxibustión es indicada.

Anatomía regional: Ver el punto *zhongwan* (*Ren*. 12).

14. *JUQUE* (PUNTO *MU*-DELANTE DEL CORAZON, *REN*. 14)

Localización: En la línea media del abdomen, a 6 *cun* por arriba del ombligo. (Fig. 106)

Indicaciones: Dolor precordial y en el tórax, regurgitación ácida, náuseas, vómito, desórdenes mentales, epilepsia, palpitación.

Método: Se inserta la aguja perpendicularmente 0,3-0,8 *cun*. La moxibustión es indicada.

Anatomía regional: Ver el punto *zhongwan* (*Ren*. 12).

15. *JIUWEI* (PUNTO *LUO*-ENLACE, *REN*. 15)

Localización: Por debajo de la apófisis xifoide, a 7 *cun* por arriba del ombligo. Se localiza este punto en posición decúbito dorsal con los brazos levantados. (Fig. 106)

Indicaciones: Dolor precordial y en el tórax, regurgitación ácida, desórdenes mentales, epilepsia.

Método: Se inserta la aguja oblicuamente 0,5 *cun* hacia abajo.

Anatomía regional: Ver el punto *zhongwan* (*Ren*. 12).

Nota: En el caso de apófisis xifoide alargada, se inserta la aguja en el punto *juque* (*Ren*. 14), no en *jiuwei* (*Ren*. 15).

16. *ZHONGTING* (*REN*. 16)

Localización: En la línea media del esternón, a nivel del quinto espacio intercostal.

Indicaciones: Sensación de opresión en el pecho, dificultad a la deglución.

Método: Se inserta la aguja horizontalmente 0,3-0,5 *cun*. La moxibustión es indicada.

Anatomía regional: Las ramas perforantes de la arteria y vena mamarias internas y la rama cutánea anterior del sexto nervio intercostal.

17. *SHANZHONG* (PUNTO *MU*-DELANTE DEL PERICARDIO, *REN*. 17)

Localización: En la línea media del esternón, entre los pezones, a nivel del cuarto espacio intercostal. (Fig. 106)

Indicaciones: Asma, hipo, dolor en el tórax, deficiencia de leche en la lactación.

Método: Se inserta la aguja horizontalmente 0,3-0,5 *cun*. La moxibustión es indicada.

Anatomía regional: Las ramas perforantes de la arteria y vena internas mamarias y la rama cutánea anterior del cuarto nervio intercostal.

Nota: Este es uno de los ocho puntos de influencia que domina el *qi*.

18. *YUTANG* (*REN*. 18)

Localización: En la línea media del esternón, a nivel del tercer espacio intercostal.

Indicaciones: Tos, asma, dolor en el tórax.

Método: Se inserta la aguja horizontalmente 0,3-0,5 *cun*. La moxibustión es indicada.

Anatomía regional: Las ramas perforantes de la arteria y vena internas mamarias y la rama cutánea anterior del tercer nervio intercostal.

19. *ZIGONG* DEL PECHO (*REN*. 19)

Localización: En la línea media del esternón, a nivel del segundo espacio intercostal.

Indicaciones: Tos, asma, dolor en el tórax.

Método: Se inserta la agüja horizontalmente 0,3-0,5 *cun*. La moxibustión es indicada.

Anatomía regional: Las ramas perforantes de la arteria y vena internas mamarias, y la rama cutánea anterior del segundo nervio intercostal.

20. *HUAGAI* (*REN*. 20)

Localización: En la línea media del esternón, a nivel del primer espacio intercostal.

Indicaciones: Asma, tos, dolor en el tórax.

Método: Se inserta la aguja horizontalmente 0,3-0,5 *cun*. La moxibustión es indicada.

Anatomía regional: Las ramas perforantes de la arteria y vena internas mamarias, y la rama cutánea anterior del primer nervio intercostal.

21. *XUANJI (REN. 21)*

Localización: En la línea media del esternón, entre *tiantu* (*Ren.* 22) y *huagai* (*Ren.* 20).

Indicaciones: Tos, asma, dolor en el tórax.

Método: Se inserta la aguja horizontalmente 0,3-0,5 *cun.* La moxibustión es indicada.

Anatomía regional: Las ramas perforantes de la arteria y vena internas mamarias; la rama anterior del nervio supraclavicular y la rama cutánea anterior del primer nervio intercostal.

22. *TIANTU (REN. 22)*

Localización: En el centro de la fosa supraesternal. (Fig. 107)

Indicaciones: Tos, asma, ronquera súbita, faringitis, hipo.

Método: Se inserta la aguja oblicuamente 0,5-0,7 *cun* hacia la parte posteroinferior del esternón. La inserción profunda está contraindicada. La moxibustión es indicada.

Anatomía regional: Superficialmente está el arco yugular y la rama de la arteria tiroidea inferior, profundamente, la tráquea; inferiormente están la vena anónima y el arco aórtico en la parte posterior del esternón. También la rama anterior del nervio supraclavicular.

23. *LIANQUAN (REN. 23)*

Localización: En la depresión que está en el borde superior sobre la manzana de Adán. (Fig. 107)

Indicaciones: Edema en la región sublingual, salivación con glosoplejía, afasia con rigidez de la lengua, ronquera súbita, dificultad de deglutir.

Método: Se inserta la aguja perpendicularmente 0,5-1,0 *cun* con la punta hacia arriba.

Anatomía regional: La vena yugular anterior; la rama del nervio cutáneo cervical, el nervio hipogloso y la rama del nervio glosofaríngeo.

24. *CHENGJIANG (REN. 24)*

Localización: En la línea media del surco mentoniano. (Fig. 107)

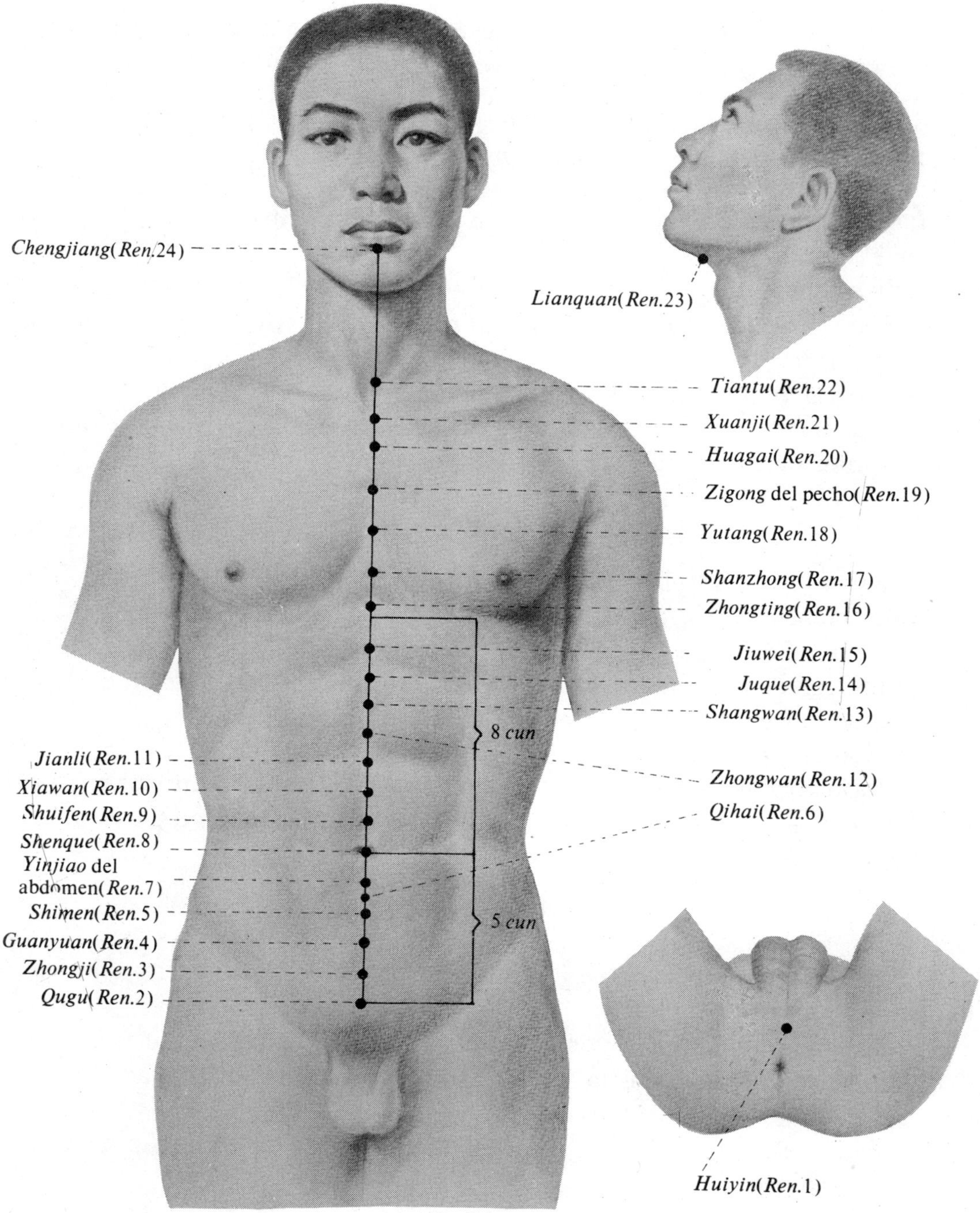

Fig. 108. El Canal *Ren*

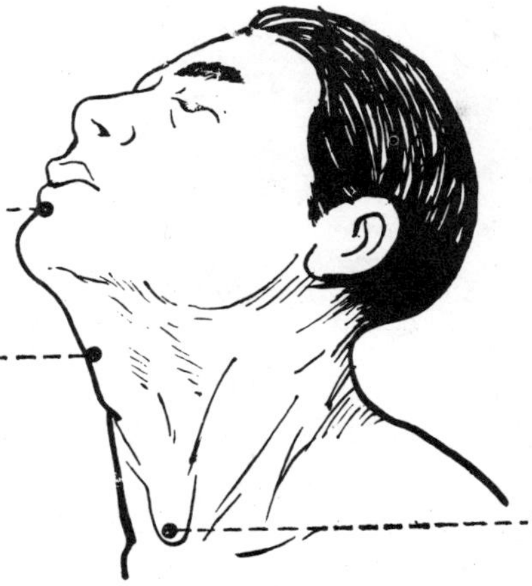

Fig. 107.

Indicaciones: Parálisis facial, edema facial, gingivitis, dolor dental, salivación, desórdenes mentales.

Método: Se inserta la aguja oblicuamente 0,2-0,3 *cun* hacia arriba. La moxibustión es indicada.

Anatomía regional: Las ramas de la arteria y vena inferiores labiales y la rama del nervio facial.

III. EL CANAL *CHONG*

Este canal (Fig. 109) se origina en la cavidad pélvica, desciende y emerge en el perineo (1). Después asciende y corre por dentro de la columna vertebral (2), mientras su parte superficial pasa por la región de *qichong* donde coincide con el Canal del Riñón *Shaoyin* del Pie y asciende por ambos lados del abdomen (3), para llegar a la garganta (4) y dar una vuelta por los labios (5).

Los puntos de coalescencia de este canal son: *huiyin* (*Ren.* 1), *henggu* (R. 11), *dahe* (R. 12), *qixue* (R. 13), *siman* (R. 14), *zhongzhu* del abdomen (R. 15), *huangshu* (R. 16), *shangqu* (R. 17), *shiguan* (R. 18), *yindu* (R. 19), *tonggu* del abdomen (R. 20), *youmen* (R. 21). (Fig. 109)

IV. EL CANAL *DAI*

Este canal (Fig. 110) comienza por debajo de la región del hipocondrio

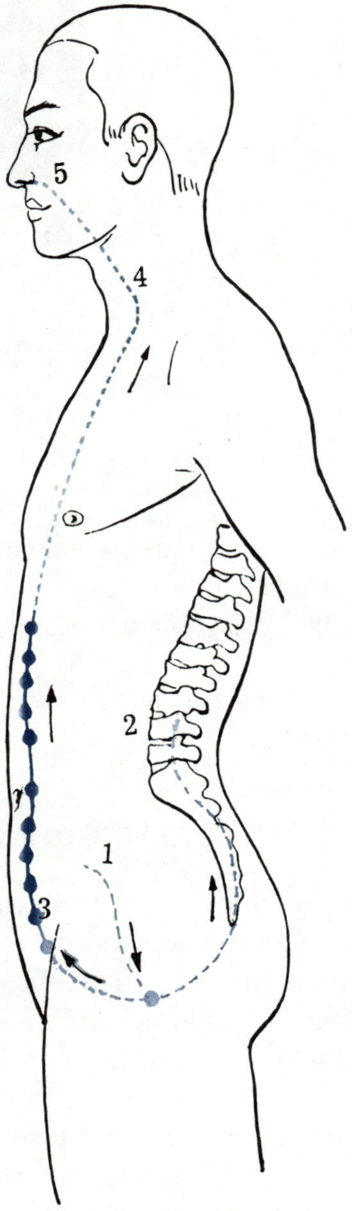

Fig. 109. El Canal *Chong*

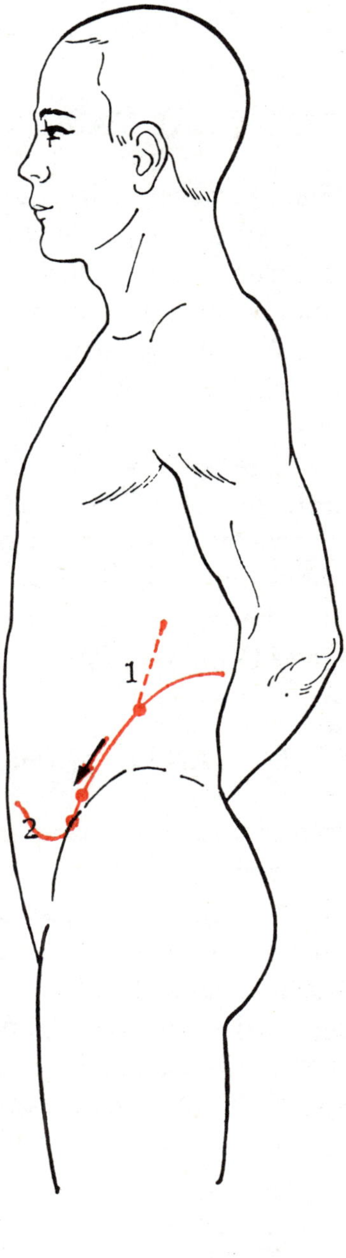

Fig. 110. El Canal *Dai*

(1). Corre oblicuamente hacia abajo atravesando *daimai* (V.B. 26), *wushu* (V.B. 27) y *weidao* (V.B. 28), y rodea la cintura transversalmente (2).

Los puntos de coalescencia de este canal son: *daimai* (V.B. 26), *wushu* (V.B. 27) y *weidao* (V.B. 28). (Fig. 110)

V. EL CANAL *YANGQIAO*

Este canal (Fig. 111) comienza en el lado externo del talón (*shenmai*, V. 62; *pushen*, V. 61) (1). Asciende por el maléolo externo (2) y pasa por el borde posterior del peroné por la cara externa del muslo y por la parte posterior del hipocondrio, hacia la fosa axilar posterior. Desde aquí, llega al hombro y asciende por el cuello cruzando la comisura labial hasta en el ángulo interno del ojo (*jingming*, V. 1) donde se reúne con el Canal *Yinqiao*. Después corre hacia arriba por el Canal de la Vejiga *Taiyang* del Pie, hasta la frente donde se une al Canal de la Vesícula Biliar *Shaoyang* del Pie en el punto *fengchi* (V.B. 20) (3).

Los puntos de coalescencia de este canal son: *shenmai* (V. 62), *pushen* (V. 61), *fuyang* (V. 59), *juliao* del fémur (V.B. 29), *naoshu* (I.D. 10), *jianyu* (I.G. 15), *jugu* (I.G. 16), *dicang* (E. 4), *juliao* de la nariz (E. 3), *chengqi* (E. 1), *jingming* (V. 1), *fengchi* (V. 20). (Fig. 111)

VI. EL CANAL *YINQIAO*

Este canal (Fig. 112) comienza en la parte posterior del hueso navicular (*zhaohai*, R. 6) (1). Asciende a la parte superior del maléolo interno (2) y por el lado interno del muslo (3) hasta los genitales externos (4). Sigue ascendiendo por el tórax (5) y entra en la fosa supraclavicular (6). Sube y pasa por fuera de la manzana de Adán delante del punto *renying* (E. 9) (7), y por el arco zigomático (8) llega al ángulo interno del ojo (*jingming*, V. 1) donde se une con el Canal *Yangqiao* (9).

Los puntos de coalescencia de este canal son: *zhaohai* (R. 6), *jiaoxin* (R. 8). (Fig. 112)

VII. EL CANAL *YANGWEI*

Este canal (Fig. 113) comienza en el talón (*jinmen*, V. 63) (1). Asciende por el maléolo externo (2), corre por el Canal de la Vesícula Biliar *Shaoyang* del Pie, pasando a través de la región de la cadera (3) y por la

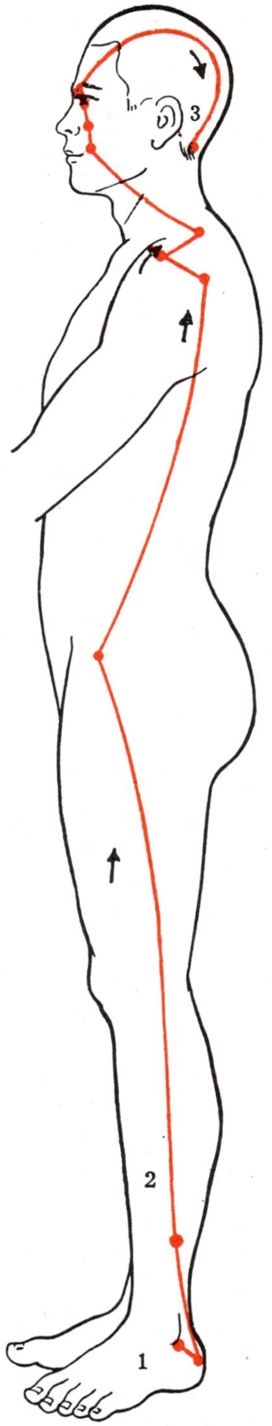

Fig. 111. El Canal *Yangqiao*

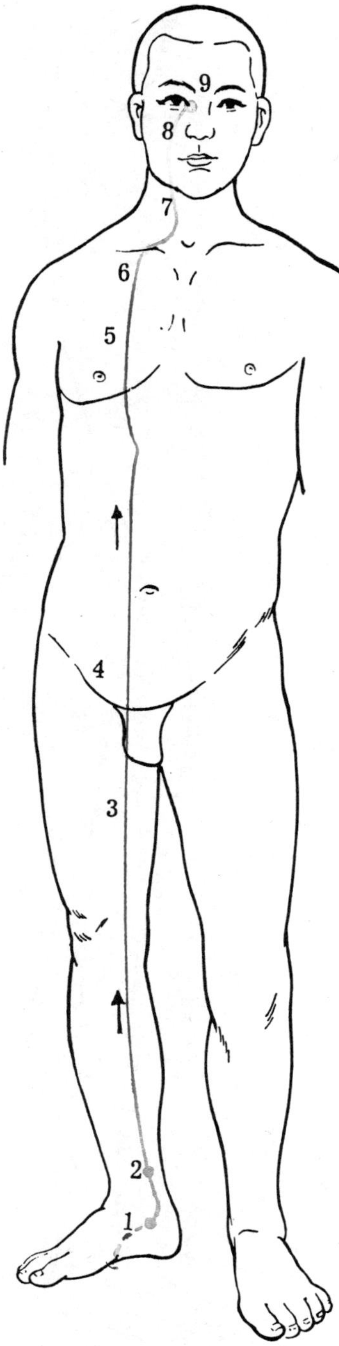

Fig. 112. El Canal *Yinqiao*

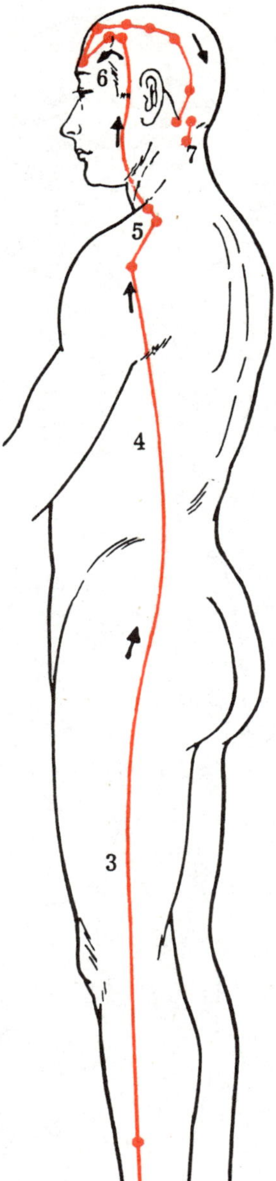

Fig. 113. El Canal *Yangwei*

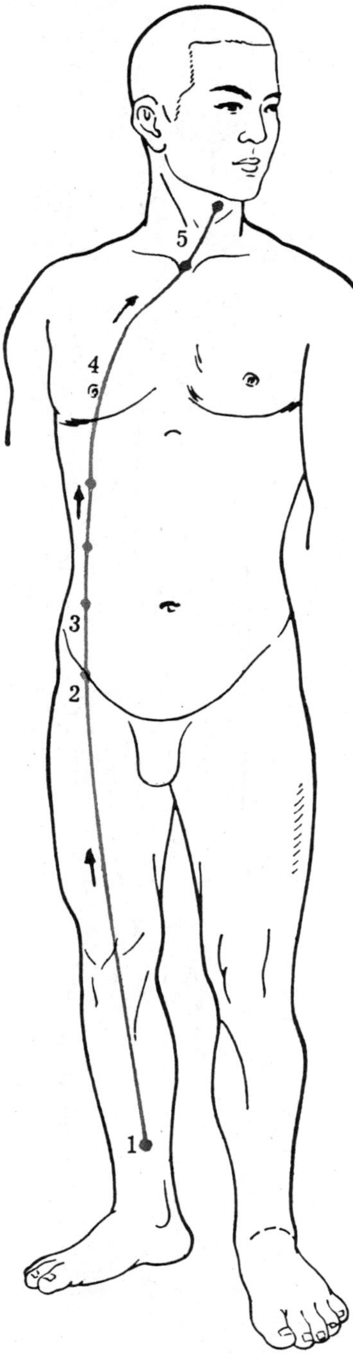

Fig. 114. El Canal *Yinwei*

parte posterior del hipocondrio (4) y la parte posterior de la axila hacia el hombro (5). Luego asciende a la frente (6), y vuelve a la parte posterior del cuello, donde se comunica con el Canal *Du* (*fengfu*, *Du*. 16; *yamen*, *Du*. 15) (7).

Los puntos de coalescencia de este canal son: *Jinmen* (V. 63), *yangjiao* (V.B. 35), *naoshu* (I.D. 10), *tianliao* (S.J. 15), *jianjing* (V.B. 21), *touwei* (E. 8), *benshen* (V.B. 13), *yangbai* (V.B. 14), *linqi* de la cabeza (V.B. 15), *muchuang* (V.B. 16), *zhengying* (V.B. 17), *chengling* (V.B. 18), *naokong* (V.B. 19), *fengchi* (V.B. 20), *fengfu* (*Du*. 16), *yamen* (*Du*. 15). (Fig. 113)

VIII. EL CANAL *YINWEI*

Este canal (Fig. 114) comienza en el lado interno de la pierna (*zhubin*, R. 9) (1), y asciende por la cara interna del muslo hasta el abdomen (2) para comunicar con el Canal del Bazo *Taiyin* del Pie (3). Después circula hacia el tórax (4) y se une con el Canal *Ren* en el cuello (*tiantu*, *Ren*. 22; *lianquan*, *Ren*. 23) (5).

Los puntos de coalescencia de este canal son: *zhubin* (R. 9), *fushe* (B. 13), *daheng* (B. 15), *fuai* (B. 16), *qimen* (H. 14), *tiantu* (*Ren*. 22), *lianquan* (*Ren*. 23). (Fig. 114)

APENDICE: LOS PUNTOS EXTRAORDINARIOS

1. *YINTANG*

Localización: En medio de los extremos internos de las cejas (entrecejo). (Fig. 115)

Indicaciones: Convulsión infantil, cefalea frontal, rinorrea.

Método: Se inserta la aguja horizontalmente 0,3-0,5 *cun* con la punta hacia abajo, o se sangra con la aguja de tres filos.

2. *TAIYANG*

Localización: En la depresión que está a un *cun* posterior al punto medio entre el extremo externo de la ceja y el ángulo externo del ojo. (Fig. 115)

Indicaciones: Cefalea, conjuntivitis y dolor de los ojos.

Método: Se inserta la aguja perpendicularmente u oblicuamente hacia la parte posterior 0,3-0,4 *cun*, o se sangra con la aguja de tres filos.

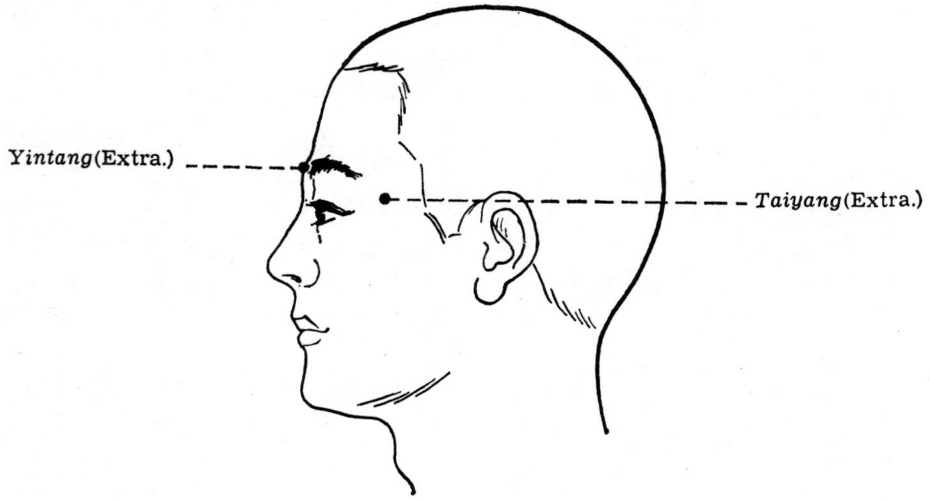

Fig. 115.

3. *YUYAO*

Localización: En la parte media de las cejas. Cuando uno mira de frente, se localiza este punto directamente por arriba de la pupila. (Fig. 116)

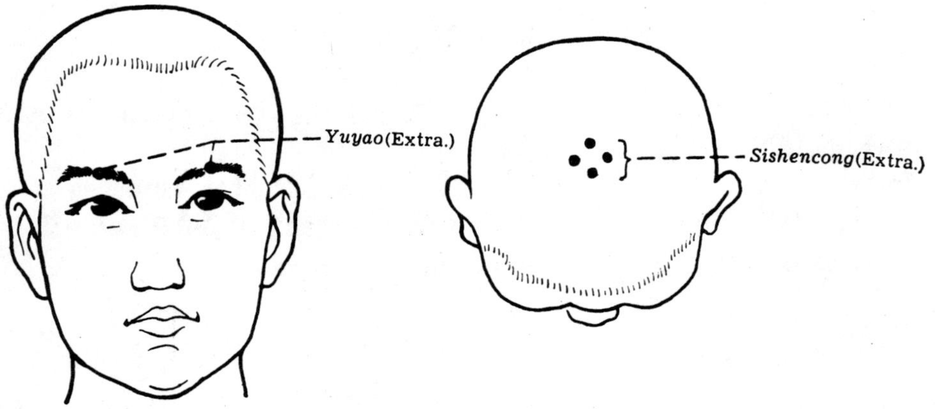

Fig. 116.

Indicaciones: Dolor en la región supraorbitaria, tic de los párpados, nubosidad de la córnea, edema y dolor de los ojos.

Método: Se inserta la aguja horizontalmente 0,2-0,3 *cun*.

4. *SISHENCONG*

Localización: Son cuatro puntos, a un *cun* anterior, posterior y lateral al punto *baihui* (*Du.* 20). (Fig. 116)

Indicaciones: Cefalea, mareo, insomnio, amnesia, epilepsia.

Método: Se inserta la aguja oblicuamente 0,5-1,0 *cun*.

5. *JINJIN, YUYE*

Localización: Sobre las venas de ambos lados del frenillo de la lengua. (Fig. 117)

Indicaciones: Vómito continuo, afasia con rigidez de la lengua.

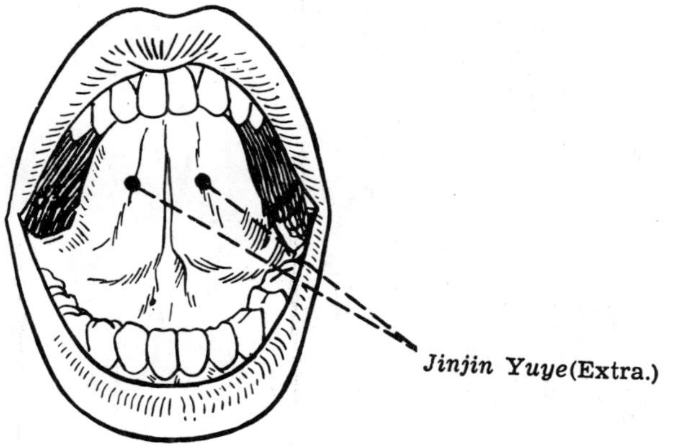

Fig. 117.

Método: Con la punta de la lengua en el paladar se pincha en las venas con la aguja de tres filos para sangrar.

6. *DINGCHUAN* (CALMAR EL ASMA)

Localización: Está a 0,5 *cun* por fuera del punto *dazhui* (*Du.* 14). (Fig. 118)

Indicaciones: Asma, tos, rigidez de la nuca, dolor en el hombro y la espalda.

Método: Se inserta la aguja oblicuamente 0,5-1,0 *cun* con la punta hacia el cuerpo vertebral. La moxibustión es indicada.

7. *HUATUO JIAJI*

Localización: Es un grupo de puntos que se hallan a cada lado de la

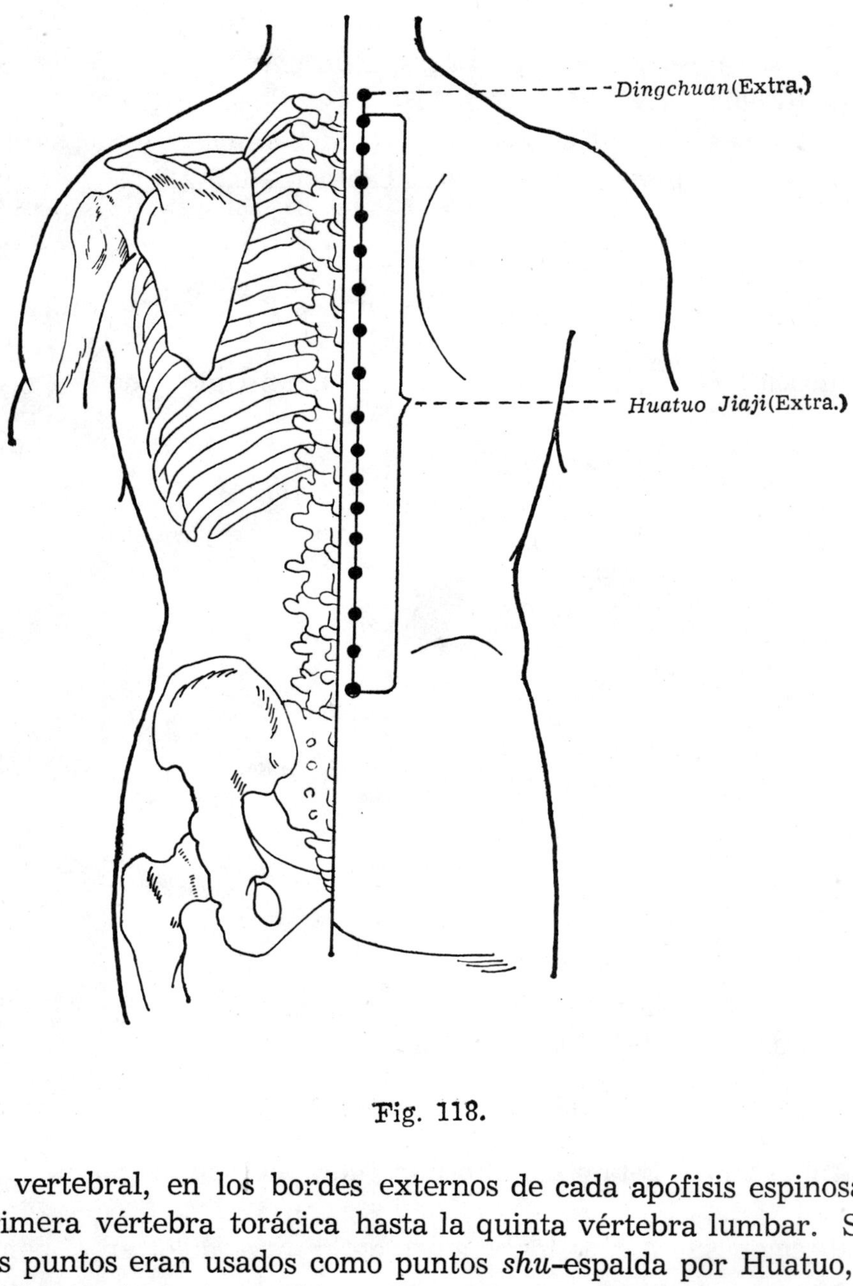

Fig. 118.

columna vertebral, en los bordes externos de cada apófisis espinosa, desde la primera vértebra torácica hasta la quinta vértebra lumbar. Se dice que estos puntos eran usados como puntos *shu*-espalda por Huatuo, el famoso médico de la antigua China. Por debajo de los puntos *huatuo jiaji* están los puntos *baliao*, que son los siguientes: *Shangliao* (V. 31), *ciliao* (V. 32), *zhongliao* (V. 33) y *xialiao* (V. 34). (Fig. 118)

Indicaciones: Igual a las de los puntos *shu*-espalda. Los puntos *jiaji* que se hallan en la espalda superior son indicados para los desórdenes torácicos, cardíacos y pulmonares; los que se hallan en la espalda inferior son indicados para los desórdenes del abdomen superior, del hígado, de la vesícula biliar, del bazo y el estómago; y los que están en la región lumbar son usados para trastornos del abdomen inferior, el riñón, los intestinos delgado y grueso, la vejiga y las extremidades inferiores.

Método: Se inserta la aguja perpendicularmente a lo largo del lado lateral de la apófisis espinosa, 0,5-1.0 *cun* para los puntos que están al lado de las vértebras torácicas, y 1,5-2,0 *cun* para los que están al lado de las vértebras lumbares. La moxibustión es indicada.

8. *WEIGUANXIASHU*

Localización: A 1,5 *cun* por fuera del borde inferior de la apófisis espinosa de la octava vértebra torácica. (Fig. 119)

Indicaciones: Vómito, dolor abdominal.

Método: Se inserta la aguja oblicuamente 0,5-0,7 *cun*. La moxibustión es indicada.

9. *YAOYAN*

Localización: En la depresión lateral, en el interespacio entre las apófisis espinosas de las cuarta y quinta vértebras lumbares. Se localiza este punto con el paciente boca abajo. (Fig. 119)

Indicaciones: Tuberculosis pulmonar, menstruación irregular, lumbago.

Método: Se inserta la aguja perpendicularmente 0,5-1,5 *cun*. La moxibustión es indicada.

10. *SHIQIZHUI* (DECIMOSEPTIMA VERTEBRA)

Localización: En la depresión por debajo de la apófisis espinosa de la quinta vértebra lumbar. (Fig. 119)

Indicación: Lumbago.

Método: Se inserta la aguja perpendicularmente 0,5-1,0 *cun*. La moxibustión es indicada.

11. *ZIGONG* DEL ABDOMEN

Localización: A 4 *cun* por debajo del ombligo, 3 *cun* por fuera del punto *zhongji* (*Ren*. 3). (Fig. 120)

Indicaciones: Prolapso del útero, menstruación irregular.

Método: Se inserta la aguja perpendicularmente 1,0-1,5 *cun*. La moxibustión es indicada.

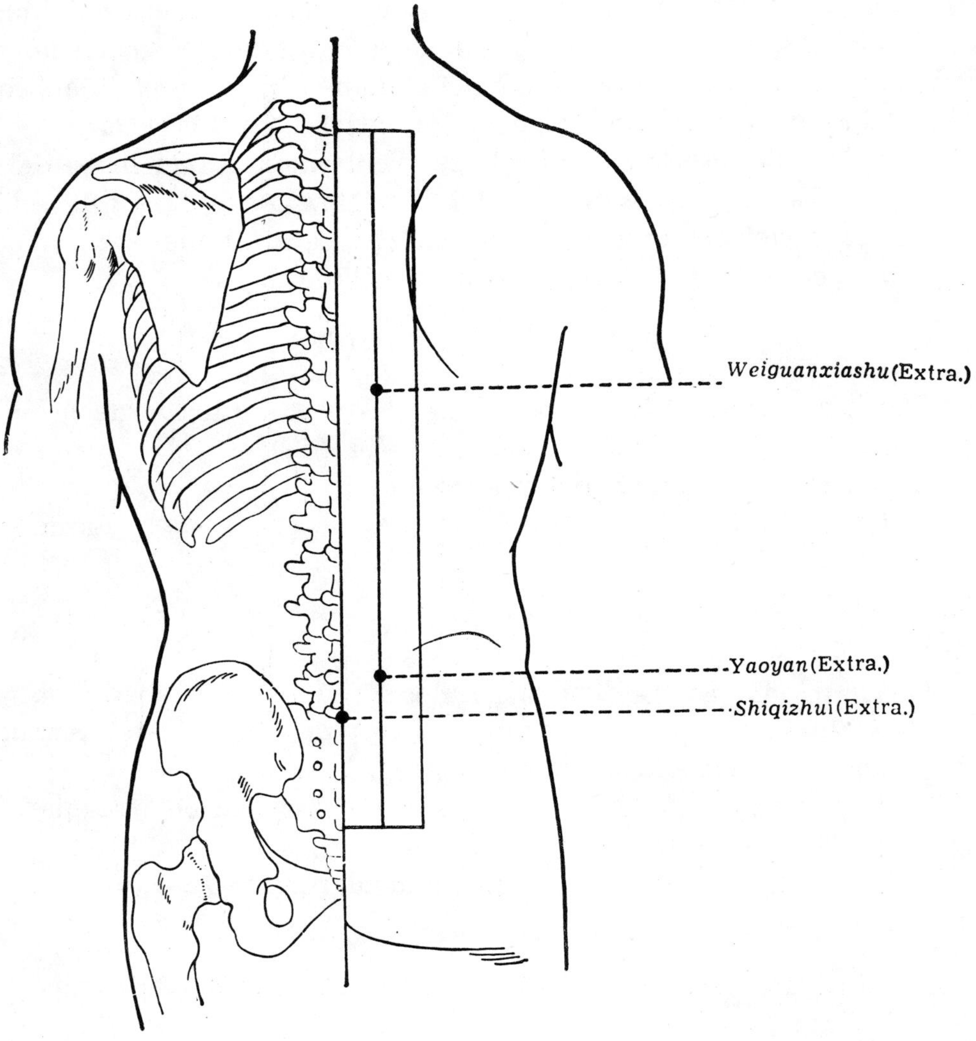

Fig. 119.

12. *JIANQIAN* (TAMBIEN SE LLAMA *JIANNEILING*)

Localización: Con el brazo en aducción, el punto está en la mitad de camino entre el extremo del pliegue axilar anterior y el punto *jianyu* (I.G. 15). (Fig. 120)

Indicaciones: Dolor del hombro y los brazos, parálisis de los miembros superiores.

Método: Se inserta la aguja perpendicularmente 0,6-1,0 *cun*. La moxibustión es indicada.

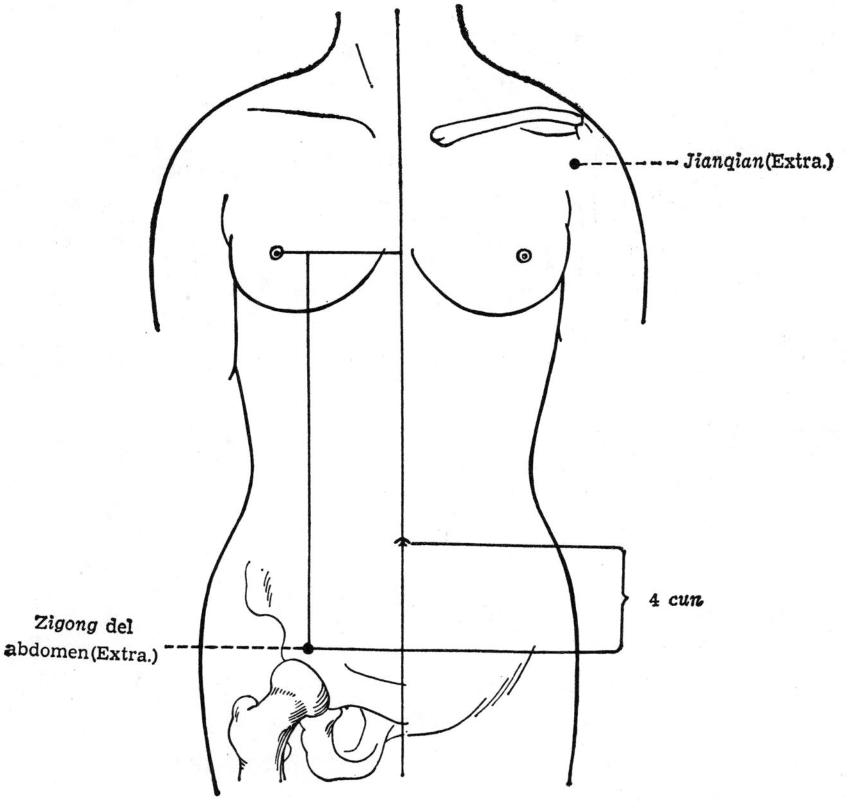

Fig. 120.

13. *ZHONGQUAN*

Localización: Está en el dorso de la muñeca, en el lado radial del tendón del m. extensor digital común, en la depresión entre los puntos *yangchi* (S.J. 4) y *yangxi* (I.G. 5). (Fig. 121)

Indicaciones: Sensación de opresión en el pecho, hematemesis, dolor del estómago.

Método: Se inserta la aguja perpendicularmente 0,3-0,5 *cun*. La moxibustión es indicada.

14. *SIFENG*

Localización: En la cara palmar de la mano, en el pliegue transversal de las articulaciones interfalángicas de los dedos índice, medio, anular y meñique. (Fig. 121)

Indicaciones: Síndromes de desnutrición e indigestión en los niños.

Método: Se pincha con la aguja de tres filos y se presionan los puntos para que salga alguna gota de líquido amarillo.

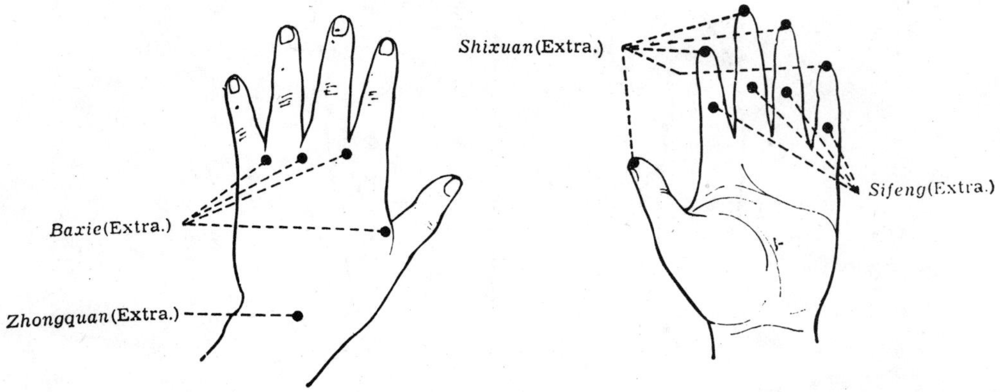

Fig. 121.

15. *SHIXUAN*

Localización: En las puntas de los dedos, 0,1 *cun* distal a las uñas. (Fig. 121)

Indicaciones: Apoplejía, enfermedades febriles, coma, dolor de garganta, entumecimiento en las puntas de los dedos.

Método: Sangrar con la aguja de tres filos.

16. *BAXIE*

Localización: Sobre el dorso de la mano, en las comisuras entre los dedos de las manos, en total son ocho puntos en las dos manos. Se localizan estos puntos con la mano ligeramente cerrada. (Fig. 121)

Indicaciones: Inflamación y edema del dorso de la mano, espasmo y contracción de los dedos.

Método: Se inserta la aguja oblicuamente 0,3-0,5 *cun*, con la punta de la aguja hacia los interespacios de los huesos metacarpianos.

17. *XIYAN*

Localización: Son dos puntos que están en las depresiones interna y externa del ligamento de la rótula. Se les denominan como *xiyan* interno y *xiyan* externo. Se localizan estos puntos con la rodilla flexionada. (Fig. 122)

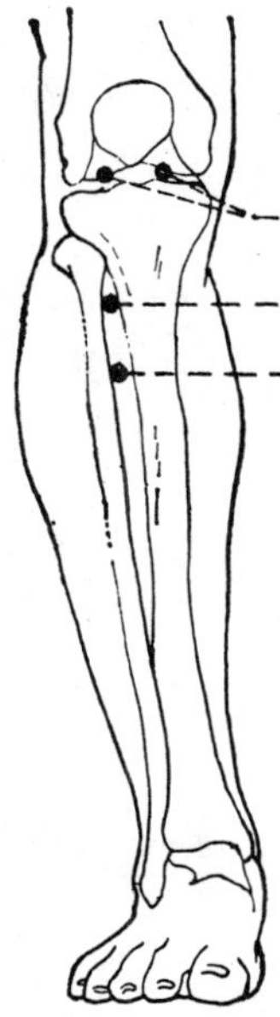

Fig. 122.

Indicaciones: Dolor y sensación de frío en las rodillas, debilidad en los miembros inferiores.

Método: Se inserta la aguja oblicuamente 0,5-1,0 *cun* con la punta de la aguja hacia el centro de la rótula. La moxibustión es indicada.

18. *LANWEI* (APENDICE)

Localización: A 2 *cun* por debajo del punto *zusanli* (E. 36). (Fig. 122)

Indicaciones: Apendicitis, atrofia muscular, trastornos motores, dolor y debilidad de los miembros inferiores.

Método: Se inserta la aguja perpendicularmente 0,5-1,3 *cun*.

19. *DANNANG* (VESICULA BILIAR)

Localización: A un *cun* por debajo del punto *yanglingquan* (V.B. 34). (Fig. 123)

Indicaciones: Dolor en la región del hipocondrio, atrofia muscular, trastornos motores, dolor y debilidad de los miembros inferiores.

Método: Se inserta la aguja perpendicularmente 0,5-1,3 *cun*.

20. *BAFENG*

Localización: Están en el dorso del pie, un poco posterior a las comisuras entre los 5 dedos del pie. En total son 8 puntos en los dos pies. (Fig. 124)

Indicaciones: Beriberi, inflamación y edema del dorso del pie.

Método: Se inserta la aguja oblicuamente 0,5 *cun* con la punta hacia arriba.

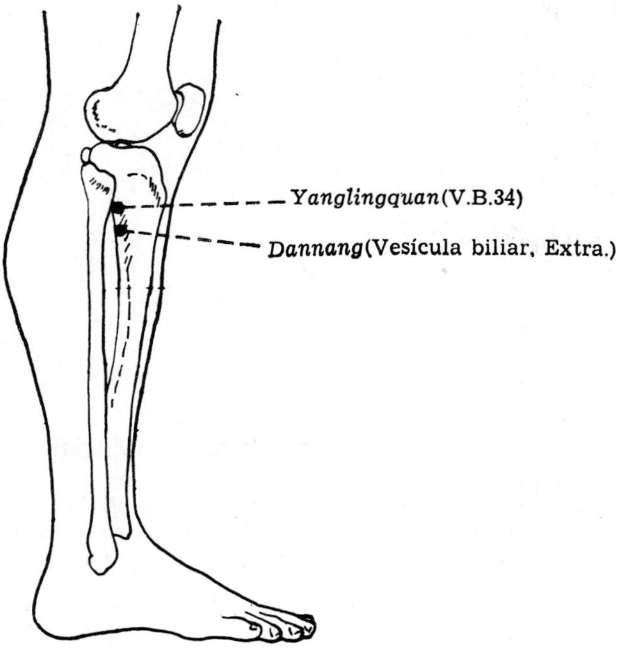

Fig. 123.

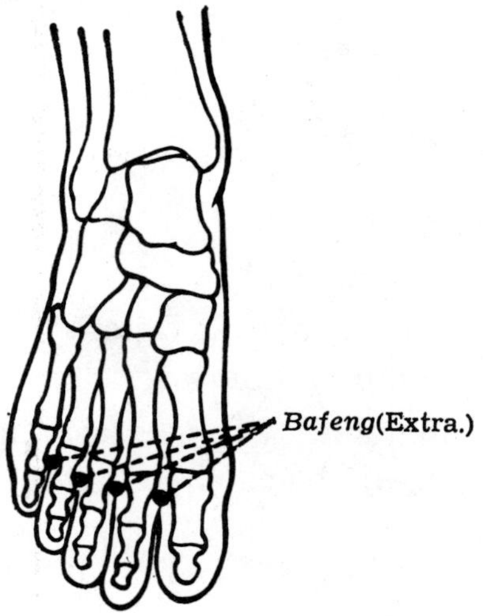

Fig. 124.

TERCERA PARTE

TERAPIA CON ACUPUNTURA Y MOXIBUSTION

(*Apéndice:* **Ventosas**)

CAPITULO I

TECNICA DE ACUPUNTURA Y MOXIBUSTION

La acupuntura y la moxibustión son dos métodos terapéuticos diferentes. La acupuntura trata las enfermedades mediante la inserción de agujas metálicas de diversos tipos, en ciertos puntos del cuerpo humano; la moxibustión es un método que trata las enfermedades aplicando calor mediante moxa ardiente sobre ciertos puntos o regiones del cuerpo humano.

Las dos técnicas cuentan con el mismo propósito de curar y prevenir las enfermedades a través de la promoción de la circulación de los canales y de la regulación de *qi* (energía) y *xue* (sangre) con el estímulo de los puntos ubicados en los canales. Estos dos métodos se combinan frecuentemente en la clínica. En este capítulo se explica detalladamente algunos de los métodos más usados de la acupuntura y la moxibustión. Como la aguja filiforme es más usada en la acupuntura se pone énfasis en la inserción y manipulación de ésta.

I. MANIPULACION DE LA AGUJA FILIFORME

1. LAS AGUJAS Y SU USO

(1) Agujas: Las agujas pueden ser de oro, plata o aleaciones metálicas. En la actualidad las agujas usadas en China son hechas de acero inoxidable. Una aguja está formada por el mango, la raíz, el cuerpo y la punta. (Fig. 125)

El tamaño y la longitud de las agujas más usadas se indican en las tablas 15 y 16.

TABLA 15

LONGITUD

Pulgadas	0,5	1,0	1,5	2,0	2,5	3,0	4,0	5,0
Milímetros	12,7	25,4	38,1	50,8	63,5	76,2	101,6	127

TABLA 16

DIAMETRO

Número	26	28	30	32
Diámetro (mm.)	0,46	0,38	0,32	0,27

Una buena aguja debe ser resistente y flexible, redonda y lisa, con punta aguda como una aguja de pino.

(2) Métodos de entrenamiento: Como el cuerpo de la aguja es fino y suave, es necesario tener destreza y aplicar la fuerza debida en los dedos tanto para la inserción como para la manipulación. Para evitar o aliviar una inserción dolorosa y facilitar la manipulación de la aguja, es necesario ejercitarse para adquirir fuerza y destreza en los dedos. El entrenamiento debe iniciarse con agujas cortas y gruesas, y en la medida que se adquiere destreza se emplean las finas y largas.

a) Prácticas con capas de papel: Con hojas de papel fino y suave superpuestas, haga un bloque de ocho centímetros de largo, cinco de ancho y uno de espesor. (Fig. 126) Con la mano izquierda sostenga el bloque, y con el pulgar, el índice y el medio de la mano derecha, la aguja. Rotándola, insértela y sáquela del bloque. A medida que la fuerza y habilidad de los dedos aumenten, incremente el número de capas. (Fig. 126)

b) Prácticas con cojines de algodón: Haga un pequeño cojín de algodón de 5-6 centímetros de diámetro y envuélvalo con gasa. Con la mano izquierda sostenga el cojín y con el pulgar, el índice y el medio de la mano derecha, la aguja. Practique las manipulaciones básicas: penetrar, sacar y girar la aguja. (Fig. 127)

c) Prácticas en el propio cuerpo: Después de dominar los dos ejercicios anteriores se pasa al ejercicio de autoinserción de la aguja para ex-

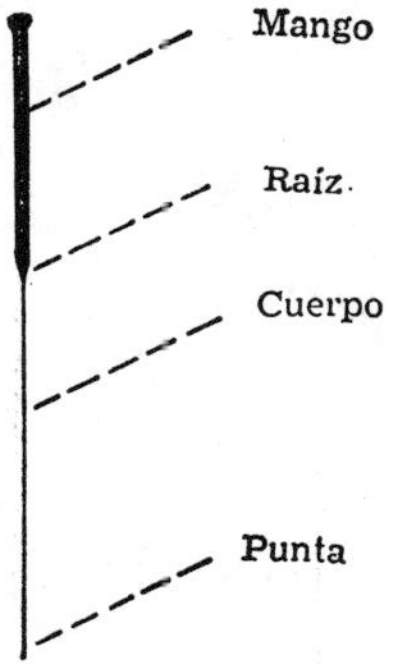

Fig. 125. Aguja filiforme

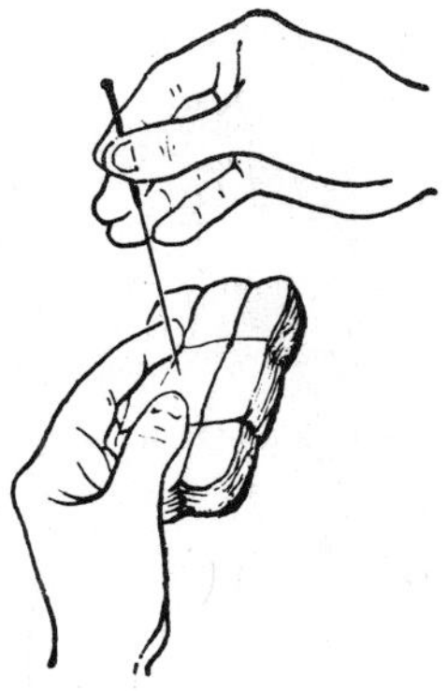

Fig. 126. Entrenamineto de punción en el bloque de papeles

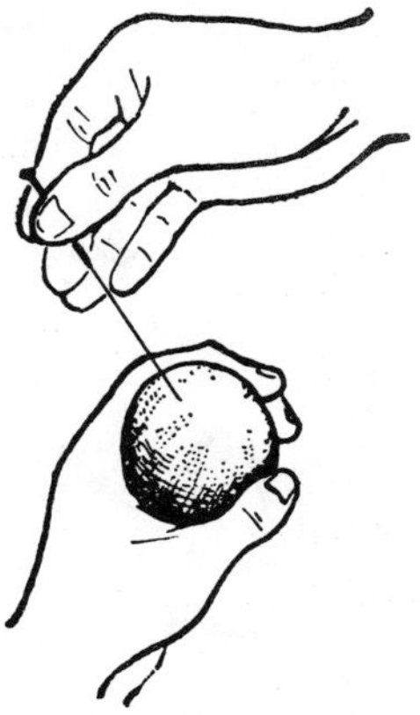

Fig. 127. Entrenamiento de punción en la bola de algodón

perimentar las diferentes sensaciones y practicar los diferentes métodos con el fin de poner los cimientos para la práctica clínica.

2. PREPARACIONES PARA EL TRATAMIENTO

(1) Equipo: Agujas de varios tamaños, una bandeja, pinzas, bolas de algodón esterilizadas, con alcohol al 75% o con yodo al 1,5%, o violeta de genciana al 2%, etc. Hay que examinar las agujas cuidando que no estén despuntadas, abolladas, torcidas, oxidadas, etc.

(2) Esterilización: Las agujas deben estar estrictamente esterilizadas. Se pueden usar los métodos de esterilización en seco, autoclave ordinario o ebullición. El área del cuerpo seleccionada para la punción debe ser esterilizada con alcohol al 75% o con yodo al 1,5%. Los dedos del operador también deben estar esterilizados.

(3) Posición del paciente: Para facilitar la localización de los puntos y la manipulación de la aguja, el paciente debe estar colocado en una postura fija y cómoda. Las posiciones más usadas son: sentado apoyando los antebrazos sobre una mesa, sentado erecto apoyando los codos y antebrazos sobre una mesa, yacente de costado, en posición prona o supina. (Figs. 128-132)

3. INSERCION Y EXTRACCION DE LA AGUJA

(1) Inserción: Generalmente se sostiene la aguja con la mano derecha, llamada en la clínica mano de la puntura. Sostenga el mango con el

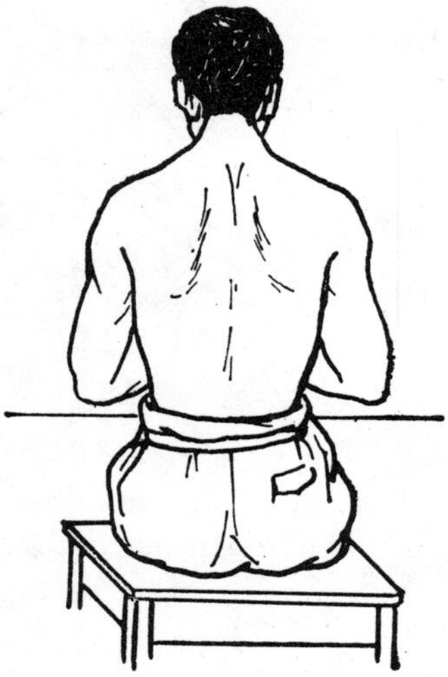

Fig. 128. Posición sedente

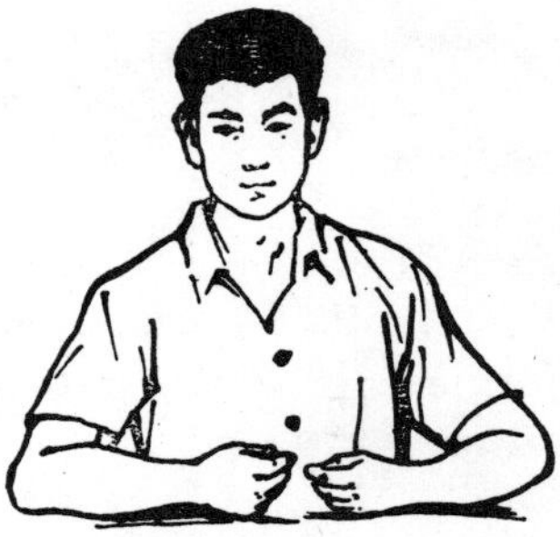

Fig. 129. Posición sedente apoyando los codos y antebrazos sobre una mesa

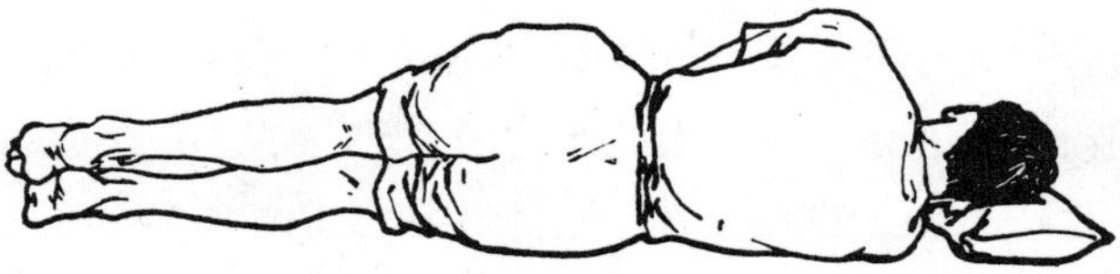

Fig. 130. Posición yacente lateral

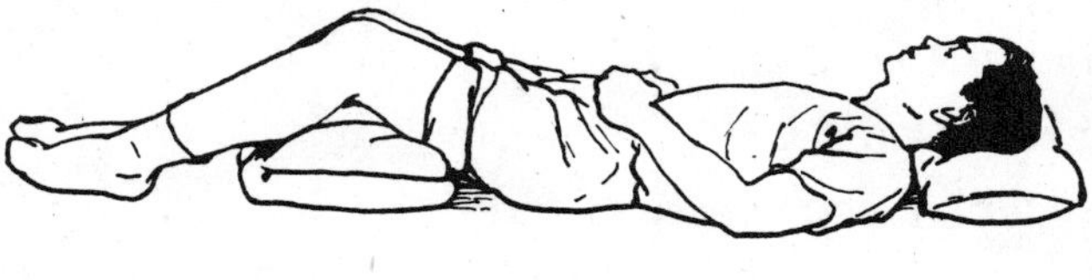

Fig. 131. Posición decúbito dorsal

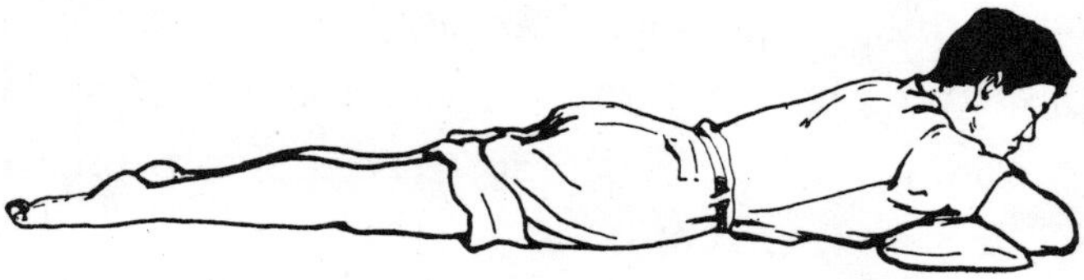

Fig. 132. Posición decúbito ventral

pulgar y el índice, y el dedo medio apoyado sobre la raíz de la aguja (Fig. 133); presione el punto con la mano izquierda, llamada en la clínica mano

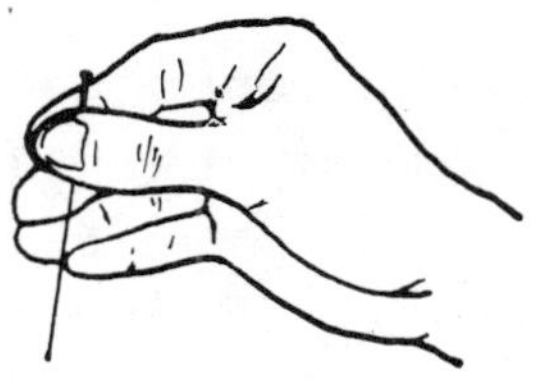

Fig. 133. Manera de sostener la aguja

de la presión. Inserte rápidamente la aguja y penetre suavemente para evitarle el dolor al paciente asociando las dos manos.

Hay varias técnicas de inserción según la longitud de la aguja y el sitio de los puntos. Aquí tiene las cuatro principales:

a) Insertar la aguja con ayuda de la presión digital de la mano de la presión: Presione a un lado del punto con la uña del pulgar o índice de la mano izquierda e inserte la aguja con la mano derecha junto al borde de la uña. Este método es adecuado para agujas cortas. Por ejemplo, la inserción en los puntos *neiguan* (PC. 6), *zhaohai* (R. 6), etc. (Fig. 134)

b) Insertar la aguja coordinando los dedos de las dos manos: Sostenga la punta de la aguja envuelta por una bola de algodón con la yema del índice y del pulgar de la mano de la presión, dejando expuestos 0,2-0,3 cm. de la punta. Fíjela por encima del punto seleccionado sosteniéndola con la mano de la puntura; presione con los dos dedos mencionados de la mano izquierda sobre el punto del cuerpo e inmediatamente inserte la aguja con la mano derecha girándola hasta la profundidad indicada. Este método es apropiado para la inserción de agujas largas. Por ejemplo, en los puntos *huantiao* (V.B. 30) y *zhibian* (V. 54). (Fig. 135)

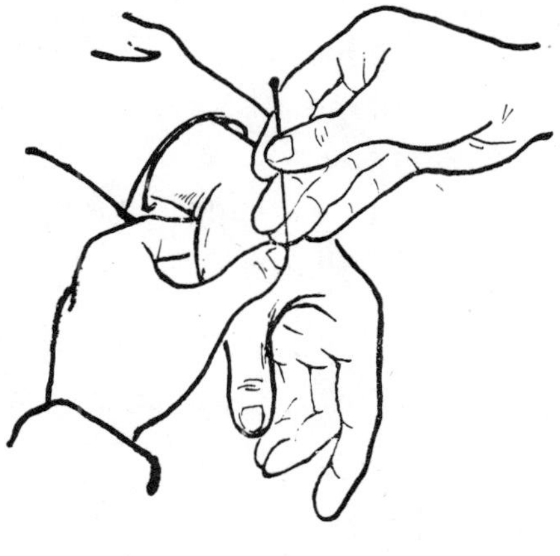

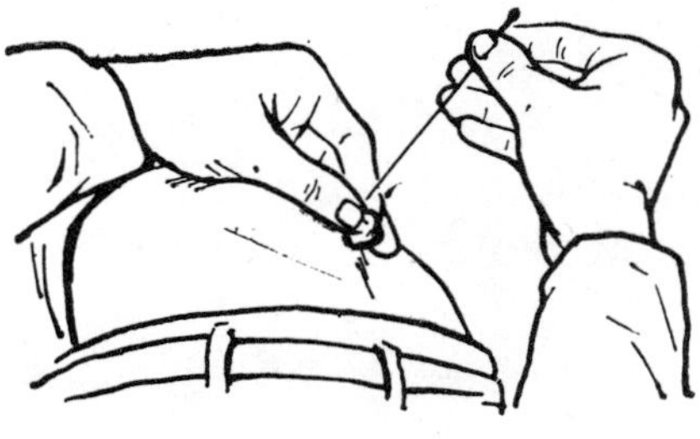

Fig. 135. Coordinación digital de las manos

Fig. 134. Presión con el dedo

c) Insertar la aguja estirando la piel con los dedos: Estire la piel alrededor del punto con el pulgar e índice izquierdos manteniéndola tensa para facilitar la inserción de la aguja. Este método es adecuado para zonas como el abdomen, donde la piel está flácida. Por ejemplo, en los puntos *tianshu* (E. 25) y *guanyuan* (*Ren*. 4). (Fig. 136)

d) Insertar la aguja pellizcando la piel: Pellizque la piel alrededor del punto con el índice y pulgar izquierdos, sostenga la aguja con la mano derecha e insértela rápidamente en el punto. Este método es adecuado para sitios donde la piel y los músculos son delgados, como las zonas de la cabeza y la cara. Por ejemplo, los puntos *zanzhu* (V. 2), *dicang* (E. 4), *yintang* (Extra.), etc. (Fig. 137)

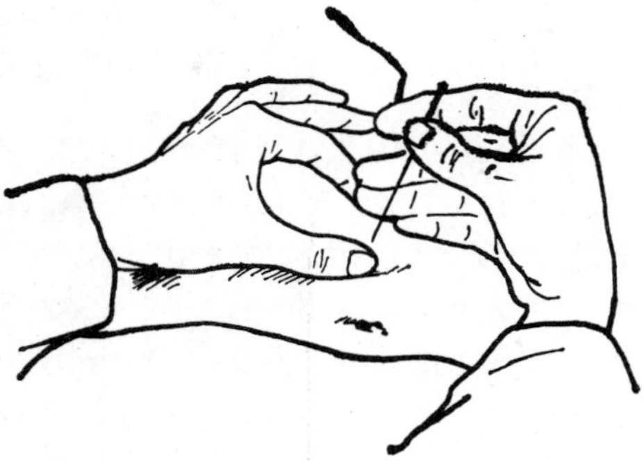

Fig. 136. Tirando la piel

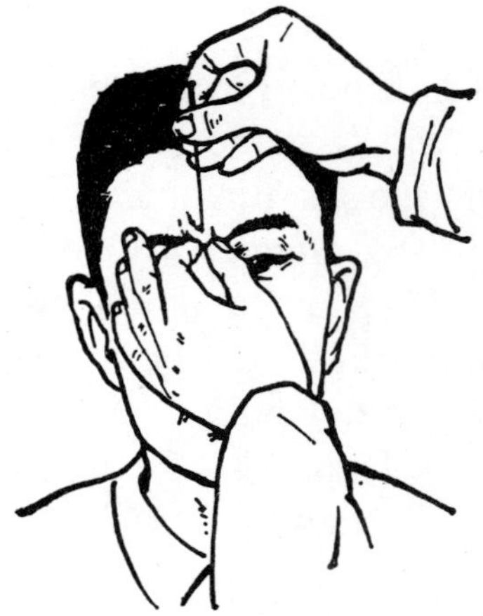

Fig. 137. Pellizcando la piel

(2) Angulo de la aguja: De acuerdo a los diferentes puntos y propósitos terapéuticos el ángulo de inserción de la aguja varía. (El ángulo de inserción lo forman el eje de la aguja con el plano de la superficie de la piel.) Los ángulos de la inserción más usados son:

a) Perpendicular: Inserte la aguja cuando ésta forma un ángulo de 90 grados con la superficie del cuerpo. Este método se usa en la mayoría de los puntos acupunturales. (Fig. 138)

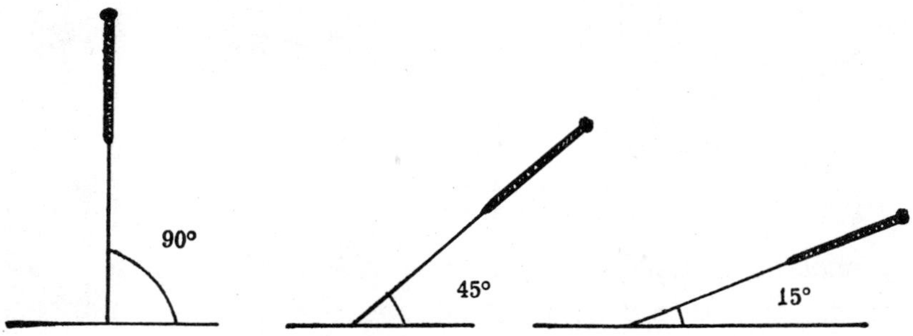

Fig. 138. Dirección de la aguja 90° 45° 15°

b) Oblicuo: Inserte la aguja cuando ésta forma un ángulo de 45 grados con la superficie del cuerpo. Este método se usa principalmente en los puntos donde los músculos son delgados o en sitios que están cercanos a órganos importantes. Por ejemplo, en los puntos *lieque* (P. 7) del antebrazo, *jiuwei* (*Ren.* 15) de la región abdominal, *qimen* (H. 14) de la región torácica y en los puntos de la espalda. (Fig. 138)

c) Inserción transversal: También se la llama inserción horizontal. Este método es adecuado para puntos donde la musculatura es escasa. Inserte la aguja cuando ésta forma un ángulo de 15-25 grados con la superficie del cuerpo. Por ejemplo, en los puntos *baihui* (*Du.* 20) y *touwei* (E. 8) de la cabeza, *zanzhu* (V. 2), *yangbai* (V.B. 14) y *dicang* (E. 4) de la cara, *shanzhong* (*Ren.* 17) del tórax, etc. (Fig. 138)

(3) Profundidad de la inserción de la aguja: La profundidad depende del tipo de tejido, de los síntomas de la enfermedad o del grado de sensación que experimenta el paciente. Usualmente la inserción profunda se efectúa en las cuatro extremidades, el abdomen y la región lumbosacra.

(4) Extracción de la aguja: Hay que extraer la aguja girándola ligeramente. No se debe extraer de una vez para no dejar la zona adolorida, hematomas o sangrado. Si es necesario, presione el punto con el algodón después de que la aguja ha sido extraída.

4. APARICION DE *QI* (REACCION DE LA AGUJA) Y METODO DE TONIFICACION Y DISPERSION

(1) La llegada de *qi* y la espera de *qi* (reacción de la aguja): Cuando se inserta la aguja hasta cierta profundidad la sensación acupuntural puede ser experimentada tanto por el paciente como por el acupuntor. El paciente tiene una sensación de dolor, distensión o entumecimiento, mientras el acupuntor palpa la aguja tensa y pesada. Cuando ocurre este fenómeno de reacción, se dice que ha "llegado el *qi*" (*deqi*).

Después de obtener la "llegada del *qi*", de acuerdo a la condición patológica se aplican los métodos de tonificación (*bu*) o dispersión (*xie*). Cuando no aparece la sensación, hay que examinar el ángulo de inserción de la aguja y la localización del punto. Si todo está normal y el *qi* no llega todavía, hay que esperar dejando la aguja allí sin manipularla durante unos instantes, después de lo cual se la vuelve a manipular levemente hasta que aparezca la sensación. A esto se le denomina "esperar el *qi*". También se puede usar otros métodos de manipulación auxiliares:

a) Método de rotación en una sola dirección: Sostenga la aguja con el pulgar e índice de la derecha y gire la aguja 360 grados o más. Repita la rotación una o dos veces si fuere necesario.

b) Método de rascar el mango de la aguja: Apoye suavemente el pulgar derecho en el mango y rásquelo con la uña del índice o del medio, de abajo hacia arriba.

c) Método de vibración de la aguja: Sostenga la aguja con la mano derecha y haga ligeros movimientos de avance y retroceso o sea de vibración (longitudinal con relación a la aguja).

La demora (de la llegada de *qi*) en algunos pacientes posiblemente es causada por la obstrucción local de canales. En este caso es inadecuada la manipulación con fuerza. Se debe entonces aplicar la moxibustión, o seleccionar otros puntos para conducir la energía vital (*qi*) de los canales.

En algunos pacientes de constitución débil no aparece la reacción a la aguja después de las diversas manipulaciones y no se puede lograr el resultado terapéutico esperado.

(2) Los métodos más usados de tonificación y dispersión: Hay varios métodos de manipulación, pero su acción no va más allá de la tonificación y la dispersión (*bu* y *xie*), porque la naturaleza de una enfermedad se divide en tipo *shi* y tipo *xu* (exceso y deficiencia). Por lo general, se usa el método tonificante para corregir la deficiencia de la función vital y reforzar la resistencia del cuerpo, mientras que el método de dispersión es usado para eliminar el exceso de factores patógenos. Los médicos de diferentes épocas han acumulado ricas experiencias en el uso de ellos. He aquí una descripción de algunos métodos importantes usados en la práctica clínica.

a) Meter y elevar la aguja: El efecto de tonificación y dispersión se debe a la fuerza y la velocidad de manipulación de la aguja.

Tonificación: Después de penetrada la aguja y aparecida la sensación acupuntural, se eleva la aguja suave y lentamente, luego, se la introduce con fuerza y rápidamente.

Dispersión: Se eleva la aguja con fuerza y rapidez, y luego, se la introduce suave y lentamente.

b) Método de rotación de la aguja: El efecto de tonificación y dispersión se debe a la amplitud y la velocidad de rotación de la aguja.

Tonificación: Una vez que la aguja ha penetrado la profundidad indicada, se la gira continuamente con poca amplitud y baja velocidad.

Dispersión: La aguja se gira con gran amplitud y alta velocidad.

c) Tonificación y dispersión simultáneas: Este método es usado para tratar las enfermedades que tienen síntomas de *xu* y *shi* no muy definidos. Después de punzar hasta la profundidad adecuada y una vez presente la sensación acupuntural, se manipula la aguja avanzando, retrocediendo y girando con una fuerza uniforme y una velocidad moderada. La sensación acupuntural es ligera. Luego se retira la aguja con moderación.

En la práctica clínica se puede combinar los métodos arriba mencionados tomando uno de éstos como el principal, según la naturaleza de la enfermedad, *xu* o *shi* y la diferencia en la localización de los puntos.

TABLA 17

Método de manipulación después de la aparición del *qi*	Para tonificar	Para dispersar
Elevar y meter la aguja	Meter con fuerza y rapidez, elevar suave y lentamente	Elevar con fuerza y rapidez, meter suave y lentamente
Rotación de la aguja	Amplitud pequeña y baja velocidad	Amplitud grande y alta velocidad

El efecto de tonificación y dispersión depende principalmente de la salud general del paciente. Cuando la energía vital no está perjudicada, la resistencia del cuerpo es fuerte y la respuesta a la acupuntura es rápida, se puede lograr un notable resultado terapéutico; de lo contrario, el efecto terapéutico es indefinido. En otras palabras, el efecto de los métodos tonificante y dispersante está relacionado estrechamente con la función vital del organismo del paciente.

Además, el efecto de tonificación y dispersión es influenciado también por la condición patológica. Es decir, pueden aparecer diferentes manifestaciones del efecto según las diferentes condiciones patológicas. Por ejemplo, la acupuntura puede elevar la presión sanguínea en el caso de un paciente con hipotensión, y disminuirla en el caso de hipertensión. Igualmente, la acupuntura puede tener una acción antiespasmódica en el caso del espasmo intestinal, o estimular la peristalsis en el caso del parálisis intestinal.

El efecto de la manipulación de tonificación y dispersión se relaciona también con el carácter y la indicación de puntos. Por ejemplo, luego de insertar la aguja en los puntos *zusanli* (E. 36), *qihai* (*Ren.* 6), *guanyuan* (*Ren.* 4), *shenshu* (V. 23) se puede obtener un efecto tonificante en cuanto a la promoción de las actividades funcionales. Y puede lograrse un efecto dispersante insertando la aguja en los puntos *shixuan* (Extra.), *weizhong* (V. 40), *quze* (PC. 3) con el fin de bajar la fiebre y dispersar el exceso de factor patógeno. Por eso, en la práctica clínica seleccionar los puntos de acuerdo con la condición patológica y la naturaleza *xu* o *shi* es también una parte importante para obtener el efecto tonificante y dispersante.

5. PRECAUCIONES

(1) Para con aquellos pacientes mal alimentados, sobrealimentados, fatigados en exceso, en estado de ebriedad y de constitución débil es indicado posponer el tratamiento acupuntural.

(2) Está contraindicada la inserción de agujas en los puntos de la región abdominal inferior (vientre) y lumbosacra para las embarazadas de menos de tres meses. También para las embarazadas de más de tres meses en los puntos del abdomen superior y en los que pueden causar una sensación fuerte, tales como los puntos *hegu* (I.G. 4), *sanyinjiao* (B. 6), *kunlun* (V. 60) y *zhiyin* (V. 67). Es totalmente contraindicada la inserción de agujas en la fontanela de los bebés.

(3) Por datos históricos, algunos puntos del cuerpo están contraindicados para la inserción o la inserción profunda de agujas. La mayoría de estos puntos están cerca de órganos vitales o grandes vasos sanguíneos, tales como *chengqi* (E. 1) situado por debajo de la pupila, *jiuwei* (*Ren.* 15) cerca de víscera importante, *jimen* (B. 11) cerca de la arteria femoral, etc. En estos puntos la inserción debe ser oblicua u horizontal para evitar accidentes.

6. CONDUCTA FRENTE A POSIBLES ACCIDENTES ACUPUNTURALES

(1) Desmayo: Con los pacientes que se someten por primera vez a la acupuntura o que tienen una constitución delicada, o debido a un manejo torpe o descuido, se pueden presentar accidentes. Los primeros síntomas son mareo y vértigo, irritabilidad, náusea, palidez de cara, mirada fija y apariencia torpe, en casos más graves aparecen inconsciencia, coma y pulso profundo. Cuando aparecen los primeros síntomas hay que extraer la aguja inmediatamente, acostarlo y ayudarlo a que se relaje. En los casos menos graves, los síntomas suelen desaparecer después de un rato de reposo o tomar un poco de agua caliente. En casos graves se debe presionar con la uña del dedo el punto *renzhong* (*Du.* 26) o pinchar *renzhong* (*Du.* 26) y *zhongchong* (PC. 9) hasta que el paciente vuelva en sí. Se puede usar

también moxibustión en el punto *baihui* (*Du.* 20) y *zusanli* (E. 36). Si no hay respuesta todavía, debe tomarse medidas de emergencia.

(2) Aguja atrapada: Si después de insertar la aguja es difícil o imposible avanzarla o retrocederla, rotarla o sacarla, se dice que la aguja está atrapada. Esto se debe a espasmos musculares en pacientes muy nerviosos o al enrollamiento en fibras musculares de la aguja por rotación excesiva. Cuando esto sucede hay que pedir al paciente que relaje los músculos de la zona. Si el relajamiento no es satisfactorio, se hace masaje alrededor del punto o se inserta otra aguja a su alrededor para liberar el espasmo, y luego se retira la aguja. Si por el enrollamiento de las fibras no se puede retirar la aguja, se debe girarla suavemente en espera de un relajamiento que permita retirarla.

(3) Aguja doblada: Las principales causas para que una aguja se doble son: un cambio de posición del paciente cuando la aguja está insertada; un fuerte avance y retroceso de modo que la aguja choca con el hueso o una manipulación muy fuerte en presencia de un espasmo muscular. Cuando esto ocurre, retire la aguja lentamente si el doblamiento es leve; si es fuerte, extráigala gradualmente siguiendo la dirección de la curvatura. Si la aguja se dobla por cambio de posición del paciente, hay que pedirle a éste que regrese a su posición original y que relaje sus músculos, después retirar la aguja siguiendo su curvatura.

(4) Ruptura de la aguja: Puede ocurrir por una manipulación muy fuerte que produce espasmo muscular, o por un cambio brusco de posición del paciente, o por razón de una aguja defectuosa que no se inspeccionó adecuadamente. Cuando esto sucede el médico debe mantenerse tranquilo, calmar al paciente y decirle que no se mueva para evitar así que la aguja se profundice aún más. Si queda afuera todavía una parte, extráigala con ayuda de una pinza. Si la parte quebrada está al nivel de la piel, presione los tejidos alrededor del punto hasta que la terminación de la aguja quede expuesta, y extráigala con pinza. Si se encuentra profundamente dentro de la piel, localícela con rayos X. y extráigala quirúrgicamente. Para prevenir tal accidente es de suma importancia el examen con detenimiento de las agujas antes de usarlas, hay que seleccionar agujas un poco más largas que la profundidad que se necesita y dejar expuesto el cuerpo de la aguja más de 2-3 cm.

(5) Hematoma y otros malestares: Un puntito rojo en el lugar de la inserción después de retirada la aguja suele ser algo normal que desaparecerá luego. Pero si hay amoratamiento o hinchazón, seguramente se han lesionado venas o arterias. En este caso, es necesario hacer masajes

en la región y aplicar compresas calientes para promover la absorción de la hemostasis. Si el paciente siente dolor o molestias en el sitio de la inserción después de retirada la aguja, es de presumir que la estimulación ha sido excesiva. Si el molestar no es severo, se puede aliviar con masajes. Si persiste aún la sensación de molestar, se aconseja aplicar moxibustión en la parte afectada luego de los masajes.

(6) Lesión a órganos importantes: Esto se debe a un ángulo de inserción o a una profundidad incorrectos. Los accidentes más frecuentes suelen ser: punción del corazón, hígado, bazo, vesícula biliar, vejiga o de la médula espinal; o producir un neumotórax. Si este último ocurre pero no es muy grave, el paciente siente dolor, sofocación y cae en hipotensión y pérdida del conocimiento. Si la consecuencia de la punción no es grave se le da al paciente descanso en cama por una semana y antibióticos para prevenir la infección; si es grave, se deben tomar las medidas de emergencia necesarias.

II. OTROS METODOS ACUPUNTURALES

1. AGUJA DE TRES FILOS

(1) La aguja: La punta de la aguja es aguda y de forma triangular. Las agujas son hechas de acero inoxidable. (Fig. 139)

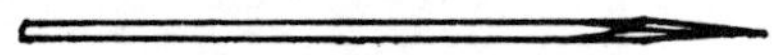

Fig. 139. Aguja de tres filos

(2) Indicaciones: Fiebre, desórdenes mentales, dolor de garganta, congestión local y edema.

(3) Manipulación: En los puntos seleccionados o alrededor de los sitios afectados se hace una punción rápida y superficial, de 0,05-0,1 pulgada de profundidad para provocar una pequeña sangría.

(4) Precaución: Hay que pinchar suave y superficialmente. La cantidad de sangría depende de la condición patológica. Una punción fuerte está contraindicada. No se aplica a pacientes débiles, embarazadas y pacientes con enfermedades hemorrágicas.

2. AGUJA CUTANEA

(1) La aguja: La aguja cutánea es usada para pinchar por martilleo la dermis. Los dos tipos de agujas más usadas son:

a) La aguja "siete estrellas": Está compuesta por siete agujas cortas de acero inoxidable incrustadas en un platillo redondo, como la semilla de loto, el cual tiene un mango de 5-6 pulgadas de largo. (Fig. 140)

b) La aguja "flor de ciruelo": Está compuesta por un haz de cinco agujas de acero inoxidable con un mango de 12 pulgadas de largo. (Fig. 140)

Las puntas de las agujas no deben ser muy agudas y deben estar a un mismo nivel para evitar el dolor y sangría.

(2) Indicaciones: Este método es adecuado particularmente para mujeres, niños y aquellos pacientes sensibles al dolor. Su indicación es: dolor de cabeza, mareo y vértigo, insomnio, desórdenes gastrointestinales, enfermedades crónicas de la mujer, y algunas enfermedades dérmicas.

(3) Manipulación: Se sostiene el mango de la aguja y se percute la piel con un movimiento flexible de la muñeca. La percusión puede ser suave o fuerte de acuerdo a la constitución del paciente y la naturaleza de la enfermedad.

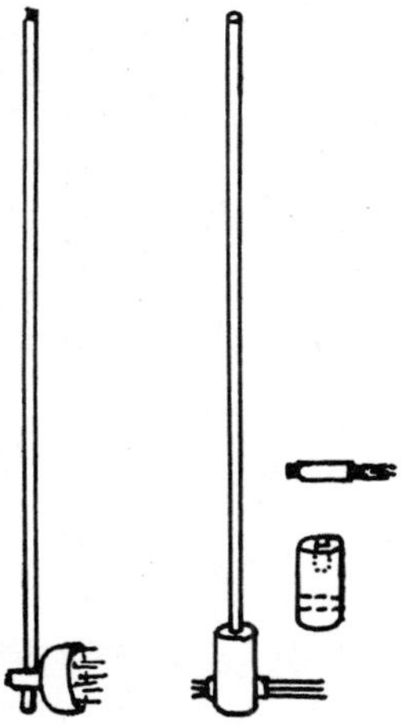

(1) Aguja "siete estrellas" (2) Aguja "flor de ciruelo"

Fig. 140. Aguja cutánea

(1) Tipo "chinche" (2) Tipo "granito"

Fig. 141. Aguja intradérmica

3. AGUJA INTRADERMICA

(1) La aguja es corta y es usada para implantación subcutánea. Hay dos tipos de aguja:

a) Tipo "chinche": De 0,3 cm. de largo, en forma de chinche. (Fig. 141)

b) Tipo "granito": De 1 cm. de largo, con una cabeza en forma de grano de trigo. (Fig. 141)

Los dos tipos de agujas se hacen de acero inoxidable o de plata.

(2) Indicaciones: Enfermedades crónicas de los órganos internos, enfermedades de dolor persistente y frecuente.

(3) Manipulación: El tipo (b) es adecuado para la implantación en los puntos de acupuntura y puntos dolorosos de varias partes del cuerpo; mientras el tipo (a) es adecuado sólo para la implantación en la oreja. Se inserta la aguja con la pinza en el punto seleccionado, dejando afuera el mango, luego se lo sujeta con esparadrapo.

(4) Precauciones: La duración de implantación de la aguja depende de la estación de año. En verano, la duración es de 1-2 días, siendo preciso prevenir la infección debido a la traspiración en el sitio de punción. En otoño e invierno, las agujas pueden ser retenidas por más tiempo de acuerdo a la necesidad del caso.

III. MOXIBUSTION

La moxibustión es un método que trata y previene las enfermedades aplicando calor por medio de conos y cigarros de moxa ardiente sobre ciertos puntos del cuerpo humano. Su materia prima principal son hojas secas de artemisa (*artemisia vulgaris*) molidas hasta obtener un polvo fino y suave. La moxa tiene la propiedad de calentar y limpiar de obstáculos los canales, eliminar el frío, la humedad y promover la función de los órganos.

Las ventajas de la moxa son: El calor es leve y al mismo tiempo capaz de penetrar profundamente, lo cual hace que el paciente tenga una sensación agradable; además, como los conos y cigarros de moxa se pueden elaborar de diversos tamaños y son de fácil ignición y cuando se queman despiden un olor agradable, pueden dispersar la humedad y el aire estancado y crear un ambiente confortable. La artemisa se cultiva amplia y profusamente en China, y se la ha usado en la clínica por miles de años.

1. PREPARACIONES

(1) Utensilios: Una bandeja con fósforos, moxa en polvo y cigarros de moxa.

a) Preparación del cono de moxa: Sobre una tabla se pone una pequeña cantidad de moxa, se la amasa en conos con el pulgar, índice y medio. Los conos suelen tener tres diferentes tamaños: el más pequeño es como un grano de trigo, el mediano es como medio hueso de dátil y el más grande es como la parte superior del pulgar (Fig. 142). Los primeros dos son adecuados para la moxibustión directa mientras el último, para la moxibustión indirecta.

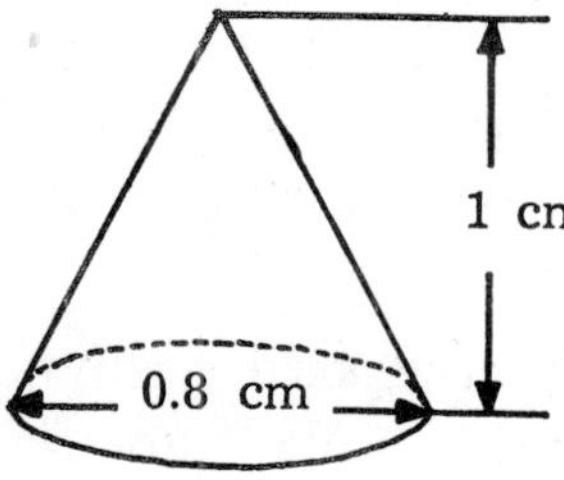

Fig. 142. Cono de moxa

b) Preparación del cigarro de moxa: Se arrolla la moxa (se la puede mezclar con alguna otra hierba medicinal) hasta obtener un cigarro de tamaño grande con papel chino (también llamado papel japonés, elaborado de la corteza de una planta de la familia *morus*). Estos cigarros son de muy simple aplicación (Fig. 143).

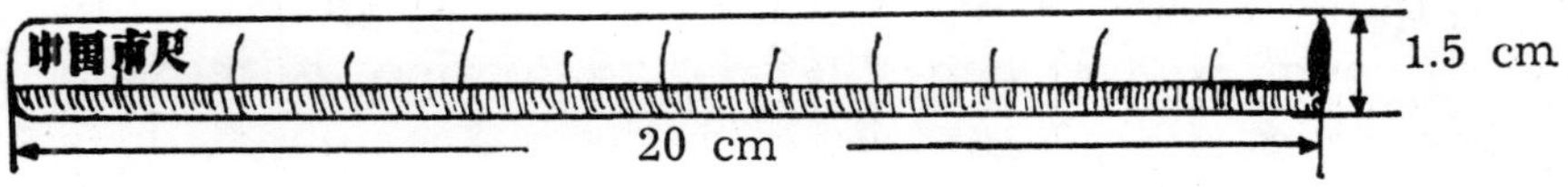

Fig. 143. Cigarro de moxa

(2) Postura del paciente: El paciente debe estar colocado en una posición fija y cómoda a la vez, de acuerdo a la localización del punto seleccionado, porque debe mantener esa posición durante un tiempo relativamente largo.

2. CLASIFICACION DE MOXIBUSTION

En la clínica, la moxibustión puede dividirse en tres clases: con cono de moxa, con cigarro de moxa y con aguja térmica.

- Moxibustión
  - cono de moxa
    - moxibustión directa
      - con cicatriz
      - sin cicatriz
    - moxibustión indirecta
      - con jengibre
      - con ajo
      - con sal
  - cigarro de moxa
  - aguja térmica

(1) Moxibustión con conos de moxa, que puede ser directa o indirecta.

Moxibustión directa: Esta se realiza colocando conos en combustión directamente sobre el punto en la piel. Existen dos variantes de este método de acuerdo al grado de cauterización. (Fig. 144)

a) Moxibustión con cicatriz: Se coloca un pequeño cono de moxa directamente sobre el punto y se lo enciende. Cuando se halla quemado completamente, se coloca otro nuevo y así sucesivamente hasta completar de tres a siete conos en cada punto. Este tipo de moxibustión deja ampollas y pústulas que dan origen a cicatrices. Este método se usa en enfermedades crónicas, como por ejemplo, el asma.

b) Moxibustión sin cicatriz: Se coloca el cono de moxa sobre el punto y se enciende. Cuando el paciente empieza a sentir un ligero dolor y ardor se le quita el cono y se le pone otro nuevo. Se repite esto hasta que la piel se ponga roja y congestionada. Este tipo de moxibustión no deja ampollas ni pústulas, tampoco cicatrices. Dicho método se aplica principalmente en enfermedades crónicas causadas por el frío y la deficiencia como el asma, la diarrea crónica y la dispepsia. (Fig. 144)

Moxibustión indirecta: No se coloca el cono de moxa directamente en la piel sino se usa una substancia aislante. Puede dividirse en tres clases de acuerdo a la substancia aislante entre el cono y la piel. (Fig. 145)

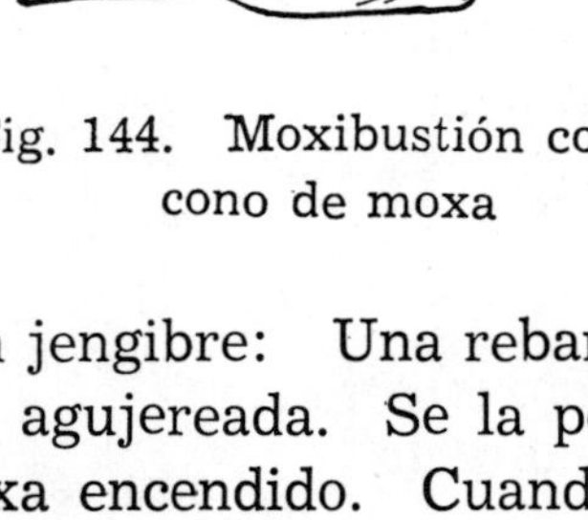

Fig. 144. Moxibustión con cono de moxa

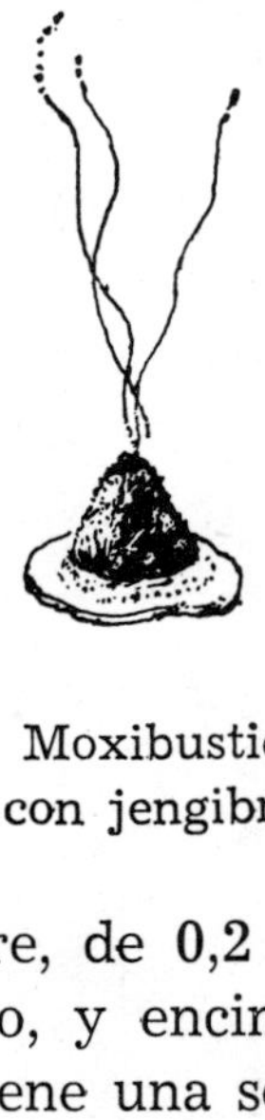

Fig. 145. Moxibustión indirecta con jengibre

a) Con jengibre: Una rebanada de jengibre, de 0,2 cm. de grosor, previamente agujereada. Se la pone en el punto, y encima de ésta, un cono de moxa encendido. Cuando el paciente tiene una sensación de ardor, se repite toda la operación, hasta que la piel esté roja y húmeda. El jengibre tiene la función de calentar y eliminar el frío. Este método se usa para síntomas de debilidad de estómago y bazo, como por ejemplo, diarrea, dolor abdominal, dolor de articulaciones y otros síntomas de deficiencia de *yang*.

b) Con ajo: Entre el punto y el cono se coloca una rebanada de ajo con agujeros. Este método es indicado en escrófula, infecciones dérmicas en etapa inicial, picadura de insectos venenosos, etc.

c) Con sal: Se llena el ombligo con sal, se coloca un cono grande y se lo enciende. Este método se usa en casos del colapso con síntomas de extremidades frías, pulso imperceptible, después de grave dolor abdominal, vómito y diarrea. (Fig. 146)

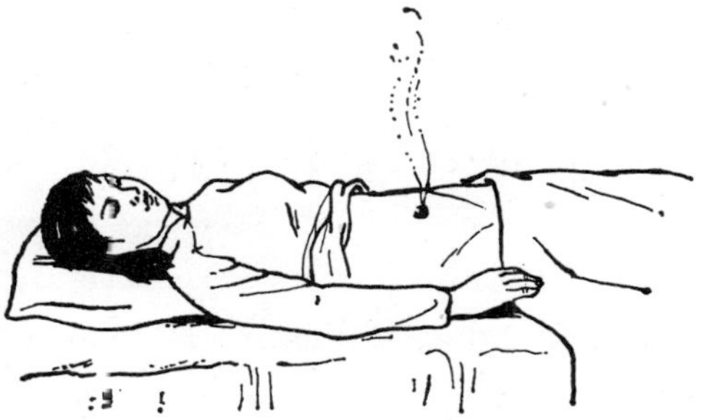

Fig. 146. Moxibustión indirecta con sal

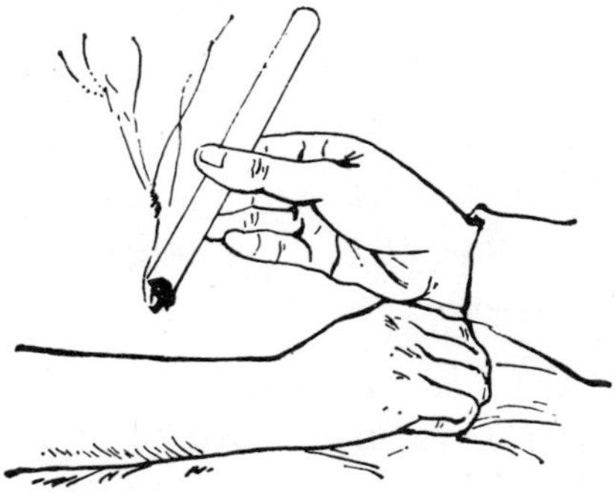

Fig. 147. Moxibustión con cigarro de moxa

(2) Moxibustión con cigarro: Se coloca un cigarro encendido a una distancia fija por arriba del punto elegido. El paciente debe sentir calor pero no ardor. También se puede usar el método intermitente: dar calor al punto moviendo el cigarro de arriba a abajo, como el "ave comiendo". Se mantiene así hasta que la piel tome un color rosado. Este método es muy simple y es indicado para los puntos donde no se pueden usar conos de moxa. (Figs. 147 y 148)

(3) Con aguja térmica: Este método combina la acupuntura y la moxibustión. Después de haber introducido la aguja y obtenido la sensación acupuntural se coloca un poco de moxa en el mango de la aguja y se enciende de modo que el calor es conducido a través de la aguja. Este método es adecuado para pacientes que necesitan tratamiento acupuntural (con retención de la aguja) y moxibustural a la vez. Como por ejemplo los que sufren de dolor de articulaciones debido al frío y la humedad. (Fig. 149)

3. PRECAUCIONES

(1) Cuando el paciente está sentado la moxibustión debe ser aplicada

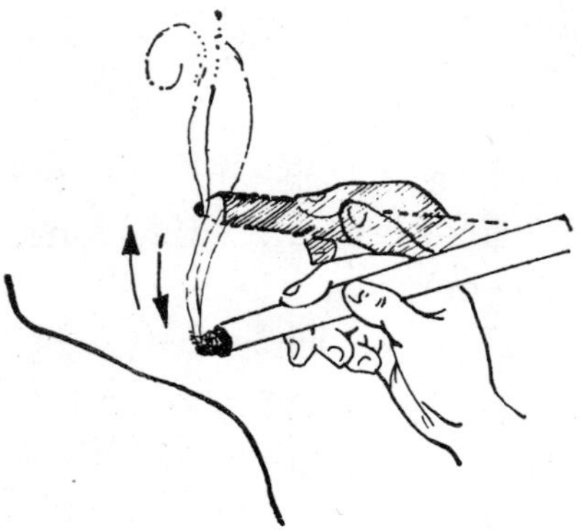

Fig. 148. Método de vaivén con cigarro de moxa

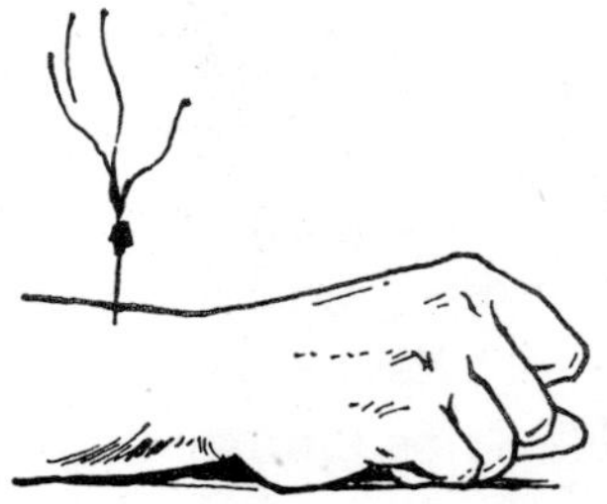

Fig. 149. Un pedazo de cigarro de moxa puesto en el mango de la aguja

de la parte superior del cuerpo a la inferior, tratar la espalda antes del abdomen, la cabeza y el cuerpo antes de las extremidades, o según la condición patológica y el número de sitios.

(2) El tamaño del cono de moxa y la cantidad de éste, así como la duración de la aplicación del cigarro de moxa dependen de la condición patológica, la constitución general y la edad del paciente, además del sitio de la aplicación. Generalmente, se aplican 3-5 conos por sesión y de 10-15 minutos de cigarro de moxa.

(3) La moxibustión es inconveniente en general en los casos de fiebre alta debida a factores exógenos o deficiencia del *yin.*

(4) No se debe aplicar la moxibustión con cicatriz en la cara y cabeza, tampoco se aplica la moxibustión en la región lumbo-sacra y el vientre de las embarazadas. De acuerdo con la literatura médica antigua, algunos puntos están contraindicados para la aplicación de moxibustión. La mayoría de éstos están cerca de órganos y arterias importantes. Por ejemplo, el punto *jingming* (V. 1) cerca del globo del ojo, y el punto *renying* (E. 9) está por encima de una arteria grande. Al respecto, véase la Segunda Parte, Capítulo II, Los Doce Canales Regulares y Sus Puntos.

(5) La moxibustión puede dejar quemaduras de diversos grados. Si es leve, sólo se siente ardor y la piel se pone rosada, fenómeno que desaparece por sí solo. Si es grave, aparecen ampollas pequeñas o grandes. No se deben reventar las ampollas pequeñas porque el líquido puede ser absorbido sin infección y la herida cura naturalmente. Pero hay que desecar las grandes con una aguja. Si hay pus, hay que drenar, limpiar y proteger la herida con gasa para evitar la infección.

APENDICE: VENTOSAS

Existe otro método para tratar las enfermedades produciendo éstasis sanguínea local usando un pequeño recipiente en el cual se crea un vacío por medio del fuego. Este es el método de las ventosas. En la actualidad se usan recipientes de vidrio o bambú de varios tamaños.

(1) Métodos: Existen diversos métodos, todos basados en el principio de producir vacío por medio de calor. El más práctico y actualmente empleado consiste en introducir encendido un copo de algodón impregnado de alcohol al 95% en el recipiente, para lo cual se puede emplear una pinza, se lo extrae luego de unos segundos y se aplica el recipiente con cierta presión sobre la piel.

(2) Indicaciones: Reumatismo, dolor de articulaciones, esguinces, parálisis facial, asma, etc.

(3) Precauciones:

a) No se debe quitar el recipiente a la fuerza, sino presionando la piel alrededor del borde del recipiente para permitir la entrada del aire.

b) Este método no es aconsejable en pacientes con fiebre elevada, convulsión, enfermedades alérgicas o dérmicas, edema, tendencia a la hemorragia, o en la región abdominal de las embarazadas.

c) No es adecuado aplicar ventosas en articulaciones, o donde hay pelo o la piel es demasiado flácida.

d) Al encender el fuego, hay que tener el recipiente muy cerca del sitio seleccionado y la llama debe ser suficiente; la manipulación debe ser ágil y rápida para que el recipiente succione bien a la piel, pues de lo contrario, la ventosa resulta inútil.

e) Hay que tener mucho cuidado de no quemar la piel y si eso ocurre, se puede curar como en el caso de la herida causada por la moxibustión.

CAPITULO II

INTRODUCCION GENERAL AL TRATAMIENTO ACUPUNTURAL

En el tratamiento acupuntural y de moxibustión es necesario diferenciar las condiciones patológicas de acuerdo a la teoría básica de la medicina tradicional china y las peculiaridades de la acupuntura. Es importante también dominar los principios básicos para la prescripción de puntos y la aplicación de los puntos específicos.

I. PRINCIPIOS BASICOS DEL TRATAMIENTO DE ACUERDO A LA DIFERENCIACION DE LAS CONDICIONES PATOLOGICAS

La acupuntura y la moxibustión son métodos "de tratamiento interior de las enfermedades desde el exterior". Para los síntomas por exceso se dispersa y para los síntomas por deficiencia se tonifica. Por lo tanto, hay que conocer muy bien el trayecto de los canales, la distribución de los puntos y las indicaciones de cada canal. Se debe hacer análisis y generalización en la clínica sobre las condiciones patológicas complicadas antes de realizar el tratamiento de acuerdo a los ocho principios, la teoría de los órganos *zang-fu* y de los canales y colaterales con el fin de localizar y diagnosticar la enfermedad. Después de saber cuál es el canal o cuál es el órgano interno afectado, hay que investigar el mecanismo de la enfermedad y determinar los síntomas principales y secundarios, el estado ya crónico o agudo, y decidir sobre el tratamiento con acupuntura o con moxibustión, y si ha de ser tonificante o dispersante.

Los principios básicos del tratamiento acupuntural son los siguientes: Para los síntomas por exceso se dispersa y para los síntomas por deficiencia se tonifica. En los casos de enfermedad causada por el calor se usa el método de inserción y extracción de la aguja con rapidez y en los casos de enfermedad causada por el frío, se deja la aguja. En casos *xu* (deficiencia) de *yangqi* o de colapso, se usa el método de moxibustión; en casos de éstasis de *xue* (sangre) de los vasos, se usa el método de sangría. Cuando el cuadro es complejo, exceso-deficiencia, se dispersa primero, y se tonifica después, o se tonifica y se dispersa simultáneamente.

II. PRINCIPIOS BASICOS DE LA PRESCRIPCION Y COMBINACION DE PUNTOS

El principio básico para prescribir y combinar los puntos consiste en seleccionarlos de acuerdo al trayecto de canales, la distribución de los puntos y a sus indicaciones. Existen tres métodos para la selección de puntos:

1. SELECCION DE LOS PUNTOS DISTALES

Después de determinar cuál es el canal y órgano afectado, se seleccionan los puntos concernientes hallados principalmente en los miembros, de las rodillas y codos hacia abajo. Por ejemplo, *zusanli* (E. 36) es seleccionado para enfermedades gástricas o abdominales; *hegu* (I.G. 4) para enfermedades de la cara, etc. Este método es adecuado para el tratamiento de enfermedades de la cara, cabeza, tronco y órganos internos. La selección de puntos distales incluye también aquellos puntos que están localizados en la parte inferior del cuerpo para curar enfermedades que se hallan en la parte superior o aquéllos de la parte superior para curar enfermedades originadas en la parte inferior. Por ejemplo, *houxi* (I.D. 3) para el dolor de la nuca; *yongquan* (R. 1) para la apoplejía de tipo tenso, etc.; *baihui* (*Du.* 20) para el prolapso rectal provocado por disentería crónica, y *renzhong* (*Du.* 26) para lumbago y dolor de la espalda, etc.

2. SELECCION DE LOS PUNTOS LOCALES

Se seleccionan puntos que se hallan en las mismas zonas de la enfermedad. Por ejemplo, *zhongwan* (*Ren.* 12) para el dolor de estómago; *shangxing* (*Du.* 23) para el dolor de cabeza, etc. Si hay úlcera, herida o cicatriz en la zona local, está contraindicada la aplicación de acupuntura y moxibustión. Pero se puede realizar el tratamiento acupuntural y de moxibustión alrededor de esta zona.

3. SELECCION DE LOS PUNTOS ADYACENTES

Por ejemplo, para el dolor de la región epigástrica se selecciona *zhangmen* (H. 13); para enfermedades de los ojos, *fengchi* (V.B. 20), etc. Se puede también combinar los métodos de selección de puntos adyacentes y puntos locales para aumentar el efecto terapéutico.

Los tres métodos arriba mencionados pueden ser usados separadamente o en combinación. Por ejemplo, para el dolor epigástrico se puede seleccionar los puntos distales como *zusanli* (E. 36) y *neiguan* (PC. 6) en combinación con el punto local *zhongwan* (*Ren.* 12) y el punto adyacente *zhangmen* (H. 13). (Tab. 18)

TABLA 18

EJEMPLOS DE PRESCRIPCION Y COMBINACION DE PUNTOS

Zona de la enfermedad	Puntos distales		Puntos adyacentes	Puntos locales
	Extremidades superiores	Extremidades inferiores		
Cara y frente	*Sanjian* (I.G. 3)	*Xiangu* (E. 43)	*Baihui* (*Du.* 20)	*Shangxing* (*Du.* 23)
Cabeza y sienes	*Waiguan* (S.J. 5)	*Xiaxi* (V.B. 43)	*Fengchi* (V.B. 20)	*Taiyang* (Extra.) *Shuaigu* (V.B. 8)
Nuca	*Houxi* (I.D. 3)	*Tonggu* del pie (V. 66)	*Dashu* (V. 11)	*Fengfu* (*Du.* 16) *Fengchi* (V.B. 20)
Ojos	*Yanglao* (I.D. 6)	*Guangming* (V.B. 37)	*Shangxing* (*Du.* 23)	*Jingming* (V. 1) *Sizhukong* (S.J. 23)
Nariz	*Quchi* (I.G. 11)	*Lidui* (E. 45)	*Tongtian* (V. 7)	*Yingxiang* (I.G. 20) *Heliao* de la nariz (I.G. 19)
Boca y mejillas	*Hegu* (I.G. 4)	*Neiting* (E. 44)	*Tianrong* (I.D. 17)	*Dicang* (E. 4) *Jiache* (E. 6)
Orejas	*Zhongzhu* de la mano (S.J. 3)	*Linqi* del pie (V.B. 41)	*Tianrong* (I.D. 17)	*Tinghui* (V.B. 2) *Yifeng* (S.J. 17)
Garganta	*Shaoshang* (P. 11)	*Zhaohai* (R. 6)	*Yamen* (*Du.* 15)	*Lianquan* (*Ren.* 23) *Tiantu* (*Ren.* 22)

Zona de la enfermedad	Puntos distales		Puntos adyacentes	Puntos locales
	Extremidades superiores	Extremidades inferiores		
Pecho	*Chize* (P. 5)	*Fenglong* (E. 40)	*Burong* (E. 19)	*Shanzhong* (*Ren.* 17)
Región costal	*Zhigou* (S.J. 6)	*Yanglingquan* (V.B. 34)	*Ganshu* (V. 18)	*Shidou* (B. 17) *Qimen* (H. 14)
Hipocondrio		*Yangfu* (V.B. 38)	*Qimen* (H. 14)	*Daimai* (V.B. 26) *Wushu* (V.B. 27)
Abdomen superior	*Neiguan* (PC. 6)	*Zusanli* (E. 36)	*Zhongting* (*Ren.* 16)	*Zhongwan* (*Ren.* 12)
Abdomen inferior		*Sanyinjiao* (B. 6)	*Tianshu* (E. 25)	*Guanyuan* (*Ren.* 4)
Región lumbar	*Yanglao* (I.D. 6)	*Weizhong* (V. 40)	*Jingmen* (V.B. 25)	*Ganshu* (V. 18) *Shenshu* (V. 23)
Recto		*Chengshan* (V. 57)	*Baihuanshu* (V. 30)	*Changqiang* (*Du.* 1) *Huiyang* (V. 35)

Se puede usar también el método de seleccionar los puntos de cruce para las enfermedades de los miembros. Usar puntos en el lado derecho para las enfermedades del lado izquierdo y usar puntos del lado izquierdo para las enfermedades del lado derecho. Por ejemplo, para la parálisis facial y hemiplejía se puede seleccionar puntos en el lado afectado o en el lado sano. Para el dolor dental del lado derecho se selecciona el punto *hegu* (I.G. 4) de la mano izquierda y viceversa.

III. APLICACION DE LOS PUNTOS ESPECIFICOS

Los puntos específicos son indicados para diversas enfermedades. Clínicamente, ellos pueden ser seleccionados individualmente o en combinación con otros puntos de acuerdo al principio básico anteriormente mencionado en la selección de los puntos.

1. APLICACION DE LOS PUNTOS *YUAN* (FUENTE) EN COMBINACION CON LOS PUNTOS *LUO* (ENLACE)

Los puntos *yuan* (fuente) son indicados para síndromes *xu* y *shi* de los órganos a los cuales pertenecen respectivamente. Los puntos *luo* (enlace) de los doce canales regulares son indicados para síndromes de los "canales relacionados externointernamente". Clínicamente, los dos grupos de puntos pueden ser usados separadamente o combinados. Cuando un canal es afectado, el punto *yuan* (fuente) de ese canal puede ser escogido como el punto principal combinándolo con el punto *luo* (enlace) del canal que tiene relación exterior-interior para aumentar el efecto terapéutico. Por ejemplo, funcionalmente, el Canal del Pulmón *Taiyin* de la Mano y el Canal del Intestino Grueso *Yangming* de la Mano tienen relación externo-interna. Cuando el canal del pulmón es afectado por la enfermedad se puede seleccionar *taiyuan* (P. 9), el punto *yuan* (fuente) del canal del pulmón, y *pianli* (I.G. 6), el punto *luo* (enlace) del canal del intestino grueso; o *hegu* (I.G. 4), el punto *yuan* (fuente) del canal del intestino grueso, y *lieque* (P. 7), el punto *luo* (enlace) del canal del pulmón se prescriben juntos para curar la enfermedad del canal del intestino grueso. (Tab. 19)

Apéndice: El punto *luo* (enlace) del Canal *Ren* es *jiuwei* (*Ren.* 15).
El punto *luo* (enlace) del Canal *Du* es *changqiang* (*Du.* 1).
El punto *luo* (enlace) del colateral mayor del bazo es *dabao* (B. 21).

TABLA 19

PUNTOS *YUAN* (FUENTE) Y *LUO* (ENLACE)

Canal	Punto *yuan* (fuente)	Punto *luo* (enlace)
Canal del Pulmón *Jaiyin* de la Mano	*Taiyuan* (P. 9)	*Pianli* (I.G. 6)
Canal del Intestino Grueso *Yangming* de la Mano	*Hegu* (I.G. 4)	*Lieque* (P. 7)
Canal del Estómago *Yangming* del Pie	*Chongyang* (E. 42)	*Gongsun* (B. 4)
Canal del Bazo *Taiyin* del Pie	*Taibai* (B. 3)	*Fenglong* (E. 40)
Canal del Corazón *Shaoyin* de la Mano	*Shenmen* (C. 7)	*Zhizheng* (I.D. 7)

Canal	Puntos *yuan* (fuente)	Puntos *luo* (enlace)
Canal del Intestino Delgado *Taiyang* de la Mano	*Wangu* de la mano (I.D. 4)	*Tongli* (C. 5)
Canal de la Vejiga *Taiyang* del Pie	*Jinggu* (V. 64)	*Dazhong* (R. 4)
Canal del Riñón *Shaoyin* del Pie	*Taixi* (R. 3)	*Feiyang* (V. 58)
Canal del Pericardio *Jueyin* de la Mano	*Daling* (PC. 7)	*Waiguan* (S.J. 5)
Canal de *Sanjiao Shaoyang* de la Mano	*Yangchi* (S.J. 4)	*Neiguan* (PC. 6)
Canal de la Vesícula Biliar *Shaoyang* del Pie	*Qiuxu* (V.B. 40)	*Ligou* (H. 5)
Canal del Hígado *Jueyin* del Pie	*Taichong* (H. 3)	*Guangming* (V.B. 37)

2. APLICACION DE LOS PUNTOS *SHU*-ESPALDA Y LOS PUNTOS *MU*-DELANTE

Los puntos *shu* están en la espalda y los *mu*, en la parte anterior. Se pueden usar separadamente o en conjunto. Cuando un órgano interno es afectado se pueden seleccionar los puntos *shu* en la espalda y *mu* en la parte anterior de los canales correspondientes. Por ejemplo, para enfermedades de la región epigástrica se puede usar *weishu* (V. 21), el punto *shu* y *zhongwan* (*Ren.* 12), el punto *mu*; y para enfermedades de la vejiga se usa *pangguangshu* (V. 28) en la región del sacro y *zhongji* (*Ren.* 3) en el abdomen inferior, etc.

Los puntos *shu*-espalda pertenecen a *yang* con los que no sólo se pueden curar enfermedades de las vísceras sino también enfermedades de los órganos de los sentidos relacionados con sus órganos internos correspondientes. Por ejemplo, *ganshu* (V. 18), el punto *shu*-espalda del hígado en la espalda es seleccionado para las enfermedades de los ojos porque el hígado toma los ojos como su salida; *shenshu* (V. 23), el punto *shu*-espalda del riñón, puede ser usado para tratar sordera porque el riñón toma los oídos como su salida.

Los puntos *mu*-delante pertenecen a *yin*. Su función terapéutica principal sirve para curar desórdenes de los órganos internos y desórdenes locales. Por ejemplo, para desórdenes del hígado asociados con el dolor del hipocondrio se puede seleccionar el punto *qimen* (H. 14), y para las enfermedades del intestino grueso asociadas con dolor abdominal se usa el punto *tianshu* (E. 25). (Tab. 20)

TABLA 20

PUNTOS *SHU*-ESPALDA Y PUNTOS *MU*-DELANTE

Organos internos	Puntos *shu*-espalda	Puntos *mu*-delante del tórax y abdomen
Pulmón	*Feishu* (V. 13)	*Zhongfu* (P. 1)
Pericardio	*Jueyinshu* (V. 14)	*Shanzhong* (*Ren.* 17)
Corazón	*Xinshu* (V. 15)	*Juque* (*Ren.* 14)
Hígado	*Ganshu* (V. 18)	*Qimen* (H. 14)
Vesícula biliar	*Danshu* (V. 19)	*Riyue* (V.B. 24)
Bazo	*Pishu* (V. 20)	*Zhangmen* (H. 13)
Estómago	*Weishu* (V. 21)	*Zhongwan* (*Ren.* 12)
Sanjiao	*Sanjiaoshu* (V. 22)	*Shimen* (*Ren.* 5)
Riñón	*Shenshu* (V. 23)	*Jingmen* (V.B. 25)
Intestino grueso	*Dachangshu* (V. 25)	*Tianshu* (E. 25)
Intestino delgado	*Xiaochangshu* (V. 27)	*Guanyuan* (*Ren.* 4)
Vejiga	*Pangguangshu* (V. 28)	*Zhongji* (*Ren.* 3)

3. APLICACION DE LOS CINCO PUNTOS *SHU*

Los cinco puntos *shu* son respectivamente atribuidos a los cinco elementos. El orden de los cinco elementos de los canales *yin* es madera→fuego→tierra→metal→agua; el orden de los canales *yang* es metal→agua→madera→fuego→tierra. De acuerdo a la relación de intergeneración de los cinco elementos, cada canal tiene un " punto-madre" y un "punto-hijo". Por ejemplo, el canal del pulmón pertenece a metal, la madre de metal es tierra, entonces el punto-madre del canal del pulmón es *taiyuan* (P. 9) que es atribuido a tierra de acuerdo a la teoría de los cinco elementos; el hijo de metal es agua, entonces el "punto-hijo" del canal del pulmón es *chize* (P. 5) que es atribuido al agua.

El "punto-madre" de un canal tiene efecto tonificante y es indicado para síndrome *xu* de su canal relacionado, mientras el "punto-hijo" po-

TABLA 21

CINCO PUNTOS *SHU* DE LOS CANALES *YIN*

Canal		I (Madera) *Jing*-pozo	II (Fuego) *Ying*-manantial	III (Tierra) *Shu*-arroyo	IV (Metal) *Jing*-río	V (Agua) *He*-mar
Los tres canales *yin* de la mano	Pulmón *Taiyin* de la Mano	*Shaoshang* (P. 11)	*Yuji* (P. 10)	*Taiyuan* (P. 9)	*Jingqu* (P. 8)	*Chize* (P. 5)
	Pericardio *Jueyin* de la Mano	*Zhongchong* (PC. 9)	*Laogong* (PC. 8)	*Daling* (PC. 7)	*Jianshi* (PC. 5)	*Quze* (PC. 3)
	Corazón *Shaoyin* de la Mano	*Shaochong* (C. 9)	*Shaofu* (C. 8)	*Shenmen* (C. 7)	*Lingdao* (C. 4)	*Shaohai* (C. 3)
Los tres canales *yin* del pie	Bazo *Taiyin* del Pie	*Yinbai* (B. 1)	*Dadu* (B. 2)	*Taibai* (B. 3)	*Shangqiu* (B. 5)	*Yinlingquan* (B. 9)
	Hígado *Jueyin* del Pie	*Dadun* (H. 1)	*Xingjian* (H. 2)	*Taichong* (H. 3)	*Zhongfeng* (H. 4)	*Ququan* (H. 8)
	Riñón *Shaoyin* del Pie	*Yongquan* (R. 1)	*Rangu* (R. 2)	*Taixi* (R. 3)	*Fuliu* (R. 7)	*Yingu* (R. 10)

see un efecto dispersante y es indicado para síndrome *shi* de su canal relacionado. Eso quiere decir "tonificar la madre para síndrome *xu*; dispersar el hijo para síndrome *shi*". Por ejemplo, para síndrome *xu* del canal del pulmón con síntomas de tos crónica, respiración superficial, voz baja, sudor profuso y pulso débil y filiforme, etc., se usa el método tonificante en el punto *taiyuan* (P. 9); para síndrome *shi* de ese canal con ataque súbito de tos, disnea, voz gruesa, opresión en el pecho, por lo que no puede acostarse con boca arriba, pulso superficial, fuerte y resbaladizo, se usa el punto *chize* (P. 5) con el método dispersante. (Tabs. 21, 22, 23)

TABLA 22

CINCO PUNTOS *SHU* DE LOS CANALES *YANG*

	Canal	I (Metal) *Jing*-pozo	II (Agua) *Ying*-manantial	III (Madera) *Shu*-arroyo	IV (Fuego) *Jing*-río	V (Tierra) *He*-mar
Los tres canales *yang* de la mano	Intestino Grueso *Yangming* de la Mano	*Shangyang* (I.G. 1)	*Erjian* (I.G. 2)	*Sanjian* (I.G. 3)	*Yangxi* (I.G. 5)	*Quchi* (I.G. 11)
	Sanjiao Shaoyang de la Mano	*Guanchong* (S.J. 1)	*Yemen* (S.J. 2)	*Zhongzhu* de la mano (S.J. 3)	*Zhigou* (S.J. 6)	*Tianjing* (S.J. 10)
	Intestino Delgado *Taiyang* de la Mano	*Shaoze* (I.D. 1)	*Qiangu* (I.D. 2)	*Houxi* (I.D. 3)	*Yanggu* (I.D. 5)	*Xiaohai* (I.D. 8)
Los tres canales *yang* del pie	Estómago *Yangming* del Pie	*Lidui* (E. 45)	*Neiting* (E. 44)	*Xiangu* (E. 43)	*Jiexi* (E. 41)	*Zusanli* (E. 36)
	Vesícula Biliar *Shaoyang* del Pie	*Qiaoyin* del pie (V.B. 44)	*Xiaxi* (V.B. 43)	*Linqi* del pie (V.B. 41)	*Yangfu* (V.B. 38)	*Yanglingquan* (V.B. 34)
	Vejiga *Taiyang* del Pie	*Zhiyin* (V. 67)	*Tonggu* del pie (V. 66)	*Shugu* (V. 65)	*Kunlun* (V. 60)	*Weizhong* (V. 40)

Cada grupo de los cinco puntos *shu* posee una propiedad en común. Ver Parte II, Capítulo I.

4. APLICACION DE LOS PUNTOS *XI* (HENDIDURA) Y LOS PUNTOS *HE*-MAR INFERIOR

Los puntos *xi* (hendidura) tienen la propiedad de tratar las enfermedades agudas ocurridas en los órganos a que pertenecen respectivamente. Por ejemplo, *kongzui* (P. 6) del Canal del Pulmón *Taiyin* de la Mano es efectivo para la hemoptisis; *wenliu* (I.G. 7) del Canal del Intestino Grueso *Yangming* de la Mano es efectivo para los borborigmos y el dolor abdominal; *liangqiu* (E. 34) del Canal del Estómago *Yangming* del Pie lo es para el dolor epigástrico; *diji* (B. 8) del Canal del Bazo *Taiyin* del Pie lo es para la dismenorrea. (Tab. 24)

TABLA 23

LOS PUNTOS "MADRE E HIJO" PARA TONIFICACION Y DISPERSION

Canales	Punto-Madre (Tonificación)	Punto-Hijo (Dispersión)
Canal del Pulmón *Taiyin* de la Mano	*Taiyuan* (P. 9)	*Chize* (P. 5)
Canal del Intestino Grueso *Yangming* de la Mano	*Quchi* (I.G. 11)	*Erjian* (I.G. 2)
Canal del Estómago *Yangming* del Pie	*Jiexi* (E. 41)	*Lidui* (E. 45)
Canal del Bazo *Taiyin* del Pie	*Dadu* (B. 2)	*Shangqiu* (B. 5)
Canal del Corazón *Shaoyin* de la Mano	*Shaochong* (C. 9)	*Shenmen* (C. 7)
Canal del Intestino Delgado *Taiyang* de la Mano	*Houxi* (I.D. 3)	*Xiaohai* (I.D. 8)
Canal de la Vejiga *Taiyang* del Pie	*Zhiyin* (V. 67)	*Shugu* (V. 65)
Canal del Riñón *Shaoyin* del Pie	*Fuliu* (R. 7)	*Yongquan* (R. 1)
Canal del Pericardio *Jueyin* de la Mano	*Zhongchong* (PC. 9)	*Daling* (PC. 7)
Canal de *Sanjiao Shaoyang* de la Mano	*Zhongzhu* de la mano (S.J. 3)	*Tianjing* (S.J. 10)
Canal de la Vesícula Biliar *Shaoyang* del Pie	*Xiaxi* (V.B. 43)	*Yangfu* (V.B. 38)
Canal del Hígado *Jueyin* del Pie	*Ququan* (H. 8)	*Xingjian* (H. 2)

TABLA 24

LOS PUNTOS *XI* (HENDIDURA)

Canal		Punto *xi* (hendidura)
Los tres canales *yin* de la mano	Canal del Pulmón *Taiyin* de la Mano	*Kongzui* (P. 6)
	Canal del Pericardio *Jueyin* de la Mano	*Ximen* (PC. 4)
	Canal del Corazón *Shaoyin* de la Mano	*Yinxi* (C. 6)
Los tres canales *yang* de la mano	Canal del Intestino Grueso *Yangming* de la Mano	*Wenliu* (I.G. 7)
	Canal de *Sanjiao Shaoyang* de la Mano	*Huizong* (S.J. 7)
	Canal del Intestino Delgado *Taiyang*	*Yanglao* (I.D. 6)
Los tres canales *yang* del pie	Canal del Estómago *Yangming* del Pie	*Liangqiu* (E. 34)
	Canal de la Vesícula Biliar *Shaoyang* del Pie	*Waiqiu* (V.B. 36)
	Canal de la Vejiga *Taiyang* del Pie	*Jinmen* (V. 63)
Los tres canales *yin* del pie	Canal del Bazo *Taiyin* del Pie	*Diji* (B. 8)
	Canal del Hígado *Jueyin* del Pie	*Zhongdu* del pie (H. 6)
	Canal del Riñón *Shaoyin* del Pie	*Shuiquan* (R. 5)
Los canales extraordinarios	Canal *Yangqiao*	*Fuyang* (V. 59)
	Canal *Yinqiao*	*Jiaoxin* (R. 8)
	Canal *Yangwei*	*Yangjiao* (V.B. 35)
	Canal *Yinwei*	*Zhubin* (R. 9)

Los puntos *he*-mar inferior de los órganos *fu* ofrecen por lo general resultados satisfactorios en el tratamiento de enfermedades de los seis órganos *fu*. La razón es que los órganos *fu*, estómago, intestino grueso, intestino delgado, vesícula biliar, vejiga y *sanjiao* están relacionados estrechamente con los tres canales *yang* del pie, y cada uno tiene un punto *he*-mar inferior. Al mismo tiempo, los tres canales *yang* del pie comunican con los tres canales *yang* de la mano. En el tratamiento de las enfermedades de los seis órganos *fu*, se usan principalmente los puntos *he*-mar inferior. Por ejemplo, para el dolor de estómago se usa *zusanli* (E. 36); para la disentería o apendicitis, *shangjuxu* (E. 37); para el dolor de la vesícula biliar y el vómito se usa *yanglingquan* (V.B. 34), etc. (Tab. 25)

TABLA 25

LOS PUNTOS *HE*-MAR INFERIOR DE LOS SEIS ORGANOS *FU*

Canales *yang* del pie	Organos *fu*	Punto *he*-mar inferior
Yangming del pie	Estómago	*Zusanli* (E. 36)
	Intestino grueso	*Shangjuxu* (E. 37)
	Intestino delgado	*Xiajuxu* (E. 39)
Shaoyang del pie	Vesícula biliar	*Yanglingquan* (V.B. 34)
Taiyang del pie	Vejiga	*Weizhong* (V. 40)
	Sanjiao	*Weiyang* (V. 39)

5. LOS OCHO PUNTOS DE INFLUENCIA Y LOS OCHO PUNTOS DE CONFLUENCIA DE LOS OCHO CANALES EXTRAORDINARIOS

Hay en total ocho puntos de influencia, de los cuales cada uno tiene su efecto en las enfermedades de cierto tejido u órgano. Por ejemplo, el punto de influencia del órgano *zang*, *zhangmen* (H. 13), es seleccionado para tratar la debilidad del bazo; el punto de influencia del órgano *fu*, *zhongwan* (*Ren.* 12), para los borborigmos, el vómito y la diarrea; el punto de influencia de *qi* (sistema respiratorio), *shanzhong* (*Ren.* 17), es usado para tos y asma; el punto de influencia de *xue* (sangre), *geshu* (V. 17), para hemoptisis y enfermedades conjuntivas; el punto de influencia de tendones y músculos, *yanglingquan* (V.B. 34), para la atrofia muscular y la debilidad de las articulaciones; el punto de influencia de vasos y pulsos, *taiyuan* (P. 9), para la debilidad de pulso y la deficiencia de energía vital; el punto de influencia de hueso, *dashu* (V. 11), es seleccionado para el dolor de las articulaciones y el reumatismo; el punto de influencia de la médula, *xuanzhong* (V.B. 39), para la apoplejía y la parálisis, etc. (Tab. 26)

TABLA 26

LOS OCHO PUNTOS DE INFLUENCIA

Tejidos u órganos	Punto de influencia
Organos *zang*	*Zhangmen* (H. 13)
Organos *fu*	*Zhongwan* (*Ren.* 12)
Qi (sistema respiratorio)	*Shanzhong* (*Ren.* 17)
Xuè (sangre)	*Geshu* (V. 17)
Tendón	*Yanglingquan* (V.B. 34)
Pulso y vasos	*Taiyuan* (P. 9)
Hueso	*Dashu* (V. 11)
Médula	*Xuanzhong* (V.B. 39)

Los ocho puntos de confluencia son los que están en las extremidades; desde los ocho canales extraordinarios se comunican con los doce canales regulares. Estos puntos tienen una propiedad terapéutica para tratar las enfermedades de los canales extraordinarios y los canales regulares relacionados. Cuatro de ellos están en los miembros superiores, mientras que los otros cuatro, en los miembros inferiores. Clínicamente, estos puntos pueden ser usados separadamente de acuerdo a sus canales relacionados. Por ejemplo, si el Canal *Du* es afectado, se puede seleccionar *houxi* (I.D. 3), y si la enfermedad es relacionada con el Canal *Chong*, se usa el punto *gongsun* (B. 4). Se puede combinar los puntos de los miembros superiores al mismo tiempo con los de los miembros inferiores. Por ejemplo, *neiguan* (PC. 6) combinado con *gongsun* (B. 4) es indicado en enfermedades del corazón, pecho y la región epigástrica; *houxi* (I.D. 3) combinado con *shenmai* (V. 62) es indicado en enfermedades de la nuca, el hombro, la espalda y el ángulo interno del ojo; *waiguan* (S.J. 5) combinado con *linqi* del pie (V.B. 41) es indicado para desórdenes en la región mastoidea, mejilla y en el ángulo externo de los ojos; *lieque* (P. 7) y *zhaohai* (R. 6) son indicados en desórdenes de la garganta, el pecho y el pulmón. (Tab. 27)

TABLA 27

LOS OCHO PUNTOS DE CONFLUENCIA DE LOS OCHO CANALES EXTRAORDINARIOS

Punto de confluencia	Canal regular	Canal extra.	Indicaciones (parte del cuerpo)
Neiguan (PC. 6)	Pericardio	*Yinwei*	Corazón, pecho y estómago
Gongsun (B. 4)	Bazo	*Chong*	
Houxi (I.D. 3)	Intestino delgado	*Du*	Nuca, hombro, espalda, ángulo interno de los ojos
Shenmai (V. 62)	Vejiga	*Yangqiao*	
Waiguan (S.J. 5)	*Sanjiao*	*Yangwei*	Retroaurículo, mejilla, ángulo externo de los ojos
Linqi del pie (V.B. 41)	Vesícula biliar	*Dai*	
Lieque (P. 7)	Pulmón	*Ren*	Garganta, pecho, pulmón
Zhaohai (R. 6)	Riñón	*Yinqiao*	

CAPITULO III

TRATAMIENTO ACUPUNTURAL Y MOXIBUSTURAL DE ENFERMEDADES COMUNES

I. GOLPE DE VIENTO (APOPLEJIA)

ETIOLOGIA

El factor patógeno de esta enfermedad es el viento interno agitado, suscitado por la hiperactividad de *yang* del hígado causada por la agitación o irritabilidad acompañada de disturbios de los órganos *zang-fu*, *qi*, *xue*, desequilibrio del *yin* y *yang* y disfunción de los canales y colaterales. Otro factor es el viento endógeno proveniente de flema-calor después de sobreingestación de alcohol y una dieta grasosa.

DIFERENCIACION

Hay dos tipos de golpe de viento según al grado de gravedad del caso. El tipo grave es llamado golpe a los órganos *zang-fu* con síntomas y signos de los canales, colaterales y de los órganos; el tipo leve es llamado golpe a los canales y colaterales con síntomas y signos pertenecientes a los canales y colaterales afectados.

(1) Tipo grave: Los órganos *zang-fu* son atacados, pueden subdividirse en síndrome tenso y síndrome flácido.

a) Síndrome tenso: Colapso súbito, coma, ojos abiertos, manos y dientes cerrados, rubor facial, orejas rojas, expectoración profusa, respiración estertorosa, constipación, disuria, pulso resbaladizo, fuerte y de cuerda. (Tab. 28)

b) Síndrome flácido: Coma, manos relajadas, boca abierta, ojos cerrados, palidez, sudor sobre cara y cabeza, respiración estertorosa,. incontinencia de heces y orina, extremidades frías y pulso débil. (Tab. 28)

TABLA 28

COMPARACION DE LOS SINTOMAS Y SIGNOS PRINCIPALES DE LOS SINDROMES TENSO Y FLACIDO DE LA APOPLEJIA

Síndrome tenso	Síndrome flácido
Ojos abiertos	Ojos cerrados
Dientes cerrados	Boca abierta
Manos cerradas	Manos relajadas
Sin sudor	Sudor excesivo
Disuria y constipación	Incontinencia de heces y orina
Pulso resbaladizo, fuerte y de cuerda	Pulso débil

(2) Tipo leve: Los canales y colaterales son atacados.

La mayoría de los síntomas y signos son secuelas del tipo grave, que implican los canales y colaterales. Hay también casos leves sin afección de los órganos *zang-fu*. Las manifestaciones son hemiplejía o desviación de la boca debido a la obstrucción motora o sensorial.

TRATAMIENTO

(1) Tipo grave: Los órganos *zang-fu* son atacados.

a) Síndrome tenso:

Método: Promover el restablecimiento aplicando el método dispersante en los puntos de Canal *Du* y en los puntos *jing*-pozo.

Prescripción: *Renzhong* (*Du.* 26), *baihui* (*Du.* 20), los puntos *jing*-pozo de las manos (P. 11, C. 9, PC. 9, I.G. 1, S.J. 1, I.D. 1), *yongquan* (R. 1).

Puntos según los síntomas y signos:

Con dientes cerrados: *Jiache* (E. 6), *xiaguan* (E. 7), *hegu* (I.G. 4).

Ruidos de flema: *Tiantu* (*Ren.* 22), *fenglong* (E. 40).

Afasia y rigidez de la lengua: *Yamen* (*Du.* 15), *lianquan* (*Ren.* 23), *tongli* (C. 5).

Explicación: *Renzhong* (*Du.* 26) y *baihui* (*Du.* 20) regulan el *qi* del Canal *Du* y promueven el restablecimiento. Sangrar en los 12 puntos *jing*-pozo de ambas manos puede eliminar el calor de la parte superior del cuerpo con el fin de dispersar el viento endógeno. *Yongquan* (R. 1) conduce el calor hacia abajo. Este es el método de seleccionar los puntos en la parte inferior del cuerpo para curar la enfermedad de la parte superior.

Después de que pasa la crisis pueden seleccionarse los puntos de acuerdo a los síntomas, tales como *jiache* (E. 6), *xiaguan* (E. 7) y *hegu* (I.G. 4) para el caso de los dientes cerrados. Este método es el de combinación de puntos locales y distales de acuerdo al trayecto de los canales, porque el canal del intestino grueso y el canal del estómago pasan por la mejilla. *Tiantu* (*Ren.* 22) y *fenglong* (E. 40) remueven el estancamiento de *qi* y dispersan la expectoración. *Yamen* (*Du.* 15) y *lianquan* (*Ren.* 23) son puntos locales y vecinos a la lengua. *Tongli* (C. 5), el punto *luo* (enlace) del canal del corazón, puede aliviar la rigidez de la lengua porque la función de la lengua está relacionada con la del corazón.

b) Síndrome flácido:

Método: Para recuperar el *yang* y controlar el colapso, se hace moxibustión en los puntos del Canal *Ren.*

Prescripción: *Qihai* (*Ren.* 6), *guanyuan* (*Ren.* 4), *shenjue* (*Ren.* 8).

Explicación: Estos tres puntos son importantes y principales en caso de emergencia para recuperar la función vital. La moxibustión indirecta y continua con sal puede aliviar los síntomas.

Cuando no se precisa exactamente si el síndrome es del tipo tenso o flácido, no se debe usar el método de sangría en los 12 puntos *jing*-pozo de la mano, pero se puede hacer acupuntura en el punto *renzhong* (*Du.* 26) para hacer recuperar la conciencia, y luego, *zusanli* (E. 36) para ajustar de nuevo la función vital.

(2) Tipo leve: Los canales y colaterales son atacados.

Hemiplejía: Esta enfermedad puede ser grave y leve, y la parálisis puede ser a la derecha o a la izquierda del cuerpo. Al comienzo, los miembros atacados pueden estar flácidos, después se vuelven rígidos y aparecen los trastornos motores acompañados de mareo y disfasia.

Método: Es necesario ajustar de nuevo el *qi* (función vital) y la circulación de *xue* (sangre), y remover la obstrucción de canales y colaterales con acupuntura en los puntos de los canales *yang* del lado afectado como puntos principales. También pueden usar los puntos del lado sano, insertar la aguja en el lado sano primero, y después en el lado afectado. La moxibustión se puede hacer como un método complementario. (Ver el tratamiento de los síndromes de *bi* y *wei* de este capítulo)

Prescripción: *Baihui* (*Du.* 20), *fengfu* (*Du.* 16), *tongtian* (V. 7).

Miembros superiores: *Jianyu* (I.G. 15), *quchi* (I.G. 11), *waiguan* (S.J. 5), *hegu* (I.G. 4).

Miembros inferiores: *Huantiao* (V.B. 30), *yanglingquan* (V.B. 34), *zusanli* (E. 36), *jiexi* (E. 41).

Explicación: El viento es un factor patógeno *yang*, generalmente invade la parte superior y externa del cuerpo. *Baihui* (*Du.* 20), *fengfu* (*Du.* 16) y *tongtian* (V. 7) son usados para eliminar el viento patógeno de la parte superior del cuerpo. Como los canales *yang* dominan la parte externa del cuerpo, los puntos de éstos son seleccionados principalmente para ajustar de nuevo el *qi* y *xue* del organismo y promover la circulación de *qi* de los canales y colaterales.

Parálisis facial: (Ver el tratamiento de parálisis facial de este capítulo).

(3) Medidas profilácticas:

Los pacientes de edad alta con deficiencia de *qi* y esputo excesivo o con manifestaciones de hiperactividad de *yang* del hígado tales como mareo y palpitaciones pueden a veces presentar los síntomas de rigidez de la lengua, disfasia y entumecimientos de la punta de los dedos, éstos son signos premonitorios del golpe de viento. Las medidas profilácticas son: dar importancia a la dieta y actividades diarias, evitar el trabajo excesivo. La moxibustión frecuente en *zusanli* (E. 36) y *xuanzhong* (V.B. 39) puede prevenir el ataque.

Notas: El golpe de viento es similar al accidente cerebrovascular de la medicina occidental, incluidos hemorragia cerebral, trombosis, embolias, hemorragia subaracnoide, etc.

Después que el período agudo pasa puede dejar algunas secuelas tales como hemiplejía, monoplejía o afasia.

II. SINCOPE

ETIOLOGIA

El síncope se debe principalmente a una salud pobre con disturbios emocionales y fatiga excesiva, porque bajo estas condiciones aparece el desarreglo del *qi* de los canales, no llegan el *qi* y *xue* de los 12 canales a la cabeza, el *yangqi* no circula por las extremidades y conduce así al trastorno de la circulación del *qi* nutritivo y del *qi* defensivo.

DIFERENCIACION

Tipo *xu*: Respiración superficial, boca abierta, sudor espontáneo, palidez, extremidades frías, pulso débil, profundo y filiforme.

Tipo *shi*: Respiración estertorosa, rigidez de extremidades, contractura de los músculos maseteros, boca cerrada, pulso profundo y fuerte.

TRATAMIENTO

Método: Promover el restablecimiento y despertar la mente con acupuntura en los puntos del Canal *Du* y del canal del pericardio como puntos principales. Para el tipo *shi* se dispersa y para el tipo *xu* se tonifica.

Prescripción: *Renzhong* (*Du.* 26), *zhongchong* (PC. 9), *hegu* (I.G. 4), *taichong* (H. 3).

Puntos secundarios:

Tipo *xu*: *Baihui* (*Du.* 20), *qihai* (*Ren.* 6), *zusanli* (E. 36). Se hace acupuntura combinándola con moxibustión.

Tipo *shi*: *Laogong* (PC. 8), *yongquan* (R. 1).

Explicación: *Renzhong* (*Du.* 26) y *zhongchong* (PC. 9) son puntos para el restablecimiento. *Hegu* (I.G. 4) y *taichong* (H. 3) pueden aliviar la contracción del músculo masetero y los trastornos mentales así como estimular la circulación de *qi* y *xue*. *Laogong* (PC. 8) y *yongquan* (R. 1) estimulan una mente clara y dispersan el calor. *Baihui* (*Du.* 20), *zusanli* (E. 36) y *qihai* (*Ren.* 6) pueden recuperar el *yang* y controlar el *qi*.

Notas:

(1) Esta condición incluye el desmayo simple, hipotensión de postura, insolación, hipoglicemia, histeria, etc., de la medicina occidental.

(2) Terapia auriculopuntural:

Puntos principales: Corazón, subcórtex, adrenal, *shenmen* de la oreja.

Método: Estimulación fuerte.

III. DOLOR DE CABEZA

(*Apéndice:* Neuralgia del trigémino)

ETIOLOGIA

En la cabeza se reúnen todos los canales *yang* de la mano y del pie. El ataque de los factores exógenos o endógenos pueden causar dolor de cabeza debido al desarreglo de *qi* y *xue* en la cabeza y retardo de la circulación de *qi* de los canales que pasan por la cabeza.

El dolor de cabeza causado por los factores patógenos exógenos será tratado en VIII resfriado común de este capítulo. El dolor de cabeza causado por los factores endógenos se llama también "viento de la cabeza" con un dolor intermitente y persistente. Al dolor lateral de cabeza, al lado derecho o al lado izquierdo, se le denomina jaqueca, que puede ser dividida en tipo *shi* o *xu*. El tipo *shi* se debe a la hiperfunción de *yang* del hígado y, el tipo *xu*, a la deficiencia de *qi* y *xue*.

DIFERENCIACION

El dolor de cabeza es diferenciado según su localización y su canal correspondiente. Por ejemplo, el dolor localizado en la región occipital y en la nuca, se relaciona con el Canal de la Vejiga *Taiyang* del Pie; el dolor que está en la región frontal y supraorbital tiene relación con el Canal del Estómago *Yangming* del Pie; el dolor en la región frontal en los dos lados o en un solo lado se relaciona con el Canal de la Vesícula Biliar *Shaoyang* del Pie y el dolor en la región parietal está relacionado con el Canal del Hígado *Jueyin* del Pie.

Tipo *shi*: Dolor violento y penetrante acompañado o no de mareo, irritabilidad, sabor amargo en la boca, náuseas, sensación sofocante en el pecho, dolor en la región del hipocondrio, saburra pegajosa y pulso de cuerda.

Tipo *xu*: El ataque es lento y se debe generalmente a la tensión y al cansancio. El dolor es insidioso y se alivia con el calor moderado o la presión. Es acompañado frecuentemente por lasitud, palpitación, insomnio, lengua pálida y pulso débil.

TRATAMIENTO

Método: Es necesario dispersar el viento, remover la obstrucción de los canales y colaterales, regular la circulación de *qi* y *xue* con acupuntura en los puntos locales y distales. Para el tipo *shi* se dispersa, y para el tipo *xu* se tonifica o se usa la aguja térmica.

Prescripción:

Dolor occipital: *Fengchi* (V.B. 20), *kunlun* (V. 60), *houxi* (I.D. 3).

Dolor frontal: *Touwei* (E. 8), *yintang* (Extra.), *shangxing* (*Du.* 23), *hegu* (I.G. 4), *neiting* (E. 44).

Jaqueca: *Taiyang* (Extra.), *shuaigu* (V.B. 8), *waiguan* (S.J. 5), *lingqi* del pie (V.B. 41).

Dolor en el vértice: *Baihui* (*Du.* 20), *houxi* (I.D. 3), *zhiyin* (V. 67), *taichong* (H. 3).

Puntos de acuerdo a los síntomas y signos:

Hiperfunción de *yang* del hígado: *Xingjian* (H. 2), *yanglingquan* (V.B. 34).

Deficiencia de *qi* y *xue*: *Qihai* (*Ren.* 6), *zusanli* (E. 36).

Explicación: Las prescripciones anteriormente mencionadas son formuladas por la combinación de los puntos locales y distales de acuerdo a la localización del dolor de cabeza y a los canales afectados.

Dolor occipital: Puntos de los canales *taiyang* de la mano y del pie.

Dolor frontal: Puntos de los canales *yangming* de la mano y del pie.

Jaqueca: Puntos de los canales *shaoyang* de la mano y del pie.

Dolor parietal (en el vértice): Puntos de los canales *taiyang* de la mano y del pie, más aquéllos del canal *jueyin* del pie.

Estas prescripciones tienen por efecto remover la obstrucción de los canales y colaterales, regular la circulación de *qi* y *xue* y aliviar el dolor.

Notas:

(1) El dolor de cabeza se presenta en varias enfermedades de la moderna consideración médica: medicina interna, cirugía, neurología, otorrinolaringología, etc. La acupuntura da los mejores resultados en el tratamiento de migraña y de la cefalea funcional y vascular.

(2) Se hace ventosa después de la aplicación de la aguja térmica:

Puntos principales: Desde L_1 hasta S_4.

Puntos secundarios: *Fengchi* (V.B. 20), *taiyang* (Extra.), *yangbai* (V.B. 14).

Método: Golpear la zona desde L_1 hasta S_4. Luego, punzar la zona local y la zona por donde pasan los canales afectados. En el dolor agudo, se usa este método en los puntos de *taiyang* (Extra.) y *yangbai* (V.B. 14), etc., hasta que sangre ligeramente, y después se aplica la ventosa.

(3) Terapia auriculopuntural:

Buscar puntos sensibles en las zonas de subcórtex, frente, occipital, riñón, vesícula biliar.

Método: Insertar la aguja y manipularla intermitentemente. Para la cefalea persistente hay que rodar la aguja continuamente por 5 minutos para causar una estimulación fuerte. También se pueden implantar las agujas en los puntos sensibles de 1-7 días.

APENDICE: NEURALGIA DEL TRIGEMINO

Este es un dolor de corto tiempo, paroxístico y con sensación de ardor en la región facial por donde pasa el nervio trigémino.

TRATAMIENTO

Prescripción:

Dolor localizado sobre la primera rama (oftálmica): *Yangbai* (V.B. 14), *taiyang* (Extra.), *zanzhu* (V. 2), *waiguan* (S.J. 5).

Dolor en la segunda rama (maxilar): *Sibai* (E. 2), *juliao* de la nariz (E. 3), *renzhong* (*Du.* 26), *hegu* (I.G. 4).

Dolor en la tercera rama (mandibular): *Xiaguan* (E. 7), *jiache* (E. 6), *chengjiang* (*Ren.* 24), *neiting* (E. 44).

Auriculopuntura:

Puntos principales: Frente, nervio simpático, *shenmen* de la oreja, auriculopuntos correspondientes a la zona dolorosa.

Método: Rodar la aguja durannte algunos minutos, o implantarla en los puntos sensibles.

IV. MAREO Y VERTIGO

ETIOLOGIA

Factores patógenos:

(1) Hiperfunción de *yang* del hígado debido a que el agua no nutre la madera (disfunción del riñón afecta al hígado).

(2) Retención interna de flema-humedad que causa desórdenes mentales.

(3) *Xu* (deficiencia) de *qi* (energía vital) y *xue* (sangre), que causa la insuficiencia del "mar de la médula" en la cabeza.

DIFERENCIACION

Los síntomas principales son mareo y vértigo con sensación de girar rápidamente sobre sí mismo o sensación de que las cosas dan vueltas y se va a caer cuando se está de pie.

(1) Hiperfunción de *yang* del hígado: Además de los síntomas principales arriba mencionados aparecen también tinnitus, rubor facial, náuseas, lumbago, lengua roja y pulso rápido y de cuerda.

(2) Retención interna de flema-humedad: Los síntomas son sensación de hartazgo y sofocación en la región torácica y epigástrica, náuseas y vómito, esputo profuso, anorexia, lengua con saburra blanca y grasosa y pulso resbaladizo.

(3) *Xu* (deficiencia) de *qi* (energía vital) y *xue* (sangre): Los síntomas son depresión, astenia, palpitación, insomnio y pulso débil.

TRATAMIENTO

(1) Hiperfunción de *yang* del hígado:

Método: Los puntos de los canales de *jueyin* (hígado) y *shaoyin* (riñón) son seleccionados como puntos principales para nutrir *yin* y pacificar *yang* con el método de la combinación de tonificación y dispersión. O se tonifica primero, y se dispersa después o viceversa de acuerdo al estado de la enfermedad.

Prescripción: *Shenshu* (V. 23), *taixi* (R. 3), *ganshu* (V. 18), *xingjian* (H. 2), *fengchi* (V.B. 20).

Explicación: La aplicación del método tonificante en los puntos *shenshu* (V. 23), *taixi* (R. 3) sirve para fortalecer el riñón, mientras que la aplicación del método dispersante en los puntos *ganshu* (V. 18), *xingjian* (H. 2) y *fengchi* (V.B. 20) para pacificar el *yang* del hígado.

(2) Retención interna de flema-humedad:

Método: Disolver las flemas y eliminar la humedad con el método tonificante y dispersante en los puntos *shu*-espalda, *mu*-delante y *luo* (enlace) del bazo y del estómago.

Prescripción: *Pishu* (V. 20), *zhongwan* (*Ren.* 12), *fenglong* (E. 40), *neiguan* (PC. 6) y *touwei* (E. 8).

Explicación: Se aplica el método tonificante en los puntos *pishu* (V. 20), *shu*-espalda del bazo, y *zhongwan* (*Ren.* 12). El punto *mu*-delante del estómago sirve para fortalecer la función del bazo y el estómago y eliminar la humedad. *Fenglong* (E. 40) y *luo* (enlace) del estómago tiene la función de disolver las flemas con el método dispersante. *Touwei* (E. 8) es un punto efectivo para mareo, *neiguan* (PC. 6) para mantener el estómago en orden y detener el vómito.

(3) *Xu* (deficiencia) de *qi* y *xue*:

Método: Los puntos de los canales *Ren*, *taiyang* (Extra.) y *yangming* son seleccionados como los puntos principales. Se usa el método tonificante. Se puede aplicar moxibustión.

Prescripción: *Guanyuan* (*Ren.* 4), *pishu* (V. 20), *sanyinjiao* (B. 6) y *zusanli* (E. 36).

Explicación: *Guanyuan* (*Ren.* 4) sirve para fortalecer la energía vital. *Pishu* (V. 20), *sanyinjiao* (B. 6) y *zusanli* (E. 36) para dar vigor al bazo y el estómago, origen de la producción de *qi* (energía) y *xue* (sangre).

Notas:

(1) Mareo y vértigo se explican como desorden de la sensación de equilibrio en la medicina occidental. Clínicamente, estas enfermedades

se presentan principalmente como un síndrome de Ménière, laberintitis, osteoesclerosis, hiper o hipotensión, neurastenia, etc.

(2) Método de la aguja térmica:

Puntos principales: *Baihui* (*Du*. 20), *taiyang* (Extra.), *yintang* (Extra.), *huatuo jiaji* (Extra.).

Método: Tratar una o dos veces por día con una estimulación moderada. 5-10 tratamientos constituyen un curso.

(3) Auriculopuntura:

Puntos principales: Frente, corazón, nervio simpático, *shenmen* de la oreja, riñón, endocrina, adrenal, occipital.

Método: Seleccionar 2-4 puntos en cada tratamiento. Retener la aguja de 15-20 minutos. Manipular la aguja intermitentemente con una estimulación moderada. El tratamiento puede ser una vez por día, 3-7 tratamientos constituyen un curso. Las agujas pueden ser también implantadas intratérmicamente.

V. PARALISIS FACIAL

ETIOLOGIA

Esta enfermedad se debe al desarreglo de *qi* y *xue* y a la malnutrición de los canales y colaterales, causados por la invasión de los factores viento-frío o flema en los canales y colaterales y en la región facial.

DIFERENCIACION

Las manifestaciones clínicas en el lado afectado son: Ojos semicerrados, lagrimeo, desviación del ángulo de la boca, sialorrea, incapacidad de contraer y elevar la ceja, de cerrar el ojo, de soplar, de mostrar los dientes, de silbar. Algunos pacientes presentan dolor en la región mastoidea y cefalea. Lengua con saburra blanca y pulso superficial.

TRATAMIENTO

Es necesario eliminar el viento y remover la obstrucción de los colaterales con el método de tonificación y dispersión simultáneas en los puntos de los canales *yangming* de la mano y del pie.

Prescripción: *Yifeng* (S.J. 17), *dicang* (E. 4), *jiache* (E. 6), *yangbai* (V.B. 14), *taiyang* (Extra.), *hegu* (I.G. 4), *quanliao* (I.D. 18), *xiaguan* (E. 7).

Manipulación: Es necesario seleccionar 3-5 puntos en cada sesión. Se puede usar el método de inserción horizontal en dos puntos, tales como insertar la aguja desde *dicang* (E. 4) hacia *jiache* (E. 6). Una vez por día al comienzo del tratamiento.

Puntos de acuerdo a los síntomas y signos:

Cefalea: *Fengchi* (V.B. 20).

Esputo profuso: *Fenglong* (E. 40).

Dificultad de contraer y levantar la ceja: *Zanzhu* (V. 2), *sizhukong* (S.J. 23).

Ojo semicerrado: *Zanzhu* (V. 2), *jingming* (V. 1), *tongziliao* (V.B. 1), *yuyao* (Extra.) y *sizhukong* (S.J. 23).

Dificultad de contraer la nariz: *Yingxiang* (I.G. 20).

Desviación del filtrum: *Renzhong* (*Du.* 26).

Incapacidad de mostrar los dientes: *Juliao* de la nariz (E. 3).

Tinnitus y sordera: *Tinghui* (V.B. 2).

Tic del párpado y la boca: *Taichong* (H. 3).

Punto doloroso en la región mastoidea: *Wangu* de la cabeza (V.B. 12).

Explicación: La combinación de *hegu* (I.G. 4) y *taichong* (H. 3), los puntos *yuan* (fuente) de los canales del intestino grueso y el hígado son efectivos para eliminar el viento patógeno en la cabeza y en la cara. *Tinghui* (V.B. 2) y *wangu* de la cabeza (V.B. 12) son usados para eliminar el viento y aclarar el oído. *Jiache* (E. 6), *xiaguan* (E. 7), *dicang* (E. 4), *juliao* de la nariz (E. 3), *quanliao* (I.G. 18), *yangbai* (V.B. 14), *tongziliao* (V.B. 1), *zanzhu* (V. 2), *sizhukong* (S.J. 23), *jingming* (V. 1), *yingxiang* (I.G. 20) y *renzhong* (*Du.* 26) son puntos locales de los canales afectados y tienen el efecto de eliminar el viento y activar la circulación de los canales y colaterales.

Notas:

(1) Esta enfermedad es una parálisis facial periférica o como se la llama en la medicina occidental, parálisis de Bell.

(2) En casos crónicos y prolongados, se puede calentar la aguja con moxibustión ligera en los puntos de *taiyang* (Extra.), *jiache* (E. 6), *dicang* (E. 4), *juliao* de la nariz (E. 3) y *xiaguan* (E. 7). Se seleccionan dos o tres puntos en cada sesión. Calentar cada punto de 2 a 3 minutos.

(3) Ventosa. Se usa la ventosa como un método auxiliar de la acupuntura. Se trata el lado afectado con ventosas pequeñas, una vez cada 3-5 días.

VI. INSOLACION

ETIOLOGIA

Esta enfermedad se debe a la invasión del calor de verano que perjudica al *qi* y al *yin* bajo condiciones de fatiga excesiva o de trabajo prolongado bajo el sol ardiente.

DIFERENCIACION

Hay dos tipos: Leve y grave.

(1) Tipo leve: Cefalea, sudor excesivo, piel caliente, respiración profunda, sequedad de la boca y de la lengua, sed, pulso superficial, fuerte y rápido.

(2) Tipo grave: Al comienzo aparecen cefalea, sed, respiración rápida y superficial y después, colapso súbito, coma, sudoración, pulso profundo y débil.

TRATAMIENTO

(1) Tipo leve:

Método: Es necesario eliminar el calor con el método dispersante en los puntos seleccionados de los canales *Du*, *jueyin* (pericardio) y *yangming* (intestino grueso).

Prescripción: *Dazhui* (*Du*. 14), *daling* (PC. 7), *weizhong* (V. 40), *hegu* (I.G. 4), *quchi* (I.G. 11), *jinjin*, *yuye* (Extra.).

Explicación: *Dazhui* (*Du*. 14) elimina el calor. *Daling* (PC. 7) reduce el fuego del corazón. Sangrar en el punto *weizhong* (V. 40) para dispersar el calor de verano. *Hegu* (I.G. 4) y *quchi* (I.G. 11) son dos puntos principales usados como antifebriles. Sangrar en los puntos *jinjin*, *yuye* (Extra.) pueden aliviar la sequedad de la boca y de la lengua.

(2) Tipo grave:

Método: Es necesario reducir el calor y recuperar la conciencia con el método dispersante en los puntos del Canal *Du*. [Ver el tratamiento del síndrome tenso y síndrome flácido de golpe de viento (apoplejía) de este capítulo]

Prescripción: *Renzhong* (*Du*. 26), *baihui* (*Du*. 20), *weizhong* (V. 40), *shixuan* (Extra.).

Explicación: *Renzhong* (*Du*. 26) y *baihui* (*Du*. 20) animan el restablecimiento y aclaran la mente. *Weizhong* (V. 40) y *shixuan* (Extra.) reducen el calor y el bochorno del verano.

VII. MALARIA

ETIOLOGIA

La malaria es denominada de acuerdo al intervalo entre los ataques: malaria intermitente, remitente, terciana, cuartana. En casos crónicos se puede presentar una masa en la región derecha del hipocondrio.

El ataque de esta enfermedad se debe al desarreglo de *qi* nutritivo y de *qi* defensivo (función vital) causado por humedad-calor de verano que ataca a los canales *shaoyang* combinando con el factor de pestilencia. Las manifestaciones principales son: Sensación de frío y fiebre alta.

DIFERENCIACION

Al comienzo aparecen por lo general la aversión al frío y escalofríos y después, fiebre con síntomas y signos de cefalea, rubor facial y sed. Después del acceso, se ve sudoración general y la fiebre desaparece. Con una sensación sofocante en el pecho y en la región del hipocondrio, sabor amargo en la boca, saburra amarilla, pegajosa y delgada, pulso rápido y de cuerda.

TRATAMIENTO

Método: Es necesario regular la circulación del Canal *Du* y hacer armonizar los canales *shaoyang*. Si el frío es el síntoma dominante en el acceso, se usan la acupuntura y la moxibustión simultáneamente; y si la fiebre es dominante, se usa solamente la acupuntura. El tratamiento debe ser aplicado dos horas antes del acceso.

Prescripción: *Dazhui* (*Du*. 14), *taodao* (*Du*. 13), *linqi* del pie (V.B. 41), *houxi* (I.D. 3), *jianshi* (PC. 5).

Puntos secundarios:

Fiebre elevada: *Quchi* (I.G. 11), con el método dispersante.

Cuando hay una masa en la región derecha del hipocondrio: *Zhangmen* (H. 13), *huangmen* (V. 51). Acupuntura en el primer punto y moxibustión en el segundo.

En el acceso grave con delirio y trastornos mentales: Insertar la aguja en los 12 puntos *jing*-pozo de la mano (P. 11, C. 9, PC. 9, I.G. 1, S.J. 1, I.D. 1).

Explicación: *Dazhui* (*Du*. 14) y *taodao* (*Du*. 13) remueven la obstrucción del Canal *Du* y armonizan *yin* y *yang* mientras *linqi* del pie (V.B. 41) armoniza el *qi* de los canales *shaoyang*. *Houxi* (I.D. 3) dispersa el calor excesivo y *jianshi* (PC. 5) elimina el calor interior. Cuando el calor interno y externo bajan, la coordinación del *qi* nutritivo y del *qi* defensivo se recuperan, el acceso desaparece.

Auriculopuntura:

Puntos principales: Adrenal, subcórtex, endocrina, *sanjiao*, bazo.

Método: Se aplica el tratamiento 1-2 horas antes del acceso. Con un tratamiento sucesivo de tres días y retención de la aguja durante una hora. Para los casos recurrentes, se añade el punto bazo de la oreja.

VIII. RESFRIADO COMUN

ETIOLOGIA

Los factores patógenos son viento-frío o viento-calor exógenos que impiden la acción de dispersión del pulmón, y disminuyen la función vital defensiva de la parte superficial del cuerpo.

DIFERENCIACION

(1) Resfriado debido al viento-frío: Aversión al frío, fiebre sin sudoración, cefalea, obstrucción nasal, rinitis, dolor en las articulaciones, picazón en la garganta y tos. Saburra delgada y blanca, pulso superficial y tenso.

(2) Resfriado debido al viento-calor: Fiebre, aversión al viento, sudor, sensación de distensión en la cabeza, sed, tos intermitente, sequedad, congestión y dolor en la garganta. Saburra delgada y amarilla, pulso superficial y rápido.

TRATAMIENTO

(1) Viento-frío:

Método: Es necesario eliminar el viento y aliviar los síntomas externos con el método dispersante en los puntos de los canales *Du*, *taiyang* y *shaoyang*.

Prescripción: *Fengfu* (*Du*. 16), *fengmen* (V. 12), *fengchi* (V.B. 20), *lieque* (P. 7), *hegu* (I.G. 4), *fuliu* (R. 7).

Puntos de acuerdo a los síntomas y signos:

Cefalea: *Taiyang* (Extra.).

Obstrucción nasal: *Yingxiang* (I.G. 20).

Explicación: *Fengfu* (*Du*. 16), *fengmen* (V. 12) y *fengchi* (V.B. 20) alivian el dolor de cabeza por la eliminación del viento y alivian los síntomas externos. *Lieque* (P. 7), el punto *luo* (enlace) del canal del pulmón, es usado para el tratamiento de desórdenes de la cabeza y nuca y para eliminar la obstrucción nasal. *Hegu* (I.G. 4) y *fuliu* (R. 7) causan sudoración para aliviar los síntomas externos. *Taiyang* (Extra.) e *yingxiang* (I.G. 20) son puntos locales usados para eliminar el viento patógeno en la cabeza y en la región facial.

(2) Viento-calor:

Método: Es necesario eliminar el viento y calor con el método dispersante en los puntos de los canales *Du* y *shaoyang*.

Prescripción: *Dazhui* (*Du*. 14), *fengchi* (V.B. 20), *waiguan* (S.J. 5), *hegu* (I.G. 4), *shaoshang* (P. 11).

Explicación: *Dazhui* (*Du*. 14) es un punto donde se reúne el Canal *Du* con todos los canales *yang*. *Fengchi* (V.B. 20), *waiguan* (S.J. 5) y *hegu* (I.G. 4) eliminan el viento y el calor. Sangrar en el punto *shaoshang* (P. 11) para eliminar el viento-calor del canal del pulmón y liberar la garganta.

Profilaxis:

Aplicación de moxibustión en el punto *fengmen* (V. 12) o en el punto *zusanli* (E. 36) diariamente puede prevenir el catarro en las estaciones en que esta enfermedad es frecuente.

IX. TOS

ETIOLOGIA

Los factores patógenos pueden ser exógenos o endógenos. Los factores exógenos son de viento-frío o viento-calor que invaden al pulmón causando así la disfunción de dispersión del pulmón. Los factores endógenos son: a) Sequedad del pulmón debido a *xu* (deficiencia) de *yin* causando así la obstrucción de la función de descenso; b) *Xu* del *yang* del bazo, lo cual conduce a acumulación de humedad y formación de flemas.

DIFERENCIACION

(1) Invasión por factores patógenos exógenos:

a) Viento-frío: Aversión al frío, fiebre, cefalea, obstrucción nasal, tos sofocante, saburra blanca y delgada, pulso superficial.

b) Viento-calor: Fiebre sin escalofríos, sed, tos con esputo purulento y espeso, saburra amarilla, pulso superficial y rápido.

(2) Invasión por factores endógenos:

a) Sequedad del pulmón debido a *xu* de *yin*: Tos seca, sin esputos o poco esputo, sequedad o dolor de garganta. Es posible que aparezcan esputo con sangre o incluso hemoptisis, febrícula, rubor malar. Lengua roja con saburra delgada, pulso rápido y débil.

b) *Xu* de *yang* del bazo: Tos con abundante esputo, que es más grave en invierno; anorexia, depresión, saburra blanca, gruesa y pegajosa, pulso profundo, lento y resbaladizo.

TRATAMIENTO

(1) Invasión de los factores patógenos exógenos:

Método: Los puntos seleccionados principalmente en los canales *taiyin* (pulmón) y *yangming* (intestino grueso) de la mano sirven para activar la función de dispersión del pulmón y aliviar los síntomas externos. En el tipo viento-frío, la acupuntura puede ser combinada con la moxibustión, mientras que en el tipo de viento-calor se aplica acupuntura solamente.

Prescripción: *Lieque* (P. 7), *hegu* (I.G. 4), *feishu* (V. 13), *chize* (P. 5).

Explicación: *Lieque* (P. 7) y *hegu* (I.G. 4) en combinación con los puntos *yuan* (fuente) y *luo* (enlace), se usan para eliminar el viento y aliviar los síntomas externos. *Feishu* (V. 13) activa la función de dispersión del pulmón. *Chize* (P. 5) limpia el pulmón y alivia la tos.

(2) Invasión de los factores endógenos:

a) Sequedad del pulmón debido a *xu* de *yin*:

Método: Los puntos *shu*-espalda y *mu*-delante del pulmón son tomados como puntos principales para tonificar *yin* y activar la función de descenso del pulmón con inserción de la aguja superficialmente. No se aplica moxibustión.

Prescripción: *Feishu* (V. 13), *zhongfu* (P. 1), *lieque* (P. 7) y *zhaohai* (R. 6).

Puntos secundarios:

Hemoptisis: *Kongzui* (P. 6), *geshu* (V. 17).

Explicación: *Feishu* (V. 13) y *zhongfu* (P. 1) en combinación con los puntos *shu*-espalda y *mu*-delante se usan para regular las vías respiratorias. *Lieque* (P. 7) y *zhaohai* (R. 6), un par de los ocho puntos de confluencia que están uno arriba y el otro abajo, se usan para limpiar la garganta tonificando *yin* y activando la función de descenso del pulmón. *Kongzui* (P. 6), el punto *xi* (hendidura) del pulmón y *geshu* (V. 17), punto de influencia que domina la sangre, se emplean para obtener un efecto hemostático.

b) *Xu* de *yang* del bazo:

Método: Los puntos *shu*-espalda y *mu*-delante de estómago son tomados como puntos principales para fortalecer el bazo y eliminar el esputo con el método dispersante, en combinación con la moxibustión.

Prescripción: *Pishu* (V. 20), *zhongwan* (*Ren.* 12), *zusanli* (E. 36), *feishu* (V. 13), *gaohuangshu* (V. 43) y *fenglong* (E. 40).

Explicación: *Pishu* (V. 20), *zhongwan* (*Ren.* 12) y *zusanli* (E. 36) fortalecen el bazo y el estómago, eliminan la humedad y dispersan la flema.

La aplicación de moxibustión en los puntos *feishu* (V. 13) y *gaohuangshu* (V. 43) activa y calienta el *qi* del pulmón.

Notas:

(1) Si la tos es acompañada de fiebre y asma, vea el tratamiento de resfriado común y asma de este capítulo.

(2) El tipo de tos mencionada en este capítulo es un síntoma más frecuente en el resfriado común, bronquitis aguda o crónica y en neumonía.

(3) Método de ventosa:

Puntos principales: *Fengmen* (V. 12) y *feishu* (V. 13).

(4) Método de la aguja dérmica: Golpear con la aguja a lo largo de la región superior de la espalda por donde pasan los canales *Du* y de la vejiga hasta que la piel se vuelva roja o sangre ligeramente.

(5) Auriculopuntura:

Puntos principales: Pulmón, apaciguamiento del asma.

Método: Una vez por día o día por medio. Se dejan las agujas de 30-60 minutos. 5-10 sesiones constituyen un curso de tratamiento.

X. ASMA

ETIOLOGIA

Hay dos tipos de asma: el tipo *xu* y el tipo *shi*. El asma del tipo *shi* es causada por la disfunción de descenso del pulmón debido a la invasión del viento-frío exógeno o por disturbios de flema-calor. El asma del tipo *xu* es debido a a) *xu* del pulmón, o a b) *xu* del riñón que pierde su función de recepción de *qi*.

DIFERENCIACION

(1) Tipo *shi*:

a) Viento-frío: Tos con esputo claro, respiración superficial. Generalmente, aparecen los síntomas acompañados de fiebre, aversión al frío, sin sudoración, saburra blanca y pulso superficial.

b) Flema-calor: Respiración rápida y estertorosa, sensación sofocante en el pecho, esputo purulento y mucoso, saburra amarilla y gruesa, pulso rápido, fuerte y resbaladizo.

(2) Tipo *xu*:

a) *Xu* del pulmón: Respiración rápida y superficial, voz baja y débil, sudor excesivo, pulso débil.

b) *Xu* del riñón: Asma, disnea de esfuerzo ligero, aversión al frío con extremidades frías, pulso profundo, filiforme y débil.

TRATAMIENTO

(1) Tipo *shi:*

Método: Para asma debido al viento-frío, se seleccionan los puntos del canal del pulmón como los principales para eliminar el viento-frío y calmar el asma. Para asma debido a la flema-calor, se seleccionan los puntos del canal de estómago como puntos principales para disolver las flemas y calmar el asma. Se usa el método dispersante para los dos tipos. La moxibustión está indicada en el asma debida al viento-frío.

Prescripción:

a) Viento-frío: *Feishu* (V. 13), *lieque* (P. 7), *hegu* (I.G. 4).

b) Flema-calor: *Fenglong* (E. 40), *tiantu* (*Ren.* 22), *chize* (P. 5), *dingchuan* (Extra.).

Explicación: *Feishu* (V. 13) activa el *qi* del pulmón. *Lieque* (P. 7) y *hegu* (I.G. 4) eliminan el viento-frío. *Fenglong* (E. 40), un punto distal, combinado con *tiantu* (*Ren.* 22), un punto local, normalizan la respiración y eliminan la flema. *Chize* (P. 5), el punto *he*-mar del canal del pulmón, reduce el calor en el pulmón y calma el asma.

(2) Tipo *xu*:

Método: Es necesario tonificar el *qi* del pulmón y del riñón. Se usa el método tonificante. La moxibustión es adecuada en este caso.

Prescripción:

a) *Xu* del pulmón: *Feishu* (V. 13), *taiyuan* (P. 9), *zusanli* (E. 36).

b) *Xu* del riñón: *Shenshu* (V. 23), *mingmen* (*Du.* 4), *qihai* (*Ren.* 6), *shanzhong* (*Ren.* 17).

Puntos secundarios:

Asma crónica: *Shenzhu* (*Du.* 12), *gaohuangshu* (V. 43).

Xu del bazo: *Zhongwan* (*Ren.* 12), *pishu* (V. 20).

Explicación: La aplicación de la moxibustión en *feishu* (V. 13) tonifica el *qi* del pulmón. De acuerdo a la teoría de los cinco elementos, *taiyuan* (P. 9) es el punto *shu*-arroyo del canal de pulmón, y *zusanli* (E. 36), el punto *he*-mar del canal de estómago, están relacionados con tierra. El uso de estos dos puntos sirve para fortalecer el pulmón (metal) fortificando el bazo (tierra) y el estómago (tierra). *Shenshu* (V. 23) y *mingmen* (*Du.* 4) refuerzan el *qi* (energía vital) del riñón. *Qihai* (*Ren.* 6) es un punto importante para fortalecer el *qi*. *Shanzhong* (*Ren.* 17), el punto de influencia que domina *qi*, regula *qi* y calma el asma. La aplicación de la moxibustión indirecta con ajo en los puntos *shenzhu* (*Du.* 12) y *gaohuangshu* (V. 43) puede aliviar el asma crónica. La aplicación de la moxibustión en los puntos *zhongwan* (*Ren.* 12) y *pishu* (V. 20) fortalecen el *qi* (energía vital) del bazo.

Notas:

(1) Aquí, el término asma incluye asma bronquial, bronquitis asmática y disnea presentada en otras enfermedades. Otra medida terapéutica puede ser aplicada para el síntoma de disnea además de la acupuntura.

(2) Auriculopuntura puede ser aplicada durante el acceso.

Puntos principales: Pulmón, riñón, adrenal, nervio simpático, apaciguamiento del asma.

Método: Seleccionar 2-3 puntos cada vez, o insertar la aguja en puntos dolorosos. Las agujas se dejan de 30-60 minutos. 10-15 aplicaciones constituyen un curso. Dejar un intervalo de 3-5 días entre cada dos cursos.

XI. INSOMNIO

ETIOLOGIA

Factores causantes:

(1) *Xu* del bazo e insuficiencia de *xue* causados por ansiedad.

(2) Ascenso del fuego del corazón debido a la insuficiencia de *yin* del riñón causada por desarmonía entre el corazón y el riñón.

(3) Disturbio que consiste en ascenso del fuego del hígado causado por depresión mental.

(4) Retención de flema-calor debido a la indigestión gástrica.

DIFERENCIACION

(1) *Xu* del bazo e insuficiencia de *xue*: Dificultad para conciliar el sueño, fácil despertar acompañado de palpitaciones, amnesia, astenia, depresión, anorexia, palidez, pulso filiforme y débil.

(2) Desarmonía entre el corazón y el riñón: Irritabilidad e insomnio acompañado de mareo, tinnitus, lumbago, espermatorrea, leucorrea, pulso rápido y débil.

(3) Ascenso del fuego del hígado: Depresión mental, agitación, disturbios del sueño en la noche acompañados de dolor de cabeza, distensión y dolor en la región del hipocondrio, boca amarga y pulso de cuerda.

(4) Disfunción del estómago: Insomnio acompañado de una sensación sofocante y de hartazgo en la región epigástrica, distensión abdominal, eructo, pulso fuerte y lleno.

TRATAMIENTO

Método: Los puntos son seleccionados principalmente en el canal del corazón para calmar el corazón y la mente.

Xu del bazo e insuficiencia de *xue*: Es necesario aplicar la acupuntura con el método tonificante y se puede combinar con la moxibustión.

Desarmonía entre el corazón y el riñón: Es necesario aplicar la acupuntura con el método tonificante y dispersante simultáneamente.

Disturbio por el ascenso del fuego del hígado: Es necesario aplicar la acupuntura con el método dispersante.

Disfunción del estómago: Aplicar el método dispersante.

Prescripción: *Shenmen* (C. 7), *neiguan* (PC. 6), *sanyinjiao* (B. 6).

Puntos de acuerdo a los síndromes diferentes:

Xu del bazo e insuficiencia de *xue*: *Pishu* (V. 20), *xinshu* (V. 15), *yinbai* (B. 1), moxibustión con conos pequeños de moxa en el último.

Desarmonía entre el corazón y el riñón: *Xinshu* (V. 15), *shenshu* (V. 23), *taixi* (R. 3).

Disturbio ocasionado por ascenso del fuego del hígado: *Ganshu* (V. 18), *danshu* (V. 19), *wangu* de la cabeza (V.B. 12).

Disfunción del estómago: *Weishu* (V. 21), *zusanli* (E. 36).

Explicación: *Shenmen* (C. 7) es el punto *yuan* (fuente) del canal del corazón, *neiguan* (PC. 6) es el punto *luo* (enlace) del canal del pericardio, y *sanyinjiao* (B. 6) es el punto donde se cruzan los canales del hígado, bazo y riñón. La combinación de estos tres puntos puede tranquilizar el corazón y calmar la mente. *Pishu* (V. 20) y *xinshu* (V. 15) son indicados porque el bazo controla la sangre y el corazón produce la sangre. *Yinbai* (B. 1) es el punto *jing*-pozo del canal de bazo. El uso de la moxibustión con conos pequeños de moxa en este punto corrige los disturbios en el sueño y el despertar fácil. La combinación de *xinshu* (V. 15), *shenshu* (V. 23) y *taixi* (R. 3) puede corregir la desarmonía entre el corazón y el riñón. La combinación de *ganshu* (V. 18), *danshu* (V. 19) y *wangu* de la cabeza (V.B. 12) se indica para reducir y dispersar los disturbios del ascenso del fuego del hígado y de la vesícula. *Weishu* (V. 21) y *zusanli* (E. 36) son indicados para promover la función del estómago y aliviar la distensión de éste.

Notas:

(1) Método de la aguja dérmica: Es necesario golpear en *sishencong* (Extra.) y *huatuo jiaji* (Extra.) ligeramente de arriba hacia abajo, 2-3 veces en cada tratamiento. Se aplica el tratamiento una vez por día o día por medio. Diez aplicaciones constituyen un curso. Puede continuar el tratamiento si el resultado es satisfactorio.

(2) Auriculopuntura:

Puntos principales: Subcórtex, *shenmen* de la oreja, riñón y corazón.

Método: Es necesario seleccionar de 2 a 3 puntos cada vez. Las agujas son retenidas por 20 minutos o implantadas por 2-3 días.

XII. PALPITACION, TAQUICARDIA

ETIOLOGIA

Factores patógenos:

(1) Deficiencia de *qi* y *xue* y trastornos mentales debidos a sustos.

(2) Disturbios del corazón por la agitación de flema-fuego endógeno.

(3) Retención de líquidos perjudiciales debido a la disfunción del corazón. En casos leves las palpitaciones pueden ser intermitentes y en casos graves el latido anormal puede ser continuo, incontrolable y violento.

DIFERENCIACION

(1) Insuficiencia de *qi* y *xue*: Palidez, respiración superficial, lasitud, insomnio, mareo y vértigo, lengua pálida y gruesa con impresiones de dientes, pulso filiforme y débil.

(2) Agitación de flema-fuego endógeno: Irritabilidad, inquietud, somnolencia, saburra amarilla, pulso rápido y resbaladizo.

(3) Retención de líquidos perjudiciales: Esputo mucoso, sensación de opresión en el pecho y sensación de hartazgo en la región epigástrica, lasitud, saburra blanca, pulso resbaladizo y de cuerda.

TRATAMIENTO

Método: Es necesario aplicar el método de tonificación y dispersión simultáneo en los puntos *shu*-espalda y *mu*-delante del corazón para tranquilizar el corazón.

Prescripción: *Xinshu* (V. 15), *juque* (*Ren.* 14), *shenmen* (C. 7), *neiguan* (PC. 6).

Puntos de acuerdo a los síndromes:

(1) Insuficiencia de *qi* y *xue*: *Qihai* (*Ren.* 6), *pishu* (V. 20), *weishu* (V. 21).

(2) Agitación de flema-fuego endógeno: *Fenglong* (E. 40), *yanglingquan* (V.B. 34).

(3) Retención de líquidos perjudiciales: *Guanyuan* (*Ren.* 4), *sanjiaoshu* (V. 22), *zusanli* (E. 36), *shanzhong* (*Ren.* 17).

Explicación: *Xinshu* (V. 15) y *juque* (*Ren.* 14), puntos *shu*-espalda y *mu*-delante del corazón; *Shenmen* (C. 7), el punto *yuan* (fuente) del canal de corazón, y *neiguan* (PC. 6), el punto *luo* (enlace) del canal de pericardio, son todos indicados para regular *qi* y *xue* del corazón y como calmantes. *Qihai* (*Ren.* 6) fortalece el *qi*. *Pishu* (V. 20) y *weishu* (V. 21) regulan la función del bazo y del estómago que son los órganos fundamentales para la producción de *qi* y *xue*. La aplicación de la acupuntura o la moxibustión en los puntos *guanyuan* (*Ren.* 4), *shanzhong* (*Ren.* 17) y *zusanli* (E. 36) fortalece el bazo, activa el *yang* y elimina los líquidos perjudiciales. *Sanjiaoshu* (V. 22) regula el *jiao* superior, medio e inferior y promueve el transporte del agua. *Fenglong* (E. 40) y *yanglingquan* (V.B. 34) eliminan la flema-fuego del estómago.

Notas:

(1) Palpitación y taquicardia pueden ser síntomas presentes en neurosis, desórdenes funcionales del sistema neurovegetativo y arritmia del corazón de varios orígenes.

(2) Auriculopuntura:

Puntos principales: *Shenmen* de la oreja, corazón, nervio simpático, subcórtex, intestino delgado.

Método: Es necesario seleccionar de 2 a 3 puntos en cada tratamiento y dar una estimulación moderada. Las agujas se retienen de 15-20 minutos. El tratamiento se aplica día por medio. 10-15 tratamientos constituyen un curso. Dejar un intervalo de 3-5 días entre dos cursos.

XIII. DESORDENES MENTALES DEPRESIVOS Y MANIACOS

ETIOLOGIA

El desorden mental depresivo es causado por retardo de *qi* y acumulación de flema provocados por depresión mental. El desorden mental maniaco puede ser causado por éstasis de *qi*, el cual produce fuego y flema, o por calor excesivo en el estómago, el cual impide el descenso de *qi* y causa la acumulación de calor y trastorno de la mente.

DIFERENCIACION

(1) Desorden mental depresivo: Acceso lento, depresión mental, estupidez en el período inicial, y luego, parafasia y parafrenia, o silencio, somnolencia, y anorexia. Saburra delgada o poco gruesa, pulso filiforme y de cuerda.

(2) Desorden mental maniaco: Acceso súbito, precedido por irritabilidad, mal humor, poco sueño y anorexia, en seguida aparecen manías demostradas por gritos, chillidos, quitarse la ropa, correr por todas partes, insomnio, hacer pedazos las cosas y golpear a la gente; lengua con saburra amarilla y pegajosa, pulso rápido, resbaladizo y de cuerda.

TRATAMIENTO

Método: Los puntos de los canales *Du* y *jueyin* de la mano (pericardio) son seleccionados como los principales para tranquilizar el corazón, calmar la mente y reestablecer la mente clara. Para el desorden mental depresivo, es adecuado aplicar el método tonificante y dispersante simultáneamente. La moxibustión es indicada. Para manías se usa el método dispersante.

Prescripción: *Renzhong* (*Du.* 26), *shaoshang* (P. 11), *yinbai* (B. 1), *daling* (PC. 7), *shenmai* (V. 62), *fengfu* (*Du.* 16), *jiache* (E. 6), *chengjiang* (*Ren.* 24), *laogong* (PC. 8), *shangxing* (*Du.* 23), *quchi* (I.G. 11).

Puntos para casos maniacos con calor extremo: Sangrar en los 12 puntos *jing*-pozo (P. 11, C. 9, PC. 9, I.G. 1, S.J. 1, I.D. 1) de las manos, para reducir el calor.

Explicación: *Renzhong* (*Du.* 26), combinado con *shaoshang* (P. 11), *yinbai* (B. 1) y *chengjiang* (*Ren.* 24) tiene por efecto reestablecer la mente clara, dispersar el calor y suspender la locura. *Daling* (PC. 7), el punto *yuan* (fuente) del canal de pericardio, y *laogong* (PC. 8), el punto *ying*-

manantial del canal de pericardio, son usados para reducir el calor del canal de pericardio. *Shenmai* (V. 62), *fengfu* (*Du.* 16) y *shangxing* (*Du.* 23) dispersan el calor en los canales *yangming* y *Du* para tranquilizar la mente. *Jiache* (E. 6) y *quchi* (I.G. 11) dispersan el calor de los canales *yangming* de la mano y del pie.

Notas:

(1) Los desórdenes mentales depresivos y maniacos corresponden a los tipos depresivo y maniaco de esquizofrenia y psicocis en la medicina occidental.

(2) Auriculopuntura:

Puntos principales: Nervio simpático, *shenmen* de la oreja, corazón, hígado, subcórtex, endocrina, estómago, occipucio.

Método: Es necesario seleccionar 1-2 puntos en cada tratamiento.

XIV. VOMITO

ETIOLOGIA

Vómito se debe a la disfunción del estómago en el transporte y la digestión. El *qi* del estómago asciende en vez de descender.

Factores causantes:

(1) Sobreingestión y retención de alimentos fríos y de comida grasosa.

(2) Inversión de *qi* del hígado debida a ira, la cual afecta la función de estómago.

(3) Debilidad de la función del bazo y de estómago.

DIFERENCIACION

(1) Retención de la comida: Dolor o distensión abdominal y epigástrica, regurgitación ácida y fermentación, eructo, anorexia, constipación, meteorismo, lengua con saburra espesa y pegajosa, pulso fuerte y resbaladizo.

(2) El *qi* del hígado ataca al estómago: Vómito, regurgitación ácida, eructos continuos, dolor y distensión en la región epigástrica del hipocondrio, lengua con saburra delgada y pegajosa, pulso de cuerda.

(3) Debilidad de la función del bazo y estómago: Cara amarillenta, vómito después de una comida abundante, mal apetito, heces blandas, lasitud general, pulso débil, lengua con saburra delgada y pegajosa.

TRATAMIENTO

Método: Los puntos del Canal del Estómago *Yangming* del Pie son los principales. Para la retención de la comida o el ataque al estómago por el *qi* del hígado se usa el método dispersante. Para la debilidad de la función del bazo y estómago se usa el método tonificante. La moxibustión es indicada.

Prescripción: *Zusanli* (E. 36), *zhongwan* (*Ren.* 12), *neiguan* (PC. 6) y *gongsun* (B. 4).

Puntos secundarios:

(1) Retención del alimento: *Tianshu* (E. 25).

(2) Ataque al estómago por el *qi* del hígado: *Taichong* (H. 3).

(3) Debilidad de la función del bazo y estómago: *Pishu* (V. 20).

(4) Vómito incoercible: *Jinjin, yuye* (Extra.).

Explicación: *Zusanli* (E. 36) es el punto *he*-mar del canal del estómago y *zhongwan* (*Ren.* 12) es su punto *mu*-delante. Los dos puntos juntos son efectivos para ajustar la función del estómago y hacer descender el *qi* que ha ascendido del estómago. *Neiguan* (PC. 6) y *gongsun* (B. 4), un par de los ocho puntos de confluencia, alivian la sensación de hartazgo en la región torácica y epigástrica. *Tianshu* (E. 25) alivia la obstrucción intestinal. Insertar la aguja en el punto *taichong* (H. 3) con el método dispersante puede activar la función del hígado. Insertar la aguja en el punto *pishu* (V. 20) con el método tonificante puede fortalecer el bazo. Sangrar en los puntos *jinjin, yuye* (Extra.) es un método para dominar el vómito.

Nota: El vómito mencionado en este capítulo implica principalmente gastritis aguda o crónica y vómito neurótico.

XV. HIPO

ETIOLOGIA

Factores patógenos:

(1) No desciende el *qi* del estómago por sobreingestión, y estancamiento de *qi* del hígado.

(2) Ascenso de *qi* del estómago causado por la invasión del frío.

DIFERENCIACION

(1) Retención de la comida y estancamiento de *qi*: Distensión abdominal y epigástrica, hipo sonoro, lengua con saburra amarilla y pegajosa, pulso fuerte y resbaladizo.

(2) Ataque por frío patógeno: Hipo fuerte y lento que puede ser aliviado con bebidas calientes; lengua con saburra blanca y húmeda, pulso lento.

TRATAMIENTO

Método: Los puntos son seleccionados principalmente en el Canal del Estómago *Yangming* del Pie para controlar la función del estómago, hacer descender el *qi* y aliviar el hipo. En casos de retención de la comida y estancamiento de *qi*, es adecuado usar el método dispersante. En caso debido al frío, la acupuntura se puede combinar con la moxibustión.

Prescripción: *Zusanli* (E. 36), *zhongwan* (*Ren.* 12), *neiguan* (PC. 6), *geshu* (V. 17), *tiantu* (*Ren.* 22).

Puntos para síndromes diferentes:

(1) Retención de la comida y estancamiento de *qi*: *Neiting* (E. 44), *taichong* (H. 3), *juque* (*Ren.* 14).

(2) Ataque por frío patógeno: *Shangwan* (*Ren.* 13).

Explicación: *Zusanli* (E. 36), *zhongwan* (*Ren.* 12) y *neiguan* (PC. 6) alivian la sensación de opresión en el pecho y activan el *qi*. *Geshu* (V. 17) y *tiantu* (*Ren.* 22) bajan el *qi* que ha ascendido. *Neiting* (E. 44) ajusta la función del estómago y alivia el estancamiento. *Taichong* (H. 3) ajusta el *qi* del hígado. *Juque* (*Ren.* 14) relaja el tórax y el diafragma para dominar el hipo. La aplicación de moxibustión en *shangwan* (*Ren.* 13) es indicada para calentar el bazo, el estómago y eliminar el frío.

Nota: Auriculopuntura:

Puntos principales: *Shenmen* de la oreja, diafragma, subcórtex.

Método: Dar estimulación fuerte y retener las aguas una hora.

XVI. DOLOR EPIGASTRICO

ETIOLOGIA

Factores patógenos:

(1) Comida irregular que perjudica al bazo y estómago.

(2) Ataque al estómago por inversión de *qi* del hígado debido a la depresión mental.

(3) *Xu* del estómago con estancamiento de frío.

DIFERENCIACION

(1) Retención de la comida: Distensión y dolor en la región epigás-

trica, el dolor se agrava con presión y después de la comida; eructos con olor fétido, anorexia, saburra gruesa y pegajosa, pulso fuerte y profundo.

(2) Ataque al estómago por el *qi* del hígado: Dolor intermitente en la región epigástrica, distensión y dolor en la región del hipocondrio. Es posible que aparezcan náuseas, regurgitación ácida, distensión abdominal y anorexia, pulso profundo y de cuerda.

(3) *Xu* del estómago con estancamiento de frío: Dolor sordo en la región epigástrica, lasitud general, regurgitación de líquidos acuosos, dolor que puede ser aliviado por presión y calor moderado, lengua con saburra blanca y delgada, pulso profundo y lento.

TRATAMIENTO

Método: Es necesario pacificar el estómago y aliviar el dolor con la combinación de puntos locales y distales. En casos debidos a la retención de alimentos o al ataque al estómago por el *qi* del hígado, se hace acupuntura con el método dispersante. Las agujas son retenidas de 30-60 minutos. En casos del tipo *xu* del estómago y estancamiento de frío, es adecuado hacer acupuntura con el método dispersante y tonificante simultáneamente combinándola con moxibustión.

Prescripción: *Zusanli* (E. 36), *zhongwan* (*Ren.* 12), *neiguan* (PC. 6).

Puntos para síndromes diferentes:

(1) Retención de alimentos: *Zhangmen* (H. 13), *neiting* (E. 44).

(2) Ataque al estómago por el *qi* del hígado: *Taichong* (H. 3), *qimen* (H. 14).

(3) *Xu* del estómago con estancamiento de frío: *Qihai* (*Ren.* 6, moxibustión indirecta con jengibre), *pishu* (V. 20), *gongsun* (B. 4).

Explicación: *Zusanli* (E. 36), el punto *he*-mar del canal del estómago, y *zhongwan* (*Ren.* 12), el punto *mu*-delante del estómago, poseen el efecto de regular el estómago y aliviar el dolor. El punto *neiguan* (PC. 6) que comunica con el Canal *Yinwei*, relaja el pecho y controla el vómito. *Zhangmen* (H. 13) y *neiting* (E. 44) estimulan la digestión y alivian la sensación de llenura epigástrica. La estimulación en *qimen* (H. 14) y *taichong* (H. 3) con el método dispersante puede promover la función del hígado, regular el *qi* y aliviar la distensión y el dolor. La aplicación de moxibustión en *gongsun* (B. 4) y *pishu* (V. 20) fortalece el bazo, regula el estómago, dispersa el frío y alivia el dolor. La moxibustión indirecta en *qihai* (*Ren.* 6) con jengibre es el método más cómodo para tratar el dolor crónico gástrico causado por el frío, porque el jengibre y la moxa juntos tienen la propiedad de dispersar el frío.

Notas:

(1) El dolor epigástrico aquí descrito es un síntoma de la úlcera gástrica y péptica, gastritis, neurosis gástrica, y enfermedades del hígado, vesícula biliar y páncreas.

(2) Método de ventosa: La ventosa es aplicada con un recipiente grande o de tamaño mediano principalmente para la región superior del abdomen o en los puntos *shu*-espalda de 10-15 minutos.

(3) Auriculopuntura:

Puntos principales: Estómago, nervio simpático, subcórtex, duodeno.

Método: Es necesario seleccionar de 2 a 3 puntos en cada tratamiento. Las agujas deben ser retenidas de 15-30 minutos. 10-15 tratamientos constituyen un curso. Dejar de 2-3 días de intervalo entre dos cursos.

XVII. DOLOR ABDOMINAL

ETIOLOGIA

Factores patógenos:

(1) Acumulación de frío debido a la invasión del frío patógeno exógeno, o frío endógeno debido a la sobreingestión de alimentos fríos.

(2) Retardo de *qi* debido a la retención de los alimentos que impiden la función normal del estómago e intestino en el transporte.

DIFERENCIACION

(1) Acumulación interna de frío: Dolor súbito que se alivia con el calor moderado, heces blandas, lengua con saburra blanca, pulso tenso y profundo.

(2) Retención de alimentos: Dolor y distensión en la región epigástrica y abdominal, dolor que no tolera la presión, regurgitación ácida, eructo, dolor abdominal acompañado de diarrea que se alivia después de la defecación, lengua con saburra pegajosa y pulso resbaladizo.

TRATAMIENTO

Método: Puntos locales y distales son seleccionados de acuerdo a la localización de la enfermedad y a los canales afectados, con el propósito de dispersar el frío y eliminar la éstasis. Cuando el frío es acumulado, es necesario hacer acupuntura y moxibustión a la vez. En casos de retención de los alimentos se hace acupuntura con el método dispersante.

Prescripción:

Dolor en la parte superior del ombligo: *Gongsun* (B. 4), *huaroumen* (E. 24), *xiawan* (*Ren.* 10).

Dolor alrededor del ombligo: *Shuiquan* (R. 5), *qihai* (*Ren.* 6), *tianshu* (E. 25).

Dolor en el vientre: *Sanyinjiao* (B. 6), *guilai* (E. 29), *guanyuan* (*Ren.* 4).

Explicación: Como la región situada por encima del ombligo está relacionada con el bazo, *gongsun* (B. 4), el punto *luo* (enlace) del canal del bazo combinado con los puntos locales *huaroumen* (E. 24) y *xiawan* (*Ren.* 10) puede regular la función del bazo y del estómago. La región umbilical está relacionada con el riñón, por eso es adecuado seleccionar *shuiquan* (R. 5), el punto *xi* (hendidura) del canal del riñón combinado con los puntos locales *qihai* (*Ren.* 6) y *tianshu* (E. 25). Los tres canales *yin* del pie pasan por el vientre, por eso *sanyinjiao* (B. 6), el punto donde se cruzan los tres canales *yin* del pie combinando con los puntos locales *guilai* (E. 29) y *guanyuan* (*Ren.* 4) es indicado.

Nota: Muchas enfermedades pueden ser acompañadas del síntoma de dolor abdominal, tales como trastorno de los órganos de la cavidad abdominal, de los órganos urogenitales de la cavidad pélvica femenina, enfermedades parasitarias intestinales y desórdenes funcionales del intestino, especialmente síndrome agudo abdominal, como apenticitis aguda, obstrucción intestinal, peritonitis aguda, perforación de úlcera péptica, etc. Si se aplica la acupuntura, es necesario una observación estricta del paciente, y si fuere el caso, se deberán aplicar otras medidas terapéuticas.

XVIII. DIARREA

ETIOLOGIA

Factores causantes de diarrea aguda:

(1) Trastornos del órgano digestivo debido a la sobreingestión de alimentos y a la invasión de frío-humedad exógenos.

(2) Invasión de humedad-calor en el verano y otoño.

La diarrea crónica se debe a *xu* (insuficiencia) de *yang* del bazo y riñón, que afecta la función de transporte y transformación del bazo.

DIFERENCIACION

(1) Diarrea aguda:

a) Frío-humedad: Diarrea acuosa con dolor abdominal y borborigmos, escalofrío que se alivia con el calor moderado, sin sed, lengua pálida, saburra blanca, pulso profundo y lento.

b) Humedad-calor: Diarrea con heces amarillas, cálida y de olor fétido acompañada de dolor abdominal, sensación de ardor en el ano, orina escasa y amarilla intensa, lengua con saburra amarilla y pegajosa, pulso rápido y resbaladizo. Estos síntomas van a veces acompañados de fiebre y sed.

(2) Diarrea crónica:

a) *Xu* (insuficiencia) de *yang* del bazo: Heces blandas con residuos de alimentos mal digeridos, distensión epigástrica y abdominal, anorexia, lasitud, lengua con saburra pálida y delgada, pulso filiforme y débil.

b) *Xu* (insuficiencia) de *yang* del riñón: Leve dolor abdominal en la madrugada, borborigmos y diarrea una vez o varias veces al día, frío en el abdomen y en las extremidades inferiores, saburra pálida y pulso profundo y débil.

TRATAMIENTO

Método: Los puntos *shu*-espalda y *mu*-delante del intestino grueso son puntos principales en el tratamiento. Para el tipo frío-humedad, es necesario aplicar la acupuntura con el método de tonificación y dispersión simultáneas combinándola con moxibustión (o con moxibustión indirecta con jengibre); para el tipo humedad-calor, se hace acupuntura con el método dispersante. En casos crónicos, se hace acupuntura con el método tonificante combinándola con moxibustión. La moxibustión puede ser el tratamiento principal en casos de *xu* de *yang* del riñón.

Prescripción: *Tianshu* (E. 25), *dachangshu* (V. 25), *zusanli* (E. 36).

Puntos para síndromes diferentes:

(1) Frío-humedad: *Zhongwan* (*Ren.* 12), *qihai* (*Ren.* 6)

(2) Humedad-calor: *Neiting* (E. 44), *yinlingquan* (B. 9), *hegu* (I.G. 4).

(3) *Xu* de *yang* del bazo: *Pishu* (V. 20), *zhangmen* (H. 13), *taibai* (B. 3), *zhongwan* (*Ren.* 12).

(4) *Xu* de *yang* del riñón: *Shenshu* (V. 23), *mingmen* (*Du.* 4), *taixi* (R. 3), *guanyuan* (*Ren.* 4), *baihui* (*Du.* 20).

Explicación: *Tianshu* (E. 25) y *dachangshu* (V. 25), los puntos *mu*-delante y *shu*-espalda del intestino grueso, son efectivos para regular la función de transporte del intestino grueso y para controlar la diarrea. *Zusanli* (E. 36) es usado para fortalecer la función de transporte del bazo y estómago. La aplicación de acupuntura y moxibustión en *zhongwan* (*Ren.* 12) y *qihai* (*Ren.* 6) sirve para calentar el bazo y estómago y dispersar el frío. *Neiting* (E. 44), *yinlingquan* (B. 9) y *hegu* (I.G. 4) con el método dispersante pueden eliminar humedad-calor del intestino grueso. La aplicación de acupuntura y moxibustión en *pishu* (V. 20), *zhangmen* (H. 13) y *taibai* (B. 3), los puntos *shu*-espalda, *mu*-delante y *yuan* (fuente) del bazo, junto con *zhongwan* (*Ren.* 12), el punto *mu*-delante del estómago, activan el *yang* del bazo, promueven la función de transporte y contienen la diarrea. *Shenshu* (V. 23), *mingmen* (*Du.* 4) y *taixi* (R. 3) pueden calentar y activar el *yang* del riñón. La aplicación de moxibustión en *baihui* (*Du.* 20) puede elevar el *qi* que ha descendido del bazo, fortalecer el *qi* y contener la diarrea.

Nota: La diarrea en la medicina tradicional china incluye diarrea por dispepsia, por enteritis aguda o crónica, por enfermedades parasitarias intestinales, por enfermedad del páncreas, del hígado y de las vías biliares, por trastornos endocrinos, por trastornos del metabolismo y diarrea neurótica.

XIX. DISENTERIA

ETIOLOGIA

Esta enfermedad es causada generalmente por trastornos del estómago y los intestinos debido a la invasión de humedad-calor o frío-humedad, y a la sobreingestión de alimentos fríos, crudos y contaminados.

DIFERENCIACION

La disentería se divide en:

(1) Tipo humedad-calor: Dolor abdominal, tenesmos, heces con moco blanco y rojo o principalmente rojo. A veces acompañada de fiebre elevada, náuseas y vómito. Lengua con saburra amarilla y pegajosa, pulso rápido y resbaladizo.

(2) Tipo frío-humedad: Defecación escasa, principalmente con moco blanco en las heces, se alivia con el calor moderado, aversión al frío, por lo general acompañados de sensación de opresión en el pecho y en el epigástrico, dolor sordo abdominal, falta de gusto, falta de sed, lengua con saburra blanca y pegajosa, pulso profundo y lento.

(3) Tipo crónico: Rebelde o recurrente. Además de los síntomas comunes, aparece lasitud, cara amarillenta y marchita, escalofríos, anorexia, y pulso profundo y filiforme.

TRATAMIENTO

Método: Los puntos *mu*-delante y *he*-mar inferior del intestino grueso son puntos principales para aliviar el estancamiento y promover la función del transporte. Para la disentería del tipo humedad-calor, se aplica acupuntura con el método dispersante; para el tipo frío-humedad, se aplican acupuntura y moxibustión combinadas; mientras que para la disentería crónica, se aplican acupuntura y moxibustión con el método de tonificación y dispersión a la vez.

Prescripción: *Tianshu* (E. 25), *shangjuxu* (E. 37), *hegu* (I.G. 4).

Puntos para síndromes diferentes:

(1) De tipo humedad-calor: *Quchi* (I.G. 11), *neiting* (E. 44), *yinlingquan* (B. 9).

(2) De tipo frío-humedad: *Zhongwan* (*Ren.* 12), *qihai* (*Ren.* 6), *sanyinjiao* (B. 6).

(3) De tipo crónico: *Pishu* (V. 20), *weishu* (V. 21), *zhongwan* (*Ren.* 12), *zusanli* (E. 36).

(4) Tenesmos: *Zhonglüshu* (V. 29).

(5) Prolapso rectal: *Baihui* (*Du.* 20).

Explicación: El *Neijing* dice que para enfermedades de los órganos *fu* se usan los puntos *he*-mar. Por eso, *shangjuxu* (E. 37), *tianshu* (E. 25) y *hegu* (I.G. 4) son seleccionados como puntos principales para aliviar el estancamiento en el intestino. Se usan los puntos *neiting* (E. 44), *quchi* (I.G. 11) y *yinlingquan* (B. 9) con el método dispersante para eliminar humedad-calor. La aplicación de la moxibustión en los puntos *zhongwan* (*Ren.* 12) y *qihai* (*Ren.* 6) sirve para calentar el bazo y el estómago y dispersar el frío. *Sanyinjiao* (B. 6) fortalece el bazo y dispersa la humedad. Se hace moxibustión con el método dispersante y tonificante al mismo tiempo en los puntos *pishu* (V. 20), *weishu* (V. 21), *zhongwan* (*Ren.* 12) y *zusanli* (E. 36) para calentar el bazo y estómago y eliminar el estancamiento intestinal.

Nota: La disentería en la medicina tradicional china incluye el período agudo y crónico de ambas, tanto de la disentería bacilar como de la disentería amibiana.

XX. ICTERICIA

ETIOLOGIA

Disfunción de transporte y transformación del bazo y estómago que conducen a la acumulación interna de humedad impidiendo así la excreción normal de bilis y causando ictericia. Hay dos tipos: La ictericia de *yang* en que humedad-calor es dominante, y la ictericia de *yin* en que frío-humedad es dominante.

DIFERENCIACION

La ictericia se caracteriza por escleróticas amarillas, piel y orina amarillas. El amarillo brillante indica el tipo *yang*, mientras el amarillo sin brillo indica el tipo *yin*.

La ictericia del tipo *yang* es generalmente acompañada de fiebre, con sensación de pesadez del cuerpo, sed, y sensación de hartazgo en el abdomen, lengua con saburra amarilla y pegajosa, pulso de cuerda y rápido.

La ictericia del tipo *yin* es acompañada de pesadez del cuerpo, lasitud, somnolencia, falta de sed, lengua con saburra blanca y gruesa, pulso profundo y lento.

TRATAMIENTO

Método: Los puntos principalmente son seleccionados en los canales *taiyin* (bazo), *yangming* (estómago) y *shaoyang* (vesícula). Se aplica acupuntura con el método dispersante para dispersar humedad-calor en los casos del tipo *yang*. En el tratamiento del tipo *yin* se aplica acupuntura con el método tonificante y dispersante simultáneamente combinándola con la moxibustión para dispersar humedad y calentar el bazo y el estómago.

Prescripción: *Yinlingquan* (B. 9), *zusanli* (E. 36), *riyue* (V.B. 24), *danshu* (V. 19), *yanggang* (V. 48) y *zhiyang* (*Du*. 9).

Puntos para tipos diferentes:

En el tipo *yang*: Insertar la aguja desde *taichong* (H. 3) hacia *yongquan* (R. 1), y en *yanglingquan* (V.B. 34).

En el tipo *yin*: *Pishu* (V. 20), *zhangmen* (H. 13).

Explicación: *Yinlingquan* (B. 9) y *zusanli* (E. 36) fortalecen el bazo y dispersan la humedad. *Riyue* (V.B. 24), *danshu* (V. 19), *zhiyang* (*Du*. 9) y *yanggang* (V. 48) son puntos importantes en el tratamiento de la ictericia. Se usan estos cuatro puntos alternadamente. *Taichong* (H. 3) y *yanglingquan* (V.B. 34) eliminan el calor en la ictericia de tipo *yang*. La aplicación de la moxibustión en *pishu* (V. 20) y *zhangmen* (H. 13) dispersa frío-humedad en el tipo *yin*.

Nota: La ictericia es un síntoma en la hepatitis ictérica aguda.

XXI. DOLOR EN EL HIPOCONDRIO

ETIOLOGIA

El canal del hígado se distribuye por la región costal y del hipocondrio. La depresión emocional por factores diversos puede impedir la función del hígado causando así la circulación anormal de *qi* del canal. Se presenta con frecuencia dolor en la región del hipocondrio. Traumatismos como esguinces y contusiones pueden causar el dolor del hipocondrio debido al estancamiento de *xue* (sangre) en los colaterales.

DIFERENCIACION

Estancamiento de *qi*: Distensión y dolor en la región del hipocondrio, sensación sofocante en el pecho, sabor amargo en la boca, pulso de cuerda. Los síntomas de la enfermedad varían con el estado emocional.

Estancamiento de *xue*: Dolor penetrante y fijo en la región del hipocondrio que se agrava con la presión y en la noche. El dolor no cambia de lugar, con puntos congestivos en la lengua, pulso de cuerda.

TRATAMIENTO

Método: Los puntos son seleccionados principalmente en los canales *jueyin* del pie y *shaoyang* del pie para drenar el hígado y remover la obstrucción de los colaterales. La acupuntura con el método dispersante se hace en los dos casos: de tipo *yin* y de tipo *yang*.

Prescripción: *Yanglingquan* (V.B. 34), *zhigou* (S.J. 6), *qimen* (H. 14).

Puntos para síntomas diferentes:

Estancamiento de *qi*: *Ganshu* (V. 18), *qiuxu* (V.B. 40).

Estancamiento de *xue*: *Geshu* (V. 17), *xingjian* (H. 2).

Explicación: Los canales *shaoyang* pasan por la parte lateral del cuerpo, por eso en *zhigou* (S.J. 6) y *yanglingquan* (V.B. 34) se aplica la acupuntura para aliviar el dolor mediante la regulación de *qi* de los canales *shaoyang*. Se usa *qimen* (H. 14), el punto *mu*-delante del canal del hígado para drenar el hígado y aliviar el dolor en la región del hipocondrio. *Ganshu* (V. 18) y *qiuxu* (V.B. 40) estimulan la función de drenaje del hígado y regulan la circulación de *qi*. *Sanyinjiao* (B. 6) y *geshu* (V. 17) activan la circulación de *xue* y eliminan la éstasis.

Notas:

(1) El dolor en el hipocondrio se observa en las enfermedades del

hígado y de la vesícula biliar, esguinces de la región de hipocondrio, neuralgia intercostal, condritis.

(2) Auriculopuntura:

Puntos principales: Tórax, *shenmen* de la oreja, hígado.

Método: Es necesario seleccionar dos o tres puntos en el lado afectado. Las agujas se retienen de 20-30 minutos. El tratamiento es aplicado durante el acceso.

XXII. LUMBAGO

ETIOLOGIA

Factores patógenos:

(1) Retención de viento, frío y humedad patógenos en los canales y colaterales.

(2) *Xu* (deficiencia) de *qi* del riñón.

(3) Estancamiento de *qi* y *xue* en la región lumbar debido a esguince o contusión.

DIFERENCIACION

(1) Frío-humedad: El dolor de la región lumbar ocurre por lo general después de coger viento, frío y humedad patógenos. Con manifestaciones clínicas de dolor y pesadez en la región dorso-lumbar, limitación de la extensión y flexión de la región lumbar debido a la contractura de los músculos; el dolor puede ser radiado hacia los glúteos y miembros inferiores, la zona afectada está fría. El dolor se agrava con el tiempo lluvioso y nublado y no se alivia con el reposo en cama.

(2) *Xu* (deficiencia) de *qi* del riñón: El dolor es de aparición lenta, es ligero pero persistente, con lasitud y debilidad de la región lumbar y de las rodillas. Los síntomas se agravan después de un esfuerzo o fatiga y se alivian con el reposo en cama.

(3) Trauma: El paciente tiene una historia de esguince de la región lumbar. Con manifestaciones clínicas de rigidez y dolor en la región lumbar, con dolor fijo que se agrava con presión y movimiento del cuerpo.

TRATAMIENTO

Método: Los puntos son seleccionados principalmente en los canales *Du* y *taiyang* del pie (vejiga) para promover la circulación de *qi* y *xue*, relajar los músculos y activar los colaterales. Se aplican acupuntura y moxibustión para el tipo de frío-humedad. En el caso de *xu* (deficiencia) de *qi* del riñón, se hace acupuntura con el método tonificante y moxibustión. Para el dolor traumático en la región lumbar, se aplica acupuntura con el método dispersante o con el método de punción rápida para provocar la sangría.

Prescripción: *Shenshu* (V. 23), *yaoyangguan* (*Du.* 3), *feiyang* (V. 58).

Puntos secundarios:

Xu de *qi* del riñón: *Mingmen* (*Du.* 4), *zhishi* (V. 52), *taixi* (R. 3).

Esguince en la región lumbar: *Renzhong* (*Du.* 26), *weizhong* (V. 40).

Explicación: *Shenshu* (V. 23) favorece el *qi* del riñón, *yaoyangguan* (*Du.* 3) es un punto local. *Feiyang* (V. 58), el punto *luo* (enlace) del canal de la vejiga, es un punto distal e importante para el tratamiento del dolor lumbar. La combinación de estos tres puntos pueden relajar los músculos y activar la circulación de *xue* (sangre). Para el dolor lumbar debido a frío-humedad, se aplican acupuntura y moxibustión en *shenshu* (V. 23) y *yaoyangguan* (*Du.* 3) para dispersar frío-humedad, calentar los canales y promover la circulación. Para el dolor lumbar debido a *xu* de *qi* del riñón se aplica acupuntura en *mingmen* (*Du.* 4), *zhishi* (V. 52) y *taixi* (R. 3) para tonificar la esencia del riñón. *Renzhong* (*Du.* 26) es seleccionado de acuerdo al principio de tomar los puntos que están en la parte superior para curar enfermedades que están en la parte inferior. Se pica en *weizhong* (V. 40) para provocar sangría, un método efectivo para el tratamiento del dolor traumático y la rigidez en la región lumbar.

Notas:

(1) El dolor de la región lumbar aparece en enfermedades renales, reumáticas y reumatoides, esguince o lesión traumática de la región lumbar.

(2) Auriculopuntura:

Puntos: Riñón, vértebra lumbar, vértebra sacra, *shenmen* de la oreja, nervio simpático.

Método: Es necesario seleccionar 2-3 puntos cada vez. Las agujas son retenidas de 10-30 minutos. Se hace el tratamiento diariamente o día por medio. O con agujas implantadas de 3-5 días.

XXIII. EDEMA

ETIOLOGIA

El edema se produce con la extravasación de líquidos causada por la obstrucción de los pasajes del agua de los tres *jiao*, el superior, el medio y el inferior, debido al desarreglo del pulmón, bazo y riñón, a la invasión al pulmón de viento frío o a *xu* de *yang* del bazo y del riñón.

DIFERENCIACION

Tipo *shi* (exceso): La aparición es súbita. Se ve el edema primeramente en la cabeza, cara o en las extremidades inferiores. La piel es brillante. Es acompañada por los síntomas y signos de tos, asma, fiebre, sed, orina escasa, dolor en la región lumbar, pulso superficial, rápido y resbaladizo.

Tipo *xu* (insuficiencia): La aparición es lenta. Se ve el edema primero en el dorso de los pies o en los párpados y luego, en todo el cuerpo, acompañado de aversión al frío, palidez, lumbago, astenia, distensión abdominal, diarrea, pulso profundo y filiforme.

TRATAMIENTO

Método: Para el tipo *shi* del edema, se aplica acupuntura en los puntos ordinariamente usados para fortalecer la función de dispersión del pulmón y promover la circulación del agua. Después de que los factores patógenos exógenos hayan sido eliminados, se puede usar el método de tratamiento similar al del tratamiento de edema del tipo *xu*. Es necesario seleccionar puntos para calentar y tonificar el bazo y el riñón y hacer acupuntura con el método tonificante, combinada con moxibustión.

Prescripción:

Tipo *shi*: *Lieque* (P. 7), *hegu* (I.G. 4), *pianli* (I.G. 6), *yinlingquan* (B. 9) y *pangguangshu* (V. 28).

Tipo *xu*: *Pishu* (V. 20), *shenshu* (V. 23), *shuifen* (*Ren.* 9), *qihai* (*Ren.* 6), *sanyinjiao* (B. 6), *zusanli* (E. 36) y *weiyang* (V. 39).

Puntos de acuerdo a los síntomas:

Edema en la cara: *Renzhong* (*Du.* 26).

Constipación con distensión abdominal: *Fenglong* (E. 40).

Edema en el dorso de los pies: *Linqi* del pie (V.B. 41), *shangqiu* (B. 5).

Explicación: La hidrosis es necesaria para el edema que aparece por arriba de la cintura, entonces *lieque* (P. 7) y *hegu* (I.G. 4) se emplean para estimular la transpiración y aliviar los síntomas externos mediante la activación del *qi* del pulmón. Para el edema por debajo de la cintura el método diurético es adecuado. Entonces *pianli* (I.G. 6) y *yinlingquan* (B. 9) son usados para causar diuresis con el fin de eliminar la humedad. *Pangguangshu* (V. 28) regula la función de la vejiga para la excreción de los líquidos. La aplicación de moxibustión en *pishu* (V. 20) y *shenshu* (V. 23) para el edema del tipo *xu*, puede eliminar la humedad y líquidos mediante el calentamiento y tonificación de *yang* del bazo y del riñón. Se hace moxibustión en *shuifen* (*Ren.* 9) para producir un efecto diurético mientras que en *qihai* (*Ren.* 6), para tonificar el *qi* original. Se aplica acupuntura en *weiyang* (V. 39), el punto *he*-mar inferior de *sanjiao* para remover la obstrucción de los pasajes del agua. Se hace acupuntura en *zusanli* (E. 36) y *sanyinjiao* (B. 6) con el método tonificante para fortalecer la función del bazo y del estómago eliminando así la humedad.

Nota: Se ve edema a menudo en nefritis aguda y crónica, desnutrición, etc.

XXIV. ENURESIS NOCTURNA

ETIOLOGIA

Se ve enuresis en niños de más de 3 años de edad y en algunos adultos. Esta enfermedad se debe a la insuficiencia de *qi* del riñón y a la incapacidad de la vejiga en el control de la orina.

DIFERENCIACION

Se orina involuntariamente durante el sueño, varias veces por noche o de vez en cuando. En casos persistentes, aparecen los síntomas de anorexia, cara marchita y amarillenta, astenia, etc.

TRATAMIENTO

Método: Los puntos *shu*-espalda y *mu*-delante de los canales de la vejiga y del riñón son importantes para tonificar el *qi* del riñón. La acupuntura con el método tonificante y la moxibustión son adecuadas.

Prescripción: *Shenshu* (V. 23), *pangguangshu* (V. 28), *zhongji* (*Ren.* 3), *sanyinjiao* (B. 6), *dadun* (H. 1).

Puntos para los diferentes síntomas:

Enuresis en el sueño: *Shenmen* (C. 7).

Anorexia: *Pishu* (V. 20), *zusanli* (E. 36).

Explicación: El riñón y la vejiga tienen una relación externa e interna. Los puntos *shu*-espalda de estos dos órganos, junto con *zhongji* (*Ren.* 3), el punto *mu*-delante de la vejiga, pueden ajustar la función de los dos órganos. La aplicación de moxibustión en *sanyinjiao* (B. 6), el punto donde se cruzan los tres canales *yin* del pie, y *dadun* (H. 1), el punto *jing*-pozo del canal del hígado que da una vuelta por la región del pubis, puede promover la circulación de *qi* de los canales y colaterales y aumentar el efecto terapéutico.

Notas:

(1) El tratamiento acupuntural es efectivo para la enuresis debida a la hipoplasia del nervio que controla a la vejiga. Pero en la enuresis debida a factores orgánicos tales como deformación de las vías urinarias, raquisquisis oculta, enfermedad cerebral orgánica, o debida a la oxiuriosis, se debe tomar medidas para eliminar dichos factores causantes.

(2) Auriculopuntura:

Puntos: Riñón, vejiga, punto cerebral, subcórtex.

Método: Se seleccionan 2-3 puntos para cada tratamiento. Las agujas deben ser retenidas durante 10-20 minutos. Se hace el tratamiento día por medio. Las agujas pueden ser implantadas de 3-5 días.

XXV. RETENCION DE ORINA

ETIOLOGIA

Factores causantes:

(1) La acumulación de humedad-calor en la vejiga que trastorna la función de excreción de la orina.

(2) Lesiones traumáticas tales como caída, contusión u operación en el abdomen inferior hacen que el *qi* de los canales se halle perjudicado.

(3) Insuficiencia de *yang* del riñón causa la incapacidad de la vejiga en la excreción de la orina.

DIFERENCIACION

Esta enfermedad puede ser dividida en tres tipos de acuerdo a las causas:

(1) Acumulación de humedad-calor en la vejiga: Orina escasa o retención de orina, distensión del abdomen inferior, sed pero sin deseo de tomar líquidos. O aparece constipación, lengua roja con saburra amarilla en la parte posterior, pulso rápido y filiforme.

(2) Perjuicio de *qi* de los canales: Goteo de orina o retención completa de ésta, distensión y dolor en el abdomen inferior, pulso filiforme y rápido, lengua con puntos congestivos.

(3) Insuficiencia de *yang* del riñón: Goteo de orina, sin fuerza para la excreción de orina, palidez, depresión, sensación fría y debilidad en la

región lumbar y de las rodillas, lengua pálida, pulso filiforme y débil en la zona *chi*.

TRATAMIENTO

Método: Se selecciona el punto *mu*-delante del canal de la vejiga como el punto principal para promover la excreción de la orina de acuerdo al principio de tratar primero los síntomas en los casos urgentes y tratar la causa principal en los casos crónicos. En el tratamiento de los primeros dos tipos, se usa acupuntura con el método dispersante. Para el tercer tipo se usa acupuntura con el método tonificante combinándola con moxibustión.

Prescripción: *Zhongji* (*Ren.* 3), *sanyinjiao* (B. 6), *weiyang* (V. 39).

Puntos para tipos diferentes:

Acumulación de humedad-calor en la vejiga: *Yinlingquan* (B. 9).

Daño del *qi* del canal: *Xuehai* (B. 10).

Insuficiencia de *yang* del riñón: *Baihui* (*Du.* 20), *guanyuan* (*Ren.* 4).

Explicación: *Zhongji* (*Ren.* 3), el punto *mu*-delante de la vejiga, combinado con *sanyinjiao* (B. 6) puede regular la función de la vejiga. *Weiyang* (V. 39), el punto *he*-mar de *sanjiao*, puede remover la obstrucción de las vías del agua. *Yinlingquan* (B. 9) elimina humedad-calor. *Xuehai* (B. 10) activa los canales y colaterales. Se usa la moxibustión en el punto *guanyuan* (*Ren.* 4) para fortalecer el *qi* del riñón y promover la excreción de la orina. La aplicación de moxibustión en el punto *baihui* (*Du.* 20) corresponde al método de seleccionar los puntos que están en la parte superior para curar la enfermedad que se halla en la parte inferior.

XXVI. EMISION SEMINAL

ETIOLOGIA

La emisión seminal puede ser involuntaria durante el sueño o emisión involuntaria frecuente. El primer caso se debe principalmente a la ansiedad o indulgencia sexual que conduce a la debilidad del riñón y al exceso del fuego del corazón. La emisión involuntaria frecuente es causada generalmente por alguna enfermedad crónica o hiperactividad sexual que conduce al agctamiento de las esencias del riñón, la pérdida de *yin* afecta el *yang*.

DIFERENCIACION

(1) Emisión durante el sueño: Al día siguiente el paciente tiene mareo, palpitación, pérdida del ánimo, lasitud, con orina escasa y amarilla, lengua roja, pulso rápido y filiforme.

(2) Emisión involuntaria frecuente: Emisión frecuente, palidez, depresión, lengua pálida, pulso profundo y débil.

TRATAMIENTO

Método: Para la emisión durante el sueño se hace acupuntura con el método dispersante en los puntos del Canal del Corazón *Shaoyin* de la Mano y con el método tonificante en los puntos del Canal del Riñón *Shaoyin* del Pie. Para la emisión involuntaria frecuente se hace acupuntura con el método tonificante combinándola con la moxibustión en los puntos de los canales *shaoyin* del pie (riñón) y *Ren*.

Prescripción:

(1) Emisión durante el sueño: *Shenmen* (C. 7), *xinshu* (V. 15), *taixi* (R. 3), *zhishi* (V. 52).

(2) Emisión involuntaria frecuente: *Shenshu* (V. 23), *dahe* (R. 12), *sanyinjiao* (B. 6), *guanyuan* (*Ren*. 4), *qihai* (*Ren*. 6).

Explicación: Para tratar la emisión durante el sueño se aplica acupuntura con el método dispersante en los puntos *shenmen* (C. 7) y *xinshu* (V. 15) para dispersar el fuego del corazón, y con el método tonificante en los puntos *zhishi* (V. 52) y *taixi* (R. 3) para tonificar el *qi* del riñón. En el tratamiento de la emisión involuntaria frecuente se aplica acupuntura con el método tonificante en los puntos *shenshu* (V. 23), *dahe* (R. 12) y *sanyinjiao* (B. 6) para fortalecer la función del riñón y controlar la emisión. *Guanyuan* (*Ren*. 4) y *qihai* (*Ren*. 6) son dos puntos importantes y tonificantes del Canal *Ren*. Se aplica moxibustión en estos dos puntos para fortalecer el *qi* original.

Nota: Auriculopuntura:

Puntos principales: Vesícula seminal, endocrina, hígado, riñón.

Método: Es necesario seleccionar 2-4 puntos en cada tratamiento. Retención de la aguja de 10-30 minutos. El tratamiento es aplicado una vez por día o día por medio. O con agujas implantadas de 3-5 días.

XXVII. IMPOTENCIA

ETIOLOGIA

La impotencia se debe por lo general a la insuficiencia de *yang* del riñón causada por la emisión seminal frecuente o por hiperactividad sexual. O se debe a la pérdida de *qi* del corazón, bazo y riñón causada por factores emocionales tales como miedo y ansiedad.

DIFERENCIACION

La impotencia se caracteriza por la incapacidad de erección del pene. En casos de insuficiencia de *yang* del riñón aparecen palidez en la cara, mareo, vértigo, depresión, dolor y debilidad en la región lumbar y en las rodillas, orina frecuente, pulso profundo y filiforme. En casos de la pérdida de *qi* del corazón y del bazo aparecen palpitación e insomnio.

TRATAMIENTO

Método: Se aplica acupuntura con el método tonificante combinándola con moxibustión en los puntos seleccionados en los canales *Ren* y del riñón para fortalecer el *yang* del riñón.

Prescripción: *Guanyuan* (*Ren.* 4), *mingmen* (*Du.* 4), *shenshu* (V. 23), *taixi* (R. 3) y *baihui* (*Du.* 20).

Puntos para la pérdida de *qi* del corazón y del bazo: *Xinshu* (V. 15), *shenmen* (C. 7), *sanyinjiao* (B. 6).

Explicación: Se aplica moxibustión en el punto *guanyuan* (*Ren.* 4) para tonificar el *qi* original; en *mingmen* (*Du.* 4), *shenshu* (V. 23) y *taixi* (R. 3), para fortalecer el *yang* del riñón. Se aplica moxibustión en el punto *baihui* (*Du.* 20) para elevar el *yangqi*; en *xinshu* (V. 15), *shenmen* (C. 7) y *sanyinjiao* (B. 6) para tonificar el *qi* del corazón y del bazo.

Nota: Auriculopuntura:

Puntos principales: Vesícula seminal, genitales externos, testículo, endocrina.

Método: Seleccionar 2-4 puntos en cada tratamiento. Retención de las agujas de 10-30 minutos. Una vez por día o día por medio. O con agujas implantadas de 3-5 días.

XXVIII. SINDROMES *BI* (DOLOR DE LAS ARTICULACIONES)

ETIOLOGIA

Bi significa obstrucción de la circulación de *qi* y *xue* causada por la debilidad del *qi* defensivo. Se presenta invasión de frío, viento y humedad a los canales y colaterales cuando la persona suda y recibe el viento o se sienta y o duerme en lugares húmedos o al andar o trabajar en el agua. El síndrome *bi* puede dividirse en diversos tipos, tales como *bi* migratorio en que el viento es predominante; *bi* doloroso, en el que el frío es predominante; *bi* fijo, en el que la humedad es predominante y *bi* febril en el que el viento, frío y humedad se convierten en calor.

DIFERENCIACION

El síntoma principal del síndrome *bi* es artralgia acompañada de dolor y entumecimiento de algunos músculos. En casos crónicos, aparece contractura de las extremidades, e incluso inflamación o deformación de las articulaciones.

Bi migratorio: Este tipo se caracteriza por el dolor migratorio en las articulaciones de extremidades, con limitación de movimientos, el dolor no es fijo, aversión al frío, fiebre, lengua con saburra delgada y pegajosa, pulso superficial y rápido.

Bi doloroso: Artralgia que se alivia con el calor moderado y se agrava con el frío, sin inflamación local, lengua con saburra blanca y delgada, pulso profundo y de cuerda.

Bi fijo: Entumecimiento de la piel y músculos, sensación de pesadez del cuerpo y de las extremidades, artralgia con dolor fijo, con ataque provocado por el tiempo lluvioso y nublado, lengua con saburra blanca y pegajosa, pulso profundo y lento.

Bi febril: Artralgia que no tolera la palpación con inflamación local en una o varias articulaciones. Los síntomas secundarios son fiebre y sed, lengua con saburra amarilla, pulso resbaladizo y rápido.

TRATAMIENTO

Método: Se seleccionan puntos locales de los canales *yang* de acuerdo a la zona afectada, combinándolos con los puntos distales para eliminar el viento, el frío y la humedad. El *bi* migratorio es tratado principalmente con acupuntura; el *bi* doloroso, con moxibustión y acupuntura como coadyuvante. Para el dolor grave, se usan agujas intradérmicas o moxibustión indirecta con jengibre. El *bi* fijo es tratado con acupuntura y moxibustión. La aguja térmica también es adecuada. Para el *bi* febril se aplica acupuntura con el método dispersante.

Prescripción:

Dolor en la articulación del hombro: *Jianyu* (I.G. 15), *jianliao* (S.J. 14), *jianzhen* (I.D. 9), *naoshu* (I.D. 10).

Dolor en la escápula: *Tianzong* (I.D. 11), *bingfeng* (I.D. 12), *jianwaishu* (I.D. 14), *gaohuangshu* (V. 43).

Dolor en el codo: *Quchi* (I.G. 11), *chize* (P. 5), *tianjing* (S.J. 10), *waiguan* (S.J. 5), *hegu* (I.G. 4).

Dolor en la muñeca: *Yangchi* (S.J. 4), *yangxi* (I.G. 5), *yanggu* (I.D. 5), *waiguan* (S.J. 5).

Entumecimiento y dolor en los dedos: *Houxi* (I.D. 3), *sanjian* (I.G. 3), *baxie* (Extra.).

Dolor en la articulación de la cadera: *Huantiao* (V.B. 30), *yinmen* (V. 37), *juliao* del fémur (V.B. 29).

Dolor en la articulación de las rodillas: *Liangqiu* (E. 34), *dubi* (E. 35), *xiyan* medio (Extra.), *yanglingquan* (V.B. 34), *xiyangguan* (V.B. 33), *yinlingquan* (B. 9).

Entumecimiento y dolor en las piernas: *Chengshan* (V. 57), *feiyang* (V. 58).

Dolor en el maléolo: *Jiexi* (E. 41), *shangqiu* (B. 5), *qiuxu* (V.B. 40), *kunlun* (V. 60), *taixi* (R. 3).

Entumecimiento y dolor en los dedos de los pies: *Gongsun* (B. 4), *shugu* (V. 65), *bafeng* (Extra.).

Dolor en la región lumbar: *Yaoyangguan* (*Du.* 3).

Dolor generalizado: *Houxi* (I.D. 3), *shenmai* (V. 62), *dabao* (B. 21), *geshu* (V. 17).

Puntos de acuerdo a los síntomas y signos:

Fiebre: *Dazhui* (*Du.* 14).

Deformación de las articulaciones: *Dashu* (V. 11).

Explicación: Es necesario seleccionar los puntos locales de acuerdo al trayecto de los canales para relajar los tendones, remover la obstrucción de los canales y colaterales, regular la circulación de *qi* y *xue* y eliminar los factores patógenos.

Nota: Se ve el síndrome *bi* en la fiebre reumática, artritis reumática, artritis reumatoide y en la gota.

XXIX. SINDROMES *WEI* (PARALISIS)
(*Apéndice:* Parálisis Infantil)

ETIOLOGIA

Factores patógenos:

(1) Desnutrición de los tendones causada por la invasión al pulmón del viento-calor patógeno exógeno que conduce al agotamiento de los líquidos corporales.

(2) Lesión de los tendones debida a la acumulación del calor-humedad que afecta los canales *yangming*.

(3) Desnutrición de los tendones causada por enfermedades crónicas o hiperactividad sexual que conducen a la pérdida de las esencias y el *qi* del hígado y del riñón.

DIFERENCIACION

El síndrome *wei* se caracteriza por el relajamiento y atrofia muscular de las extremidades con pérdida de la función motora.

Tipo de calor en el pulmón: Ocurre por lo general durante o después de una enfermedad febril, acompañado por tos, irritabilidad, sed, orina escasa y de color amarillo intenso, lengua roja con saburra amarilla, pulso rápido y filiforme.

Tipo de humedad-calor: Es acompañado por los síntomas y signos de cara amarillenta, falta de ánimo, orina turbia, o una sensación de calor en los pies que se sienten mejor con el frío, la lengua con saburra amarilla y pegajosa, pulso fuerte.

Tipo de deficiencia del *yin* del hígado y del riñón: Dolor en la región lumbar, emisión seminal, leucorrea, eyaculación precoz, mareo, vértigo, lengua roja, pulso filiforme y rápido.

TRATAMIENTO

Método: Los puntos principales son seleccionados en los canales *yangming* para promover la circulación de *qi* de los canales y para nutrir los tendones y huesos. Para el tipo de calor en el pulmón o de humedad-calor sólo se aplica acupuntura con el método dispersante con el fin de disminuir el calor. En caso de insuficiencia de *yin* del riñón y del hígado, se aplica acupuntura con el método tonificante. Generalmente se hace el tratamiento en el lado afectado. Pero, como el tratamiento es muy largo, se puede aplicarlo primero en el lado sano y después, en el lado afectado.

Prescripción:

En los miembros superiores: *Jianyu* (I.G. 15), *quchi* (I.G. 11), *hegu* (I.G. 4), *waiguan* (S.J. 5).

En los miembros inferiores: *Biguan* (E. 31), *zusanli* (E. 36), *jiexi* (E. 41), *huantiao* (V.B. 30), *yanglingquan* (V.B. 34), *xuanzhong* (V.B. 39).

Puntos para tipos diferentes:

Calor en el pulmón: *Chize* (P. 5), *feishu* (V. 13).

Calor-humedad: *Pishu* (V. 20), *yinlingquan* (B. 9).

Insuficiencia del *yin* del hígado y del riñón: *Ganshu* (V. 18), *shenshu* (V. 23).

Explicación: El libro *Neijing* dice: "Para tratar el síndrome *wei* se seleccionan solamente los puntos de los canales *yangming*". *Yanglingquan* (V.B. 34) y *xuanzhong* (V.B. 39) son dos puntos de influencia que dominan los tendones y la médula, y se seleccionan para nutrir los tendones y huesos. *Feishu* (V. 13) y *chize* (P. 5) son usados para dispersar el calor en el pulmón, *pishu* (V. 20) y *yinlingquan* (V.B. 9) son usados para eliminar humedad-calor. Se hace moxibustión o puede combinarse con la acupuntura sólo después de que el síntoma del calor desaparezca. *Ganshu* (V. 18) y *shenshu* (V. 23) son usados para tonificar el hígado y el riñón.

Como el síndrome *wei* necesita un largo período de tratamiento, es necesario lograr la cooperación y la confianza del paciente. También se aplica el método de la aguja térmica golpeando la piel a lo largo de los canales, o la zona afectada.

Nota: Se ve el síndrome *wei* en mielitis aguda, miatrofia progresiva, miastenia grave, parálisis cíclica y parálisis histérica.

Apéndice: Parálisis Infantil (Poliomielitis)

El principio del tratamiento de esta enfermedad es parecido al de los síndromes *wei*, se pueden usar aún los puntos *huatuo jiaji* (Extra.) que se hallan en la región concerniente. En el caso de relajamiento de los músculos extensores, se seleccionan frecuentemente los puntos de los canales *yang* correspondientes de los músculos extensores mientras que en el caso de relajamiento de los músculos flexores se usan los puntos de los canales *yin* correspondientes de los músculos flexores. Durante el período de recuperación, se hace principalmente acupuntura con inserción de la aguja superficialmente y manipulación ligera o combinándola con moxibustión.

XXX. HISTERIA

ETIOLOGIA

La histeria se debe a disturbios mentales causados por el fuego que resulta de la frustración o la depresión.

DIFERENCIACION

Hay varios síntomas psicológicos tales como melancolía irrazonable, parafronia, suspicacia, parafobia, palpitación, irritabilidad, somnolencia, etc. O con acceso súbito de una sensación sofocante en el pecho, hipo, afonía y convulsión. El pulso es filiforme y de cuerda. En casos graves se presenta pérdida de la conciencia o síncope.

TRATAMIENTO

Método: Se seleccionan los puntos *mu*-delante y *yuan* (fuente) del canal del corazón como puntos principales para tranquilizar la mente. Se aplica acupuntura con el método dispersante.

Prescripción: *Juque* (*Ren.* 14), *shenmen* (C. 7), *sanyinjiao* (B. 6).

Puntos de acuerdo a diferentes síntomas y signos:

Con sensación sofocante: *Neiguan* (PC. 6), *shanzhong* (*Ren.* 17).

Con hipo: *Gongsun* (B. 4), *tiantu* (*Ren.* 22).

Con afonía: *Tongli* (C. 5), *lianquan* (*Ren.* 23).

Con convulsión: *Hegu* (I.G. 4), *taichong* (H. 3).

Con pérdida de la conciencia y síncope: *Renzhong* (*Du.* 26), *yongquan* (R. 1).

Explicación: Se selecciona *juque* (*Ren.* 14) y *shenmen* (C. 7), los puntos *mu*-delante y *yuan* (fuente) del canal del corazón, junto con *sanyinjiao* (B. 6) del canal del bazo para nutrir *xue* (sangre) y tranquilizar la mente. *Neiguan* (PC. 6) y *shanzhong* (*Ren.* 17) son usados para aliviar la sensación de opresión. *Gongsun* (B. 4) y *tiantu* (*Ren.* 22) conducen el *qi* hacia abajo para contener el hipo. *Tongli* (C. 5) y *lianquan* (*Ren.* 23) alivian la afasia. *Hegu* (I.G. 4) y *taichong* (H. 3) regulan la función del hígado y alivian la convulsión. *Renzhong* (*Du.* 26) y *yongquan* (R. 1) son usados para la recuperación de la conciencia.

Notas:

(1) La histeria arriba mencionada corresponde a la histeria de la medicina occidental. Pero hay diferentes tipos de histeria, y algunas de ellas están relacionadas con otras enfermedades en la medicina tradicional china.

(2) Auriculopuntura:

Puntos principales: Corazón, riñón, subcórtex, *shenmen* de la oreja, estómago, nervio simpático.

Método: Es necesario seleccionar 2-3 puntos en cada tratamiento, con una estimulación fuerte.

XXXI. AMENORREA

ETIOLOGIA

Los factores causantes de esta enfermedad son varios, pero los principales son: éstasis de sangre y agotamiento de sangre. La amenorrea del tipo éstasis de sangre se debe generalmente a la depresión o invasión del frío durante la menstruación. La amenorrea del tipo de agotamiento de sangre se debe a la deficiencia de los canales del hígado, el bazo y el riñón causada por alguna enfermedad crónica o por el parto múltiple que conduce a graves pérdidas de sangre.

DIFERENCIACION

(1) Tipo éstasis de sangre: Con pausa súbita de la menstruación, distensión y dolor en el vientre que se agrava con la presión. Pueden hallarse masas a la palpación, pulso profundo y de cuerda.

(2) Tipo de agotamiento de sangre: Con menstruación retardada, disminución gradual de la cantidad del flujo menstrual hasta que se instala la amenorrea, acompañada por cara amarillenta, sequedad de la piel, pérdida del ánimo, anorexia, heces blandas, lengua con saburra blanca y pulso débil.

TRATAMIENTO

(1) Tipo éstasis de sangre:

Método: Se selecciona principalmente los puntos de los canales *Ren*, *taiyin* del bazo y *jueyin* del hígado para remover la éstasis. Se hace acupuntura con el método dispersante.

Prescripción: *Zhongji* (*Ren.* 3), *xuehai* (B. 10), *sanyinjiao* (B. 6), *xingjian* (H. 2), *guilai* (E. 29), *ciliao* (V. 32), *hegu* (I.G. 4).

Explicación: *Zhongji* (*Ren.* 3) es un punto donde el Canal *Ren* se reúne con los tres canales *yin*. *Ciliao* (V. 32) y *guilai* (E. 29) son puntos locales usados para remover la éstasis de sangre del útero. *Hegu* (I.G. 4) y *sanyinjiao* (B. 6) regulan *qi* y *xue*. *Xingjian* (H. 2) dispersa el *qi* del hígado. *Xuehai* (B. 10) activa la circulación de sangre y promueve el flujo de la menstruación.

(2) Tipo de agotamiento de sangre: Los puntos del Canal *Ren* y los puntos *shu*-espalda son puntos principales usados para nutrir y regular la función del hígado, el bazo y el riñón. Se hace acupuntura con el método tonificante o combinándola con moxibustión.

Prescripción: *Guanyuan* (*Ren*. 4), *ganshu* (V. 18), *pishu* (V. 20), *shenshu* (V. 23), *tianshu* (E. 25), *zusanli* (E. 36), *sanyinjiao* (B. 6).

Explicación: *Guanyuan* (*Ren*. 4) es un punto tonificante. *Ganshu* (V. 18), *pishu* (V. 20) y *shenshu* (V. 23) activan la función del hígado, del bazo y del riñón. *Zusanli* (E. 36) y *sanyinjiao* (B. 6) son puntos distales de los canales relacionados. *Tianshu* (E. 25) es un punto cercano aplicado para regular la función del bazo y del estómago, órganos en que se origina la formación de *qi* y *xue*.

XXXII. DISMENORREA

ETIOLOGIA

La dismenorrea se divide por lo general en dos tipos:

(1) Dismenorrea del tipo *shi* que se debe a la coagulación de *xue* (sangre) en el útero causada por los trastornos emocionales tales como ansiedad, melancolía e ira, o por la invasión del frío o bebidas frías durante la menstruación.

(2) Dismenorrea del tipo *xu* que se debe a la insuficiencia de *qi* y *xue* y disfunción de los Canales *Ren* y *Chong*.

DIFERENCIACION

(1) Tipo *shi*: Con dolor fijo premenstrual en el vientre, el dolor se agrava con la presión y es radiado hacia la región lumbar y las piernas, se disminuye gradualmente después que viene la menstruación, con color purpúreo, oscuro y coágulos, la menstruación es menos fluida, y el pulso es de cuerda.

(2) Tipo *xu*: Con dolor en el vientre en los últimos días de la menstruación o postmenstruación, con dolor sordo y continuo que se alivia con la presión y el calor moderado, con menstruación escasa y de color rojo fresco. En casos graves, aparece sensación de aversión al frío, palpitación y mareo. Con pulso filiforme y débil.

TRATAMIENTO

(1) Tipo *shi*:

Método: Los puntos son seleccionados principalmente de los canales *Ren* y del bazo para activar la circulación de sangre y remover la obstrucción de los canales. Se hace acupuntura con el método dispersante. En casos del tipo frío es adecuada la moxibustión.

Prescripción: *Zhongji* (*Ren*. 3), *xuehai* (B. 10), *diji* (B. 8), *hegu* (I.G. 4), *daju* (E. 27).

Explicación: *Xuehai* (B. 10) activa la circulación de sangre. *Diji* (B. 8), el punto *xi* (hendidura) del canal del bazo, combinado con el punto *hegu* (I.G. 4) es indicado para el dolor menstrual. *Zhongji* (*Ren*. 3) y *daju* (E. 27) son puntos locales usados para remover el estancamiento de sangre y aliviar el dolor.

(2) Tipo *xu*:

Método: Se seleccionan los puntos del Canal *Ren* y los puntos *shu*-espalda de los canales del bazo y del riñón como puntos principales para regular y fortalecer *qi* y *xue*. Se hace acupuntura con el método tonificante combinándola con moxibustión.

Prescripción: *Guanyuan* (*Ren*. 4), *pishu* (V. 20), *shenshu* (V. 23), *zusanli* (E. 36), *sanyinjiao* (B. 6).

Explicación: Se hace moxibustión en el punto *guanyuan* (*Ren*. 4) para calentar y fortalecer el *qi* original. *Pishu* (V. 20) y *shenshu* (V. 23) regulan y promueven la función del bazo y del riñón. *Zusanli* (E. 36) y *sanyinjiao* (B. 6) son puntos distales usados para fortalecer el bazo y el estómago, origen de la formación de *xue*.

Notas:

(1) La dismenorrea está relacionada por lo general con las enfermedades locales del sistema genital, desórdenes endocrinos o con factores neurológicos y psicológicos.

(2) Auriculopuntura:

Puntos: Ovario, *shenmen* de la oreja, endocrina.

Método: Es necesario manipular las agujas intermitentemente con una estimulación relativamente fuerte hasta que el dolor sea aliviado.

XXXIII. HEMORRAGIA UTERINA

ETIOLOGIA

Factores patógenos:

(1) Fatiga excesiva o ansiedad que dañan al bazo.

(2) Disfunción del bazo en controlar la sangre causada por la ira excesiva que daña al hígado.

(3) Disfunción de los Canales *Chong* y *Ren* causada por el frío o calor patógenos que invaden al útero.

DIFERENCIACION

Esta enfermedad se caracteriza por la hemorragia súbita o hemorragia prolongada. Con frecuencia se presentan las dos alternadamente. Con síntomas de mareo y vértigo, fatiga, dolor en la región lumbar y astenia en los miembros.

(1) Calor en la sangre (*xue*): El color de la sangre es rojo fresco con olor a pescado. Con irritabilidad, pulso rápido, lengua con saburra amarilla.

(2) Deficiencia de *qi*: El color de la sangre es pálido y opaco, se siente frío en el vientre, a veces acompañado de sensación de aversión al frío, con cara y labios pálidos, pulso profundo y lento.

TRATAMIENTO

Método:

(1) Calor en la sangre: Es necesario eliminar el calor y parar la hemorragia. Se hace acupuntura con el método dispersante.

(2) Deficiencia de *qi*: Es necesario regular los Canales *Chong* y *Ren*. Se usa la acupuntura con el método tonificante combinándola con la moxibustión.

Prescripción: *Guanyuan* (*Ren.* 4), *yinbai* (B. 1).

Puntos para diferentes tipos:

a) Calor en la sangre: *Taichong* (H. 3), *rangu* (R. 2).

b) Deficiencia de *qi*: *Baihui* (*Du.* 20), *yangchi* (S.J. 4).

Explicación: *Guanyuan* (*Ren.* 4) regula la función de los Canales *Chong* y *Ren*. *Yinbai* (B. 1), punto del canal del bazo, es usado para activar la función de este órgano para controlar la sangre. Generalmente la hemorragia uterina puede ser detenida con moxibustión en esos dos puntos. *Taichong* (H. 3), el punto *yuan* (fuente) del canal del hígado, promueve la función del hígado y regula la energía vital, y combinándolo con el punto *rangu* (R. 2), el punto *ying*-manantial del canal del riñón, elimina el calor y refresca la sangre. Se hace moxibustión en el punto *baihui* (*Du.* 20) para elevar el *yangqi* del Canal *Du*. *Yangchi* (S.J. 4), el punto *yuan* (fuente) del canal *sanjiao*, promueve la función de los Canales *Chong* y *Ren* en controlar la sangre.

Notas:

(1) La hemorragia uterina mencionada corresponde a la hemorragia uterina funcional debido a la disfunción de los ovarios (se exceptúan las enfermedades orgánicas del aparato genital).

(2) Si hay hemorragia, es necesario detenerla primero. Cuando la hemorragia es ligera y prolongada, hay que considerar el estancamiento de sangre. Si la sangre es púrpura y con coágulos, con dolor abdominal que se agrava con la presión y se alivia después de que aparece la menstruación, se puede seleccionar el punto *hegu* (I.G. 4) combinándolo con el punto *sanyinjiao* (B. 6) para activar la circulación de la sangre y remover el estancamiento de ésta.

(3) Auriculopuntura:

Puntos: Utero, subcórtex, endocrina.

Método: Con manipulación de la aguja intermitente y retención de la aguja 1-2 horas.

XXXIV. LEUCORREA

ETIOLOGIA

La leucorrea es una secreción vaginal mucosa persistente que se produce en la ausencia de la menstruación. Los factores patógenos son disfunción de los Canales *Ren* y *Chong* debido a la debilidad de *qi* del Canal *Dai*, a la insuficiencia de *qi* y *xue* y a la infusión descendente de humedad-calor.

DIFERENCIACION

La leucorrea según la medicina tradicional china se divide en dos tipos: (1) Secreción blanca y (2) secreción amarilla.

(1) La secreción blanca se debe a la insuficiencia de *qi* y a la presencia de humedad. Esta es delgada, blanca o amarilla pálida, con olor similar al pescado.

(2) La secreción amarilla se debe al descenso de la combinación de humedad y calor. En este caso la secreción puede ser de un color rojo fresco o amarillo intenso y va acompañada de un olor fétido y nauseabundo. Estos dos tipos de leucorrea vienen frecuentemente acompañadas de síntomas como lumbago, mareo y lasitud.

TRATAMIENTO

Método: Se seleccionan puntos del Canal *Dai* y del canal del bazo para regular la circulación de *qi* y *xue* y eliminar humedad-calor. Aplicar la acupuntura con el método tonificante más moxibustión para el tipo de secreción blanca y usar el método dispersante para el tipo de secreción amarilla.

Prescripción general: *Daimai* (V.B. 26), *wushu* (V.B. 27), *qihai* (*Ren.* 6), *sanyinjiao* (B. 6).

Puntos para diferentes síntomas:

(1) Secreción blanca: *Ciliao* (V. 32), *shenshu* (V. 23), *baihuanshu* (V. 30).

(2) Secreción amarilla: *Zhongji (Ren.* 3), *ligou* (H. 5), *yinlingquan* (B. 9).

Explicación: *Qihai* (*Ren.* 6) es usado para regular la circulación de *qi* de los Canales *Ren* y *Chong*. *Daimai* (V.B. 26) y *wushu* (V.B. 27) son puntos de confluencia de los canales *Dai* y de la vesícula biliar, tienen la propiedad de fortalecer el Canal *Dai* y están indicados para el tratamiento de leucorrea. Se usa el punto *sanyinjiao* (B. 6) para regular la circulación de los tres canales *yin* del pie y eliminar humedad-calor. El punto *shenshu* (V. 23) sirve para fortalecer el *qi* del riñón, es un punto tonificante. *Ciliao* (V. 32) y *baihuanshu* (V. 30) son puntos vecinos y tienen la función de eliminar la leucorrea. *Zhongji* (*Ren.* 3) es el punto de confluencia del Canal *Ren* y del canal del hígado, y *ligou* (H. 5) es un punto *luo* (enlace) del hígado; cuando se usan combinadamente estos puntos, se puede reducir el fuego del hígado. El punto *yinlingquan* (B. 9) tiene la función de fortalecer el bazo y eliminar humedad-calor.

Nota: La leucorrea se refiere aquí a la inflamación del sistema genital tales como vaginitis, cervicitis, endometritis y a la infección de los órganos de la pelvis.

XXXV. VOMITO DE EMBARAZO

ETIOLOGIA

El vómito en el período inicial del embarazo se debe principalmente a la debilidad general de *qi* del estómago y la invasión a éste por *qi* del feto.

DIFERENCIACION

Después de un mes del embarazo aparecen por lo general vómitos y náuseas luego de las comidas al ver u oler la comida. Los vómitos y náuseas muchas veces van acompañados con síntomas como sensación de opresión en el pecho, mareos, visión borrosa y astenia.

TRATAMIENTO

Método: Seleccionar algunos puntos de los canales *yangming* del pie (estómago) y *jueyin* de la mano (pericardio), con la finalidad de pacificar el *qi* del estómago, tranquilizar el feto y calmar el vómito. Aplicar la acupuntura con el método de tonificación y dispersión simultánea.

Prescripción: *Zusanli* (E. 36), *neiguan* (PC. 6), *shangwan* (*Ren.* 13).

Explicación: Se seleccionan el punto *zusanli* (E. 36) para pacificar el *qi* ascendente del estómago, el punto *neiguan* (PC. 6) para aliviar la sensación de opresión en el pecho, tranquilizar el feto y calmar los vómitos, y el *shangwan* (*Ren.* 13), un punto local, es indicado para aliviar la sensación de hartazgo en la región epigástrica.

Nota: También se puede usar puntos auriculares en: Hígado, estómago, *shenmen* de la oreja, nervio simpático.

Método: El tratamiento es diario o se usa la implantación de la aguja de 1-5 días. Se puede estimular los puntos implantados con masaje para aumentar el efecto terapéutico.

XXXVI. INSUFICIENCIA DE LECHE

ETIOLOGIA

Factores causantes:

(1) Salud débil y deficiencia de *qi* y *xue*.

(2) Pérdida severa de sangre en el parto.

(3) Retardación de *qi* en el hígado.

DIFERENCIACION

Insuficiencia o ausencia de leche postparto o disminución continua en cantidad durante la lactación. En el tipo *xu*, los síntomas son palpitación, lasitud, leche acuosa; en el tipo *shi*, se presentan síntomas de sensación de opresión en el pecho, anorexia, retención de leche y dolor en el hipocondrio.

TRATAMIENTO

Método:

(1) Tipo *xu*: Se usa la acupuntura con el método tonificante y se combina con moxibustión.

(2) Tipo *shi*: Se aplica la acupuntura con el método dispersante, la moxibustión es indicada.

Prescripción: *Rugen* (E. 18), *shanzhong* (*Ren.* 17), *shaoze* (I.D. 1).

Puntos secundarios:

(1) Tipo *xu*: *Pishu* (V. 20), *zusanli* (E. 36).

(2) Tipo *shi*: *Qimen* (H. 14), *neiguan* (PC. 6).

Explicación: *Rugen* (E. 18) es un punto del canal del estómago y también un punto local. *Shanzhong* (*Ren.* 17) es el punto de influencia que domina el *qi*. Se aplica moxibustión en estos dos puntos con la finalidad de calentar el *qi* y *xue* y promover su circulación. Se usa también la acupuntura con el método de inserción horizontal hacia los pezones para causar una sensación propagada y estimular la circulación del *qi* y *xue* de esa zona. *Shaoze* (I.D. 1) es un punto indicado para activar la producción de leche. *Pishu* (V. 20) es el punto *shu*-espalda del bazo y *zusanli* (E. 36) es el punto *he*-mar del estómago, se usan éstos para regular la función del bazo y del estómago, estimular la generación de sangre y la producción de leche. *Qimen* (H. 14) es el punto *mu*-delante del hígado, puede regular la función del hígado y eliminar el dolor en la zona del hipocondrio. *Neiguan* (PC. 6) puede relajar el tórax, remover el retardo de *qi* del hígado y animar la circulación de leche.

XXXVII. CONVULSION INFANTIL

ETIOLOGIA

Esta enfermedad puede ser dividida en dos tipos: agudo y crónico.

(1) Convulsión aguda: El factor causante es el viento endógeno provocado por la invasión de viento-frío exógenos acompañado de acumulación de alimentos no digeridos en el estómago que causa flema y calor extremo. Las enfermedades agudas y febriles también pueden provocar convulsión aguda.

(2) Convulsión crónica: Esta se debe a la debilidad de la función del bazo y del estómago después de haber tenido una enfermedad crónica.

DIFERENCIACION

(1) Convulsión aguda: Fiebre elevada, coma, ojos fijos que miran hacia arriba, espasmo del m. masetero, ruido de flemas, contracción tetánica, epistotonos, cianosis, pulso rápido y de cuerda.

(2) Convulsión crónica: Enflaquecimiento, palidez, lasitud, letargo con ojos semicerrados, convulsión intermitente, extremidades frías, heces blandas con alimentos sin digerir, orina profusa y clara, pulso profundo y débil.

TRATAMIENTO

(1) Convulsión aguda:

Método: Se seleccionan los puntos del Canal *Du* como principales, ya que son adecuados para eliminar el calor y el viento y para la restablecimiento. Se aplica el método de dispersión. La moxibustión en este caso está contraindicada.

Prescripción: *Shixuan* (Extra.), *yintang* (Extra.), *renzhong* (*Du.* 26), *quchi* (I.G. 11), *taichong* (H. 3).

Puntos secundarios:

Coma: *Laogong* (PC. 8), *yongquan* (R. 1).

Convulsión prolongada: *Xingjian* (H. 2), *yanglingquan* (V.B. 34), *kunlun* (V. 60), *houxi* (I.D. 3).

Fiebre elevada continua: *Dazhui* (*Du.* 14), *hegu* (I.G. 4).

Explicación: Sangrar en los puntos *shixuan* (Extra.) con la finalidad de eliminar el calor. El punto *yintang* (Extra.) tiene función antiespasmódica. *Renzhong* (*Du.* 26) es efectivo para promover la restablecimiento. *Quchi* (I.G. 11) sirve para eliminar el calor de los canales *yangming*. Aplicar acupuntura en el punto *taichong* (H. 3) con el método dispersante con la finalidad de calmar el viento del hígado. *Laogong* (PC. 8) y *yongquan* (R. 1) son puntos importantes para casos de emergencia, principalmente para eliminar el calor excesivo. Los puntos *xingjian* (H. 2) y *yanglingquan* (V.B. 34) son usados para dispersar el calor del hígado y de la vesícula biliar y aliviar el espasmo. *Kunlun* (V. 60) es un punto del canal de la vejiga, la parte superior de su trayecto entra al cerebro; *Houxi* (I.D. 3) se comunica con el Canal *Du*. Se usan los últimos dos puntos en combinación con el propósito de aclarar la mente y aliviar la convulsión. *Dazhui* (*Du.* 14) es el punto de confluencia de todos los canales *yang*, y *hegu* (I.G. 4) es el punto *yuan* (fuente) del canal *yangming* de la mano. Estos puntos son usados para dispersar el calor excesivo en los canales *yang*.

(2) Convulsión crónica:

Método: Se seleccionan los puntos de los canales *Ren* y *yangming* del pie (estómago) y se aplican acupuntura y moxibustión para fortalecer la función del estómago y el bazo.

Prescripción: *Zhongwan* (*Ren.* 12), *guanyuan* (*Ren.* 4), *zusanli* (E. 36), *zhangmen* (H. 13), *yintang* (Extra.).

Explicación: *Zhangmen* (H. 13), *zhongwan* (*Ren.* 12) y *zusanli* (E. 36) son usados para regular la función del bazo y del estómago. Se hace la moxibustión en el punto *guanyuan* (*Ren.* 4) para tonificar el *qi* original (energía vital). Se aplica moxibustión en el punto *yintang* (Extra.) para detener la convulsión.

Notas: La convulsión aguda indica la infección de sistema del nervio central y encefalopatía tóxica, tales como meningoencefalitis epidémica y neumonía tóxica. La acupuntura tiene la función antifebril y antiespasmódica, pero se debe hacer inmediatamente un diagnóstico claro para realizar el tratamiento oportuno.

La convulsión crónica es causada principalmente por vómito continuo y diarrea crónica y prolongada, por trastornos metabólicos y nutritivos, o por infecciones crónicas del sistema del nervio central. En los casos de evolución de la convulsión aguda, se debe tomar algunas medidas para el tratamiento.

XXXVIII. DIARREA INFANTIL

ETIOLOGIA

Uno de los factores patógenos de la diarrea es la indigestión. La indigestión es causada por la debilidad de la función del bazo y del estómago, por una crianza descuidada, y sobrealimentación o por ingestión de leche contaminada. La diarrea también puede ser causada por la invasión del frío exógeno.

DIFERENCIACION

Distensión abdominal, borborigmos, dolor abdominal intermitente que se alivia después de la defecación que puede ocurrir hasta más de diez veces por día, heces con olor fétido o con leche sin digerir, eructo frecuente, anorexia, lengua con cubierta pegajosa, pulso profundo y débil.

TRATAMIENTO

Método: Se puede usar acupuntura o moxibustión. Se seleccionan puntos del canal *yangming* del pie (estómago) con la finalidad de regular las funciones del bazo y del estómago Acupuntura con método de tonificación y dispersión simultánea, no se deja la aguja.

Prescripción: *Zhongwan* (*Ren.* 12), *tianshu* (E. 25), *shangjuxu* (E. 37), *sifeng* (Extra.).

Puntos secundarios:

Si la diarrea es causada por el frío exógeno: *Hegu* (I.G. 4).

Explicación: *Zhongwan* (*Ren.* 12) es el punto *mu*-delante del estómago y también punto de confluencia de los órganos *fu*, tiene la función de regular la circulación de *qi* (energía funcional) del estómago. *Tianshu* (E. 25) y *shangjuxu* (E. 37), son el punto *mu*-delante y *he*-mar inferior del intestino grueso. Se usan estos dos puntos en conjunto con la finalidad de ajustar y regular la función del intestino grueso y el delgado y aliviar la diarrea. El punto empírico para el tratamiento de los trastornos digestivos infantiles, *sifeng* (Extra.), tiene efectos de estimular la digestión, aliviar la distensión abdominal y fortalecer la función del bazo y del estómago.

XXXIX. PAPERAS

ETIOLOGIA

Esta es debida a la acumulación del calor en los canales del intestino grueso y *sanjiao* por la invasión de los factores epidémicos de la estación y el ascenso del calor del estómago.

DIFERENCIACION

Fiebre y escalofrío con inflamación en el período inicial, dolor e hinchazón en la región parótida, unilateral o bilateral, dificultad para masticar en casos de calor excesivo. Los síntomas son: sed, constipación, orina de color amarillo intenso, la lengua con saburra pegajosa, pulso superficial y rápido.

TRATAMIENTO

Método: Se seleccionan los puntos de los canales del intestino grueso y *sanjiao* como los principales, con inserción superficial y con el método dispersante para eliminar el calor y el viento.

Prescripción: *Waiguan* (S.J. 5), *yifeng* (S.J. 17), *jiache* (E. 6), *quchi* (I.G. 11), *hegu* (I.G. 4).

Explicación: El punto *waiguan* (S.J. 5) es utilizado para eliminar el calor del canal *sanjiao*. Los puntos *yifeng* (S.J. 17) y *jiache* (E. 6) son puntos locales y tienen la propiedad de remover la obstrucción de los canales afectados que pasan por la región de la papera aliviando así el dolor y la hinchazón. Se usan los puntos *quchi* (I.G. 11) y *hegu* (I.G. 4) para eliminar el calor del canal de intestino grueso.

Nota: En este caso también se usa el método de sangrar en el ápice de la oreja con la aguja de tres filos.

XL. URTICARIA

ETIOLOGIA

Esta enfermedad es causada por el exceso de calor en la sangre y por la invasión a la superficie corporal del viento exógeno patógeno o por la sobreingestión de una comida inacostumbrada e inapropiada, que produce acumulación de calor en el estómago y en los intestinos grueso y delgado.

DIFERENCIACION

La urticaria presenta: Acceso súbito con erupciones de varios tamaños, acompañados de dolor abdominal, constipación, pulso rápido y superficial. En casos agudos estas manifestaciones desaparecen rápidamente mientras en casos crónicos, la recurrencia es frecuente.

TRATAMIENTO

Método: Se hace acupuntura en los puntos de los canales del bazo y el intestino grueso, con el método dispersante para eliminar el viento y el calor en la sangre.

Prescripción: *Xuehai* (B. 10), *sanyinjiao* (B. 6), *quchi* (I.G. 11), *hegu* (I.G. 4).

Cuando la urticaria va acompañada con dolor abdominal, se usa *zusanli* (E. 36) como punto secundario.

Explicación: *Xuehai* (B. 10) y *sanyinjiao* (B. 6) pueden eliminar humedad-calor en la sangre. *Quchi* (I.G. 11) y *hegu* (I.G. 4) suelen aliviar el prurito, el calor en la sangre y la erupción a través de dispersar el viento-calor. *Zusanli* (E. 36) puede regular la función del estómago y de los intestinos grueso y delgado y también es usado para aliviar el dolor abdominal.

Nota: Se usa también auriculopuntura en los puntos de endocrina, pulmón, adrenal. Se usa el método de retención de la aguja (una hora) con manipulación intermitente.

XLI. ERISIPELAS
(*Apéndice:* Herpes Zoster)

ETIOLOGIA

Esta enfermedad se produce por la invasión al canal del intestino grueso de viento-calor o humedad-calor exógenos patógenos que infectan la sangre. Se ve más en las extremidades inferiores, después en la cara o en todo el cuerpo.

DIFERENCIACION

En el período inicial, fiebre y escalofrío seguido de la aparición súbita de la piel roja como nubes, con marcas claras y dolor quemante. Los síntomas y signos concomitantes son irritabilidad, sed, constipación, orina de color amarillo intenso, pulso rápido y saburra gruesa.

TRATAMIENTO

Método: Se usa la acupuntura en los puntos del canal del intestino grueso con el método dispersante o sangrar en estos puntos con la aguja de tres filos con la finalidad de eliminar el calor en la sangre.

Prescripción: *Quchi* (I.G. 11), *hegu* (I.G. 4), *weizhong* (V. 40), *quze* (PC. 3).

Explicación: *Quchi* (I.G. 11) y *hegu* (I.G. 4) pueden eliminar el calor del canal del intestino grueso. Sangrar en el punto *weizhong* (V. 40) y en el punto *quze* (PC. 3) puede eliminar el calor en la sangre.

Nota: Para los que padecen erisipela en las extremidades inferiores se puede usar también el método de tratamiento con la aguja de tres filos o con la aguja de flor de ciruelo para causar sangría en las zonas afectadas. Se debe desinfectar estrictamente las zonas antes de la manipulación para evitar la infección.

APENDICE: HERPES ZOSTER

Esta enfermedad se ve más en la región lumbar y en el hipocondrio con vesículas pequeñas como burbujas que forman un cinturón, con la piel roja y caliente, dolor quemante.

Puntos para el tratamiento: *Quchi* (I.G. 11), *xuehai* (B. 10), *weizhong* (V. 40).

Se usa la acupuntura con el método dispersante. Se puede seleccionar también los puntos *huatuo jiaji* (Extra.) correspondientes a los sitios de la lesión.

XLII. FURUNCULOS Y LINFANGITIS

ETIOLOGIA

Los factores patógenos son:

(1) Toxina endógena debido a la sobreingestión de alimentos picantes o grasosos, que causa el calor extremo.

(2) Estancamiento de *qi* y *xue* debido a la invasión de los factores tóxicos exógenos en el verano cuando la piel está contaminada por el sudor.

DIFERENCIACION

Se ve más el furúnculo en la cabeza y en la cara, también en las extremidades. Al comienzo, el furúnculo aparece como un pequeño grano, con una base dura, también puede aparecer dolor o entumecimiento en esta zona o aparecer ampollas o pústulas duras de color amarillo o purpúreo. Los síntomas concomitantes por lo general son fiebre y escalofrío. Si eso ocurre en las extremidades con un rojo semejante a un hilo que corre hacia arriba desde el sitio afectado, se le denomina como furúnculo de hilo-rojo (linfangitis).

TRATAMIENTO

Método: Se usa la acupuntura con el método dispersante o se sangra en los puntos de los canales del intestino grueso y *Du.* Para linfangitis, hay que sangrar con la aguja de tres filos a lo largo de la línea roja desde el punto terminal al inicial con un intervalo de 2 *cun.*

Prescripción: *Lingtai* (*Du.* 10), *shenzhu* (*Du.* 12), *ximen* (PC. 4), *hegu* (I.G. 4), *weizhong* (V. 40).

Explicación: *Lingtai* (*Du.* 10) es un punto empírico para el tratamiento de furúnculos. *Shenzhu* (*Du.* 12) es un punto del Canal *Du*, que tiene la función de regular la circulación de *qi* de todos los canales *yang*. *Ximen* (PC. 4) es el punto *xi* (hendidura) del canal del pericardio y es efectivo para tratar las enfermedades agudas. *Hegu* (I.G. 4) puede eliminar los factores exógenos patógenos de la superficie del cuerpo. El punto *weizhong* (V. 40) es efectivo para dispersar el calor y las toxinas de la sangre. Se usan los últimos dos en combinación para aumentar la función antiinflamatoria.

Nota: Se usa también el método de punzar con la aguja de tres filos las pequeñas pápulas que aparecen a lo largo de la vértebra torácica en casos de furúnculos. El tratamiento puede ser diario.

XLIII. MASTITIS AGUDA

ETIOLOGIA

Esta enfermedad es causada por la retención de la leche en las mamas, provocada por depresión mental que afecta el *qi* del hígado y también puede ser causada por el estancamiento del calor tóxico en el canal del estómago.

DIFERENCIACION

Inflamación, hinchazón, calor y dolor en el pecho. Los síntomas concomitantes son: escalofríos, fiebre, náuseas, irritabilidad y sed. El pulso es rápido y de cuerda.

TRATAMIENTO

Se aplica la acupuntura en los puntos de los canales del hígado, de la vesícula biliar y del estómago con el método dispersante con la finalidad de regular la circulación de *qi* de los canales del hígado y del estómago, aliviar la depresión y eliminar el calor.

Prescripción: *Taichong* (H. 3), *linqi* del pie (V.B. 41), *shanzhong* (*Ren.* 17), *jianjing* (V.B. 21), *rugen* (E. 18).

Puntos secundarios:

Cuando hay fiebre y escalofrío: *Hegu* (I.G. 4), *waiguan* (S.J. 5); y cuando hay dolor de distensión de las mamas: *Yingchuang* (E. 16).

Explicación: *Taichong* (H. 3) puede promover la función del hígado. *Linqi* del pie (V.B. 41) puede disminuir el dolor y distensión de las mamas.

Shanzhong (*Ren*. 17) puede aliviar la sensación de opresión en el pecho. *Jianjing* (V.B. 21) y *rugen* (E. 18) promueven la circulación de *qi* calmando el dolor. *Hegu* (I.G. 4) y *waiguan* (S.J. 5) son indicados para reducir la fiebre. *Yingchuang* (E. 16) con la inserción oblicua se puede remover la masa de las mamas y promover el flujo de la lecho.

Notas:

(1) Esta enfermedad corresponde al período inicial de la mastitis.

(2) Auriculopuntura:

Puntos: Tórax, adrenal, *shenmen* de la oreja, subcórtex.

Método: Seleccionar solamente dos de los puntos arriba mencionados en cada tratamiento, la estimulación debe ser moderada. Dejar las agujas por 30 minutos. El tratamiento debe realizarse diariamente.

XLIV. APENDICITIS

ETIOLOGIA

Factores patógenos:

(1) Acumulación de humedad-calor debido a la retención de alimentos en los intestinos grueso y delgado.

(2) Estancamiento de *qi* y *xue* debido a la aparición de calor o frío excesivos.

DIFERENCIACION

En casos agudos y en el período inicial los síntomas son: fiebre y escalofrío, irritabilidad, náuseas, dolor abdominal con punto doloroso a la presión; se siente más dolor al toser y estornudar, se mantiene la pierna derecha flexionada y se tiene dificultad para estirarla. El dolor se localiza finalmente en el abdomen inferior derecho y aparece constipación, lengua con saburra gruesa y pegajosa, pulso rápido y de cuerda.

TRATAMIENTO

Método: Se seleccionan los puntos de los canales *yangming* como los principales y se aplica la acupuntura con el método dispersante para eliminar humedad-calor. Dejar las agujas de 30-120 minutos, se estimula las agujas cada diez minutos, y se da el tratamiento cada 6-8 horas. Cuando los síntomas y signos se alivian, se aplica un tratamiento al día dejando las agujas por 30 minutos.

Prescripción: *Lanwei* (Apéndice, Extra.) o *shangjuxu* (E. 37), *quchi* (I.G. 11), *tianshu* (E. 25).

Puntos secundarios:

Para la fiebre: *Dazhui* (*Du.* 14), *hegu* (I.G. 4).

Vómito: *Neiguan* (PC. 6), *zhongwan* (*Ren.* 12).

Explicación: *Lanwei* (Apéndice, Extra.) es un punto empírico, y *shangjuxu* (E. 37) es el punto *he*-mar inferior del intestino grueso. Estos puntos son dolorosos a la presión cuando hay apendicitis. *Tianshu* (E. 25) es el punto *mu*-delante del intestino grueso que puede remover la obstrucción y eliminar humedad-calor de los intestinos grueso y delgado y a la vez aliviar el dolor abdominal. *Quchi* (I.G. 11) es el punto *he*-mar del canal del intestino grueso, también efectivo para eliminar el calor interno. *Dazhui* (*Du.* 14) y *hegu* (I.G. 4) son usados en combinación para aliviar la inflamación. *Neiguan* (PC. 6) y *zhongwan* (*Ren.* 12) pueden armonizar la función del estómago y parar el vómito.

Notas:

(1) Esta enfermedad corresponde a la simple apendicitis aguda, la acupuntura es efectiva para tratarla. Para la apendicitis que ya está con absceso o perforación se deben tomar otras medidas. Pero para la apendicitis crónica se puede aplicar los métodos anteriormente mencionados en el tratamiento. Se hace el tratamiento diariamente o día por medio. En la zona afectada la moxibustión es indicada.

(2) Auriculopuntura:

Puntos: El punto de apéndice de la oreja, *shenmen* de la oreja, nervio simpático, subcórtex.

Método: En casos agudos se hace el tratamiento 1-3 veces al día, mientras en casos crónicos se realiza diariamente o día por medio.

XLV. BOCIO

ETIOLOGIA

Esta es una enfermedad endémica, sus factores causantes son:

(1) Estasis de la sangre y la acumulación de flema, debido a la exasperación, ansiedad o depresión mental que causan la obstrucción de *qi*.

(2) Estancamiento de *qi* en el cuello debido a la invasión de cualquiera de los seis factores exógenos patógenos, pero también puede ser provocada por inadaptabilidad ambiental.

DIFERENCIACION

Hinchazón del cuello, con síntomas concomitantes como sensación de opresión en el pecho, palpitación, respiración superficial, exoftalmía e irritabilidad. El pulso es resbaladizo y de cuerda.

TRATAMIENTO

Método: Se usa la acupuntura en los puntos de los canales del intestino grueso, del estómago y *sanjiao* como los principales con el método dispersante para activar la circulación de la sangre y del *qi* y remover la éstasis y las masas.

Prescripción: *Naohui* (S.J. 13), *tianding* (I.G. 17), *tianrong* (I.D. 17), *tiantu* (*Ren.* 22), *hegu* (I.G. 4), *zusanli* (E. 36).

Puntos secundarios:

Retardo del *qi* en el hígado: *Shanzhong* (*Ren.* 17), *taichong* (H. 3).

Explicación: *Naohui* (S.J. 13) es un punto del canal de *sanjiao*, tiene la función de dispersar el estancamiento de *qi* y de flemas en el bocio, porque el *sanjiao* domina el *qi* de todo el cuerpo. *Tianding* (I.G. 17), *tianrong* (I.D. 17) y *tiantu* (*Ren.* 22) son puntos locales. La inserción de la aguja en estos tres puntos promueve la circulación de *qi* y *xue* en la región local dispersando así el estancamiento de *qi* y *xue*. *Hegu* (I.G. 4) y *zusanli* (E. 36) son puntos distales de los canales *yangming* de la mano y del pie que pasan por el cuello. Ellos son usados para activar la circulación de *qi* y *xue*.

Notas:

(1) En este caso el bocio corresponde al bocio simple y al hipertiroidismo.

(2) Auriculopuntura:

Puntos: Endocrina, *shenmen* de la oreja, nuca (cuello).

Método: Estímulo moderado. Dejar las agujas 30 minutos. Se hace el tratamiento diariamente o día por medio, y cada curso lo constituyen 10-15 sesiones.

XLVI. ESGUINCE

ETIOLOGIA

Congestión local causada por la obstrucción de *qi* y *xue* en la articulación al hacer ejercicios con una postura torpe, por una torcedura súbita o una contusión.

DIFERENCIACION

Dolor local, distensión y dolor o inflamación ligera e hinchazón. Con limitación de movimientos.

TRATAMIENTO

Método: Se usa principalmente los puntos *ashi* para relajar los tendones y activar la circulación de la sangre. Puede combinarse con los puntos locales y distales de los canales afectados. Se usa la acupuntura en los puntos distales y la moxibustión en los puntos locales.

Prescripción: Puntos *ashi.*

Puntos secundarios:

En el cuello: *Tianzhu* (V. 10), *houxi* (I.D. 3).

En la articulación del hombro: *Jianjing* (V.B. 21), *jianyu* (I.G. 15).

En la articulación del codo: *Quchi* (I.G. 11), *hegu* (I.G. 4).

En la articulación de la muñeca: *Yangchi* (S.J. 4), *waiguan* (S.J. 5).

En la articulación de la cadera: *Huantiao* (V.B. 30), *yanglingquan* (V.B. 34).

En la articulación de las rodillas: *Dubi* (E. 35), *neiting* (E. 44).

En la articulación de maléolo: *Jiexi* (E. 41), *qiuxu* (V.B. 40), *kunlun* (V. 60).

Explicación: Se combinan los puntos locales y distales para promover la circulación de *qi* y *xue* de los canales y colaterales. Se hace moxibustión en los puntos locales con la finalidad de calentar y promover la circulación de *qi* y *xue* aliviando así el dolor y la hinchazón.

Notas:

(1) Se puede aplicar acupuntura en el lado sano y en la zona correspondiente a la afectada. Cuando se manipula la aguja hay que pedir al paciente que mueva la articulación afectada para que se alivie o desaparezca el dolor.

(2) En esta enfermedad se consideran también lesiones de los tejidos blandos.

XLVII. SORDERA Y TINNITUS

ETIOLOGIA

Sordera y tinnitus pueden dividirse en dos tipos: el tipo *xu* y el tipo *shi.* El tipo *shi* se debe por lo general al ascenso de *qi* del hígado y de la vesícula biliar, que afecta el sentido de la audición. El tipo *xu* es debido a la debilidad de *qi* del riñón, en este caso el *qi* de los canales y colaterales no llega hasta el oído.

DIFERENCIACION

(1) Tipo *shi*:

Tinnitus: Zumbido continuo en el oído que no se alivia con la presión.

Sordera: Sordera súbita.

Los síntomas y signos concomitantes son sensación de distensión y de pesadez en la cabeza, obstrucción nasal, sabor amargo en la boca, dolor en el hipocondrio, lengua con saburra pegajosa, pulso resbaladizo y rápido.

(2) Tipo *xu*:

Tinnitus: Zumbido intermitente en el oído que se agrava con la fatiga y se alivia con la presión.

Sordera: Se intensifica gradualmente.

Los síntomas y signos concomitantes son mareo, visión borrosa, lumbago, lasitud y pulso filiforme.

TRATAMIENTO

Método:

(1) Tipo *shi*: Se usa acupuntura en los puntos de los canales *sanjiao* y de la vesícula biliar con el método dispersante con la finalidad de recuperar el sentido de la audición.

(2) Tipo *xu*: Se hacen acupuntura y moxibustión en los puntos de los canales del riñón y del hígado con el método de tonificación y dispersión simultáneas para fortalecer la función del riñón y del hígado.

Prescripción: *Yifeng* (S.J. 17), *ermen* (S.J. 21), *tinghui* (V.B. 2), *yemen* (S.J. 2), *xiaxi* (V.B. 43), *zhongzhu* de la mano (S.J. 3).

Puntos secundarios:

(1) Tipo *shi*:

El ascenso del *qi* del hígado y de la vesícula biliar: *Xingjian* (H. 2), *linqi* del pie (V.B. 41).

Sordera súbita: *Tianyou* (S.J. 16).

(2) Tipo *xu*:

Debilidad del *qi* del riñón: *Shenshu* (V. 23), *mingmen* (*Du*. 4), *taixi* (R. 3).

Insuficiencia de *yin* del hígado y del riñón: *Taichong* (H. 3), *sanyinjiao* (B. 6).

Explicación: Se seleccionan *yemen* (S.J. 2), *xiaxi* (V.B. 43), *yifeng* (S.J. 17), *ermen* (S.J. 21), *tinghui* (V.B. 2) y *zhongzhu* de la mano (S.J. 3) como puntos principales porque los canales *shaoyang* de la mano y del pie (canales de *sanjiao* y de la vesícula biliar) pasan por la región auricular. *Xingjian* (H. 2) y *linqi* del pie (V.B. 41) son usados como secundarios para regular la circulación de *qi* de los canales del hígado y de la vesícula biliar. *Tianyou* (S.J. 16) es un punto local usado por lo general para el tratamiento de sordera súbita. *Shenshu* (V. 23), *mingmen* (*Du.* 4) y *taixi* (R. 3) son usados para fortalecer el *qi* del riñón. *Sanyinjiao* (B. 6) y *taichong* (H. 3) pueden nutrir el *yin* del hígado y del riñón reduciendo así el fuego *xu*, porque la presencia del fuego *xu* se debe a la insuficiencia de *yin*.

Notas:

(1) Tinnitus y sordera son causados por diversos factores. Pero en la clínica acupuntural se ve frecuentemente tinnitus y sordera neuróticos.

(2) Auriculopuntura:

Puntos: Oreja, oído interno, *shenmen* de la oreja, riñón, endocrina, occipucio.

Método: Se seleccionan 2-3 puntos para cada tratamiento, dejar las agujas de 20-30 minutos. Se hace el tratamiento día por medio. 10-15 veces constituyen un curso.

XLVIII. CONGESTION, HINCHAZON Y DOLOR DE LOS OJOS

ETIOLOGIA

Factores causantes:

(1) Invasión de viento-calor exógenos.

(2) Ascenso súbito del fuego del hígado y de la vesícula biliar.

DIFERENCIACION

Congestión, hinchazón, dolor y sensación de ardor en los ojos, fotofobia, lagrimeo y secreción viscosa.

Además, con síntomas como cefalea, fiebre, pulso superficial y rápido, causados por la invasión de viento-calor exógeno. Síntomas como: sabor amargo en la boca, irritabilidad, sensación de calor, constipación, pulso de cuerda, son causados por el disturbio del fuego súbito del hígado y de la vesícula biliar.

TRATAMIENTO

Método: Se seleccionan los puntos distales y locales para dispersar viento-calor. Se hace acupuntura con el método dispersante.

Prescripción: *Hegu* (I.G. 4), *jingming* (V. 1), *fengchi* (V.B. 20), *taiyang* (Extra.), *xingjian* (H. 2).

Puntos secundarios:

Disturbio del fuego súbito del hígado y de la vesícula biliar: *Taichong* (H. 3), *guangming* (V.B. 37).

Explicación: *Hegu* (I.G. 4) y *fengchi* (V.B. 20) pueden dispersar viento-calor. *Jingming* (V. 1) es un punto donde se reúnen los canales del estómago y de la vesícula biliar y puede eliminar el calor de la región afectada. *Xingjian* (H. 2), el punto *ying*-manantial del canal del hígado, puede reducir el calor del hígado. Sangrar en el punto *taiyang* (Extra.) con la finalidad de aumentar el efecto de disminución del calor. Como el hígado toma los ojos como sus salidas, se selecciona el punto *taichong* (H. 3) que es el punto *yuan* (fuente) del canal del hígado. Entre el hígado y la vesícula biliar existe una relación externa-interna, por eso el punto *guangming* (V.B. 37), el punto *luo* (enlace) del canal de la vesícula biliar, es seleccionado para reducir el fuego del hígado y de la vesícula biliar.

Notas:

(1) Esta enfermedad corresponde a la conjuntivitis aguda en la medicina occidental.

(2) Auriculopuntura:

Puntos: Hígado, ojo, ápice de la oreja.

Método: Se hace el tratamiento diariamente, dejar las agujas de 15-20 minutos o punzar el ápice de la oreja para dejar salir 2-3 gotas de sangre. El tratamiento es diario, 3-5 sesiones constituyen un curso.

XLIX. RINORREA

ETIOLOGIA

Factores patógenos:

(1) Invasión a la superficie del cuerpo por viento-frío que luego se acumula y se transforma en calor, causando así obstrucción nasal.

(2) Humedad-calor del canal de la vesícula biliar sube y se acumula en la nariz.

DIFERENCIACION

Obstrucción nasal, pérdida del sentido de olfato, rinorrea amarilla y fétida acompañadas de tos, dolor sordo, mareo y pesadez en la región frontal, lengua roja con saburra delgada y amarilla, pulso rápido y de cuerda.

TRATAMIENTO

Método: Se hace acupuntura en los puntos seleccionados de los canales de pulmón y de intestino grueso, con el método dispersante para dispersar el calor del pulmón.

Prescripción: *Lieque* (P. 7), *hegu* (I.G. 4), *yingxiang* (I.G. 20), *yintang* (Extra.).

Puntos secundarios:

Cefalea: *Fengchi* (V.B. 20), *taiyang* (Extra.).

Explicación: *Lieque* (P. 7) puede eliminar el viento patógeno al activar la función de dispersión del pulmón. *Hegu* (I.G. 4) y *yingxiang* (I.G. 20) pueden reducir el calor del pulmón al regular el *qi* del canal del intestino grueso. *Yintang* (Extra.) es un punto local, tiene la función de reducir el calor y remover la obstrucción de la nariz. *Fengchi* (V.B. 20) como punto secundario puede eliminar el viento y reducir el calor, aliviando así la cefalea. *Taiyang* (Extra.) es un punto importante para el tratamiento de cefalea.

Notas:

(1) La rinorrea anteriormente mencionada corresponde a rinitis y sinusitis crónicas.

(2) Auriculopuntura:

Puntos: Nariz externa, nariz interna, frente.

Método: Estimulación moderada y dejar las agujas de 10-15 minutos. 10-15 sesiones constituyen un curso.

L. EPISTAXIS

ETIOLOGIA

Extravasación de la sangre debido a: (1) el ascenso de viento-calor del pulmón o fuego del estómago que perturba la nariz, o (2) por la insuficiencia de *yin* debido al exceso del fuego que consume el *yin* del pulmón.

DIFERENCIACION

(1) Exceso de calor en el pulmón y en el estómago: la epistaxis es acompañada de fiebre, tos, sed, constipación, pulso rápido y superficial.

(2) Exceso del fuego debido a la insuficiencia de *yin*: la epistaxis es acompañada de rubor malar, sequedad en la boca y sensación de calor en las palmas y en las plantas. En casos severos aparecen fiebre vespertina, pulso rápido y filiforme.

TRATAMIENTO

Método: Se aplica acupuntura en los puntos seleccionados de los canales *Du* y del intestino grueso como los principales, con el método dispersante para el tipo de exceso de calor y con el método de tonificación y dispersión simultáneas para el tipo de insuficiencia de *yin* con el propósito de reducir el calor y parar hemorragias.

Prescripción: *Hegu* (I.G. 4), *shangxing* (*Du.* 23).

Puntos secundarios:

Calor en el pulmón: *Shaoshang* (P. 11).

Calor en el estómago: *Neiting* (E. 44).

Hiperactividad del fuego debido a la insuficiencia de *yin*: *Taixi* (R. 3).

Explicación: El canal de intestino grueso está en relación externa-interna con el canal de pulmón y conecta con el canal del estómago, por eso *hegu* (I.G. 4) es usado para reducir el calor de los tres canales parando así la hemorragia. El Canal *Du* es la confluencia de todos los canales *yang* y el exceso de *yang* hace extravasar la sangre, por lo tanto *shangxing* (*Du.* 23) es usado para reducir el *yang* excesivo del Canal *Du* que causa el calor excesivo. *Shaoshang* (P. 11) es el punto *jing*-pozo del canal del pulmón, y es usado para reducir el calor del pulmón. *Neiting* (E. 44) es el punto *ying*-manantial del canal del estómago, es efectivo en la disminución del fuego del estómago. *Taixi* (R. 3) es el punto *yuan* (fuente) del canal del riñón, tiene la función de nutrir el *yin* y reducir el calor.

Notas:

(1) La epistaxis puede ser causada por trauma, enfermedad nasal, de la sangre, cardiovascular y enfermedades infecciosas agudas y febriles. Además de hacer el tratamiento con la acupuntura y moxibustión, se debe tomar otras medidas para la causa primaria.

(2) Auriculopuntura:

Puntos: Nariz interna, *shenmen* de la oreja, nervio simpático.

Método: Con estímulo moderado. Se hace el tratamiento 1-2 veces al día, dejar las agujas de 15-20 minutos. 4-6 sesiones constituyen un curso.

LI. DOLOR DENTAL

ETIOLOGIA

Factores patógenos:

(1) Ascenso del calor acumulado del estómago y de los intestinos grueso y delgado junto con la invasión de los factores exógenos patógenos.

(2) Ascenso del fuego *xu* debido a la insuficiencia de *yin* del riñón.

DIFERENCIACION

(1) Viento-calor: Hinchazón y dolor gingival, sed con preferencia por las bebidas frías, constipación, lengua roja con saburra amarilla, pulso rápido.

(2) *Xu* del riñón: Dolor sordo intermitente, dientes flojos, lengua roja, pulso rápido y filiforme.

TRATAMIENTO

(1) Viento-calor:

Método: Se aplica acupuntura en los puntos seleccionados de los canales del estómago y del intestino grueso con el método dispersante para reducir el calor y aliviar el dolor.

Prescripción: *Hegu* (I.G. 4), *neiting* (E. 44), *xiaguan* (E. 7), *jiache* (E. 6), *fengchi* (V.B. 20).

Explicación: *Hegu* (I.G. 4) del lado contrario al dolor es usado para dispersar el calor patógeno del canal del intestino grueso. *Neiting* (E. 44), el punto *ying*-manantial del canal del estómago, es usado para reducir el fuego del estómago. *Fengchi* (V.B. 20) tiene el efecto de eliminar el viento y reducir el fuego. *Xiaguan* (E. 7) y *jiache* (E. 6) son puntos locales.

(2) *Xu* del riñón:

Método: Se aplica acupuntura en los puntos seleccionados del canal del estómago, con el método de tonificación y dispersión simultáneas para nutrir el *yin* y reducir el fuego.

Prescripción: *Taixi* (R. 3), *jiache* (E. 6), *xiaguan* (E. 7).

Explicación: Los dientes están relacionados con el riñon y están situados en las regiones por donde pasan los canales del estómago y del intestino grueso. Por lo tanto, se usa el punto *taixi* (R. 3) para nutrir el *yin* del riñón y reducir el fuego *xu*. *Jiache* (E. 6) y *xiaguan* (E. 7) pueden aliviar el dolor por medio de regular el *qi* de los canales.

Nota: En este caso el dolor dental incluye pulpitis aguda y crónica, caries dentales, abscesos peridentales y pericoronitis en el sentido de la medicina occidental.

LII. TRASTORNOS DE LA GARGANTA

ETIOLOGIA

Los trastornos pueden ser divididos en dos tipos: tipo *shi* y tipo *xu*.

(1) El tipo *shi* es causado por la invasión a la laringofaringe del viento-calor exógenos patógenos, o por el ascenso del calor acumulado en los canales del pulmón y del estómago.

(2) El tipo *xu* es debido al ascenso del fuego *xu* por insuficiencia de *yin* del riñón.

DIFERENCIACION

(1) Tipo *shi*:

Acceso súbito, aversión al frío, fiebre, cefalea, dolor e hinchazón en la garganta y congestión, sed, constipación, lengua roja con saburra amarilla y delgada, pulso superficial y rápido.

(2) Tipo *xu*:

Evolución lenta, sin fiebre o con fiebre baja, malestar en la garganta, sequedad en la garganta que se agrava por lo general en la noche, sensación de calor en las palmas y plantas, lengua roja sin saburra, pulso filiforme y rápido.

TRATAMIENTO

(1) Tipo *shi*:

Método: Se hace acupuntura en los puntos seleccionados de los canales del estómago y del intestino grueso, con el método dispersante para eliminar el viento y el calor.

Prescripción: *Shaoshang* (P. 11) (se hace sangrar), *hegu* (I.G. 4), *neiting* (E. 44), *tianrong* (I.D. 17).

Explicación: Punzar el punto *shaoshang* (P. 11) y hacer salir alguna gota de sangre puede dispersar el calor del pulmón y aliviar el dolor. *Hegu* (I.G. 4) puede dispersar los factores exógenos patógenos del canal del pulmón. *Neiting* (E. 44), el punto *ying*-manantial del canal del estómago, puede reducir el calor de éste. *Tianrong* (I.D. 17), un punto local, es usado para activar la circulación de *qi* y *xue* en la zona local aliviando así la inflamación y el dolor de la garganta.

(2) Tipo *xu*:

Método: Se hace acupuntura en los puntos seleccionados del canal del riñón con el método tonificante para nutrir el *yin* y reducir el fuego *xu*.

Prescripción: (1) *Taixi* (R. 3), *yuji* (P. 10); (2) *Zhaohai* (R. 6), *lieque* (P. 7). Se puede usar las dos prescripciones alternadamente.

Explicación: *Taixi* (R. 3) es el punto *ying*-manantial del canal del riñón. Este canal circula a lo largo de la garganta superiormente. *Yuji* (P. 10) es el punto *ying*-manantial del canal del pulmón. Se usan combinadamente los dos para nutrir el *yin* y reducir el fuego. *Zhaohai* (R. 6) y *lieque* (P. 7) son dos de los ocho puntos de confluencia. Estos puntos pueden reducir el fuego *xu*, y aliviar la inflamación y el dolor de la garganta.

Notas:

(1) Los trastornos de la garganta anteriormente mencionados incluyen tonsilitis aguda, faringitis aguda y crónica en el sentido de la medicina occidental.

(2) Auriculopuntura:

Puntos: Faringe y laringe, amígdalas, hélix 1-3, punzar la vena pequeña de la parte posterior de la oreja para sangrar.

Método: Se usan 2-3 puntos en cada tratamiento con estímulo moderado. Dejar las agujas por una hora. Se hace el tratamiento diariamente. 3-5 tratamientos constituyen un curso. Punzar la vena pequeña de la parte posterior de la oreja para lograr algunas gotas de sangre.

APENDICE

A. TERAPIA AURICULOPUNTURAL

La auriculopuntura es una variante de la acupuntura, en la cual se punzan ciertos puntos en la oreja para la prevención y tratamiento de enfermedades. Existen registros de este método en el libro *Neijing* (500-300 años a.n.e.) y en otros documentos médicos de las dinastías subsiguientes. Este método ha sido usado por el pueblo chino durante muchos años. Después de la Liberación, los médicos chinos han heredado y desarrollado su medicina tradicional e investigado los avances científicos del exterior a fin de lograr una comprensión cabal sobre la auriculopuntura. Hoy este método está dando florecientes resultados gracias a la práctica y a su sintetización.

I. RELACIONES ENTRE LA OREJA Y LOS CANALES, COLATERALES Y ORGANOS *ZANG-FU*

La medicina tradicional china considera que la oreja no es un órgano aislado, sino un órgano en íntima relación con los canales, colaterales y órganos *zang-fu*, y es una parte del cuerpo que constituye un todo orgánico. El *Neijing* dice que el *qi* y *xue* de los doce canales y sus 365 colaterales ascienden a la cara y al cerebro, y sus ramas llegan a la oreja manteniendo así la función auditiva normal. Esto generalizó la relación entre la oreja y los canales y colaterales. Concretamente, los seis canales *yang* entran o llegan alrededor de la oreja, por ejemplo, el Canal del Intestino Delgado *Taiyang* de la Mano, el Canal del Intestino Grueso *Yangming* de la Mano, el Canal de *Sanjiao Shaoyang* de la Mano y el Canal de la Vesícula Biliar *Shaoyang* del Pie entran al oído mientras el Canal del Estómago *Yangming* del Pie y el Canal de la Vejiga *Taiyang* del Pie pasan por la región periauricular. Los seis canales *yin* conectan indirectamente con la oreja por medio de las ramas de los 12 canales. De los canales extraordinarios, el Canal *Yangqiao* y el Canal *Yinqiao* se reúnen detrás de la oreja y el Canal *Yangwei* fluye hacia la oreja. Por lo tanto, el *Neijing* dice que la oreja es el lugar donde convergen canales y colaterales.

En los documentos médicos antiguos también se encuentran numerosas notas sobre la relación entre el oído y los órganos *zang-fu*. Por ejemplo, en el *Neijing* se dice que el *qi* del riñón está en relación con el oído. Sólo cuando el *qi* del riñón es suficiente, la función auditiva es normal; cuando el *jing* (esencia) del riñón y la médula del cerebro son deficientes, se originan mareos, tinnitus (zumbido de oídos), etc. De esto se infiere que el oído está relacionado también con los órganos *zang-fu* fisiopatológicamente.

En las condiciones normales, la función fisiológica de varias partes del cuerpo se mantiene en una posición de equilibrio y de coordinación relativa. Cuando se pierden el equilibrio y la coordinación, y ocurre la obstrucción de canales, presentan entonces algunas reacciones en las zonas correspondientes de la oreja. Clínicamente, cuando alguna parte del cuerpo sufre un trastorno, se puede curar con auriculopuntura en ciertos puntos correspondientes para promover la circulación de *qi* y *xue*, de los canales y colaterales y regular la función de los órganos *zang-fu*.

II. NOMENCLATURA ANATOMICA DE LA SUPERFICIE AURICULAR

El pabellón de la oreja está compuesto por una lámina fibrocartilaginosa, una delgada capa de grasa y los tejidos conjuntivos ricamente inervados. Los nervios principales son: el nervio auricular mayor y el nervio occipital menor provenientes de la segunda y tercera vértebra cervical, la rama auriculotemporal del nervio trigémino, la rama aurículo-posterior del nervio facial y la rama de los nervios vago y glosofaríngeo.

Nomenclatura anatómica (Fig. 150):

1. *Hélix*

Repliegue semicircular prominente que forma el borde superior del pabellón de la oreja.

2. *Cruz del hélix*

Extremo inferoanterior del hélix, una prominencia horizontal.

3. *Tubérculo auricular*

Eminencia pequeña en la parte posterosuperior del hélix.

4. *Raíz del hélix* (o *cauda hélicis*)

El extremo inferior del hélix, en la unión del hélix y el lóbulo.

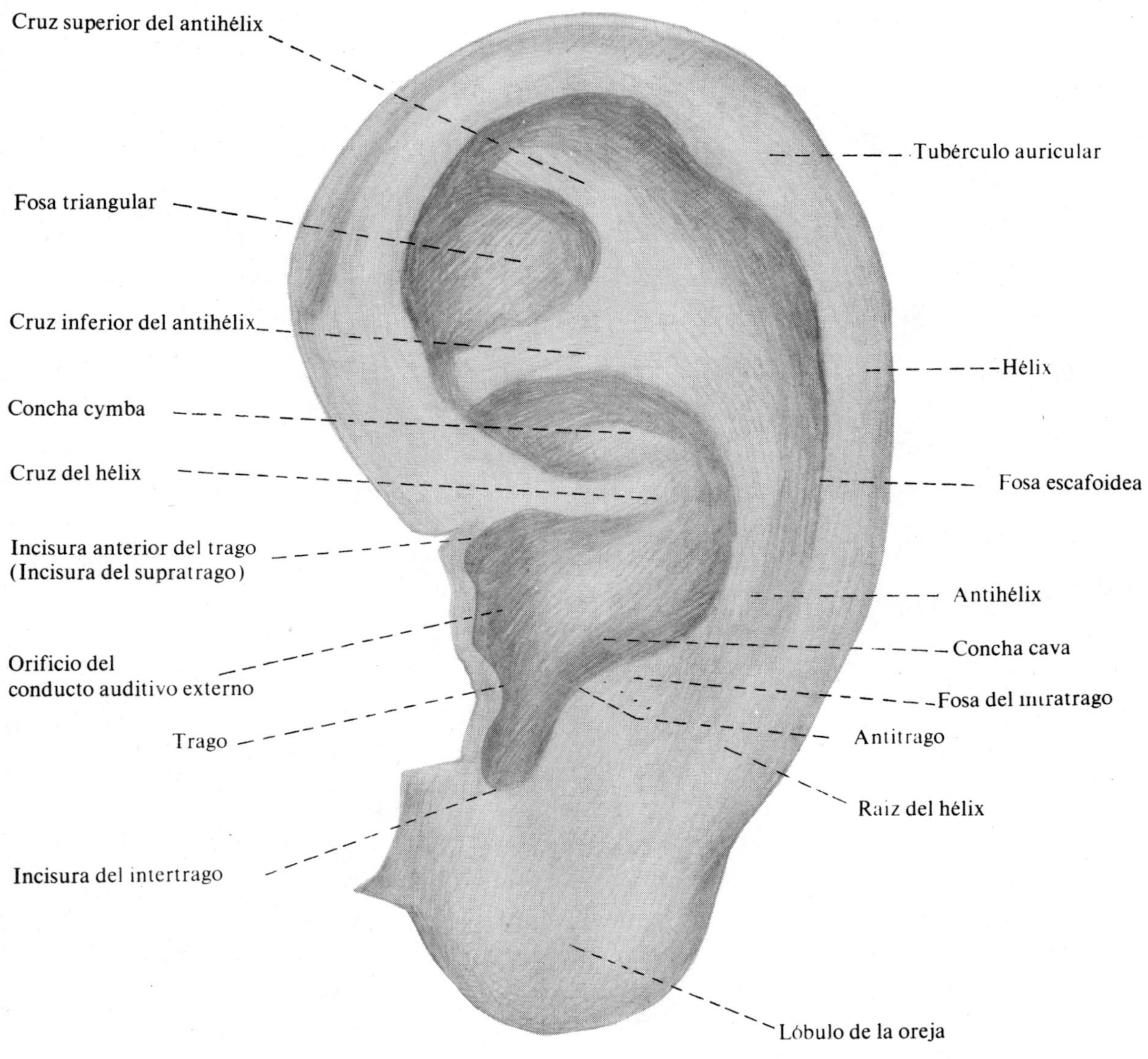

Fig. 150. Anatomía de la superficie de la oreja

5. *Antihélix*

Eminencia curvilínea prominente del pabellón de la oreja, que llena el espacio que separa el hélix de la fosa auricular y se bifurca por arriba en dos ramas: superior e inferior (*crura anthélicis*).

6. *Fosa triangular*

La depresión entre las dos cruces del antihélix.

7. *Fosa escafoidea*

Una depresión estrecha formada por el hélix y el antihélix.

8. *Trago*

Eminencia cartilaginosa curva prominente delante del orificio del conducto auditivo externo.

9. *Incisura anterior del trago* (o incisura supratrago)

Una depresión formada por el hélix y el borde superior del trago.

10. *Antitrago*

Una pequeña prominencia opuesta al trago e inferior al antihélix.

11. *Incisura intertrago*

La depresión formada por el trago y el antitrago.

12. *Fosa intratrago*

Depresión entre el antitrago y el antihélix.

13. *Lóbulo de la oreja*

Porción carnosa inferior del pabellón de la oreja (donde no hay cartílago).

14. *Concha cymba*

Porción superior de la concha de la oreja a la cruz del hélix.

15. *Concha cava*

Porción inferior de la concha de la oreja, inferior a la cruz del hélix.

16. *Orificio del conducto auditivo externo*

La salida de la concha cava que está cubierta por el trago.

III. PUNTOS DE LA AURICULOPUNTURA

Los puntos auriculares son puntos específicos para tratar enfermedades por medio de su estimulación. Cuando alguno de los *zang-fu* o alguna parte del cuerpo sugiere un trastorno, en las partes correspondientes de la oreja aparecen reacciones tales como dolor, cambios morfológicos y de color, y variación de la resistencia eléctrica. Se puede tomar esos fenómenos como referencia en el diagnóstico y se puede aplicar el estímulo en estos puntos sensibles para la prevención y el tratamiento de la enfermedad. A estos puntos sensibles se les denomina puntos dolorosos a la presión, puntos de mayor conductividad o puntos sensibles.

1. DISTRIBUCION DE LOS PUNTOS AURICULARES

Las diferentes regiones del cuerpo se manifiestan en ciertas áreas de la oreja. Generalmente el lóbulo corresponde a la cabeza y a la mejilla, la fosa escafoidea corresponde a las extremidades superiores, el antihélix y sus cruces superior e inferior a las extremidades inferiores y al tronco, la concha cymba y la concha cava corresponden a las vísceras. (Fig. 151)

2. LOCALIZACION DE LOS PUNTOS AURICULARES MAS USADOS Y SUS INDICACIONES

(Tab. 29 Localización e indicaciones de los puntos auriculares)

IV. APLICACION CLINICA DE LA AURICULOPUNTURA

Actualmente, se usa la auriculopuntura en la prevención y en el tratamiento de las enfermedades y en la anestesia acupuntural. La aplicación con este último propósito se dará a conocer en Apéndice, Capítulo II. En esta sección se presenta sólo la aplicación clínica de la auriculopuntura.

1. PRINCIPIOS PARA LA SELECCION DE LOS PUNTOS

(1) Selección de los puntos de acuerdo a la zona de la enfermedad. Es decir, se seleccionan los puntos auriculares correspondientes a las zonas de la enfermedad. Por ejemplo, se selecciona el punto del estómago para tratar el dolor del estómago, el punto del hombro para el dolor de éste.

(2) Selección de los puntos de acuerdo a la teoría *zang-fu* y *jing-luo* (canales y colaterales). Es decir, se pueden seleccionar los puntos auriculares basándose en la fisiología de los órganos *zang-fu* en el trayecto de los canales y colaterales y en sus relaciones externa-internas. Por ejemplo, en las enfermedades de la piel se usa el punto del pulmón, ya que éste controla la piel y el pelo. En casos de palpitación se usa el punto del intestino delgado, ya que éste tiene una relación externa-interna con el canal del corazón. En migraña, se usa el punto de la vesícula biliar, ya que este canal circula por la región temporal de la cabeza.

(3) Selección de los puntos en términos de la medicina moderna. Es decir, se usan los puntos auriculares según la fisiología y patología mo-

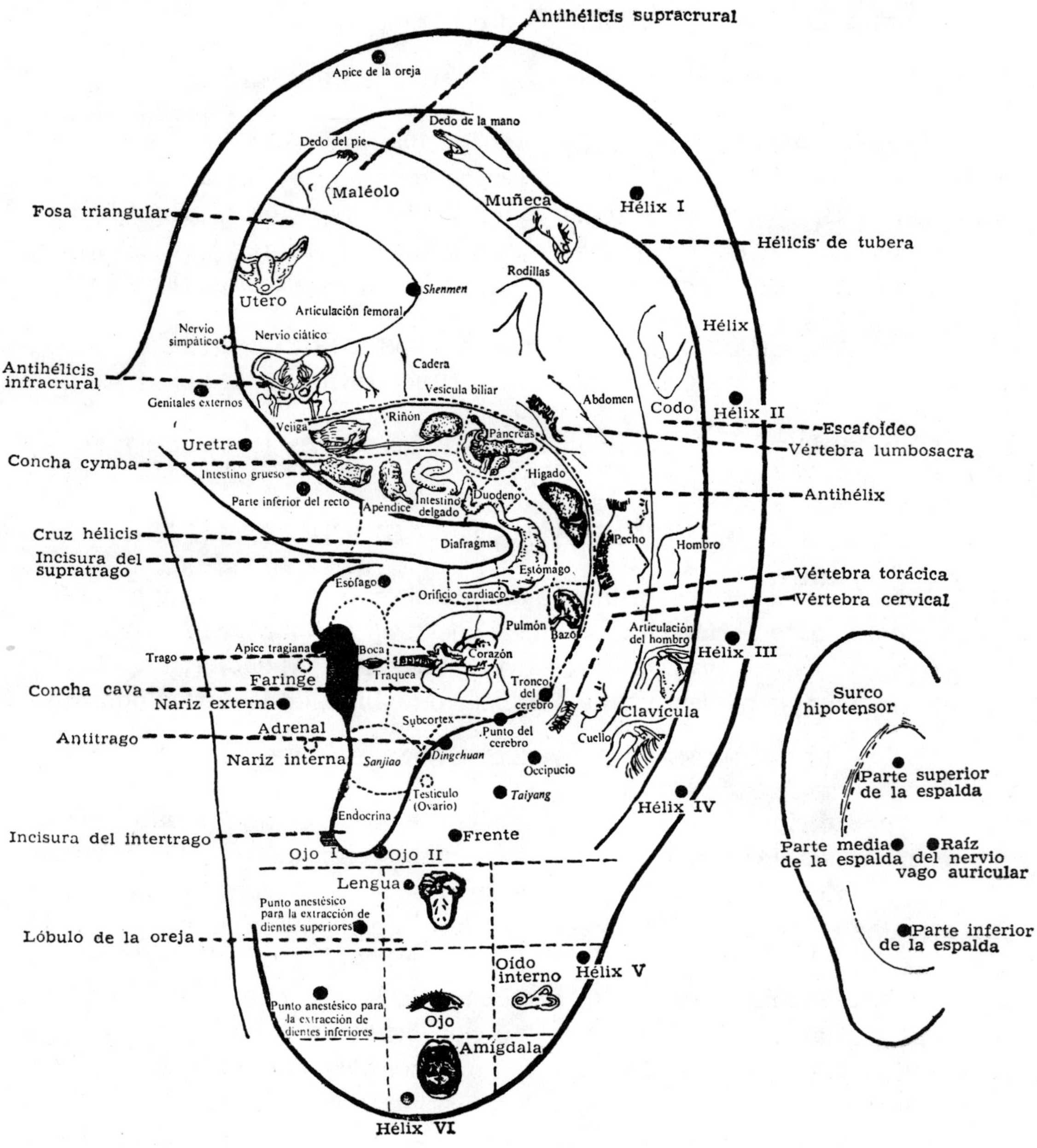

Fig. 151. Distribución de los puntos auriculares

TABLA 29

LOCALIZACION E INDICACIONES DE LOS PUNTOS AURICULARES

Area auricular	Nombre de Puntos	Localización	Indicaciones
Cruz del hélix	Diafragma	En la cruz del hélix	Hipo, ictericia
Hélix	Parte inferior del recto	En el extremo del hélix, cerca de la incisura supratrago	Constipación, diarrea
	Uretra	En el hélix, a nivel del borde inferior de la cruz inferior del antihélix	Frecuencia y urgencia de micción, retención de orina
	Genitales externos	En el hélix, a nivel del borde superior de la cruz inferior del antihélix	Impotencia, eczema del perineo
	Apice de la oreja	En la punta de la oreja, cuando se dobla ésta hacia el trago	Conjuntivitis aguda, hipertensión
	Hélix 1-6	Se divide la región formada por el borde inferior del tubérculo auricular (hélix 1) y la parte media del borde inferior del lóbulo (Hélix 6) en 5 partes equitativas. Las divisiones son respectivamente Hélix 2, 3, 4 y 5	Tonsilitis aguda
Escafa (Fosa escafoidea)	Dedos de la mano	En la escafa, superior al tubérculo auricular	Dolor en la parte correspondiente del cuerpo
	Muñeca	En la escafa, a nivel del tubérculo auricular	
	Codo	Entre el punto de muñeca y el punto de hombro	

Area auricular	Nombre de Puntos	Localización	Indicaciones
Escafa (Fosa escafoidea)	Hombro	En la escafa, a nivel de la incisión supratrago	Dolor en la parte correspondiente del cuerpo
	Clavícula	En la escafa, a nivel de la fosa intertrago, lateral a la cauda hélicis	
	Articulación del hombro	Entre el punto de hombro y el punto de clavícula	
Cruz superior del antihélix	Dedos del pie	En el ángulo posterosuperior de la cruz superior del antihélix	
	Tobillo	En el ángulo anterosuperior de la cruz superior del antihélix	
	Rodillas	En la región de la cruz superior del antihélix, a nivel del borde superior de la cruz inferior del antihélix	
Cruz inferior del antihélix	Cadera	En la mitad posterior del borde superior de la cruz inferior del antihélix	Dolor en la parte correspondiente del cuerpo
	Nervio ciático	En la mitad anterior del borde superior de la cruz inferior del antihélix	Ciática
	Nervio simpático	En la unión de la cruz inferior del antihélix y el borde interno del hélix	Enfermedades del sistema digestivo y circulatorio
Antihélix	Abdomen	En el antihélix, a nivel del borde inferior de la cruz inferior del antihélix	Dolor abdominal, dismenorrea

Area auricular	Nombre de Puntos		Localización	Indicaciones
Antihélix	Tórax		En el antihélix, a nivel de la incisura supratrago	Dolor en el tórax, neuralgia intercostal
	Nuca (Cuello)		En la unión del antihélix y el antitrago, cerca de la escafa	Tortícolis
	Columna vertebral	Vértebra lumbosacra	En la línea curva del borde interno del antihélix correspondiente a columna vertebral. La línea se divide en 3 partes por dos líneas horizontales respectivamente del punto de la parte inferior del recto al punto de la articulación del hombro. Las partes superior, media e inferior son respectivamente localizaciones de las vértebras lumbosacras, torácicas y cervicales	Dolor en la parte correspondiente del cuerpo
		Vértebra torácica		
		Vértebra cervical		
Fosa triangular	*Shenmen* de la oreja		En el antihélix, en el punto por donde dos cruces, inferior y superior, se bifurcan	Insomnio, disturbios en el sueño, inflamaciones, dolores
	Utero (Vesícula seminal)		En la fosa triangular, en la mitad inferior del borde del hélix	Menstruación irregular, leucorrea, dismenorrea, impotencia, emisión nocturna
Trago	Nariz externa		En el centro de la parte externa del trago	Rinitis
	Faringe y laringe		En la mitad superior de la parte interna del trago	Faringitis, laringitis, tonsilitis
	Nariz interna		En la parte media e inferior del trago	Rinitis, sinusitis maxilar

Area auricular	Nombre de Puntos	Localización	Indicaciones
Trago	Apice del trago	En el tubérculo superior del borde del trago	Dolor dental
	Adrenal	En el tubérculo inferior del borde del trago	Hipotensión, pulso ausente, shok, asma, inflamaciones
Fosa intratrago	Tronco cerebral	En la unión del antitrago y el antihélix	Cefalea, vértigo
Antitrago	Punto de asma	En el ápice del antitrago	Asma, bronquitis, parotiditis
	Punto de cerebro	En medio de la línea que une el punto de asma de la oreja y el punto de tronco de cerebro	Enuresis
	Subcórtex	En la pared interior del antitrago	Insomnio, disturbio en el sueño, inflamaciones, dolor
	Testículo (Ovario)	Una parte del punto del subcórtex, en la parte inferior de la pared interna del antitrago	Epididimitis, menstruación irregular
	Frente	En el ángulo anteroinferior de la parte externa lateral del antitrago	Cefalea, mareo, insomnio
	Occipucio	En el ángulo posterosuperior de la parte lateral del antitrago	Cefalea, neurastenia
	Taiyang	En el centro de la línea que une el punto de frente y el punto de occipucio	Migraña
Periferia de la cruz del hélix	Esófago	En las dos terceras partes anteriores de la parte inferior de la cruz del hélix	Dificultad de deglutir

Area auricular	Nombre de Puntos	Localización	Indicaciones
Periferia de la cruz del hélix	Orificio cardíaco	En el tercio posterior de la parte inferior de la cruz del hélix	Náuseas, vómito
	Estómago	En el área donde termina la cruz del hélix	Gastralgia, vómito, dispepsia
	Duodeno	En el tercio posterior de la parte superior de la cruz del hélix	Ulcera duodenal, pilorospasmo
	Intestino delgado	En el tercio medio de la parte superior de la cruz del hélix	Dispepsia, palpitación
	Intestino grueso	En el tercio anterior de la parte superior de la cruz del hélix	Diarrea, constipación
	Apéndice	Entre el punto del intestino grueso y el punto del intestino delgado	Apendicitis aguda y simple
Concha cymba	Vejiga	En el borde inferior de la cruz inferior del antihélix, directamente por arriba del punto del intestino grueso	Enuresis, retención de orina
	Riñón	En el borde inferior de la cruz inferior del antihélix, directamente por encima del punto del intestino delgado	Lumbago, tinnitus, trastornos auditivos
	Hígado	Posterior al punto del estómago y al punto del duodeno	Hepatitis, dolor en el hipocondrio, enfermedades de los ojos
	Bazo	Inferior al punto del hígado junto al borde del antihélix	Distensión abdominal, dispepsia

Area auricular	Nombre de Puntos	Localización	Indicaciones
Concha cymba	Páncreas, vesícula biliar	Entre el punto del hígado y el punto del riñón	Pancreatitis, dispepsia, enfermedad de las vías biliares
Concha cava	Boca	Junto a la pared posterior del orificio del conducto auditivo externo	Parálisis facial, úlcera bucal
	Corazón	En el centro de la concha cava	Histeria, palpitación, arritmía
	Pulmón	En la zona en forma de U, inferoposterior al punto de corazón	Tos, asma, urticaria
	Tráquea	Entre el punto de boca y el punto de corazón	Tos
	Endocrina	En la concha caba, cerca de la incisura del intertrago	Dismenorrea, menstruación irregular
	Sanjiao	En el punto medio de los 4 puntos boca, endocrina, subcórtex y pulmón	Constipación, edema
Incisura del intertrago	Ojo_1 Ojo_2	En los dos lados de la incisura del intertrago, el anterior es el punto de ojo_1 y el posterior, ojo_2	Glaucoma, miopía, orzuelo
Lóbulo	Dolor dental 1	En el ángulo posteroinferior de la primera sección del lóbulo*	Dolor de dientes, punto anestésico para la extracción de dientes
	Dolor dental 2	En el centro de la cuarta sección del lóbulo	
	Ojo	En el centro de la quinta sección del lóbulo	Enfermedades de los ojos

Area auricular	Nombre de Puntos	Localización	Indicaciones
Lóbulo	Oído interno	En el centro de la sexta sección del lóbulo	Tinnitus, trastornos auditivos
	Amígdalas	En el centro de la octava sección del lóbulo	Tonsilitis
Zona posterior de la oreja	Surco hipotensor	En la parte posterior de la oreja, en el surco formado por el borde externo de la protuberancia del cartílago y el hélix	Hipertensión
	Parte posterosuperior de la oreja	En la protuberancia del cartílago, en la parte posterosuperior de la oreja	Dolor de la espalda, lumbago, enfermedades de la piel
	Parte media posterior de la oreja	En el punto medio de la línea que une los dos puntos, superior e inferior, de la zona auricular posterior	
	Parte inferoposterior de la oreja	En la protuberancia del cartílago de la parte inferoposterior de la oreja	
	Raíz del nervio vago auricular	En la unión de la postaurícula y el mastoideo, a nivel de la cruz del hélix	Gastralgia, cefalea, asma, ascariasis biliar

* Para facilitar la localización de los puntos, se divide el lóbulo en 9 secciones. Primero, se traza una línea horizontal en el borde del cartílago de la incisura del intertrago. Después se hacen dos líneas paralelas por debajo de la primera para dividir el lóbulo en tres partes iguales transversalmente. Luego, se marca la segunda línea horizontal o línea central en dos puntos que la dividan en tres partes iguales y por éstos se trazan dos líneas verticales que cruzarán las tres líneas paralelas horizontales, así queda el lóbulo dividido en 9 secciones. Estas secciones se denominan de adelante hacia atrás y de arriba abajo por los números 1, 2, 3, 4, 5, 6, 7, 8, 9. (Fig. 151)

derna. Por ejemplo, en menstruación irregular, se usa el punto de endocrina y para el dolor abdominal se usa el punto de nervio simpático. A veces se seleccionan los puntos de acuerdo a los síntomas y signos presentados durante la enfermedad. Por ejemplo, en casos de dolor e inflamación de los ojos se usa el ápice de la oreja y en caso de dolor de garganta se emplea alguno de los puntos de hélix 1-6.

Se pueden tomar los métodos arriba mencionados separadamente o en combinación. En la selección de puntos se debe aplicar el principio de menos puntos pero más eficaces. Generalmente, se usan los puntos del lado afectado, rara vez se usan los del lado opuesto o los de ambos lados. Si fuere necesario, se puede aplicar la acupuntura corporal para incrementar los efectos terapéuticos.

2. TECNICA DE LA AURICULOPUNTURA

A medida que se ha venido popularizando la terapia auriculopuntural, diferentes métodos de la manipulación se han desarrollado en base a la puntura con agujas filiformes tales como los métodos de implantación de la aguja y el método de estímulo eléctrico.

A continuación, damos una explicación sobre el método de la aguja filiforme más frecuentemente usado en la clínica:

(1) Localización de los puntos sensibles: Después de haber hecho la prescripción de los puntos, es necesario explorar los puntos sensibles en las zonas donde se localizan los puntos seleccionados. Los métodos más usados son:

a) Exploración de los puntos dolorosos a presión: Se usa una aguja con punta roma y se aplica una presión uniforme sobre el área auricular correspondiente al órgano afectado; esta exploración se realiza en forma concéntrica. Se hace una marca donde se ubica el punto doloroso para facilitar la inserción exacta de la aguja.

b) Detección de la resistencia eléctrica: Este método trata de detectar los cambios de la conductividad eléctrica, su capacidad y su potencia en los puntos auriculares seleccionados, por medio de un instrumento especial. En el presente, se usa más el método de detección del punto por la conducción de la resistencia de la piel. Estos puntos de conducción son más efectivos para el tratamiento con la acupuntura.

(2) Esterilización: Hay que esterilizar los puntos auriculares con alcohol al 75% o yodo al 2%.

(3) Inserción de la aguja: Se inmoviliza el pabellón auricular con la mano izquierda, y con la mano derecha se inserta la aguja (cuyo tama-

ño ha de ser de 0,5-1,0 *cun* de longitud). Hay que, en todo caso, evitar atravesar el pabellón auricular. En general, el paciente tiene una sensación de dolor, distención con calor, dolencia o pesadez. En general si se tienen estas sensaciones los resultados son efectivos.

(4) Retención de la aguja: Después de insertada, la aguja se deja por 20-30 minutos, o hasta 1-2 horas en inflamaciones agudas o en dolores espasmódicos severos. Durante este período puede manipularse intermitentemente la aguja para aumentar el estímulo.

(5) Extracción de la aguja: Al extraer la aguja se presiona el punto con un poco de algodón esterilizado y seco para evitar la sangría.

(6) Periodicidad del tratamiento: Diario o día por medio; diez sesiones constituyen un curso y, con una suspensión de 5-7 días se inicia un nuevo curso.

3. NOTAS IMPORTANTES

(1) En la oreja es importante una asepsia cuidadosa para evitar toda infección. Si existen puntos lesionados o con inflamación, está contraindicado este método. Si posteriormente al tratamiento aparecen signos de infección, se debe tratar el caso inmediatamente en forma local y con antibióticos.

(2) Este método está contraindicado en las mujeres con historia clínica de aborto habitual, y los ancianos con hipertensión o arterioesclerosis deben descansar bien antes y después del tratamiento para evitar accidentes.

(3) Si es preciso el tratamiento para pacientes nerviosos y débiles o con fatiga excesiva o ayuno, el paciente debe permanecer acostado durante el tratamiento para evitar el desmayo. Cuando éste ocurre, se deben tomar las precauciones ya mencionadas para el mismo caso que en la acupuntura corporal.

(4) Si aparecen los fenómenos de dolor, o distensión durante la retención de la aguja en zonas que no tienen relación con la enfermedad tratada, se debe extraer un poco o totalmente la aguja para que desaparezcan estos fenómenos anormales.

(5) En los pacientes que sufren lesiones en los tejidos blandos o trastornos motores se requiere que el paciente mueva simultáneamente la extremidad afectada después de que se ha insertado la aguja y ha aparecido la sensación de calor en el pabellón de la oreja, o se aplica moxibustión y masaje para elevar el resultado terapéutico.

4. EJEMPLOS DE SELECCION DE LOS PUNTOS PARA LAS ENFERMEDADES COMUNES

(1) Cefalea: Subcórtex, frente, occipucio, *taiyang*.

(2) Hipertensión: Surco hipotensor, corazón, *shenmen* de la oreja.

(3) Insomnio: *Shenmen* de la oreja, corazón, frente, occipucio, subcórtex.

(4) Histeria: Corazón, subcórtex.

(5) Gastralgia: Estómago, duodeno, nervio simpático, raíz del nervio vago auricular, abdomen.

(6) Hipo: Diafragma.

(7) Diarrea, constipación: Intestino grueso, parte inferior del recto, bazo, nervio simpático.

(8) Asma: Punto de asma, pulmón, adrenal.

(9) Malaria: Adrenal, subcórtex, endocrina.

(10) Esguince agudo o contusión: Puntos auriculares correspondientes a la zona afectada, subcórtex, *shenmen* de la oreja.

(11) Tortícolis: Nuca (cuello), vértebra cervical, punto doloroso alrededor de los puntos hombro y clavícula.

(12) Ciática: Nervio ciático, cadera, *shenmen* de la oreja o subcórtex.

(13) Ascariasis biliar: Vesícula biliar, hígado, duodeno, nervio simpático, raíz del nervio vago auricular.

(14) Apendicitis aguda y simple: Apéndice, intestino grueso, nervio simpático.

(15) Orquitis aguda: Testículo, genitales externos, hígado.

(16) Dolor post-operatorio en mujeres: Subcórtex, *shenmen* de la oreja, puntos auriculares correspondientes a la zona de la incisión.

(17) Dismenorrea: Utero, endocrina, hígado.

(18) Enuresis, retención de orina: Vejiga, riñón, uretra.

(19) Herpes Zoster: Puntos auriculares correspondientes a la zona afectada, adrenal.

(20) Urticaria: Pulmón, hígado, bazo.

(21) Verruga plana: *Shenmen* de la oreja, pulmón, puntos auriculares correspondientes a la zona afectada.

(22) Conjuntivitis aguda: Ojos, hígado, ápice de la oreja.

(23) Orzuelo: Ojos, hígado, ojo_1, ojo_2.

(24) Tonsilitis aguda: Amígdala, 2-3 puntos de hélix 1-6.

(25) Problemas auditivos: Oído interno, riñón.

B. INTRODUCCION SOBRE LA ANESTESIA ACUPUNTURAL

La anestesia acupuntural es un nuevo método anestésico desarrollado sobre la base de calmar el dolor con la acupuntura, que se ha logrado gracias a la combinación de la medicina tradicional china con la medicina moderna. La anestesia acupuntural presenta numerosas ventajas:

1. ES UN METODO SEGURO Y DE INDICACIONES AMPLIAS

Hasta la fecha, se han realizado millones de operaciones quirúrgicas bajo anestesia acupuntural, sin que se haya presentado un solo caso de muerte como consecuencia de su empleo, porque este método no presenta efectos negativos, ni accidentes, como suele suceder en las operaciones bajo anestesia con drogas. Más importante aún es que la anestesia acupuntural no tiene complicaciones post-operatorias, tales como infecciones en las vías respiratorias, desórdenes funcionales de las vías gastrointestinales, distensión abdominal, retención de orina, etc. Este método es adecuado y conveniente para pacientes de edad avanzada, constitución física débil, con enfermedades severas o insuficiencia cardíaca, pulmonar, hepática y renal.

2. REDUCE LOS TRASTORNOS FUNCIONALES FISIOLOGICOS Y ESTIMULA UNA RAPIDA RECUPERACION

Ya que la inserción de la aguja en ciertos puntos puede regular la función fisiológica del cuerpo humano por medio de canales y colaterales, los médicos pueden tomar inmediatamente algunas medidas según los signos subjetivos del paciente que permanece consciente para evitar así disturbios fisiológicos provocados por cualquier dolor durante la operación quirúrgica.

La presión de sangre, el pulso y la respiración en la mayoría de los casos se mantienen en un estado estable durante el transcurso de la operación; asimismo la función fisiológica permanece en estado normal después de la operación, por ejemplo, el apetito y las actividades ambulatorias se restablecen normalmente luego de la operación; la cicatrización es satisfactoria y rápida, todo lo cual contribuye a una pronta recuperación del paciente.

3. LA COOPERACION ACTIVA DEL PACIENTE GARANTIZA EL RESULTADO OPERATORIO

Bajo la anestesia acupuntural el paciente está consciente y en capacidad de comunicarse con el cirujano quien puede verificar el resultado operatorio durante el transcurso de la operación. Por ejemplo, durante una tiroidectomía se puede examinar la pronunciación del paciente; en laringectomía total se puede examinar los movimientos de la deglución: en la corrección del estrabismo se puede observar el movimiento del globo ocular, y en la operación de laminectomía para la descompresión de la espina vertebral, es posible localizar el foco de la enfermedad y examinar el movimiento voluntario de las extremidades. Todo esto facilita y contribuye considerablemente al resultado terapéutico quirúrgico.

4. EL METODO ES SIMPLE Y CONVENIENTE PARA USO MASIVO

La anestesia acupuntural no requiere equipos o condiciones especiales, solamente aparatos sencillos, selección correcta de los puntos y una técnica correcta de manipulación de la aguja. Por eso este método es práctico, sobre todo en zonas rurales y montañosas, de modo que los pacientes puedan recibir tratamiento operatorio oportuno.

I. PRINCIPIOS DE SELECCION DE LOS PUNTOS PARA LA ANESTESIA ACUPUNTURAL

Como la anestesia acupuntural se realiza a través del estímulo de ciertos puntos acupunturales ubicados en la superficie del cuerpo humano, la selección correcta de los puntos, la manipulación y la estimulación adecuadas con la aguja son factores claves en la anestesia acupuntural con la finalidad de producir un buen efecto anestésico. Se usan tres métodos para la selección de los puntos:

1. DE ACUERDO A LA TEORIA DE LOS CANALES

(1) Selección de los puntos de acuerdo a los trayectos de los canales. La medicina tradicional china considera que los doce canales regulares

distribuidos en todo el cuerpo conectan internamente con las vísceras y externamente con las extremidades y las articulaciones. Cada uno de los canales tiene su trayecto propio y conecta con otros canales de acuerdo a una relación interna-externa.

La selección de los puntos de acuerdo a la distribución de los canales puede ser ilustrada por un dicho antiguo: "Los puntos acupunturales pueden tratar todas las enfermedades ubicadas en las zonas por donde pasan los canales".

(2) Selección de los puntos de acuerdo a la diferenciación de los síntomas y signos. La medicina tradicional china concibe al cuerpo humano como un todo integral. Cuando alguna parte del cuerpo humano está afectada por alguna enfermedad se manifiesta con síntomas y signos en los canales que conectan o pasan por la zona u órgano afectado. En el tratamiento de las enfermedades, lo más importante es diferenciar correctamente los síntomas y signos teniendo como guía la teoría de los órganos *zang-fu* y de los canales. La selección de los puntos depende de la diferenciación correcta. Esto es útil tanto en el tratamiento de las enfermedades con la acupuntura como en la anestesia acupuntural. Eso quiere decir que antes de la selección de los puntos se debe hacer primeramente la diferenciación de los síntomas y signos de la enfermedad, encontrar sus relaciones con los órganos *zang-fu* y con los canales y debe tomarse en cuenta las reacciones del paciente durante la operación. Por ejemplo, en las operaciones torácicas se puede seleccionar los puntos *ximen* (PC. 4) y *neiguan* (PC. 6) del Canal del Pericardio *Jueyin* de la Mano, porque en estos pacientes es fácil que aparezcan síntomas como palpitación, respiración superficial e irritabilidad antes o durante la operación. Según la teoría de la medicina tradicional china estos síntomas son causados por disturbios de *qi* del corazón y justamente estos dos puntos tienen la función de tranquilizar el corazón, calmar la mente y regular la circulación de *qi* del corazón.

2. SELECCION DE LOS PUNTOS DE ACUERDO A LA INERVACION SEGMENTAL (DERMATOMAS)

La práctica clínica y los experimentos científicos realizados recientemente muestran que el sistema nervioso es un factor que participa en la acción sedante y reguladora durante la anestesia acupuntural. La integridad funcional del sistema nervioso es una condición esencial para la producción de la sensación de la aguja y del efecto anestésico. Esto es justamente la razón por la cual la selección de los puntos se hace de acuerdo a la inervación segmental (dermatomas). Según la relación del dermatoma entre el sitio del estímulo y el sitio de la operación hay tres métodos para la selección de los puntos:

(1) Selección de los puntos en el segmento cercano, o sea, el sitio del estímulo y el sitio donde se hace la operación están en la misma zona o en una zona cercana por donde pasa el nervio espinoso.

(2) Selección de los puntos en el segmento lejano, esto quiere decir que el sitio del estímulo y el sitio donde se hace la operación no están en la misma zona ni en una zona cercana por donde pasa el nervio espinoso.

(3) Se estimula el tronco nervioso del mismo segmento, o sea, se estimula directamente el nervio periférico del sitio operatorio. Por ejemplo, para tiroidectomía bajo la anestesia acupuntural, los puntos *hegu* (I.G. 4) y *neiguan* (PC. 6) son seleccionados en el segmento cercano y los puntos *neiting* (E. 44) y *zusanli* (E. 36) son seleccionados en el segmento lejano, mientras que el punto *futu* del cuello (I.G. 18) es seleccionado como un punto de estimulación directa del plexus cervical superficial, o sea, se estimula el tronco nervioso del segmento mismo.

En la anestesia acupuntural la regla de selección de puntos en los segmentos cercanos y distales es diferente de la selección de los puntos locales y distales empleada en la terapia acupuntural. En el último caso se seleccionan los puntos de acuerdo a la distancia relativa entre la localización de los puntos y la zona afectada por la enfermedad. A los puntos seleccionados que se hallan lejos de la zona afectada se les denomina puntos distales y a los que están ubicados cerca de la zona afectada se les denomina puntos locales. Ninguno de estos dos métodos arriba mencionados está en relación con los dermatomas. Por ejemplo, para la anestesia en tiroidectomía, los puntos *hegu* (I.G. 4) y *neiguan* (PC. 6) son seleccionados como puntos cercanos de acuerdo a la inervación segmental; pero desde el punto de vista de la distribución entre aquellos puntos y el cuello, ellos son puntos distales.

3. SELECCION DE LOS PUNTOS AURICULARES

Se seleccionan las zonas auriculares correspondientes de acuerdo al sitio de la operación y sus órganos internos implicados. Por ejemplo, en gastrectomía subtotal, se selecciona el punto de estómago.

Los puntos auriculares también son seleccionados de acuerdo a la teoría de los órganos *zang-fu*. Ejemplo, como el pulmón domina la piel y el pelo en operaciones de este tipo se usa el punto de pulmón; como el riñón domina los huesos, en la operación ortopédica quirúrgica se selecciona generalmente el punto de riñón. Además, se pueden también seleccionar puntos de reacción, éstos son los puntos dolorosos, los puntos de reducción de la resistencia eléctrica (conductancia), o también se seleccionan puntos en la zona donde hay cambios morfológicos y de color; estas manifestaciones se presentan cuando algún órgano interno o alguna zona del cuerpo está afectado por la enfermedad. Según la experiencia terapéutica, el punto de *shenmen* y el punto de nervio simpático son efectivos para la sedación y la analgesia. Estos puntos se usan por lo general en la anestesia acupuntural.

II. METODO DE LA MANIPULACION

Actualmente, los métodos más usuales son los de manipulación manual y electropuntura.

1. MANIPULACION MANUAL

Este es el método básico del estímulo. Incluso se lo usa también a comienzos de la electropuntura. Sólo cuando el paciente obtiene la sensación de la aguja bajo la manipulación manual se puede usar la electropuntura. Después de haber insertado la aguja empieza la manipulación manual. Esto implica elevar, insertar y rotar la aguja sosteniendo el mango de la aguja con los dedos pulgar, índice y medio. En la manipulación manual de la aguja se usa más el método de elevar, insertar y rotar la aguja al mismo tiempo, mientras en algunos casos se usa solamente el método de rotación de la aguja. En los puntos auriculares se usa sólo el método de rotación de la aguja. Para los puntos que se hallan en el cuerpo, la amplitud de la rotación de la aguja puede ser 90°-360°, la amplitud de penetración y elevación de la aguja puede ser 0,6-1,0 cm y la frecuencia de la rotación varía entre 1-3 veces por segundo.

2. ELECTROPUNTURA (ESTIMULO ELECTRICO)

Después de que se ha insertado la aguja y se ha obtenido la sensación acupuntural por manipulación manual, se procede a conectar la aguja con el aparato electro-acupuntural. La salida del electrodo acupuntor se conecta con el mango de la aguja y luego se abre el switch de la salida y se regula la frecuencia e intensidad según sea el caso.

Para la anestesia acupuntural se usa el estímulo electropuntural con onda continua, o intermitente, la mayoría en forma de espigón en punta bifásica o rectangular 0,5-2 msg. en anchura. Pero se usa también la onda de sonido bifásico o la sinusoidal irregular. Las frecuencias de electropulso son de dos tipos: 2-8 veces por segundo y 40-200 veces por segundo. La intensidad del estímulo puede ser regulada de acuerdo a la tolerancia del paciente. Generalmente, la anestesia acupuntural requiere un estímulo fuerte, se puede aumentar la intensidad del estímulo gradualmente hasta la máxima tolerancia del paciente.

3. INDUCCION Y RETENCION DE LA AGUJA

La anestesia acupuntural necesita un período de inducción. Eso quiere decir que después de insertada la aguja y lograda la sensación, se aplica la manipulación o estímulo eléctrico para causar una sensación constante y mantener una intensidad apropiada durante un tiempo apropiado. Generalmente el período de la inducción dura 20 minutos de modo que el paciente pueda adaptarse al estímulo de la analgesia acupuntural, y a la vez, las funciones de los órganos internos del paciente puedan ser reguladas haciéndose así una buena preparación para la intervención quirúrgica.

Durante algún período operatorio en que el estímulo operatorio es leve, se puede suspender la manipulación manual o cortar la corriente eléctrica y dejar la aguja en los puntos. Pero antes de que la operación entre en el paso de estímulo operatorio fuerte se debe manipular la aguja constantemente así como elevar, insertar y rotar la aguja o aplicar el electroestímulo para mantener y continuar el efecto anestésico acupuntural.

III. NOTAS

1. Antes de la operación se debe conocer bien lo que piensa el paciente sobre la operación bajo la anestesia acupuntural y si es necesario, hay que hacer algún trabajo de interpretación. El paciente debe tener confianza en este método, no sentir ansiedad ni inquietud y conocer el proceso de la operación para que esté en condiciones de cooperar con el cirujano durante la intervención.

2. En el período preoperatorio se debe probar la aguja y medir el umbral doloroso para conocer bien la respuesta al estímulo de la aguja y la tolerancia al dolor del paciente. Esto facilita en gran medida la selección del método de la analgesia acupuntural y la intensidad del estímulo.

3. De acuerdo a diferentes condiciones del paciente y a los diferentes tipos de operación, se pueden usar algunos medicamentos complementarios. Generalmente se inyecta al paciente de 25-100 mg. de dolantina (clorhidrato de meperidina) intramuscular, 30 minutos antes de la operación. Cuando se precisa cortar nervios, o aparecen sensaciones de dolor y sensaciones incómodas en algún sitio, se puede aplicar procaína al 0,5-1% por infiltración local o el bloqueo espinal nervioso.

4. La operación quirúrgica bajo la anestesia acupuntural debe ser realizada con destreza, rapidez, agilidad y exactitud.

5. Actualmente la anestesia acupuntural tiene todavía algunos puntos débiles que están por allanarse o investigar. Por ejemplo, en algunos pacientes y en determinado tipo de operaciones, la anestesia es incompleta; el relajamiento muscular no es satisfactorio en las operaciones de la zona abdominal, y en operaciones de las vísceras aparecen reacciones de retracción de los órganos internos.

IV. EJEMPLOS DE SELECCION DE LOS PUNTOS PARA LA ANESTESIA ACUPUNTURAL

1. CABEZA

Operación craneal: *Xiangu* (E. 43), *linqi* del pie (V.B. 41), *taichong* (H. 3), *quanliao* (I.D. 18). En el lado afectado.

2. OJOS

(1) Desprendimiento de retina:

a) *Hegu* (I.G. 4), *zhigou* (S.J. 6). En el lado afectado.

b) Puntos auriculares: Se inserta la aguja del punto de frente hacia ojo$_1$, ojo$_2$, y del punto *yangbai* (V.B. 14) hacia *yuyao* (Extra.). En el lado afectado.

(2) Operaciones de triquiasis por entropión: *Hegu* (I.G. 4), bilateral.

(3) Corrección de estrabismo:

a) *Hegu* (I.G. 4), *zhigou* (S.J. 6), del punto *yangbai* (V.B. 14) hacia *yuyao* (Extra.), del *sibai* (E. 2) hacia *chengqi* (E. 1). En el lado afectado con electroestímulo.

b) *Hegu* (I.G. 4), *zhigou* (S.J. 6), *houxi* (I.D. 3), *jingmen* (V.B. 25). En el lado afectado.

(4) Extirpación de catarata (pterigión):

a) *Hegu* (I.G. 4), de *waiguan* (S.J. 5) hacia *neiguan* (PC. 6). En el lado afectado.

b) *Hegu* (I.G. 4), *zhigou* (S.J. 6). En el lado afectado.

(5) Enucleación del globo ocular: *Hegu* (I.G. 4), *waiguan* (S.J. 5), *houxi* (I.D. 3). En el lado afectado. Si el globo ocular es sensible, hay que administrar dicaína al 1% para anestesia superficial durante la operación.

(6) Iridectomía: *Hegu* (I.G. 4), *waiguan* (S.J. 5), *neiting* (E. 44). En los dos lados. Para los primeros dos puntos se usa la manipulación manual y para el último, con retención de la aguja después de aparecida la sensación de la aguja.

(7) Acortamiento de esclerótica (esclerectomía):

a) *Hegu* (I.G. 4), *zhigou* (S.J. 6), de *yangbai* (V.B. 14) hacia *yuyao* (Extra.), de *sibai* (E. 2) hacia *chengqi* (E. 1). En el lado afectado, con estímulo eléctrico.

b) *Hegu* (I.G. 4), *zhigou* (S.J. 6). En el lado afectado, con estímulo eléctrico.

(8) Reimplantación de córnea:

a) Puntos auriculares: Ojo, hígado. En el lado afectado.

b) Puntos auriculares: *Shenmen* de la oreja, ojo, ojo$_1$. En el lado afectado.

(9) Dacrioquistectomía y dacrioquistotomía para drenar pus:

a) *Hegu* (I.G. 4), *taichong* (H. 3). En el lado afectado.

b) *Hegu* (I.G. 4), *zanzhu* (V. 2), *yingxiang* (I.G. 20). En el lado afectado.

(10) Exenteración de la órbita: *Hegu* (I.G. 4) en los dos lados y *zhigou* (S.J. 6). Puntos auriculares: Del punto de frente hacia ojo$_2$, de *shenmen* de la oreja hacia nervio simpático. En los dos lados.

3. MANDIBULA

(1) Resección del tumor de las glándulas parótidas: *Fenglong* (E. 40), *yangfu* (V.B. 38), *fuyang* (V. 59), *xiangu* (E. 43), *taichong* (H. 3), *xiaxi* (V.B. 43). En los dos lados. Con retención de la aguja después de aparecer la sensación de la aguja.

(2) Operaciones en la región submaxilar: *Fenglong* (E. 40), *yangfu* (V.B. 38), *fuyang* (V. 59), *taichong* (H. 3), *gongsun* (B. 4). En el lado afectado.

(3) Operación de la mandíbula: *Fenglong* (E. 40), *yangfu* (V.B. 38), *fuyang* (V. 59), *taichong* (H. 3), *gongsun* (B. 4), *neiguan* (PC. 6). En el lado afectado.

(4) Operación plástica de la articulación tempomandibular: *Fenglong* (E. 40), *yangfu* (V.B. 38), *fuyang* (V. 59), *taichong* (H. 3), *gongsun* (B. 4), *hegu* (I.G. 4). En los primeros cuatro puntos se inserta la aguja en los dos lados y los dos últimos, en el lado afectado.

(5) Tumor mixto del paladar: *Hegu* (I.G. 4), *neiguan* (PC. 6), *gongsun* (B. 4).

4. REGION DE LA OREJA

(1) Mastoidectomía radical:

a) *Waiguan* (S.J. 5), *yanglingquan* (V.B. 34). En los dos lados, con estímulo eléctrico.

b) *Hegu* (I.G. 4), *zhigou* (S.J. 6). En el lado afectado. Puntos auriculares: *Shenmen* de la oreja, pulmón, riñón, oreja. En el lado afectado se usan los puntos auriculares en el período de inducción.

(2) Operación para exponer la caja timpánica: *Hegu* (I.G. 4), *houxi* (I.D. 3), *waiguan* (S.J. 5). En los dos lados.

(3) Timpanotomía: *Hegu* (I.G. 4). En los dos lados o en el lado afectado.

5. GARGANTA

(1) Laringectomía total:

Puntos auriculares: De *shenmen* de la oreja hacia nervio simpático, de frente hacia asma de la oreja, adrenal, más *hegu* (I.G. 4), *zhigou* (S.J. 6). En el lado izquierdo.

(2) Tonsilectomía:

a) Puntos auriculares: Garganta, amígdala. En los dos lados.

b) *Hegu* (I.G. 4). En los dos lados.

6. NARIZ

(1) Incisión lateral de la nariz: *Hegu* (I.G. 4), *zhigou* (S.J. 6), de *juliao* de la nariz (E. 3) hacia *sibai* (E. 2). En el lado afectado.

(2) Sinusotomía maxilar radical: *Hegu* (I.G. 4), *zhigou* (S.J. 6). Durante el período de inducción se inserta del punto *juliao* de la nariz (E. 3) hacia *dicang* (E. 4).

(3) Sinusotomía frontal radical: De *yangbai* (V.B. 14) hacia *zanzhu* (V. 2), de *juliao* de la nariz (E. 3) hacia *sibai* (E. 2), *hegu* (I.G. 4), *zhigou* (S.J. 6). En el lado afectado.

(4) Polipotomía:

a) *Hegu* (I.G. 4) o *yingxiang* (I.G. 20). Bilateral o en el lado afectado.
b) Punto auricular: Nariz externa. Bilateral o en el lado afectado.

7. CUELLO

Resección de adenoma tiroidea: *Hegu* (I.G. 4), *neiguan* (PC. 6).

8. TORAX

(1) Separación de la válvula mitral: *Neiguan* (PC. 6), *hegu* (I.G. 4), *zhigou* (S.J. 6). En el lado afectado.

(2) Resección de pericardio: *Hegu* (I.G. 4), *neiguan* (PC. 6). En los dos lados.

(3) Neumonectomía:

a) *Binao* (I.G. 14). En el lado afectado.
b) De *waiguan* (S.J. 5) hacia *neiguan* (PC. 6). En el lado afectado.

9. ABDOMEN

(1) Operación gástrica (Gastrectomía): *Zusanli* (E. 36), *shangjuxu* (E. 37). Bilateral o en el lado afectado.

(2) Esplenectomía: *Hegu* (I.G. 4), *neiguan* (PC. 6), *zusanli* (E. 36), *sanyinjiao* (B. 6), *taichong* (H. 3). En el lado afectado.

(3) Apendicectomía:

a) *Shangjuxu* (E. 37), *lanwei* (apéndice, Extra.), *taichong* (H. 3). Bilateral.
b) *Hegu* (I.G. 4), *neiguan* (PC. 6), *gongsun* (B. 4). Bilateral.

(4) Herniorrafia: *Zusanli* (E. 36), *weidao* (V.B. 28). Bilateral.

(5) Cesárea: *Zusanli* (E. 36), *sanyinjiao* (B. 6), *daimai* (V.B. 26), *neimadian* [(Extra.), localizado en el punto medio de la línea que une *yinlingquan* (B. 9) y el maléolo interno]. Bilateral.

(6) Panhisterectomía con resección de apéndices del útero: *Yaoshu* (*Du.* 2), *mingmen* (*Du.* 4), *daimai* (V.B. 26), *zusanli* (E. 36), *sanyinjiao* (B. 6), *zhongliao* (V. 33) o *ciliao* (V. 32). Bilateral.

(7) Ligación tubal: *Zusanli* (E. 36), *zhongdu* del pie (H. 6). Bilateral.

10. PERINEO

Operaciones en el perineo:

a) *Dachangshu* (V. 25). En el lado afectado, con estímulo eléctrico.

b) Puntos auriculares: Pulmón, parte inferior del recto. En el lado afectado, con estímulo eléctrico.

11. REGION LUMBODORSAL

(1) Espondilodesis:

a) *Hegu* (I.G. 4), *neiguan* (PC. 6), *huizong* (S.J. 7), *zusanli* (E. 36), *chengshan* (V. 57), *kunlun* (V. 60), *yangfu* (V.B. 38). Bilateral.

b) Puntos auriculares: *Shenmen* de la oreja, pulmón, riñón, vértebra torácica, región lumbar. En el lado afectado.

(2) Nefrectomía:

a) *Hegu* (I.G. 4), *neiguan* (PC. 6), *zusanli* (E. 36), *sanyinjiao* (B. 6), *taichong* (H. 3). En el lado afectado.

b) Puntos auriculares: *Shenmen* de la oreja, pulmón, cintura, uretra. En el lado afectado

12. EXTREMIDADES

(1) Reducción de la articulación del hombro:

a) Puntos auriculares: Del punto de hombro hacia la articulación del hombro, *shenmen* de la oreja, nervio simpático, riñón. En el lado afectado.

b) *Hegu* (I.G. 4), *bizhong* (Extra.). Bilateral.

Puntos auriculares: Hombro, brazo. En el lado afectado.

(2) Amputación de antebrazo: *Chize* (P. 5), *qingling* (C. 2). Bilateral.

(3) Fijación interna de la fractura del cuello del fémur con clavo de tres filos: *Zusanli* (E. 36), *fenglong* (E. 40), *fuyang* (V. 59), *waiqiu* (V.B. 36), *xuanzhong* (V.B. 39), *sanyinjiao* (B. 6), *qiuxu* (V.B. 40), *xiangu* (E. 43). En el lado afectado, con el estímulo eléctrico.

(4) Amputación de la parte inferior de la pierna:

Puntos auriculares: *Shenmen* de la oreja, pulmón, riñón, del punto nervio ciático hacia nervio simpático. En el lado afectado, con estímulo eléctrico.

INDICE DE LOS PUNTOS ACUPUNTURALES

(361 puntos regulares, 20 puntos extraordinarios)

INDICE

图书在版编目(CIP)数据

中国针灸学概要:西班牙文/北京中医药大学等编.
—北京:外文出版社, 1997 重印
ISBN 7-119-01981-3

Ⅰ.中… Ⅱ.北… Ⅲ.针灸学-概论-西班牙文 Ⅳ.R245

中国版本图书馆 CIP 数据核字 (97) 第 09395 号

中国针灸学概要

北京中医药大学
上海中医药大学
南京中医药大学
中国中医研究院针灸研究所
编

*

外文出版社出版
(中国北京百万庄大街 24 号)
邮政编码 100037
北京外文印刷厂印刷
中国国际图书贸易总公司发行
(中国北京车公庄西路 35 号)
北京邮政信箱第 399 号 邮政编码 100044
1984 年(16 开)第 1 版
1997 年第 1 版第 2 次印刷
(西)
ISBN 7-119-01981-3/R·146(外)
07500
14-S-1506S